名医が語る

生薬活用の秘訣

焦樹徳 著　国永薫 訳

東洋学術出版社

推薦の序

　1980年代は現代中医学の日本への導入の黄金時代であった。日中国交回復前後から始まった先人たちの努力を引き継ぎ，80年代に入り，ありがたいことに私たちはその恩恵を享受することとなった。当時60代であった全盛期の老中医たちが相継いで来日し，日本で中医を学ぶ者を直接指導していただく幸運に恵まれた。張鏡人（上海），鄧鉄涛（広州），陸幹甫（成都），柯雪帆（上海）らの諸先生で，振り返ってみると，私たちは最高レベルの先生に習うことができたのだとつくづく思わされる。

　なかでも何度も来日され，熱心に指導してくださったのが焦樹徳老師（中日友好病院・北京）であった。北京中医学院時代の教え子の兵頭明氏が私たち中医学徒と焦老師を繋げてくれた。京都の高雄病院や東京での勉強会で，一日中あるいは泊まり込みで講演，質疑応答，私たちの症例報告の講評，患者さんに来ていただいての症例検討と濃密なスケジュールをこなし，私たちに真摯に向き合って教えてくださった。この熱心な生徒たちを北京にも呼びたいということで，1986年に中日友好病院で日中学術交流会を準備してくださった。矢数道明先生を団長に参加したが，ここでも焦老師の友人の多くの老中医の知己を得ることができて感激した。私の北京留学時代にも何度かお目にかかり，留学先の広安門病院の老中医の路志正先生に私の教育を託してくださった。温厚なお人柄も魅力があり，来日の際には拙宅にも来ていただいたことがあり，心の通じた恩師だった。焦老師こそ日本の中医学の偉大な教師であったと思う。

　焦老師の専門領域の一つは痺証（リウマチ性疾患）であった。焦老師の講義には日本では流通していない海風藤・伸筋草などが登場して戸惑ったが，幸い本書の原書『用薬心得十講』が出版されており，これを入手して学ぶことで，見知らぬ生薬の使い方にも得心できた。こうして接した本書は臨床に密接に結び付いた生薬の効能と配合を教授する珠玉の宝物で，中

薬学の教科書の知識を臨床に活かす格好の手引きとなった。

　本書は中国でも版を重ね，読み継がれている。それは薬物の臨床応用，すなわち弁証論治において薬物を組み合わせ，随証加減する知識を与えてくれる書として，本書がきわめて有用だからに他ならない。各論の各薬物の解説では，その薬物の効能が簡潔にピシッと示され，次いでそのいくつかの効能を活かすための配合が丁寧に述べられている。例えば第3講・瀉利薬にある「沢瀉」の項を見ると，その効能は「肝・腎2経の瀉火，膀胱の逐水である」として，その効能を得るための7通りの配合の例が示されている。学んで応用してみると臨床の場面に役立つことが一目瞭然である。

　中薬学の教科書で同じ分類項目（例えば利水薬・補益薬など）に属していても各薬物には個性があり，またいくつもの顔をもち，それぞれいろいろな場面に応用できる。それは薬物の配合により発揮される。本書は臨床の場面に応じた配合の例が豊富で適切である。中薬学の教科書を学び，その知識を臨床に活かす次のステップの学習に，本書が役立つ。

　まず，ご自分の使い慣れた身近な薬物から学んでみることをお勧めする。その場合，例えば沢瀉を学ぶとき，同じ分類の茯苓・猪苓・車前子・滑石なども同時に読み進み，使用に当たっての鑑別点を学ぶとよいだろう。また，第1講と第10講の総論部分も味わい深い。初心者には得心がいかない部分もあるかもしれないが，本書を臨床に活用しながら，繰り返し総論部分も読み返していただきたい。弁証論治にもとづく用薬の神髄がおぼろげにも理解されるのではないだろうか。

　本書を愛し，その恩恵を受けたひとりとして，日本語に翻訳され，多くの方に学習されることになるのがたいへん喜ばしく思われる。本書を手に取る皆様が，本書の知識を臨床の場面に活用して，弁証論治の能力を向上されることを期待して推薦の序としたい。

日本中医学会会長
平馬直樹

本書について

　本書は,『用薬心得十講(第3版)』(2005年,人民衛生出版社)を底本とし,翻訳したものである。

　原著『用薬心得十講』は,『赤脚医生雑誌』(現『中国臨床医生』)に講義形式で発表された論文が読者の大きな支持を得て書籍化されたものであり,著者の臨床経験にもとづいた生薬の運用方法がまとめられている。1977年の初版発行以来,長年にわたって版を重ね,大学院生以上の臨床家の必読書となっており,現在でも高い評価を受け続けている。

　本書は10の講から構成されており,第1講では生薬を用いる際の留意点を解説,第2～9講では分類ごとの生薬の解説,第10講では方剤を組む際の注意点を解説している。

　第2講から第9講の生薬解説部分について,個々の生薬名については,現在日本で一般的に使われている名称を採用した。また,見やすさを考慮し,本文には見出しをつけ,順序を入れ替えるなど原著の体裁を大幅に改めた。

　「独活」および「五加皮」についてはそれぞれ重複がある(「独活」は第2講と第9講,「五加皮」は第3講と第9講)が,原著を尊重し,そのままとした。

　本文中,( )で表記しているものは原文注であり,〔 〕で表記しているものは訳者注である。

　「中医用語解説」は訳者による用語解説で,解説が必要と思われる単語の各講初出時に＊をつけ,巻末にまとめたものである。

本書の原著となる『用薬心得十講（第3版）』の巻末には，収録されている生薬についてまとめた「常用薬物小結表」が付録として掲載されている．しかし，内容が膨大であることや，見やすさ・利便性を考慮し，本書とは別に別冊として発行する（詳細については巻末の「『別冊・常用生薬一覧表』のご案内」を参照）．

目　次

推薦の序 …………………………………………………………………… i
本書について ……………………………………………………………… iii

第1講　用薬にはどのような注意が必要か

弁証論治に合った理・法・方・薬を心がける ………………………… 1
配合および用量の違いがもたらす変化を知る ………………………… 2
　　　薬の組み合わせ／薬の用量
薬の炮製品と生品との違いを把握する ………………………………… 4
薬方の随証加減を行う …………………………………………………… 5
　　　有方無薬／有薬無方／有方有薬
現代科学の研究成果を結びつけて運用する …………………………… 7
中薬の飲片に関する知識を身に付ける ………………………………… 9
煎じ方・服用方法に注意する …………………………………………… 9

第2講　発散薬

麻黄 ………… 13	防風 ………… 18	白芷 ………… 23
桂枝 ………… 15	紫蘇 ………… 19	藁本 ………… 24
荊芥 ………… 16	関連生薬 紫蘇梗／紫蘇子	細辛 ………… 25
関連生薬 荊芥穂／荊芥炭／芥穂炭	羌活 ………… 20	辛夷 ………… 26
	独活 ………… 21	蒼耳子 ……… 27

v

香薷 (こうじゅ)	………	28	菊花 (きくか)	………	31	浮萍 (ふひょう)	………	34
生姜 (しょうきょう)	………	29	牛蒡子 (ごぼうし)	………	32	蟬退 (せんたい)	………	34
薄荷 (はっか)	………	30	蔓荊子 (まんけいし)	………	33	柴胡 (さいこ)	………	35

第3講　瀉利薬

大黄 (だいおう)	………	39	関連生薬 茯苓皮 (ぶくりょうひ)／茯神 (ぶくしん)／			防已 (ぼうい)	………	63
芒硝 (ぼうしょう)	………	42	茯苓木 (ぶくりょうぼく)			木瓜 (もっか)	………	64
関連生薬 玄妙粉 (げんみょうこ)			猪苓 (ちょれい)	………	51	五加皮 (ごかひ)	………	65
番瀉葉 (ばんしゃよう)	………	43	沢瀉 (たくしゃ)	………	52	冬瓜皮 (とうがひ)	………	66
芦薈 (ろかい)	………	43	車前子 (しゃぜんし)	………	53	関連生薬 冬瓜子 (とうがし)		
巴豆 (はず)	………	44	滑石 (かっせき)	………	55	茵蔯蒿 (いんちんこう)	………	67
関連生薬 巴豆霜 (はずそう)			石韋 (せきい)	………	56	玉米鬚 (ぎょくべいしゅ)	………	68
麻子仁 (ましにん)	………	46	萹蓄 (へんちく)	………	57	胡芦 (ころ)	………	68
郁李仁 (いくりにん)	………	46	瞿麦 (くばく)	………	57	甘遂 (かんつい)	………	69
蜂蜜 (ほうみつ)	………	47	海金沙 (かいきんしゃ)	………	58	大戟 (たいげき)	………	70
川木通 (せんもくつう)	………	47	金銭草 (きんせんそう)	………	59	芫花 (げんか)	………	71
通草 (つうそう)	………	49	冬葵子 (とうきし)	………	60	商陸 (しょうりく)	………	71
茯苓 (ぶくりょう)	………	50	薏苡仁 (よくいにん)	………	61	牽牛子 (けんごし)	………	72

第4講　補益薬

人参 (にんじん)	………	75	熟地黄 (じゅくじおう)	………	90	石斛 (せっこく)	………	103
関連生薬 太子参 (たいしじん)／人参芦 (にんじんろ)			当帰 (とうき)	………	92	玉竹 (ぎょくちく)	………	105
党参 (とうじん)	………	78	白芍 (びゃくしゃく)	………	94	黄精 (おうせい)	………	105
黄耆 (おうぎ)	………	80	阿膠 (あきょう)	………	96	百合 (びゃくごう)	………	106
白朮 (びゃくじゅつ)	………	82	何首烏 (かしゅう)	………	97	女貞子 (じょていし)	………	107
山薬 (さんやく)	………	84	枸杞子 (くこし)	………	99	旱蓮草 (かんれんそう)	………	108
白扁豆 (はくへんず)	………	86	沙参 (しゃじん)	………	100	桑椹 (そうじん)	………	109
大棗 (たいそう)	………	87	麦門冬 (ばくもんどう)	………	101	黒胡麻 (くろごま)	………	109
甘草 (かんぞう)	………	88	天門冬 (てんもんどう)	………	103	亀甲 (きこう)	………	110

鼈甲	……	112	陽起石	……	127	関連生薬 小麦		
鹿茸	……	113	韮菜子	……	127	金桜子	……	143
鹿角膠	……	113	紫河車	……	127	蓮子	……	144
鹿角	……	114	山茱萸	……	128	関連生薬 蓮子心		
鹿角霜	……	115	沙苑子	……	130	覆盆子	……	145
巴戟天	……	115	酸棗仁	……	130	桑螵蛸	……	146
淫羊藿	……	116	柏子仁	……	132	烏賊骨	……	147
仙茅	……	117	遠志	……	133	瓦楞子	……	148
補骨脂	……	118	首烏藤	……	133	五味子	……	149
肉蓯蓉	……	119	朱砂	……	134	烏梅	……	151
益智仁	……	120	琥珀	……	135	訶子	……	153
菟絲子	……	121	磁石	……	136	白果	……	155
杜仲	……	121	竜骨	……	138	肉豆蔲	……	156
続断	……	123	関連生薬 竜歯			赤石脂	……	157
狗脊	……	124	牡蛎	……	139	関連生薬 白石脂		
牛膝	……	125	珍珠母	……	140	禹余糧	……	159
関連生薬 土牛膝			麻黄根	……	141			
蛇床子	……	126	浮小麦	……	142			

第5講　理気薬

陳皮	……	161	香附子	……	171	旋覆花	……	181
関連生薬 橘紅／橘絡／橘核／橘葉／青皮			川楝子	……	174	萊菔子	……	182
			烏薬	……	175	紫蘇子	……	184
木香	……	163	茘枝核	……	177	檳榔子	……	184
青皮	……	165	仏手	……	178	厚朴	……	186
枳実	……	166	関連生薬 仏手花			縮砂	……	188
枳殻	……	167	香櫞	……	178	白豆蔲	……	189
沈香	……	168	薤白	……	179	草豆蔲	……	191
檀香	……	170	柿蒂	……	180			

第6講　寒涼薬

石膏 …… 193	金銀花 …… 214	生地黄 …… 231
知母 …… 195	関連生薬 忍冬藤	玄参 …… 232
芦根 …… 197	連翹 …… 216	牡丹皮 …… 234
天花粉 …… 198	蒲公英 …… 217	紫草 …… 235
淡竹葉 …… 199	紫花地丁 …… 218	羚羊角 …… 237
山梔子 …… 200	大青葉 …… 219	青蒿 …… 238
夏枯草 …… 202	青黛 …… 220	白薇 …… 240
決明子 …… 203	敗醤草 …… 221	地骨皮 …… 241
青葙子 …… 204	射干 …… 222	銀柴胡 …… 242
密蒙花 …… 205	板藍根 …… 223	胡黄連 …… 243
黄芩 …… 205	山豆根 …… 224	栝楼 …… 244
黄連 …… 207	錦灯籠 …… 225	天竺黄 …… 247
黄柏 …… 209	馬勃 …… 226	竹筎 …… 248
竜胆草 …… 210	白頭翁 …… 227	竹瀝 …… 249
秦皮 …… 211	七葉一枝花 …… 228	葶藶子 …… 250
苦参 …… 212	鴉胆子 …… 229	
白鮮皮 …… 213	漏芦 …… 230	

第7講　温熱薬

附子 …… 253	小茴香 …… 265	関連生薬 胆南星
肉桂 …… 256	丁香 …… 266	白芥子 …… 272
乾姜 …… 259	高良姜 …… 267	皂角 …… 274
関連生薬 炮姜	関連生薬 紅豆蔲	関連生薬 皂角刺
烏頭 …… 260	艾葉 …… 268	白附子 …… 275
呉茱萸 …… 262	胡芦巴 …… 269	硫黄 …… 276
花椒 …… 264	半夏 …… 269	
関連生薬 椒目	天南星 …… 271	

viii

第8講　活血化瘀薬

川芎 …………… 280	紅花 …………… 294	骨砕補 …………… 305
丹参 …………… 282	関連生薬 西蔵紅花	劉寄奴 …………… 306
延胡索 …………… 284	桃仁 …………… 296	蘇木 …………… 307
姜黄 …………… 286	五霊脂 …………… 297	茜草 …………… 308
鬱金 …………… 287	蒲黄 …………… 299	赤芍 …………… 310
莪朮 …………… 288	穿山甲 …………… 300	血竭 …………… 311
三稜 …………… 290	王不留行 …………… 302	水蛭 …………… 312
乳香 …………… 291	沢蘭 …………… 303	虻虫 …………… 312
没薬 …………… 292	益母草 …………… 304	䗪虫 …………… 313

第9講　その他の薬

苦杏仁 …………… 315	海風藤 …………… 335	蒺藜 …………… 347
桔梗 …………… 317	絡石藤 …………… 336	天麻 …………… 349
白前 …………… 319	海桐皮 …………… 336	釣藤鉤 …………… 350
貝母 …………… 320	千年健 …………… 337	石決明 …………… 351
関連生薬 土貝母	老鸛草 …………… 338	代赭石 …………… 353
紫菀 …………… 321	伸筋草 …………… 339	夜明砂 …………… 355
款冬花 …………… 323	透骨草 …………… 339	大薊 …………… 355
百部 …………… 324	追地風 …………… 340	関連生薬 小薊
馬兜鈴 …………… 325	桑枝 …………… 341	地楡 …………… 357
桑白皮 …………… 326	松節 …………… 341	側柏葉 …………… 358
枇杷葉 …………… 327	絲瓜絡 …………… 342	白茅根 …………… 359
独活 …………… 328	白花蛇 …………… 343	関連生薬 白茅針／白茅花
五加皮 …………… 329	白僵蚕 …………… 344	棕櫚炭 …………… 360
威霊仙 …………… 331	全蝎 …………… 345	三七 …………… 361
秦艽 …………… 332	蜈蚣 …………… 345	白芨 …………… 363
豨薟草 …………… 334	地竜 …………… 346	仙鶴草 …………… 365

生薬	頁	生薬	頁	生薬	頁
藕節	366	鶏内金	374	雷丸	379
石菖蒲	366	昆布	375	紫硇砂	380
麝香	368	海藻	375	常山	381
氷片	369	使君子	376	草果	383
神麴	371	苦楝皮	377	山慈姑	384
麦芽	371	蕪荑	378	半枝蓮	385
山楂子	372	鶴虱	378	白花蛇舌草	385

第10講　薬方の組成について

薬方の配合原則　………………………………………………… 388
薬方を柔軟に変化させる　………………………………………… 389
薬方と治法の関係　………………………………………………… 392
有効な方剤を取り入れる　………………………………………… 393
先人の経験および現代科学の成果と合わせて，新方を組み立てる　………… 394
　　症例1／症例2／症例3

付録

　中医用語解説　…………………………………………………… 401

索引

　生薬名索引　……………………………………………………… 405
　方剤名索引　……………………………………………………… 412
　証・症状・病名索引　…………………………………………… 415
　用語索引　………………………………………………………… 433

『別冊・常用生薬一覧表』のご案内　…………………………… 442

第 1 講

用薬にはどのような注意が必要か

弁証論治に合った理・法・方・薬を心がける

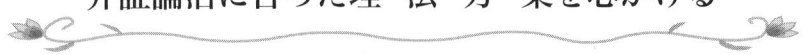

　中医学は，数千年かけて次第に形成された，「弁証論治」を基礎とする医療体系である。そのなかには，理・法・方・薬の4つの面が含まれている。臨床で「薬」を用いるには，処「方」を組み立てることが必要で，それは治療「法」則と符合しなければならない。また治療法則は，弁証論治の「理」論に導かれて確立される。したがって，理・法・方・薬は非常に密接な関係をもって，一緒に存在するのである。弁証論治を正しく運用するためには，相応の中医薬理論の内容を把握する必要がある。

　臨床での用薬に関して，先人は豊富な経験を積み重ねてきた。例をあげてみると，熱性薬のなかでも，附子のもつ熱性と乾姜のもつ熱性は同じではなく，寒性薬のなかでも，石膏のもつ寒性と黄連のもつ寒性は同じではない。発散薬のなかでも，桂枝の発散と麻黄の発散は同じではなく，滋陰薬のなかでも，麦門冬の滋陰と地黄の滋陰は同じではない。補腎薬のなかで，熟地黄は補腎陰であり肉桂は補腎陽である。柴胡1味についても，ある薬方においては発散・和解として働き，ある薬方においては昇提として働く。大黄1味についても，薬方ごとに，その配合や炮製・用量を変えることによって，治療作用を変えることができる。私たちは治療効果を上げるために，この貴重な経験と理論を学び，運用しなければならない。

ここ数年の動物実験でも明らかにされているように，中医薬理論に導かれた病機・弁証・立法・処方・用薬は，治療効果の向上に確実に役立っている。例えば，滋陰潜陽薬は神経性高血圧に効果があるが，滋陰薬と潜陽薬に分けて試験してみると，降圧効果はどちらも良くなく，また八味地黄湯はまったく無効であった。腎性高血圧に対しては，八味地黄湯の効果は良好で，滋陰薬である六味地黄湯のみでも良かったが，肉桂・附子だけではおおよそ無効であった。さらに，四物湯と八珍湯は動物実験において，急性貧血状態に対し赤血球の増生を促進することが証明されているが，八珍湯のほうがその効果は非常に顕著であり，このことは「気血双補」「陽生陰長」の合理性を説明している。また，補中益気湯を用いたヒトに対する実験では，子宮およびその周囲組織の選択的収縮作用が証明されている。あわせて小腸蠕動の調整および腸管平滑筋収縮力の回復作用，栄養吸収の促進作用も認められ，このことは中医理論の「補中益気」に合致している。

　したがって，例えば薬性の寒熱を区別しなかったり，薬量や配合変化に注意を払わなかったり，証候の虚実寒熱・転化伝変にもとづかなかったり，融通のきかない用薬をしてしまうことは避けなければならない。そして，弁証論治の理論と結びつけて中薬を運用するように注意するべきである。

配合および用量の違いがもたらす変化を知る

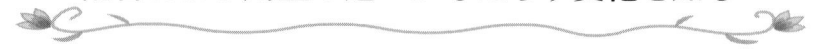

薬の組み合わせ

　中薬の配合の組み合わせ方は数多くある。薬方中の中薬の配合が妥当かどうかは，治療効果に直接影響を与える。

　例えば，麻黄は本来発汗薬であるが，適量の生石膏を配合することにより，その発汗作用を弱めて，宣肺平喘・開肺利水などの作用を発揮させることができる。荊芥は解表薬であるが，防風や紫蘇葉などを配合すると辛温解表薬として働き，薄荷や菊花などを配合すると辛涼解表薬として働く。防風は頭痛に使われるが，その治療部位は，白芷を配合すると前頭部に働き，羌活を配合すると後頭部に働き，川芎・蔓荊子を配合すると両側頭部

に働く。また，黄連と肉桂の配合は，心腎不交による不眠を治療することができ，半夏と秫米の配合は，胃中不和による不眠を治療することができる。さらに，大黄と甘草の配合は，食後すぐに嘔吐するものを治療できる。

薬方の構成においては，1～2味の薬の加減で治療効果の増強がみられることがよくある。例えば四君子湯（人参・白朮・茯苓・甘草）は健脾補気の方剤であるが，脾の運化機能の悪い人がこれを服用すると胸悶胃満の副作用が出やすい。宋代の名医である銭乙は，この処方に理気和中作用のある陳皮1味を加え「五味異功散」と名付けたが，これは臨床でよく用いられる有名な方剤となった。また，補中益気湯を用いた動物実験でも証明されているように，薬方中における升麻と柴胡は，そのほかの薬を助けながらさらにその薬物の作用を強めることができる。とりわけ腸蠕動を増強できるため，この2つの薬を取り去ると，その方剤の腸蠕動に対する作用は直ちに減弱する。ところが，この2つの薬のみを用いても，上記の作用は現れない。また，茵蔯蒿湯の動物実験では，茵蔯蒿・山梔子・大黄の3つをそれぞれ別々に投薬しても明らかな利胆作用はみられなかったが，この3つを一緒に用いる（すなわち茵蔯蒿湯とする）ことではじめて胆汁排泄が質・量ともに大量に増加したという報告がある。また，55種の黄連剤に対して実験と臨床観察を行った研究機関の報告によると，適切な配合がされている黄連剤は，明らかに薬物耐性の発現を低下させ，細菌抑制作用を高め，解毒力を増強し，単味薬の毒性や副作用を減少させるということが明らかになった。

以上のことから，薬の配合の違いが非常に重要であることがわかる。

薬の用量

薬の用量もまた，治療効果に大きく関係する。

例えば桂枝湯においては，桂枝と白芍の量が同じであることにより，和営衛解肌の作用をもつ。桂枝加芍薬湯では白芍の量は桂枝の2倍であり，これは太陽病の治療に誤って下法を用いてしまった結果，太陰病に転じ，それによって腹満して痛むものに用いる方剤となっている。小建中湯でも白芍は桂枝の2倍であり，これに膠飴が配合されることで，温建中焦・止腹中痛の方剤となっている。厚朴三物湯・小承気湯・厚朴大黄湯の3つの

方剤はみな，厚朴・枳実・大黄の3つの薬で構成されるが，それぞれの薬味の用量が異なることで，治療する証もまた異なっている。

また，清瘟敗毒飲の原方には，「生石膏は大剤では六両から八両，中剤では二両から四両，小剤では八銭から一両二銭。小生地は大剤では六銭から一両，中剤では三銭から五銭，小剤では二銭から四銭。川黄連は大剤では四銭から六銭，中剤では二銭から四銭，小剤では一銭から一銭半」とある。さらに「六脈が沈細にして数には大剤を用い，沈にして数には中剤を用い，浮大にして数には小剤を用いる」とあることから，処方における用量の変化も重要であることがわかる。

そのほかに，薬の用量は年齢・体重・病邪の盛衰・身体の強さ・気候の変化などのすべてと密接な関係がある。

臨床での用薬において，もし配合および薬の用量の変化に注意を払わなければ，立法と処方の大原則には一応符合していても，往々にして理想的な効果は得られず，ひどいときには効果がない場合もある。

薬の炮製品と生品との違いを把握する

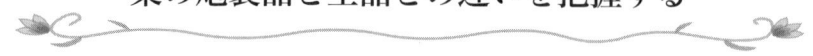

中薬の炮製には約2千年の歴史があり，歴史的発展とともにその方法は絶えず改良され，多くの炮製方法が産み出され使用経験を積み重ねてきた。中薬の炮製は専門技術者によって行われるが，臨床に当たる医師も，処方時に選択応用するために，炮製の薬効に対する影響を把握していなければならない。

例えば，生姜は発散風寒・和中止嘔として働き，乾姜は脾胃を暖め回陽救逆し，炮姜は温経止血して臍部と小腹部の寒邪を除く。煨姜はおもに和中止嘔し，生姜に比べて発散の性質が弱く，乾姜に比べて燥烈の性質が弱い。また，当帰は酒洗して用いると行血活血として働き，炒炭すると止血として働く。石膏は生では清熱瀉火に用いられ，熟（煅石膏）では斂瘡止痒に用いられる。地黄は生では甘寒涼血・養陰清熱作用があり，熟では甘温補腎・滋陰填精作用がある。薏苡仁は生では利湿作用が強く，炒すると

健脾作用が強くなる。大黄は生で用いるとその瀉下作用は最大となって，急下存陰〔迅速に排便させて実熱と乾燥便を除去し，津液を保存する方法〕に適し，蒸して熟大黄にすれば作用は緩和され，老人や体力が衰えているが大黄を必要とする人に適する。大黄炭は瀉下力は弱く，かえって血便に効果がある。荊芥は生では散風解表薬として用いられ，炒炭すると産後の血暈〔血虚による眩暈〕や子宮出血に有効である。牡蛎は生で用いると平肝潜陽・軟堅散結・消瘰癧*作用があり，煆くと斂汗・渋精・止白帯に働く。

　これらの例からわかるように，同じ薬を生で用いる場合と熟製して用いる場合，あるいは同じ薬に異なる炮製方法を行う場合では，その効能に違いが現れる。処方において薬を選ぶときは実際の状況にもとづいて，異なる効能を備えた薬のなかから，臨機応変に必要なものを選択するよう注意を払わなければならない。

薬方の随証加減を行う

　先人は長期にわたり医療を行ってきたなかで，それぞれの薬物の性味や効能に関して豊富な経験を積み重ねてきただけでなく，数々の有効な方剤を創り出すことによっても治療効果を高めていった。これらの方剤の内容と理論，構成方法は，中医学におけるきわめて貴重な財産であり，私たちはこれを継承し発展させていく必要がある。しかし，先人の方剤を使用するときには，随証加減に留意する必要があり，型どおりに当てはめることにこだわって原方をそのまま用いるようなことをしてはならない。

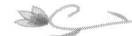 有方無薬

　例えば，月経を調整するために四物湯を処方する際に，原方のなかの1味の薬物さえ，増減しようとしない人もいる。つまり，月経先期かつ月経過多のものに対して，川芎を減量あるいは去って艾葉炭を加える，または月経後期でひどければ2カ月以上に1度しか来潮しないものに対して，川芎の量を増やしたり紅花を加えたりする，あるいは血分にいくらか虚熱があるものに

対して，熟地黄を生地黄に換える，というようなことをしないのである。また，八正散を処方する際に，大黄の用量の増減あるいは除くことをしないために，患者の淋病を治せないばかりか泄瀉を起こさせてしまう場合もある。ひどいものでは処方の際に，生姜3片，大棗4枚さえも動かそうとしない人もみられる。このような処方の仕方では理想的な治療効果は得られない。先人はこういった状況を「有方無薬」と称している。つまり1つの有効な方剤を選び出しても，患者の具体的な症状によって薬物の加減を行わなければ，良い効果が得られるはずはないということである。

有薬無方

　また別の悪い例として，処方時に先人の有効な方剤や処方原則を参考にしない人もいる。例えば，頭痛に対しては川芎・菊花，脚の痛みに対しては牛膝・木瓜を処方し，病人にいくらか目のかすみがみられれば草決明・石決明を入れ，消化不良がみられればさらに焦三仙を加え，お腹が脹れば木香・檳榔子……というように，現れた症状によって8味，10味と処方していく。ここには薬と薬の間の有機的な関係や，主薬・補助薬の区別，薬物の配合変化がなく，また薬物同士の相互補完や互いにその偏向を改めるような関係もない。そこには弁証による立法が存在せず，理論上の関連性がない。このような処方では，理想的な効果が得られるはずがない。先人はこういった状況を「有薬無方」と称している。これは，その場しのぎのいろいろな薬物があるだけで，方剤の組成原則や先人の有効な方剤を手本にすることがないので，良い治療効果も得られないということを意味している。

有方有薬

　最も好ましい方法は，まず弁証・立法の内容に照らして，1つの比較的有効な処方を選び出す。そして，病人の具体的な状況をもとに方剤中の薬味を分析する。もし現在の病状に対して必要のないものがあれば，その量を減らしたり去ったりする。もし薬をさらに加える必要があれば，弁証・立法に符合し，その方剤において互いに協力して補完し合い，治療効果を増強でき，もとの処方自体の治療方針に影響を与えないような薬物を1味か2味選んで用いる。このようなやり方で行えば治療効果を高めることが

できる。先人は経験的にこういった状況を「有方有薬」と称した。これは，処方の際には弁証・立法に符合するだけでなく，先人の有効な方剤を参考にして，あるいは方剤の組成の原則に照らして，理・法の意図に応じた処方をするべきであり，より妥当な薬物が選ばれて，薬と薬の間に有機的な関係があるような薬方は，満足のいく効果を収めることができるという意味である。

　例えば少陽証と弁証した場合，立法は和解少陽であり，小柴胡湯加減が方剤として選ばれるが，処方の際には病人の状態を考慮する必要がある。口渇が明らかであれば，半夏を去り，天花粉を加えて津液を生じさせる。胸中煩熱はあるが嘔吐しなければ，半夏・人参を去り，栝楼を加えて鬱熱を一掃する。腹中が痛めば，黄芩を減らし，白芍を加えて益中祛痛する。口渇せず外に微熱があれば，人参を去り，桂枝を加えて解肌作用を強める。また病状が比較的重ければ，用量をやや多めにする必要があるし，病状が比較的軽ければ，やや少なめにするべきである。あるいは生姜は，夏季には少なめにし，冬季には多めにする，などである。ただし，全体的な処方の組成は，和解少陽で半表半裏の邪を取り除くという立法から逸脱していない。

　以上で述べたことをまとめると，中薬を運用するには方剤を組成する必要があり，その組み立てには一定の原則がある。しかし，方剤は柔軟に運用すべきであり，証に随って加減変化する必要がある。当然，その変化はとりとめのないものであってはならず，必ず弁証・立法の内容に符合しなければならない。同時に，疾病の過程は絶え間ない変化のなかにあり，ある段階ではいくつかの薬を加減する必要があり，別の段階では別の薬を加減する必要がある。したがって中薬を運用する際には，方剤の変化・薬物の随証加減に留意する必要があり，このことが治療効果を高めるのにおおいに役立つこととなる。

現代科学の研究成果を結びつけて運用する

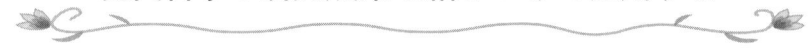

　物事は発展を続け，中薬に対する現代科学的手法を用いた研究は，ます

ます実り多いものとなっている。私たちは常にこれらの成果を臨床に運用し，弁証論治に新たな要素を付与し，中西医結合を促進して，医療水準を高めなければならない。

例えば，金銀花・連翹・魚腥草・蒲公英・紫花地丁・黄連・山梔子・黄柏などは，どれも明らかな抗菌作用を有する。黄耆には強壮保肝などの作用がある。鹿茸は男性ホルモンを含有し，全身強壮薬とされる。白芍・馬歯莧は赤痢菌に対して比較的強い抗菌作用をもつ。北五加皮にはストロファンチン様作用がある。人参・五味子は「適応原〔adaptogen〕」（「適応原」様作用系は，人体の非特異的な抵抗力を増強することで，人体を有利な方向へ向かわせる）を有する，などである。

私たちは処方を組み立てる際に，病状にもとづいて，これらの薬理研究の成果を結びつけて薬を選択することで，治療効果をいっそう高めることができる。同時に，ある種の薬理作用を備えた中薬を，中医の弁証論治の原則のもとに選択応用して配合するよう努めるべきであり，弁証論治から逸脱して，中薬を西洋薬のように用いるべきではないという点に注意しなければならない。

例えば中医の虚寒痢に対し，赤痢菌を抑制するために，黄連・白芍・馬歯莧などを単独で用いても，往々にして理想的な効果は得られないが，同時に中医の「虚寒」証に対する治療原則と結びつけて，乾姜・呉茱萸・附子・白朮・党参などの温補脾腎薬を加えれば，容易に効果を得られる。また，例えば五味子の粉剤を服用すると，肝炎患者のトランスアミナーゼを正常値に下げることができるが，休薬して2〜3週間後には，多くの場合また上昇してしまう。もしも弁証論治と結びつけて，証に応じた湯薬に五味子の粉剤を溶かして服用すれば，治療効果が強化され，再び上昇してしまうことは少なくなる。

したがって，私たちは現代科学の研究成果を積極的に運用するだけでなく，中医弁証論治の方法を掌握することに注意を払わなければならない。中西医のそれぞれの長所を結びつけることで治療効果は高められ，弁証論治を新たなステップへと導き，中医学の発展を促すこととなる。

中薬の飲片に関する知識を身に付ける

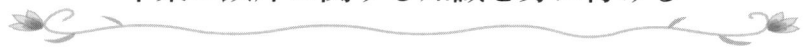

　中薬を加工し，薬方に配合できる状態にしたものを「飲片」と呼ぶ。これらの飲片を，臨床医は100〜200種あるいはそれ以上，識別できるように努めなければならない。飲片の識別を学ぶ過程で，薬物の性状・炮製・品質・気味などに対してさらに理解を深めることは，臨床での処方で薬を選択する際に，おおいに役立つ。

　かつて，中薬の性状・品質に対して理解が不足していたために，いくつかの間違いを犯した人たちがいる。例えば，湯薬で蛤蚧1対を処方したり，羚羊角1本あるいは1対，または10〜15gも処方したりした人がいる。ある人は烏賊骨を骨だからきっと重いものだろうと考えて，30〜60gも処方したり，代赭石の重さや海浮石の軽さを知らずに誤った用量を処方した人もいる。胡芦巴は，本来は一種の植物〔マメ科のコロハ〕の種子であるが，それを葫芦〔ウリ科のユウガオ〕の蒂巴〔へた〕だと思ったり，破故紙（補骨脂）にいたっては，破れて古くなった障子の紙だと思って患者に探しに行かせたりした人もいた。

　刻み生薬の形状を知るということは，臨床での用薬において，おおいに役に立つことである。

煎じ方・服用方法に注意する

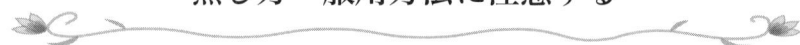

　先人は，薬の煎じ方・服用の仕方についても，多くの経験を積み重ねてきており，私たちはこれらの貴重な経験を取り入れることに留意しなくてはならない。

　例えば『傷寒論』中の桂枝湯の煎服方法は，1剤に対し水7杯を用いて，とろ火で煎じて3杯にし，滓を除いて1杯を温かい状態で服用する。約30分経ったところで熱い粥を1杯啜り，薬の効能を助ける。布団をか

けて約2時間横になり，全身にしっとりと汗をかくくらいが最もよく，大汗をかかせてはならない。大汗をかいたら，病は良くならない。もし，1杯の薬で病が治ってしまったら，残り2杯は飲まなくてよい。もし，1杯の服用で微汗が出なければ，服用間隔を縮めて再度同じ方法で服用し，約半日の間に3杯続けて飲んでよい。もしも病状が比較的重ければ，昼夜を分けずに続けて服用してよい。1剤を飲み終わっても病証が依然としてあるようなら，もう1剤服用してよい。汗がなかなか出ない場合には，2～3剤続けて服用してよい。

また，大承気湯の煎服方法は，清水を湯のみ茶碗10杯分用いて，先に枳実・厚朴を5杯分になるまで煮て，滓を除いて大黄を入れ，再び煎じて2杯分となったところで滓をとり，芒硝を入れてさらにとろ火で1～2回沸騰させる。2回に分けて服用し，服薬して大便が瀉下したら残りの薬は飲まなくてよい。

『金匱要略』中の大半夏湯（半夏・人参・白蜜）の煎服方法は，水約10杯と蜜を，スプーンで240回高く上げながらかき混ぜ，この蜜水で薬を2杯半になるまで煎じて，1杯を温かい状態で服用する。残りの1杯半は2回に分けて服用する。

大烏頭煎の煎服方法は，大烏頭5枚を水3杯で煎じて1杯とし，滓を除いて蜂蜜2杯を加え，再び水気がなくなるまで煎じて2杯とし，丈夫な人は半杯強，弱い人は半杯を服用する。もしも効果がなければ翌日もう一度服用し，1日のうちに2回服用してはならない。

さらに『温病条弁』中の銀翹散の煎服方法は，散としたものを毎回6銭，鮮芦根湯で煎じる。香りがおおいに出れば，すぐに取って服用し，長く煎じすぎてはならない。病が重い場合は約4時間ごとに1回，日中3回，夜間に1回服用する。治らなければ，再度服用する。

また，例えば「鶏鳴散」などの薬は，明け方4時頃に服用することではじめて効果がある。

以上の例からみてとれるのは，薬の煎じ方・服用方法は，どちらも治療効果に大きな影響を与えるということである。したがって，薬物の性味・効能・炮製・配合・薬理作用および方剤の組成などに留意するだけでなく，薬物の煎服方法に対しても必ず注意を払わなければならず，そうすることではじめ

て良好な効果を得ることができるのである。以下に要約して述べる。

薬の煎じ方と服用方法
解表薬：強火で煎じたほうがよく，煎じる時間は長すぎてはいけない（約15〜20分間）。約2〜4時間ごとに1回服用し，症状が良くなれば服用をやめる。

補益薬：弱火でゆっくり煎じるのがよく（約30〜40分間），毎日朝晩各1回服用する。比較的長期間服用することができる。

攻下薬：空腹時に服用したほうがよい。

上焦病の薬：食後に服用するとよい。

下焦病の薬：食前に服用するとよい。

中焦病の薬：食間に服用するとよい。

救急での服薬：急ぐことが最も重要で，時間にこだわる必要はない。

　これらは一般論にすぎず，それぞれの患者を実際に診る場合は，病証の具体的な状況をもとに，煎服方法を決める必要がある。つまり，私たちは必ず病状を仔細に分析し，自らが処方した薬物組成の内容に応じて，どのように煎じるか，どれが先煎でどれが後下で，服用するのは食前か食後か，何時間ごとに飲むのか，全部で何回飲むのか……などについて，病人の家族に詳しく伝えなければならない。病状および処方組成の必要性にもとづかず，型どおりの服用方法で，外感・内傷にかかわらず一律に朝晩各1服としたのでは，たとえ処方が病状に合致していたとしても，その服用方法が適切でないために治療効果に影響を及ぼすということがしばしば起こる。医師がこのような状況に遇ったときに，その理由を追究せずに別の薬方を処方すれば，病気を長引かせることになってしまうであろう。

　総じていえば，物事には互いに関連があり，理想的な治療効果を得るためには，医師が臨床で薬を用いるのにもただ薬方を処方しておしまいというのではなく，必ず各方面の連携に注意し，各ポイントをしっかりと捉える必要がある。そうすることで，初めてより高い治療効果を得ることができるのである。以上にあげた数点を，私たちは留意していくべきであろう。

第2講

発散薬

本講では，発汗・解散表邪の働きをもつ薬物を紹介する。これらの薬物の多くは辛味薬である。それは，「辛」には発散の働きがあり，発汗によって表邪を発散し，解するからである。発散薬は長く煎じないほうがよく，一般的には15〜20分くらいがよい。

麻黄
（まおう）

【性味】味は辛，性は温である。
【効能】麻黄のおもな効能には，発汗散寒，宣肺平喘，行水消腫，散陰疽＊・消癥結の4つがある。臨床上では辛温発汗薬として最もよく用いられているので，一般的には発散風寒薬に属する。

① **発汗散寒・宣肺平喘**　麻黄は，辛温発汗・解表散寒以外に，明らかな宣肺平喘作用をあわせもつ。風寒に侵され毛竅が束閉することによって肺気が宣通できずに起こる外感喘咳は，すべて麻黄で治療できる。仮に表証がすでに解しているのにもかかわらず，なお喘咳があるときには，さらに麻黄での治療を継続することができるが，この場合は炙麻黄に変えるべきである。これは生麻黄の発汗解表作用が強いのに対し，炙麻黄は発汗の力は弱いが，平喘止咳の効果は比較的強いためである。

麻黄を喘咳の治療に用いる場合，その配合に最も適しているのは杏

仁である。麻黄は宣通肺気作用，杏仁は降気化痰作用によって平喘止咳する。麻黄は剛烈な性質，杏仁は柔潤な性質をもち，この2つの配合により，平喘止咳効果が増強される。したがって臨床では，「麻黄は杏仁を助手とする」といわれている。

　喘咳があり，肺熱の症候（黄色く濃い痰，咽喉の乾燥，呼気・鼻息が熱っぽい，熱に遭うと喘咳が悪化する，苔黄，脈数など）がみられる場合は，生石膏あるいは黄芩，知母などを加える必要があり，清肺熱により平喘すべきである。麻杏甘石湯・定喘湯などの方剤がよく用いられる。

②**行水消腫**　麻黄は解表平喘のほかに，行水消腫の働きをもつ。おもに上半身の水腫が顕著な場合や，頭部・顔面部や四肢の水腫，あるいは表証を兼ねた急性水腫の治療に用いられる。麻黄は温めて肺気を宣通し，腠理を開き，上焦の水気の宣化を助けて行水消腫することができる。

　麻黄を水腫の治療に用いる場合，以下の状況が現れる可能性がある。
- 汗として水が排出されて消腫する。
- 尿量が増えて消腫する。
- 大便水瀉により消腫する。
- 微汗とともに尿量が増えて消腫する。

　これらは，「肺は皮毛を主る」「肺は津液を膀胱に輸布する」「肺と大腸は表裏の関係である」「水腫の病の本は腎にあり，標は肺にある」などの中医理論によって理解できる。

　近年，これらの経験にもとづき，越婢加朮湯（麻黄・生石膏・蒼朮・甘草・生姜・大棗）加減で腎炎の水腫を治療し，一定の効果を得ている。

③**散陰疽・消癥結**　麻黄に熟地黄・白芥子・当帰などを配合すると，陰疽を散じ癥結を消すことができる。麻黄は温通発散作用をもち，気味は軽清で，外は皮毛腠理を宣透し，内は積痰凝血にまで深く入り，『神農本草経』には「癥堅積聚を破る」との記載もある。『外科全生集』の陽和湯（麻黄・熟地黄・白芥子・鹿角膠・炮姜炭・肉桂・甘草）において麻黄（五分）・熟地黄（一両）を一緒に用いているのは，陰疽・痰核*・流注*結塊を消散する最も良い例である。実践を通して，「麻黄は熟地黄を得て通絡し発表せず，熟地黄は麻黄を得て補血し膩膈〔食欲を妨げ，胸脘部が塞がること〕せず」との経験則が生まれた。

これらの経験にもとづき，私は麻黄・熟地黄・白芥子・桂枝・紅花・鹿角霜・炙山甲などを用いて随証加減し，末端動脈痙攣病〔レイノー病〕・閉塞性脈管炎などを治療したことがあり，一定の治療効果を得たことを，参考までに述べておく。

④**その他**　麻黄に乾姜を配合すると，肌腠中に深く入った風寒の邪を除去することができ，私は風寒瘀証の肢体疼痛の治療に常用している。

【用量・用法】通常は，2〜9ｇの間である。

　水腫治療においては通常より比較的多く用い，10ｇから増量して15ｇまで使用可能で，場合によっては20〜25ｇまで用いることもあるが，このときは生石膏を25〜45ｇ配合しなければならない（生石膏と麻黄の比率は約3：1）。これにより，麻黄の発汗作用を減少させて，宣肺利尿作用を得ることができる。

【注意】肺虚による喘・外感風熱・単臓臌〔腹部が太鼓のように膨張し，腹皮に青筋が浮き出ることを特徴とする病証〕・癰*・癤*などの証には，すべて麻黄を用いてはならない。

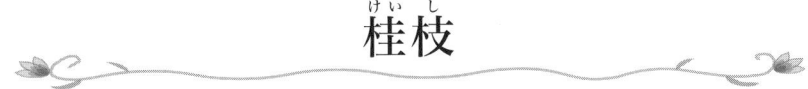

桂枝（けいし）

【性味】味は辛，性は温である。

【効能】

①**散寒解表**　麻黄との組み合わせで無汗の風寒感冒を治療し，麻黄の発汗解表作用を助ける。

　白芍との組み合わせで有汗の風寒感冒を治療し，調和営衛・解肌止汗の作用をもつ。

②**温経・祛風寒・活血通絡**　桂枝はまた，温経・祛風寒・活血通絡の働きももつ。

　当帰・赤白芍・川芎・紅花・桃仁などを配合して，月経後期や経閉*不潮，および月経痛・腹部癥塊などを治療する。

　片姜黄・防風を配合して，風寒阻絡・気血不暢による肩腕の疼痛を

治療する。

赤芍・紅花・伸筋草などを配合して，骨節が拘攣して伸ばせないもの，肢体の疼痛などを治療する。

羌活・独活・防風・威霊仙・当帰・附子などを配合して，風・寒・湿が引き起こす関節痛，四肢の疼痛を治療する。風湿性〔リウマチ性〕関節炎などの治療によく用いられる。

③助心陽・温化水飲　桂枝はまた，心陽を助け温化水飲の効能ももつ。

茯苓・猪苓・白朮・沢瀉・紫蘇子・桑白皮・炙甘草などを配合して，水飲凌心による心悸*・怔忡〔心臓が激しく動悸する。心悸より重く持続的なものが多い〕・浮腫などを治療する。

栝楼・薤白・紅花・五霊脂などを配合して，心陽不振による胸痺心痛を治療する。

近年，これらの経験にもとづいて，心不全・狭心症・心筋梗塞などの治療によく用いている。ただし，弁証論治に留意することが必要で，熱証のある症例には用いてはならない。

④その他　桂枝には，肢節へと横行し通すという特徴があり，諸薬を横行させて肩・腕・手指に至らせるため，上肢の病の引経薬となっている。

桂枝に片姜黄を配合すると，肩腕の疼痛を治療できる。私はいつも，この配合を風寒痺証で肩腕の疼痛が顕著なものを治療する際に用いている。

【用量】通常は3〜9gであり，特別な状況下では15〜30g用いることもできる。

【注意】陰血虚乏のもの，もともと出血のあるもの，寒邪のないもの，陽気内盛のものには，桂枝を用いるべきではない。

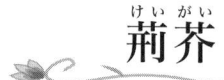

荊芥（けいがい）

関連生薬　荊芥穂（けいがいほ）・荊芥炭（けいがいたん）・芥穂炭（がいほたん）

【性味】味は辛，性は微温である。

【効能】

①発汗解表　防風・紫蘇葉を配合して，辛温解表に用いられ，薄荷・金

銀花・桑葉を配合して，辛涼解表に用いられる。

また，防風・当帰・川芎・紫蘇梗を配合して，産後に風を受けたものに用いる。

荊芥が，そのほかの辛温解表薬と異なるところは，風寒・風熱の表証どちらにも応用できることである。

②**透疹・止痒**　荊芥はまた，透疹・止痒・皮膚病の治療にも用いられる。

発汗解表の蟬退・葛根・薄荷などを配合して，麻疹の透出しにくいものを治療する。

赤芍・蒼朮・黄柏・白鮮皮・苦参などを配合して，風疹・湿疹・疥*・癬*などを治療する。

③**理血止血**　荊芥は，血分にある伏熱を清する働きも兼ね，理血止血作用をもつ。

地楡・槐花炭を配合して，血便の治療に用いる。

藕節・焦山梔子・白茅根を配合して，衄血〔出血症〕を治療する。

当帰・益母草・棕櫚炭・川続断炭を配合して，月経過多・崩漏*・産後失血を治療する。

紅花を配合して，悪血をめぐらせることができる。

荊芥を止血に用いるときには，炒炭すべきである。

④**その他**　荊芥は，血中の風を去ることができるため，風病・血病・瘡病・産後病などの常用薬である。

【**用量**】通常は，3～9ｇである。

【**注意**】荊芥の服用時には，魚・蟹・フグ・驢馬肉を食べてはならない。

【**関連生薬**】**荊芥穂・荊芥炭・芥穂炭**

茎・穂を一緒に刻んで生用するものを**荊芥**と称する。穂だけ用いるものを**荊芥穂**と呼ぶ。炒炭したものは**荊芥炭・芥穂炭**と呼ぶ。

荊芥は全身の風邪を散ずるのに適しており，荊芥穂は頭部の風邪に適している。荊芥炭と芥穂炭は止血に適しており，あわせて産後の失血過多と血暈症〔血虚による眩暈〕も治療する。どの種類を用いるのか，処方時に明記する必要がある。

荊芥穂は脳への引経作用をもつので，私は脳血管病の治療の際に常にこの薬を加えている。

産後失血による血暈の治療には，芥穂炭 30ｇを用いることができ，単味を煎服する。

> **使い分けのポイント**
> **荊芥**は皮裏膜外および血脈の風邪を治し，**防風**は骨肉の風邪を治す。

防風
ぼうふう

【性味】味は辛，性は温である。
【効能】防風は，最もよく用いられる辛温発汗剤である。
①祛風解表　荊芥・紫蘇葉を配合して，風寒表証の感冒を治療する。
②祛風湿　防風には経絡や筋骨中の風湿を取り除く作用があり，風寒湿痺・全身の骨節の疼痛・脊椎の痛み・後頸部のこわばり・四肢攣急などの症状の治療に用いられる。この場合は通常，羗活・独活・当帰・薏苡仁・威霊仙・伸筋草・鶏血藤などを配合して用いる。
③祛風解痙　防風にはまた，明らかな祛風解痙作用があり，肝風内動・風痰上擾（じょうじょう）・破傷風などが引き起こす，歯ぎしり・吊眼・四肢の痙攣・角弓反張＊などの症状の治療に用いる。この場合には全蠍と一緒に用い，防風は全蠍の祛風止痙作用を増強する。また証に随って，釣藤鈎・蜈蚣・白僵蚕などを配合する。
④その他　防風は肝経の気分に入るため，肝鬱傷脾による腹痛・腹瀉の治療にも用いられる。白朮・白芍などと一緒に用いられ，例えば痛瀉要方（防風・白朮・白芍・陳皮）は，この種の疾病の治療によく用いられる方剤である。
　さらに防風には，腸風便血を治療するという特殊な作用がある。発作を繰り返しなかなか治らない血便を，先人は経験的に「大腸に風邪がある」と考えており，これを治療する方剤中に防風を加えることで，常に良い効果が得られる。地楡炭・槐角炭・炒槐花などと，しばしば一緒に用いる。

【用量】通常は，6〜9gである。場合によっては12gまで増量できる。
【注意】陰虚火動による頭痛には，防風を用いるべきではない。
〈参考〉先人の著した本草書には，防風について「殺附子毒」という記載があり，防風と附子を一緒に用いると，附子の毒性を減少させることができる，また，防風と黄耆を一緒に用いると，黄耆の作用を増強することができるとある。

> **使い分けのポイント**
>
> 防風の祛風解表作用による全身疼痛の治療効果は荊芥よりも高いが，**荊芥**の祛風解表・発汗作用は防風よりも顕著である。臨床では，しばしば荊芥と防風は同時に用いられる。

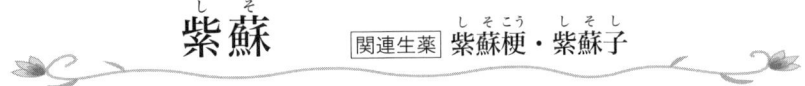

紫蘇 （しそ）　関連生薬 紫蘇梗（しそこう）・紫蘇子（しそし）

【性味】味は辛，性は温で，その気には芳香がある。
【効能】紫蘇はおもに解表散寒に用いられるが，芳香理気・和胃止嘔の効能もあわせもつ。

①**解表散寒・和胃止嘔**　紫蘇は風寒感冒で，胸悶・嘔吐・胃部不快感などの症状があるもの（俗にいう「停食着涼」〔停食：胃もたれ・消化不良，着涼：カゼを引く・寒さに当たる〕）の治療によく用いる。藿香・荊芥・防風・陳皮・神麹などと配合することが多く，例として藿香正気散があげられる。最近の臨床経験からみると，急性胃腸炎の治療によく用いられている。

②**芳香理気**　紫蘇には香気があり，芳香により穢れを取り除くことができ，祛暑化濁・解魚蟹毒の作用がある。したがって，暑湿穢濁＊・魚蟹中毒によって起こる胸悶・嘔吐・腹痛などの治療によく用いられる。

③**その他**　紫蘇に独活・蒼朮・檳榔子・牛膝を配合すると，脚気に用いることができる。また，石膏・白芷を配合して口臭に用い，香附子・麻黄を配合して発汗解表に用いられる。

【用量】通常は，6〜9gである。

【注意】紫蘇葉を用いるときには，一般的には「後下」と明記する必要がある。

【関連生薬】紫蘇梗・紫蘇子

　紫蘇梗には理気安胎の作用があり，妊娠による嘔吐や腹脹などの治療によく用いられる。

　紫蘇子の下気消痰作用は比較的顕著に現れ，肺気喘逆・痰嗽などの症状をよく治療するが，脾胃気虚で常に泄瀉するものへの使用は避けるべきである。

> **使い分けのポイント**
>
> 　解表散寒には**紫蘇葉**を，行気寛中には**紫蘇梗**を，和胃止嘔には**紫蘇**（梗と葉を一緒に用いる）を，降気消痰には**紫蘇子**（さっと炒してつぶす必要がある）を用いる。

羌活（きょうかつ）

【性味】味は辛・苦，性は温である。

【効能】羌活のおもな効能は，辛温解表，祛風勝湿，太陽経と督脈経の陽気の上昇という3つである。

①**辛温解表**　羌活は，風寒感冒表証の治療によく用いられ，身体が冷えて無汗のもの，頭痛が顕著なものに明らかな効果がある。羌活は勝湿作用を兼ねるため，湿邪をあわせもった感冒（悪寒・発熱・身体が重い・骨節疼痛・横になりたがる・寝返りをうちたがらない）に，特に効果がある。

②**祛風勝湿**　羌活には，辛温解表薬としての働き以外に，「祛風湿」という大きな特徴があり，風湿相搏によって起こる全身の骨節疼痛・頸項の疼痛・背中の強痛・脊椎骨節の疼痛などに，効果がみられる。これらの経験をもとに，近年，風湿性〔リウマチ性〕関節炎・風湿熱〔リ

ウマチ熱〕・類風湿性関節炎〔リウマチ様関節炎〕などに対して用い，一定の効果が得られている。独活・桂枝・赤芍・紅花・威霊仙・防風・附子・知母・薏苡仁・松節などと同時に用いられることが多い。

羌活に片姜黄・桂枝を配合すると，肩・腕・手などの部位の風湿疼痛を治療する。

荊芥・防風を配合すると，風寒感冒で頭痛・無汗のものを治療し，後頭部の明らかな疼痛に対しては，さらに効果が高い。

蒼朮を配合すると，頭痛如裹〔頭がクラクラして痛み，布で覆われているような感覚〕を治す。

菊花・白蒺藜・蔓荊子を配合して，風を受けて目が充血するものを治す。

③**太陽経と督脈経の陽気の上昇**　羌活はまた，上半身と後頭部の疼痛に対する引経薬としてもよく用いられる。

羌活には，「督脈の病為る，脊強ばりて厥す」ものを治すという特徴があるため，私は脊椎の病にはいつも加えるようにしている。

【用量】通常は，3〜10gである。

【注意】羌活は辛温燥烈であるため，血虚によって全身に空痛〔空虚な感覚を伴う痛み〕があるもの・虚弱で力のないものには用いてはならない。

> **使い分けのポイント**
>
> ①羌活と独活の祛風湿作用は異なる。**羌活**は上半身の風湿の祛邪に優れ，脊椎・項・頭・背部の疼痛によい。**独活**は，下半身の風湿の祛邪に優れ，腰・足・脛の疼痛によい。
>
> ②羌活と桂枝は，両方とも祛風散寒作用があるが，**羌活**は頭・項・脊背部の風寒を散ずるのに優れ，**桂枝**は肩・腕・手指の風寒によい。

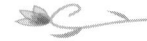

独活
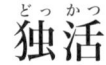

【性味】味は辛，性は温である。

【効能】
①**発散風寒・祛風勝湿**　独活には辛温発散の効能があり，風寒感冒による頭痛・悪寒・発熱・身体疼痛・腰や足がだるく痛むなどの症状に用いられる。ただし独活は祛風勝湿作用のほうがより明白なので，臨床では，風湿を祛い痺痛を治す薬としてよく使用され，威霊仙・防風・秦艽・豨薟草・松節・透骨草などと一緒に用いられる。私の場合，桑寄生・川続断・補骨脂・威霊仙・牛膝・沢蘭・紅花・附片などと一緒に用いることが多く，風湿性関節炎で虚寒傾向のものに比較的良い効果を得ている。とりわけ，腰や足の痛みには，明らかな効果がある。

②**止痛**　独活に細辛を配合すると，少陰頭痛（頭痛・目眩＊・歯頰部に連なる痛み，あるいは風に当たると痛む）の治療によい。

　　牛膝・木瓜・蒼朮・地竜・五加皮・川続断を配合すると，脚の風湿疼痛・力が入らない・歩行困難などの症状によい。

③**その他**　黄柏炭・川続断炭・桑寄生を配合すると，子宮出血に用いることができる。

　　近年の動物実験により，独活には，鎮痛・抗関節炎作用があることが証明されている。

【用量・用法】通常は，6〜9gである。体力や病の重さに応じて，12gまで用いることができる。風湿痛・骨節痛の燻洗剤として外用する場合，15〜30gまで用いることができ，桂枝・透骨草・烏頭・当帰・紅花・防風・生艾葉などと併用されることが多い。

【注意】血虚の頭痛・腎虚の腰痛・陰津不足などの証には，独活は用いるべきではない。

> **使い分けのポイント**
>
> 　一般的には，上半身の疼痛が明らかなものには**羌活**を，下半身の疼痛が明らかなものには**独活**を用い，全身の疼痛には羌活と独活を一緒に用いる。独活の発散解表力は，羌活には及ばない。

白芷
びゃくし

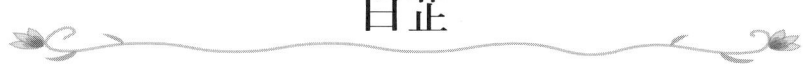

【性味】味は辛，性は温である。
【効能】白芷は散風・除湿・通竅・排膿・止痛の5大効能をもつ。
 ①**散風** 白芷は辛温発散の作用があり，風寒感冒を治療する。なかでも頭痛がひどい場合に有効である。また，風疹瘙痒を繰り返して起こすものにもよい。
 ②**除湿** 白芷の気味は芳香燥烈であり，燥して勝湿することができるので，除湿作用をもつ。
　　寒湿下注により起こる白帯〔白色の帯下〕に用いられ，蒼朮・炒薏苡仁・茯苓・樗白皮・白鶏冠花などを配合する。
　　脾虚湿盛による慢性下痢には，肉豆蔲・訶子・茯苓・芡実などを配合して用いる。
 ③**通竅** 白芷は辛香走竄*〔辛香性であちこちをめぐる〕で，芳香開竅作用がある。通鼻竅によく用いられ，鼻塞不通・鼻汁が生臭く膿状のもの（鼻淵）などの治療に，細辛・蒼耳子・辛夷・薄荷などを配合して応用される。臨床においてはこれらの薬を随証加減して，各種の急・慢性副鼻腔炎や鼻炎などに用い，良い効果を収めている。
 ④**排膿** 白芷にはまた消毒排膿・肌肉の生長・袪腐生新の効能もある。
　　牡丹皮・冬瓜仁・敗醬草・紅藤・生大黄などを配合して，腸癰（急性虫垂炎を含む）を治療する。
　　栝楼を配合して乳癰を治す。
　　赤芍・紅花・蒲公英・紫花地丁・野菊花・金銀花などを配合して，癰腫瘡瘍*を治療する。
　　例えば，外科で常用される名方，仙方活命飲（金銀花・防風・赤芍・貝母・穿山甲・天花粉・甘草・乳香・白芷・没薬・皂角子・当帰尾・陳皮）のなかにも，白芷が含まれている。
 ⑤**止痛** 白芷は各種の頭痛によく効き，なかでも前頭痛あるいは眉稜骨の疼痛に，顕著な効果がみられる。頭痛以外にも，歯痛・胃痛・瘡瘍

痛に用いられる。ただし，弁証論治によって薬を随証加減し，配合使用することが必要である。近年，白芷は潰瘍による胃痛に用いられているが，これには白芷の止痛作用のほかに，肌肉生長・祛腐生新作用もある程度影響しているのかどうか，さらなる研究・観察が待たれる。

【用量】 通常は，3〜9gである。

【注意】

①血虚有熱のもの，あるいは陰虚火旺のものには白芷の使用を避ける。

②癰疽がすでに潰れたものには，気血の消耗を避けるために，少量を用いるべきである。

〈現代薬理〉近年の研究において，白芷には細菌抑制・抗真菌作用のあることが認められている。少量の使用による，延髄と脊髄の神経興奮作用も認められている。

使い分けのポイント

白芷と細辛はともに歯痛に効果があるが，**細辛**は歯髄の疼痛や夜間の歯痛によく，**白芷**は歯茎から頬にかけての腫痛による歯痛によい。

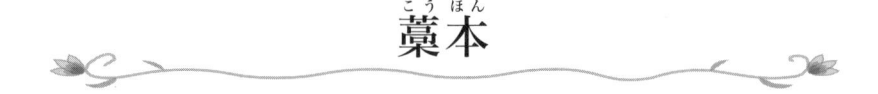

藁本（こうほん）

【性味】 味は辛，性は温である。

【効能】 藁本には**辛温発散**作用があり，おもに風寒感冒による頭頂部の疼痛に用いられる。

藁本は頭頂部に直接達するので，頭頂部の疾病の治療の際に引経薬となる。

また，督脈経と腎経は互いに繋がっているので，藁本は風寒が腰部に侵入して腰や脊柱の冷痛が起こったものを治療することができる。

【用量】 通常は，1.5〜10gである。

第2講　発散薬

> **使い分けのポイント**
>
> 　頭頂部は督脈経の通る場所で，**藁本**は督脈経の風寒を散じるので，頭頂部痛を治すことができる。**羌活**は太陽経の風寒を散じるので，後頭部を治す。**川芎**は少陽経の風邪を搜り，少陽経の血鬱を解するので，両側の頭痛を治す。

細辛
（さいしん）

【性味】味は辛，性は温である。
【効能】
①**発散風寒**　細辛は発散風寒の効能をもち，風寒感冒による頭痛・悪寒・発熱・全身の骨節疼痛に用いられる。荊芥・防風・羌活・紫蘇葉などを配合して応用されることが多い。

　昇浮の性質をもつため，頭面部の風によるさまざまな疾病に用いられる。

②**竄透開滞**　細辛のおもな特徴は，竄透開滞〔走り回って浸透し鬱滞を開く〕という効能である。辛味はよく開通するため，胸中の気滞を開き，肺竅を通し，関節を疏通するのに用いられ，咳逆上気・寒痰喘嗽・風に当たると涙が出る・鼻塞で匂いがわからない・風寒による痺痛などを治療する。

　また細辛は辛通肺気することができるので，「利水道」の作用ももつ。

③**その他**　細辛は心・腎・肺・肝の4経に入るので，桂枝・薤白・当帰・丹参と一緒に用いて，胸痺心痛を治療する。

　独活・桑寄生・川続断・烏薬・当帰と一緒に用いて，腰・膝・腹部の疼痛を治療する。

　乾姜・五味子・半夏・麻黄・杏仁と一緒に用いて，寒飲犯肺の咳喘を治療する。

　当帰・赤芍・川芎・紅花・白芷・栝楼と一緒に用いて，婦人の乳結痛脹・経血不行を治療する。

草決明・石決明・羊肝・木賊草・夏枯草と一緒に用いて，目の痛みや痒み・流涙などを治療する。

【用量・用法】通常は1〜3gで，3.2gを超えてはならない。

先人は「細辛は一銭〔約3g〕を過ぎるべからず」と述べたが，これは細辛を単味で服用する場合を指している。そのほかの薬を配合する場合には，具体的な状況をみて決定し，臨床上の処方中では1.5g，6g，さらには9gまで用いられている。ただし，注意深く分析するべきで，病状の必要度に応じて量を決め，軽率に多量を使用してはならない。

使い分けのポイント

①**蚕沙**もまた凝滞を通じるが，肌肉の祛風湿滞によって肌肉の疼痛を治すのに用い，**細辛**はおもに風湿寒邪が肝腎に滞って起こる筋骨疼痛に用いられる。なかなか治らない疼痛に対して，証に応じた湯薬に細辛を加えると，しばしば良い効果が得られる。

②**独活**は腎経気分の伏風によく，**細辛**は肝腎血分の風寒によい。

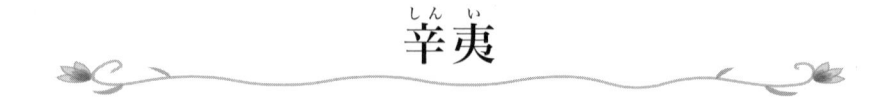

辛夷
しんい

【性味】味は辛，性は温である。

【効能】辛夷は**祛風通竅**の効能があり，特に鼻を通す作用が優れている。風寒を散ずることで鼻竅を通すのによく用いられ，**鼻病の要薬**である。

例えば，風寒感冒の鼻塞不通には，細辛・荊芥・防風・蒼耳子を配合して用いる。

鼻炎・副鼻腔炎の治療には，白芷・細辛・蒼耳子・川芎・菊花・金銀花と一緒に用いる。

臨床上では，鼻淵（鼻塞・生臭い膿状の鼻汁がある）・鼻鼽（水様の鼻汁がある）・鼻窒（鼻にポリープができ，鼻づまりとなる）・鼻瘡・鼻づまりや鼻汁などに証に随って配合応用して用いられている。

辛夷に鵝不食草（石胡荽）・蒼耳子・白芷・薄荷・梅片（竜脳）の細か

い粉末を配合し，少量を鼻から吸うという方法で，鼻塞して匂いのわからないもの・鼻炎・副鼻腔炎などに用いられる。
【用量】内服では，通常 6 ～ 10 g である。
【注意】陰虚火旺には，辛夷の使用を避ける。

> **使い分けのポイント**
>
> ①**蒼耳子**もまた鼻病を治すが，おもに頭部の風湿を散じ，頭風・頭痛の治療を兼ねる。**辛夷**はおもに上焦の風寒を散じ，肺竅を開宣する。
>
> ②**細辛**は辛通走竄〔辛味で疏通させて走り回る〕作用をもつので全身の気を通じるが，おもに心・腎の2つの経に入る。**辛夷**は上焦の気を通じるのが主であるが，桑枝・桂枝・松節・紅花などを配合することにより，通利関節することができる。
>
> ③**白芷**もまた芳香通竅作用があるが，おもに頭面部の風寒を散じるので前額部の頭痛・鼻塞を治す。**辛夷**は上焦の風寒を散じるので，宣肺し通鼻竅する。

蒼耳子
（そうじし）

【性味】味は甘，性は温である。
【効能】蒼耳子は祛風・通竅・散結などの効能がある。臨床上では，以下の3つによく用いられる。

①**祛風湿**　風湿によって起こる周痺（全身疼痛）・四肢拘攣の治療に，羌活・透骨草・威霊仙・薏苡仁などを配合して用いる。
　　蒼耳子は頭頂をよく通じるので，風湿頭痛に対しても効果が高い。

②**通肺竅**　鼻塞不通・鼻炎・副鼻腔炎・鼻汁の止まらないものなどの治療に，辛夷・白芷・細辛・川芎・菊花などと一緒に用いる。

③**治皮膚病**　蒼耳子には，祛風・止痒・散結の作用があるので，各種の癬・疥・痒疹および麻風〔癩菌を感受したために皮膚が麻痺して変形する伝染病〕などの治療に用いられる。

④**その他**　そのほかに，秋季に採った新鮮な蒼耳子の茎・葉を刻んで水

を加え煮て，汁を取り煮詰めて膏とし，布の上に延ばし，臍および泉門部に貼ることで，小児の疳疾・腹部が腫れ黄色くなって痩せる・眼に輝きがない・消化不良などの症状を治療できる。また，この膏を瘰癧・癰瘡腫毒に貼ると，瘰癧・腫塊（リンパ節結核など）・瘡毒を消すことができる。

【用量】通常は，6～9gである。小毒があるため，大量に用いるべきではない。

香薷
（こうじゅ）

【性味】味は辛，性は微温である。
【効能】香薷は解表祛暑化湿・利水消腫の効能をもつ。
　①解表祛暑化湿　香薷はおもに，夏季の感冒で暑湿の表証があり，悪寒発熱・頭痛・無汗・身体痛または腹痛・嘔吐・泄瀉などの症状を治す。荷葉・白扁豆・佩蘭・藿香などと一緒に用いられることが多い。
　②利水消腫　水湿浮腫・小便不利（急性腎炎の浮腫など）の治療の際には，白朮と一緒に用いられる。

【用量】通常は3～6gで，身体が丈夫なものや病の重いものには9gまで用いることができる。
【注意】身体が弱く虚汗が出やすいものへの使用は避ける。

> **使い分けのポイント**
>
> ①**白扁豆**は健脾化湿と消暑，**荷葉**は昇達清気と消暑，**香薷**は散風利湿濁と祛暑という働きをもつ。
>
> ②冬季の傷寒の表証には**麻黄**を用いて解表し，夏季の傷暑の表証には**香薷**を用いて解表する。

生姜
（しょうきょう）

【性味】味は辛，性は微温である。

【効能】

①**解表発汗**　生姜は解表発汗・発散風寒の方剤中で常用され，風寒感冒の治療に用いられる。麻黄・荊芥・桂枝・紫蘇葉などと一緒に用いる。

また，生姜1味だけで用いることもでき，風寒感冒の治療には刻んで適量の黒砂糖を加えて煮たものを飲用するとよい。

②**和胃止嘔・解毒**　生姜に半夏を組み合わせると明らかな和胃止嘔作用があり，あわせて半夏の毒を消す。生姜はまた，天南星の毒も消す。

③**その他**　生姜と大棗を同時に用いると，脾胃の元気を増し，温中祛湿する。白芍と同時に用いると，白芍の寒の作用を抑え，温経止痛することができる。

【用量】通常は2～3片あるいは3～9gである。

乾姜・煨姜・炮姜の用量は通常1.5～6gで，特別な状況の場合，9～12gまで使うことができる。生姜皮の用量は，通常1～4.5gである。

【注意】生姜は使いすぎてはならず，用量が多すぎると腎臓を刺激して炎症を起こす恐れがある。

〈参考〉先人の経験として，「陽分を行（めぐ）らせて発表散寒し，肺気を宣（の）べて解鬱調中し，胃口を暢（の）べて開痰下食する」という記載がある。

使い分けのポイント

①**生姜汁**は化痰止嘔し，風痰による口噤〔顎関節が緊張して閉じ，口を開けられない状態〕で話すことのできないもの，風痰が経絡を阻滞し半身不随のものなどの証の治療に用いられる。この場合，竹瀝汁と同時に用い，通常は竹瀝汁31gに生姜汁6～7滴を入れ，2回に分けて服用する。

②**乾姜**は温中祛寒・温肺化飲作用，**炮姜**は温経止血作用，**生姜**は発散風寒とあわせて止嘔作用がある。**煨姜**は胃寒腹痛を治して和中止嘔し，乾姜に比べて「燥」せず，生姜に比べて「散」じない。病状にもとづいて使い分けるよう注意しなくてはならない。

> ③**生姜皮**には水気をめぐらせ浮腫を消す作用があり，冬瓜皮・大腹皮・桑白皮・猪苓・茯苓などと一緒に用いられる。

薄荷
はっか

【性味】味は辛，性は涼である。

【効能】薄荷はおもに辛涼解表薬として用いられる。

①**辛涼発汗** 薄荷は辛涼発汗の効能をもち，風熱感冒・頭暈＊・頭痛・咽喉腫痛などの治療に用いられる。多くの場合，荊芥・金銀花・桑葉・菊花などと一緒に用いられる。

②**発散風熱** 薄荷には発散風熱の作用があるため，風熱によって引き起こされた風疹・皮膚痒疹・麻疹などに用いることができる。これらの場合，連翹・赤芍・白鮮皮・苦参・蝉退などと一緒に用いる。

③**清肝明目** 薄荷には清肝明目の働きもある。肝鬱化火により，目の充血や腫痛・物がぼんやり見える・頭痛・頭暈などがみられるものに，菊花・霜桑葉と一緒に用いる。

④**消食下気・消脹・除霍乱吐瀉** 薄荷の用途について，発散風熱・清肝明目の作用にはみな注目するが，消食下気・消脹，霍乱吐瀉を除くという作用については忘れられがちである。これらの状況では木香・檳榔子・大腹皮・焦三仙・草豆蔲などと一緒に用いる。

⑤**その他** 薄荷に地骨皮・銀柴胡・秦艽を配合すると，骨蒸労熱＊を退ける働きがある。

　　桑白皮を配合すると肺熱を瀉すことができる。

　　四物湯（地黄・当帰・白芍・川芎）を配合すると調経順気の働きをし，例えば逍遥散（柴胡・白朮・茯苓・当帰・白芍・炙甘草・陳皮・薄荷・煨姜）のなかで，薄荷は散鬱調気の力を助けるために用いられている。

【用量】通常は 1.5～6 g で，病が比較的重いものには 9 g まで用いるこ

とができる。湯薬に入れる際,「後下」と記す必要がある。
【注意】久病,大病のあとには汗が止まらなくなる恐れがあるため,薄荷を用いてはならない。

> **使い分けのポイント**
>
> 桑葉・薄荷はどちらも疏風清熱薬として用いられるが,**桑葉**は涼血清熱・疏風明目に働くのに対して,**薄荷**は気分に入り辛涼解散の作用に優れている。

菊花（きくか）

【性味】味は辛・甘・苦,性は微寒である。
【効能】
①**疏風散熱** 菊花は疏風散熱の効能をもち,風温初期の風熱感冒・頭痛・目の充血などの治療に用いられる。
②**祛肝風・養肝明目** 菊花は**眼科の常用薬**であり,おもに肝経風熱による,目の充血や腫痛・目がかすんでくらむ・風に当たると涙が出る・雲翳*〔黒眼の上に薄い不透明な膜がかかる〕などの治療に用いられる。
③**清利頭目** 菊花は清利頭目の作用があり,黄芩・密蒙花・草決明・青葙子・木賊草・桑葉・蝉退などと一緒に用いられる。
　　肝陽上亢・肝風上擾による頭暈・頭痛に対する治療効果もあり,生石決明・白蒺藜・生地黄・白芍・蔓荊子などと一緒に用いられる。
【用量】通常は6〜9gで,特別な状況では12〜15gまで用いることができる。

> **使い分けのポイント**
>
> ①菊花・薄荷はどちらも散風熱・清頭目の作用があるが,**薄荷**は発散の作用が強く,辛涼発汗の力は菊花よりも大きい。一方,**菊花**は清肝熱の作用が強く,祛肝風とあわせて養肝明目の作用もあり,常用することができる。薄荷には養肝の働きはないので,長く服用することはできない。

②菊花にはまた，清熱解毒して疔*腫瘡毒を治療する働きがあり，外科の常用薬である。一般的には金銀花・連翹・蒲公英・紫花地丁などと一緒に用いる。この場合には**野菊花**が用いられることが多く，野菊花は解毒作用に優れているところが，菊花との違いである。

牛蒡子
（ごぼうし）

【性味】味は辛・苦，性は涼である。
【効能】牛蒡子は散風除熱・宣肺透疹・清熱解毒の効能をもつ。

①**散風除熱**　牛蒡子に桑葉・菊花・金銀花・薄荷を配合すると，風熱感冒および温病初期の表証を治療することができ，咳嗽・喉痛・咽痒などもあわせてみられるものにはさらに有効である。

②**宣肺透疹**　小児の麻疹で，もし肺経鬱熱で咳嗽して咽喉が赤く痛み，麻疹の透発が悪ければ，牛蒡子を用いて宣肺透疹することができ，荊芥・芦根・黄芩・蟬退・葛根・桔梗・薄荷などと一緒に用いられる。

③**清熱解毒**　牛蒡子には清熱解毒作用があり，急性扁桃腺炎・喉炎・咽炎などの咽喉が赤く腫れて痛むものによく用いられ，山豆根・玄参・桔梗・甘草・黄芩などが一緒に配合される。
　また，金銀花・連翹・苦参・当帰尾・赤芍などを配合すると，瘡瘍腫毒を治療し，癰結部分の消散を促進することができる。

④**その他**　牛蒡子にはまた，「腰膝凝滞の気を利する」作用があるので，川続断・牛膝などを配合して，腰膝気滞による遊走性の疼痛に用いることができる。

【用量】通常は，3～9gである。
【注意】脾胃虚寒でふだんから泄瀉のあるものには，牛蒡子を用いてはならない。

蔓荊子
まんけいし

【性味】味は辛・苦，性は涼である。

【効能】蔓荊子はおもに散風清熱・涼肝明目・治頭痛に用いられる。

①**散風清熱**　蔓荊子に荊芥・薄荷・菊花・牛蒡子などを配合すると，辛涼散熱の効能をもち，風熱の感受による頭痛・発熱・目の痛み・顔の腫れなどの症状を治療できる。

②**涼肝明目**　蔓荊子は上部の風熱を散ずるので，風熱上犯により起こる頭痛・目の充血・目のくらみなどに対して，桑葉・菊花・草決明・青葙子・薄荷などを配合して治療する。

③**治頭痛**　蔓荊子の最大の特徴は，頭部の風熱を散じて頭痛を治療することである。

　頭部両側の太陽穴近くの頭痛に対しては，特に効果がある。臨床では，荊芥・防風・菊花・白蒺藜などと一緒に用いられる。

　蔓荊子単品を酒に漬けて服用しても，慢性頭痛を治療することができる。

　また，当帰・川芎・白芍・熟地黄・羌活・防風などの養血袪風薬を配合することにより，頭風頭痛を治療することができる。

【用量】通常は，4.5〜9gである。

【注意】血虚による頭痛・目の痛みには，使用を避ける。

使い分けのポイント

①**藁本**は風寒頭痛に，**白芷**は風湿頭痛に，**蔓荊子**は風熱頭痛を治療するのによく用いられる。

②**白蒺藜**は肝風上擾によって起こる眩暈*・頭痛によく，**蔓荊子**は風熱上攻による頭痛や，頭が重くぼんやりするものによい。

浮萍
ふひょう

【性味】味は辛，性は寒である。
【効能】
①辛涼発汗　浮萍は辛涼発汗薬で，軽浮昇散の性質があるため，風熱表証で，発熱・頭痛・無汗・口渇・咽痛・脈浮数などの症状がみられ，一般的な辛涼解表薬では発汗できないものに用いることができる。薄荷・黄芩・荊芥・杏仁・淡豆豉などを配合して使用される。
②疏風散熱　浮萍は疏風散熱で肌表によく達するという性質により，熱邪が肌表に鬱結して麻疹が透発しないものによく用いられる。この場合，牛蒡子・蟬退・薄荷・葛根などと一緒に用いる。
　また，風熱癮疹（蕁麻疹など）の治療にも用いられる。
③宣肺利水・消水腫　浮萍は辛寒発汗・散熱のほかに，宣肺利水・消水腫の作用ももち，全身の水腫に発熱も兼ねるもの（急性腎炎の水腫など）に適している。

【用量】通常は1.5〜6gで，重症のものには9gまで用いることができる。新鮮なものは9〜15gで，煎じて服用する（後下）。
【注意】身体が虚していて自汗があるものへの使用は避ける。

蟬退
せんたい

【性味】味は鹹，性は寒である。
【効能】蟬退は4つのおもな効能をもつ。
①発散風熱　外寒風熱・温病初期などの証に適しており，金銀花・連翹・薄荷・菊花などと一緒に用いられる。声のかすれ・咽痛を兼ねるものにはさらに効果が高く，桔梗・胖大海・射干などと一緒に用いられる。
②透発麻疹　小児の麻疹で発熱して透発の悪いものに適しており，蟬退

の散熱透疹作用によって，熱毒が内陥するのを防ぐことができる。牛蒡子・金銀花・薄荷・芦根・葛根などと一緒に用いられる。

防風・荊芥・浮萍・白鮮皮・赤芍などを配合して，風疹（蕁麻疹など）の治療に用いる。
③祛風解痙　破傷風・高熱による驚厥*・顔面神経麻痺などに適しており，祛風してひきつけを止め，痙攣を緩解する作用をもつ。全蝎・釣藤鈎・蜈蚣・白僵蚕などと一緒に用いられる。

また，中風で声が出なくなるものにもよく用いられ，祛風・活絡・開竅の方剤のなかに加えて応用することができる。
④退翳明目　風熱攻目による目の充血や目のくらみ・雲翳の証に適しており，菊花・木賊草・桑葉・草決明・蔓荊子などと一緒に用いられる。
⑤その他　蟬退はまた「小児の夜啼を止める」作用ももつ。私はいつも和胃・消食・清熱の湯薬のなかに蟬退を1.5〜6ｇ加えて，小児の夜啼が止まらないものの治療に用い，しばしば効果をあげているので参考に供する。

【用量】通常は2.5〜6ｇで，身体が丈夫で邪が旺盛なものには10ｇまで用いることができる。

破傷風の治療には25〜30ｇか，それ以上用いることもできる。

【注意】虚証・妊婦および風熱のないものには用いない。

> **使い分けのポイント**
>
> **蟬退**は散風熱・退翳・透疹・祛風解痙に働く。**蛇退**は小毒があり，除風邪，また退翳にも働き，皮膚疥癬・瘙痒などの皮膚病によく用いられる。

柴胡（さいこ）

【性味】味は苦，性は平である。
【効能】柴胡は発表和裏・退熱昇陽・和解少陽・疏肝解鬱などの効能がある。以下のような状況によく用いられる。

①和解少陽　柴胡は，外感して半表半裏に侵入した邪を，半表半裏から表に出して解することができる。この作用のことを「和解少陽」（少陽は半表半裏に属する）あるいは発表和裏と呼ぶ。

　邪が半表半裏にあるときの典型的な症状は，寒熱往来（ひとしきりの寒気とひとしきりの熱感が交互に起こる）と胸脇苦満・口が苦くのどが渇く・食欲不振・心煩*して吐き気がある・舌苔薄白・脈弦などである。この証には，柴胡に黄芩・半夏・党参・甘草・生姜・大棗を配合（すなわち小柴胡湯）して用いる。

　口渇のものには半夏を去って天花粉を加える。

　身体が丈夫なもの・病になって日が浅いもの・正気が虚していないものの場合，党参を去ってよい。

　咳嗽のものには，党参を去って五味子・乾姜を適宜加える。

　口舌が乾燥して少津のものには，生石膏を加える。

　私は流行性感冒・急性泌尿器系感染・急性扁桃腺炎・大葉性肺炎などの急性発熱性疾患に対し，臨床での弁証で寒熱往来・胸脇苦満・口が苦い・のどが渇く・心煩して吐き気がある・脈弦などの症状がみられれば，よく小柴胡湯を用いて随証加減を行う。

　例えば流行性感冒の治療には，党参を去り，荊芥・薄荷・金銀花などを加える。

　急性泌尿器系感染には，党参・生姜・大棗を去り，黄柏・猪苓・沢瀉・川木通などを加える。

　急性扁桃腺炎には，党参・半夏・大棗を去り，山豆根・射干・薄荷・金銀花・錦灯篭・玄参などを加える。

　大葉性肺炎には，党参を去り，荊芥・薄荷・金銀花・連翹・蘇子霜などを加える。

　みなそれぞれ，良い効果を収めている。

②疏肝解鬱　肝気が鬱結し，陰陽・気血が正常に昇降することができずに，上ることによって頭痛・胸脹・肋痛，下ることによって腹痛・臍痛・腹中結気・経閉などの症状が起こる。柴胡は手足の少陽・厥陰（肝・胆・心包・三焦）の各経に入り，経においては気を主って陽気を通じ，臓においては血を主って陰気を通じるので，気血を宣暢し，枢機を旋

転し，鬱陽を暢して滞陰を化すことで疏肝解鬱する。この場合，当帰・白芍・白朮・茯苓・薄荷・香附子・川芎・枳殻などを一緒に配合する。例えば，逍遙散（柴胡・当帰・白芍・白朮・茯苓・甘草・生姜・薄荷），柴胡疏肝散（柴胡・白芍・枳殻・甘草・川芎・香附子）などである。

③**昇挙陽気** 柴胡は，清気を引き上げることによって，脾胃虚弱・清陽下陥による，息切れして腹部に下墜感がある・瀉痢がなかなか治らない・肛門下墜・腰や腹が重い・月経過多・頻尿・臓器下垂・子宮脱垂などの症状を治療する。炙黄耆・白朮・升麻・防風・葛根・党参などを一緒に配合して用いる。例えば，補中益気湯（炙黄耆・党参・甘草・白朮・陳皮・当帰・柴胡・升麻），昇陽益胃湯（炙黄耆・半夏・甘草・党参・白芍・羌活・独活・防風・陳皮・白朮・茯苓・沢瀉・柴胡・黄連・生姜・大棗），昇提湯（熟地黄・山茱萸・巴戟天・枸杞子・白朮・党参・黄耆・柴胡）などである。

　　柴胡を昇陽作用で用いるときは，用量は少ないほうがよい。

④**治熱入血室** 婦人の外感発熱が月経来潮時に重なって外邪が血室に転入，あるいは月経が終わって間もなく，外邪が空虚になった血室に侵入して，寒熱の発作を起こす。ひどいときは夜になると高熱となり，うわごとを言うなどの症状が現れることもある。このような病証は熱入血室証に属する。この場合，証に随った湯薬のなかに柴胡を加えて熱邪が内閉しているのを開き，邪気を血分から気分へ，つまり内から外へと出す。あるいは，小柴胡湯の随証加減を用いることもできる。私は臨床でこの証に遭遇した場合，小柴胡湯の随証加減を用いることが多く，良い効果を得ている。

⑤**治瘧疾** 瘧疾の多くは「寒熱往来」の症状があり，そのため先人は瘧疾の治療には和解少陽を行うとして，柴胡剤の随証加減を多く用いている。

　　例えば先に寒，後に熱というように，寒熱発作が定時に起こるものには，小柴胡湯の随証加減が用いられる。

　　寒が多く熱が少ないもの，あるいは寒のみで熱のないものには，小柴胡湯と桂枝湯を一緒に用いて随証加減する。

　　熱が多く寒が少ないもの，あるいは熱のみで寒のないものには，小柴胡湯と白虎湯を一緒に用いて随証加減する。

私は多くの場合，上述の方剤のなかにさらに常山・草果・檳榔子などを加え，いつも良い効果を得ている。

近代の研究によって柴胡の抗瘧〔抗マラリア〕作用が証明され，瘧原虫〔マラリア原虫〕への抑制および死滅効果が認められている。ただし，中医でいうところの瘧疾は，必ずしも瘧原虫が陽性というわけではなく，証候が符合してさえいれば治療効果が得られる。

⑥**その他** 柴胡に黄芩を配合すると肝胆気分の結熱を清散し，黄連を配合すると心経血分の鬱熱を清散し，白芍・当帰を配合すると和血調経して腹痛を治す。

柴胡は肝胆に入り，気血を疏達する。私は柴胡9〜15gに黄芩12g，炒川楝子9〜12g，半夏10g，紅花9g，皂角子3〜5g，白蒺藜9〜12g，片姜黄9g，劉寄奴9g，沢瀉9〜12g，焦四仙各10g，炒莱菔子10g，舌苔が白厚のものにはさらに草豆蔲10gを加えて（とりあえず「燮枢湯」と名付ける）随証加減を行い，慢性肝炎で右肋（あるいは両肋）の隠痛・脘悶がなかなか取れない・腹脹・尿黄・大便がすっきり出ない・食欲不振・白苔または黄苔がある・脈象弦滑などの症状があるものに用いている。肝機能の検査値が比較的長期にわたり悪いものに，しばしば有効である。近年の研究により，実験的に肝に損傷を起こさせたラットに対して，柴胡は抗損傷作用を有するとのことが報告されている。

【**用量**】通常は0.9〜9gで，重症の場合30gまで用いることもある。退熱および治瘧の場合には10〜15g用いることができる。

【**注意**】陰虚内熱・陽気が昇りやすいものには，使用を避ける。

使い分けのポイント

①**南柴胡**の薬力はより柔和で，疏肝解鬱に適している。**銀柴胡**はより涼性で，退虚熱・治骨蒸に適している。**竹葉柴胡**（北柴胡の柔らかい枝・葉・茎および根をすべて一緒に横切して用いる）の薬力は最も弱く，気鬱の軽症にのみ適している。**北柴胡**は，和解少陽・退熱昇陽・疏肝・治瘧におもに用いられる。薬方上，ただ柴胡とだけ書いた場合，薬局では北柴胡を用いることになる。

②**柴胡**は先に降り後に昇るため，宣気散結・開鬱調経する。**前胡**は先に昇り後に降りるため，下気降火・化痰止咳する。

第3講

瀉利薬

　本講で紹介する内容は，瀉下薬・利水滲湿薬・通利治淋薬・利達関節薬・逐水薬である。寒性瀉火薬については，「寒涼薬」の講（第6講）で述べることとする。

大黄
　　だい　おう

【性味】味は苦，性は寒である。
【効能】大黄は血分実熱を瀉し，腸胃積滞を下し，推陳致新〔古いものを除き新しいものをもたらす〕の効能をもつ。したがって臨床上では，通便瀉熱・消癰*散腫・清熱燥湿・活血通経によく用いられる。ただし，瀉下剤として用いられることが最も多い。

①**通便瀉熱**　急性熱病で5～6日から7～8日便通がなく，高熱が退かない・午後に発熱がひどくなる・ひとしきり汗が出て意識が朦朧とする・夜にはうわごとを言う・循衣摸床〔両手で無意識に襟や布団を触る〕・腹部脹満で痞鞕して拒按・舌苔が黄厚または黄褐焦黒・脈が重按して有力のものは，化熱の邪が腸胃に積結した証である。この場合，生大黄・芒硝・厚朴・枳実を急いで用い，攻下瀉火するべきである。患者は，薄い便を1～2回下すことで熱が退き，症状は除かれる。

　　胃火熾盛のもので，口内炎ができ，口渇咽燥・歯齦腫痛・便秘，あ

39

るいは衄血・吐血するものには，生大黄3～6gを熱湯に20～30分浸し，その汁を1日1回，2～3日続けて飲用すると，通便瀉火して病は癒える。大便乾秘で，数日間出ないような実証で，通便の必要があるものには，みなこの方法を用いることができる。

熱痢の初期で，腸胃の湿熱積滞から裏急後重〔頻繁に便意を催し，肛門下垂感を伴う〕となり，大便がすっきり出ない場合，生大黄に，黄連・木香・檳榔子などを配合して，腸胃積滞を瀉して除き，その痢を止めることができる。これはすなわち，「通因通用」という方法である。

②消癰散腫　大黄はまた，散腫消癰の作用ももつ。癰腫熱痛がとれないものには，大黄を用いて毒熱を瀉し，壅滞を推蕩〔推し出し一掃する〕して癰消腫散させる。この場合，赤芍・当帰尾・金銀花・連翹・牡丹皮などを配合して用いる。

例えば，大黄に白芷を配合して丸剤を作り内服すると，頭背部の癰毒を治すことができる。

牡丹皮・桃仁・芒硝・冬瓜子・赤芍などを配合すると，腸癰（虫垂炎）の治療に用いることができる。近年，大黄牡丹皮湯加減を用いて急性虫垂炎を治療し，良い効果を得ている。

③清熱燥湿　大黄はまた，清熱除湿に用いることもできる。

例えば黄疸（陽黄）の治療の際には，茵蔯蒿・山梔子・車前子・黄柏などのほかに，さらに適量の大黄を配合すると，清熱除湿と退黄疸の効果を早めることができる。

また，大黄末を外用で用いることにより，とびひ・湿疹などを治療することができる。

④活血通経　女子で，瘀血があるために月経が閉止してしまったもので，肌膚が乾燥して艶がない・痩せて弱々しく少食・小腹満・眼球が青黯・盗汗などの症状があるもの（俗に乾血労という）には，大黄䗪虫丸を1回1丸，1日2回の服用で治療する（大黄䗪虫丸は先人の経験方で，製品が市販されている。大黄・黄芩・甘草・桃仁・杏仁・赤芍・生地黄・乾漆・虻虫・水蛭・蠐螬（金亀子の幼虫）・䗪虫（すなわち地鼈）という組成である）。大黄は血分に入り沈降下行の性質をもつため，婦人の血瘀による月経停止に対して，調経薬のなかに大黄を加えて活血調経

することができる。

⑤**その他** これ以外に，大黄に甘草を配合すると，止吐作用として働く。私はかつて，生大黄に生甘草を配合（大黄甘草湯）し，生赭石・旋覆花・半夏・党参・檳榔子などと合わせて神経性嘔吐を治療し，満足する効果を得たことがある。

大黄と芒硝を一緒に用いると，瀉下力が増強して効果が早く現れる。これに，黄芩・山梔子を配合すると，肺火を瀉す。黄連を配合すると，心火を瀉す。竜胆草を配合すると，肝火を瀉す。生石膏を配合すると，胃火を瀉す。

【用量・用法】通常は，1.5〜9 g である。それぞれの病状によって 12〜15 g 用いることもできる。

【注意】元気不足・胃虚血弱・病が気分にあって陰虚便燥のものには，用いるべきではない。

〈参考〉怵（恐れるという意味）のあるものが湯薬を飲むといつも吐いてしまう場合，湯薬を煎じた後に，まず大黄 1 g，甘草 1 g を煎じて小さなカップ 1 杯分をとり，ゆっくりと飲む。その後約 15〜20 分吐かないのを見計らって，すぐさま湯薬を飲むと吐かずにすむ。これは私が常に用いている方法で，すでに多くの人に試して効果があるので，参考に供する。

> **使い分けのポイント**
>
> ①**牽牛子**の瀉下は，小毒があり，その瀉下作用はおもに腹部の積水を攻逐する。**大黄**の瀉下作用は，おもに腸胃の積滞・熱結を推蕩する。
>
> ②巴豆と大黄はどちらも強力な瀉下薬であるが，**巴豆**の性は熱で，**大黄**の性は寒である。
>
> ③大黄を**生**で用いると，その瀉下力は猛烈である（したがって攻下の方剤中で生大黄を用いるときには，しばしば「後下」と明記する）。**酒炒（あるいは酒浸・酒洗）**のものは身体上部に達して駆熱下行し，**酒洗**するとさらにその瀉下作用も強まる（目の充血・歯痛・口内炎・胸中が燃えるように熱いものに適する）。**蒸熟**したものは瀉下力が緩み，老人や身体の弱いものに適する。**炒炭**したものは，大腸積滞の血便に対して止血作用をもつ。

芒硝（ぼうしょう）

関連生薬 玄明粉（げんみょうこ）

【性味】味は苦・鹹，性は寒で，塩類瀉下薬である。

【効能】

① **瀉下・軟堅潤燥**　芒硝はおもに熱邪熾盛による大便秘結の治療に，よく大黄と一緒に用いられる。芒硝は腸内の水分を増やし，軟堅潤燥作用があるので，大黄の推蕩積滞作用と合わせることによって，瀉下力が増強し，攻下の効果が加速される。

② **軟堅破血**　芒硝は，瀉下の働き以外に，軟堅破血の作用をもち，当帰・紅花・桃仁・川芎などを配合して婦人の血瘀による月経停止の治療に用いられる。

蒼朮・白朮・三稜・莪朮・牡蛎・鬱金・丹参・山楂核などを配合して，腹中の癥瘕＊積塊を治療する。

③ **その他**　芒硝を水煎して外洗剤を作り，目の充血・痔瘡などに用いることができる。

硼砂・氷片などを細かい粉末にして配合し，口内炎の治療に外用として使ったり，咽喉腫痛の治療に喉に吹き付けて用いる。

【用量】通常は，芒硝1回3〜6g，玄明粉1回3〜9gで，両者とも湯薬に溶かして服用する。

【注意】熱邪結滞のないもの，および年をとり身体が衰えているものには，使用を避ける。

【関連生薬】玄明粉

芒硝と萊菔子を一緒に煎じて濾過し，冷却後析出した結晶を陰干しして作る白色粉末を，「**玄明粉**」（または「**元明粉**」）という。玄明粉の瀉下作用は芒硝より緩やかだが，治療効果はほぼ同じである。多くの場合，熱が比較的軽く身体がやや弱いものに用いられる。

番瀉葉
ばんしゃよう

【性味】味は甘・苦，性は寒である。

【効能】番瀉葉は使いやすい瀉下薬のひとつである。

　火熱内結の便秘の治療に，5～7gを熱湯に約30分浸し，その汁を4～5時間間隔で2回に分けて飲む（1回目の服用ですぐに瀉下した場合，2回目は飲まなくてよい）。習慣性便秘には，毎日睡眠前（あるいは早朝）に1回服用する。

　番瀉葉は少量の使用で，胃内の宿食をきれいに除き，開胃して食を進める。適量を用いることで，瀉下通便する。量が過ぎると悪心となり，ひどいときには嘔吐することもある。

【用量】通便瀉下には通常は3～7gを湯に浸して内服するか，あるいは湯薬に加え煎服する。

【注意】番瀉葉は，乳汁を通し小児に瀉下を引き起こす。番瀉葉はまた，身体下部に充血を起こす。したがって授乳中のものへの使用は避け，婦人の月経期，妊婦，および痔瘡があるものには用いない。

芦薈
ろかい

【性味】味は苦，性は寒である。

【効能】芦薈は瀉下の効能があり，あわせて涼肝明目・消疳積・清熱殺虫の効果もある。

①通月経　芦薈は肝経血分に入り，月経を通じる作用をもち，当帰・川芎・熟地黄・茜草・紅花などを配合して，婦人の経閉*を治療する。

②涼肝明目　芦薈はまた涼肝明目し，草決明・青葙子・生地黄・白芍・夜明砂・石斛などを配合して血熱による目のくらみを治療する。

③消疳積・清熱殺虫　芦薈に，胡黄連・焦三仙・使君子・蒼朮・白朮・

鶏内金・茯苓・檳榔子・黄芩・党参などを配合した丸剤を，小児の疳積・虫積による，顔色が黄色く瘦せている，腹部が大きく脹り青筋が浮き出る，午後の低体温などの症状の治療に用いる。

④**その他** 先人の経験により，芦薈は肝の引経薬として最も優れていることがわかっている。

芦薈約0.3gを粉末にしてカプセルに入れ，湯薬（柴胡・黄芩・半夏・焦三仙・檳榔子・白蒺藜・皂角刺・紅花・草豆蔲・炒萊菔子など）と一緒に服用する方法を，慢性肝炎の治療に用いたことがあり，肝機能の回復および症状の消失に対して，一定の効果があった。

小児の肝炎で肝機能が長い間回復しないものに対して，芦薈に胡黄連・柴胡・黄芩・黄連・焦三仙・蒼朮・檳榔子・炒鶏内金・紅花・茜草・半夏・枳実などを配合して蜜丸を作って用いると，2～3カ月の服用で次第に好転してくる。

以上は経験上のものであり，参考に供する。

【用量・用法】芦薈を熱結腸胃に瀉下剤として用いる場合，1回0.6～1.5gで瀉下することができる。0.3gで瀉下する人もいるので，使用する際には具体的な状況をよくみて考慮しなくてはならない。通経・涼血・消癰・殺虫で用いる場合，1回0.2gくらいでよい。小児の場合は，適宜減らすべきである。

芦薈はきわめて苦いので，細かい粉末にしてカプセルに入れ，湯薬で服用する。一般的には湯剤に入れて煎服することはしない。小児には丸薬のなかに入れて使用することが多い。

【注意】芦薈には破血作用があるので，妊婦への使用は避ける。

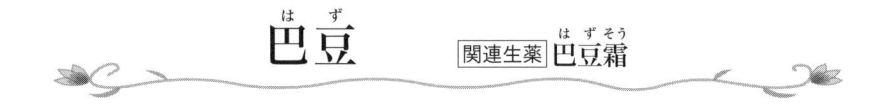

巴豆（はず）

関連生薬 巴豆霜（はずそう）

【性味】味は辛，性は熱で，有毒である。

【効能】巴豆は寒積を瀉し，痰癖を逐い，強烈な瀉下剤である。

①**瀉寒積・逐痰癖** 巴豆は腸胃に寒痰積聚がある・食積脹満・腹中に痞*

癖*瘕結があるなど，瀉法を用いて大便から取り除くべきものに用いる。
②**腹中の癥結積塊を除く**　巴豆には瀉下作用のほかに，腹中の癥結積塊を取り除く作用がある。

　私はかつて，巴豆霜1.5～2.5gを，黄連24g，厚朴18g，呉茱萸9g，沢瀉9g，白朮9g，枳実12g，黄芩9g，茵蔯蒿9g，乾姜4.5g，縮砂6g，党参9g，茯苓9g，川烏9g，川椒9g，桃仁9g，紅花9g，香附子12g，三稜9g，莪朮9g，皂角刺3g，生牡蛎12g，炙穿山甲6g，昆布12g，烏賊骨6g，山楂核9g，桂枝9gの細かい粉末中に加えて均一にすりつぶし，煉蜜で丸剤にして，1丸を3gとし，1日2回，半丸から2丸（大便が多少緩くなる程度）をお湯で服用させ，早期肝硬変の肝脾腫大を治療したことがある。

　この病例からみると，肝腫大に対して一定の効果があると思われる。1料〔丸薬を1回調合するのに必要な料〕を服用して効果がみられる場合もあれば，3～4料を服用してはじめて効果のある場合もある。巴豆霜の量およびそのほかの薬物もみな，証に随って増減すべきである。治療例がたいへん少ないため，参考までに供する。

③**その他**　巴豆（殻を去る）に胡桃仁・大風子・水銀などを配合して，搗いて泥状にし，擦り込むと，疥瘡*を治療できる。

【用量・用法】内服時には多くの場合，巴豆霜（製造過程で油を除いたもの）を丸薬または散薬のなかに加えて用いる。毎回0.06～0.25g服用すればよく，多く飲んではならない。

　巴豆霜を服用したのち下痢が止まらないようであれば，ただちに冷たい薄い粥か湯冷ましを飲ませると緩解する。このときに，熱い粥や湯を飲ませると，ますます瀉下力を強めてしまうので注意しなければならない。

【注意】巴豆は有毒なので，巴豆に触れた手で目をこすってはならない。誤ってこすった場合，瞼の腫れを起こす。

【関連生薬】巴豆霜

　巴豆霜は少量で効果のある瀉下薬であり，あわせて消疳化積の作用ももつ。したがって小児科の丸・散薬中によく用いられ，市販されている保赤散などの小児科の中成薬にも含まれている。

麻子仁

【性味】味は甘，性は平である。

【効能】麻子仁は脂肪油を含み，**滋潤滑腸**の通便薬である。

　麻子仁は老人・熱性病の後・産後など，津液不足によって大便が燥結したものに適している。郁李仁・桃仁・栝楼仁・熟大黄・蜂蜜などと一緒に用いられる。

【用量】通常は9～15gで，燥結がひどいものには20～25gあるいは30gまで用いることができる。

> **使い分けのポイント**
>
> 　黒胡麻・麻子仁はともに滋潤通便の働きをするが，**黒胡麻**は滋補肝腎・養血益精して潤燥し，**麻子仁**は緩脾生津・増液潤腸して通便する。

郁李仁

【性味】味は辛・苦，性は平である。

【効能】郁李仁は幽門の結気を開き，大腸の燥渋を潤して，**行気・潤燥・通腸**，あわせて**利水消腫**作用をもつ。

　郁李仁に麻子仁・全栝楼・番瀉葉を配合し，粉末にして蜜丸とし，1丸10g，1回1～2丸の服用で，習慣性便秘の治療に用いる。

　郁李仁は行気利水作用をあわせもち，腹水があって便秘を兼ねるものに用いられる。

　それ以外に，驚を原因とする不眠で，一般の安眠剤が無効だったものに，弁証論治によって選択した方剤に酒煮郁李仁（郁李仁を黄酒で10分間煮て酒を取り除いたもの）を10～15g加えて用いると，しばしば有効である。

【用量】通常は6～12gで，特別な状況下では30gまで用いることができる。

> **使い分けのポイント**
> 麻子仁は脾と大腸血分に入り，生津潤燥・増液緩脾して滑腸通便する。**郁李仁**は脾と大腸気分に入り，通幽散結・行大腸気して導滞潤腸する。

蜂蜜
（ほうみつ）

【性味】味は甘，性は涼である。
【効能】
①**潤腸通便**　蜂蜜は潤腸通便薬であり，老人・虚弱者・津液不足・腸道渋滞による大便燥結に用いられることが多い。蜂蜜を1～3匙，湯に溶いて，1日2～3回服用する。
②**補中**　蜂蜜を十分に煎じると，涼性が減って補中として働き，良い滋養品となり病後の養生に用いられる。

> **使い分けのポイント**
> 膠飴・蜂蜜・大棗は，みな味は甘で補中するが，**膠飴**は，性は微温でおもに脾に入り，緩急して腹痛を止め，滋潤滑腸の力は蜂蜜ほどはない。**蜂蜜**は潤肺を兼ね，肺燥咳嗽を治療する。**大棗**は甘温補中だが，脾胃を補うだけで潤腸通便の力はない。

川木通
（せんもくつう）

【性味】味は苦，性は寒である。
【効能】川木通は利水通淋・導熱下行・通経下乳などの効能をもつ。臨床上では利尿治淋薬として用いられることが最も多い。
①**利水通淋**　川木通は，心火を降瀉し，心経の湿熱を小便から出すこと

ができる。生地黄・竹葉・生甘草梢を配合して（導赤散），心火盛・湿熱下注による小便不利・尿道痛・舌尖紅などの症状を治療することができる。

②**導熱下行**　川木通には明らかな利水清熱作用があり，膀胱結熱によって熱淋*・血淋*となったものの治療に用いられる。車前子・山梔子・瞿麦・萹蓄・滑石・大黄などと一緒に用いられ，これらの薬を随証加減することにより，急性泌尿器系感染の治療に用いることができる。

③**通経下乳**　川木通はまた，宣通血脈・下乳〔乳汁分泌〕・利関節の作用をもつ。

　　川芎・当帰・紅花・赤芍・桃仁などを配合して，婦人の経閉を治療する。

　　豚足と一緒にスープとして飲むと，産後の乳の出が悪いものによい。

　　桑枝・防已・松節・威霊仙・羌活・独活などを配合して，関節不利・筋骨疼痛を治療する。

④**その他**　木通には顕著な利尿作用と強心作用があるという報告がされている。したがって，茯苓・猪苓・桑白皮・紫蘇子・沢瀉などを配合して，心機能不全による小便不利・両足の浮腫・全身浮腫・煩悶喘促などの症状の治療に用いることができる。ただし，弁証論治を基本として，配合する薬物を加減することに，常に注意を払わなければならない。

【用量】通常は，3～9gである。

【注意】湿熱のないもの，滑精のもの，気弱(じゃく)のものおよび妊婦には，使用を避ける。

〈参考〉近代と古代では用薬に違いがみられる。以前は医師が処方箋に「木通」と記した場合，薬局では「**関木通**」を投薬していた。近年，関木通にはアリストロキア酸類の有毒物質が含まれることが判明し，腎障害を起こす恐れがあることが問題となり，腎の損傷を起こさないために薬典中にある「**川木通**」を用いなくてはならなくなった。また，古代の医家は関木通という名称を用いておらず，一般的に「**細木通**」と記した。

> **使い分けのポイント**
> ①川木通と沢瀉はどちらも利尿祛湿薬であるが，**沢瀉**は肝腎経の湿熱を瀉利し，**川木通**は心・小腸経の湿熱を瀉利する。
> ②川木通とそのほかの利尿薬には違いがあり，通利小便だけでなく，あわせて通大便も兼ねていることが，川木通のひとつの特徴である。

通草
つうそう

【性味】味は甘・淡，性は微寒である。
【効能】通草には利小便・下乳汁〔乳汁分泌〕・瀉肺熱・舒胃気の効能がある。
　①**利小便**　通草は軽柔の性質である。淡味で滲湿利尿することができ，寒性で清熱降火することができる。
　　　防已・茯苓・猪苓・大腹皮などを配合して，水腫の小便不利を治療する。
　　　川木通・瞿麦・連翹・淡竹葉などを配合して，熱淋の小便不利を治療する。
　　　杏仁・紫蔲仁・薏苡仁・滑石・厚朴・半夏・竹葉などを配合して，湿熱内蘊で身体が重く痛みがある・舌苔白厚・口渇しない・胸悶して空腹感がない・午後の身熱・小便不利などの症状を治療する。
　②**下乳汁**　穿山甲・川芎・甘草・豚足などを配合して煎じて飲むと，通乳して乳汁の出が少ないものを治療する。
　③**その他**　また通草は，杏仁・黄芩・薏苡仁・桑葉・豆巻などを配合して，表証に湿を兼ね肺熱咳嗽になったもの・煩渇・小便不利などの症状を治療する。
【用量】通常は3～9gだが，下乳の方剤中では15～18gあるいは30g用いられることもある。
【注意】妊婦には使用を避ける。

> **使い分けのポイント**
>
> ①川木通と通草の異なる点は，**川木通**は心火を降ろし引熱下行して利水し，その性は降に通を兼ねる（通血脈・通大便・通利関節），**通草**は肺熱を瀉し助気下降して利水し，その性は降に昇を兼ねる（胃気を上達させて乳汁を分泌させる）ことである。
>
> ②**灯心草**は心熱を清し，熱気を下行して利水する。**通草**は肺気を降ろし，滲湿清熱して利水する。
>
> ③**王不留行**・**川木通**はおもに血脈をめぐらせ瘀滞を通じることで乳汁を分泌させる。**通草**はおもに胃気上達させて乳汁を分泌させる。

茯苓（ぶくりょう）

関連生薬　茯苓皮（ぶくりょうひ）・茯神（ぶくしん）・茯神木（ぶくしんぼく）

【性味】味は甘・淡，性は平である。

【効能】茯苓のおもな効能は利水除湿・寧心安神・益脾止泄である。

①**利水除湿**　茯苓は淡滲利湿で，利尿消水することができる。五臓六腑や身体の各部分に生じる水湿停留の証候は，みな茯苓で治療できる。

　例えば，党参・白朮・半夏・陳皮・猪苓・沢瀉・桑白皮・冬瓜皮などを配合して，脾虚湿停による全身浮腫を治療する。

　党参・白朮・枳実・橘皮・生姜を配合して（『外台秘要』茯苓飲），胃と胸部の停痰宿水により満悶して食べられないものを治療する。

　栝楼・川椒目・桑白皮・紫蘇子・葶藶子・橘紅・桂枝・猪苓・沢瀉・白蒺藜などを配合して，胸肋部の停水（懸飲）を治療する。

②**益脾止泄**　茯苓の甘味は益脾し，脾の運化水湿を助け，健脾作用として働く。

　例えば，党参・白朮・猪苓・沢瀉・藿香・車前子・炒芡実・伏竜肝などを配合して，脾虚湿盛による水瀉を治療する。党参・白朮・甘草を配合して，脾虚気弱などの証を治療する。

　苓桂朮甘湯（茯苓・桂皮・白朮・甘草）に炒白芍・木香・呉茱萸・肉

豆蔲などを加えたものを，腸機能紊乱（脾虚・中焦の水湿不化による消化不良・大便不整などが出現するもの）の治療に用いると，一定の効果が得られる。

③**寧心安神**　茯苓には寧心安神作用があり，不眠健忘の治療に用いられる。おもに，心脾両虚・心神不寧・不眠健忘の証に用いられる。当帰・白朮・柏子仁・遠志・酸棗仁・朱砂（0.6〜0.9gを水で服用）を配合して用いることが多い。

【用量】通常は，9〜12gである。茯苓皮は15〜30g，茯神木は15〜30g用いることができる。

【注意】陰虚で津液が乏しいものには用いるべきではなく，滑精のものには慎重に用いる必要がある。

【関連生薬】茯苓皮・茯神・茯神木

　茯苓とは一般的に**白茯苓**のことを指す。淡紅色のものは**赤茯苓**と呼ばれ，清熱利湿に優れている。松根を抱いた生のものは**茯神**と呼ばれ，寧心安神の作用が強い。茯神中の松根は**茯神木**といって，舒筋止攣の作用が強い。茯苓の外側の皮質部分は**茯苓皮**といい，利水消腫の作用が強い。

　茯神木は，心掣痛〔心臓拍動時の引っ張られるような痛み〕・驚きやすい・健忘などの治療に用いられ，あわせて平肝袪風する。冠動脈疾患の狭心痛時の治療に，寛胸・通陽・活血・開竅剤のなかに茯神木15〜30gを加えて用いると，止痛効果を得られることがある。

> **使い分けのポイント**
>
> 　**猪苓**の利水の力は茯苓より強いが，補益の性質はなく，袪邪に用いられることが多く補正には用いられない。**茯苓**は淡滲利湿・益脾寧心に補益の性質を兼ね，袪邪・扶正のどちらにも使用でき，補益剤において多く用いられる。

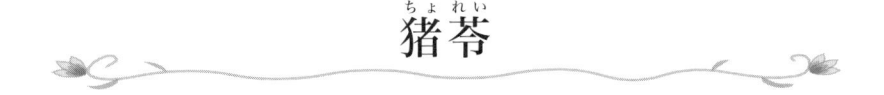

猪苓
ちょれい

【性味】味は甘・淡，性は平である。

【効能】猪苓のおもな効能は**利水滲湿**である。各種の水腫・尿少・湿盛泄瀉・淋濁〔淋証*で尿の混濁がある〕・黄疸などの症状に使用することができる。

例えば，白朮・茯苓を配合して，水瀉尿少を治療する。

蒼朮・白朮・厚朴・縮砂・陳皮・茯苓を配合して，脾湿腫満・中脘悶脹などの症状を治療する。

萹蓄・瞿麦・川木通・黄柏・滑石などを配合して，熱淋で排尿痛があり小便不利のものを治療する。

茵蔯蒿・車前子・黄柏・山梔子・大黄などを配合して，黄疸（陽黄）を治療する。

沢瀉・滑石・阿膠を配合して（猪苓湯），発熱・口渇・小便不利・脈浮などの症状を治療する。

また猪苓と沢瀉を合わせて用いると，利水効果が増強する。

【用量】通常は6〜12gで，特別な状況においては20〜25gあるいは30gまで用いることができる。

【注意】陰虚で目がくらむもの，あるいは湿がなく渇するものには，使用を避ける。

> **使い分けのポイント**
> **車前子**は利水して傷陰せず，清熱も兼ねる。**猪苓**は利水のみ主る。

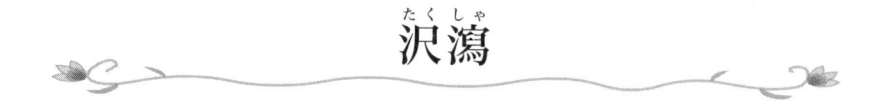

沢瀉 (たくしゃ)

【性味】味は甘・淡・微鹹，性は寒である。

【効能】沢瀉のおもな効能は，**肝・腎2経の瀉火，膀胱・三焦の逐水**である。臨床ではおもに**利尿祛湿清熱薬**として用いられる。

例えば，車前子・通草・桑白皮・猪苓などを配合して，水腫脹満・小便不利を治療する。

茯苓・海金沙・滑石・草薢などを配合して，尿が油のように濁ったものを治療する。

生地黄・川木通・猪苓・黄柏・石葦などを配合して，熱淋尿痛・小便不利を治療する。

桑白皮・枳殻・桑寄生・茯苓・大腹皮などを配合して，妊娠水腫を治療する。

海金沙・金銭草・牛膝・沢蘭・冬葵子・猪苓・茯苓・赤芍などを配合して，泌尿器系結石を治療する。

竜胆草・黄芩・柴胡・茵蔯蒿・青黛・車前子などを配合して，肝胆湿熱を清利し，目の充血・脇痛・吐き気・食欲不振・黄疸・尿の色が濃いなどの症状を治療する。

沢瀉に白朮を配合して（沢瀉湯），支飲〔水飲が胸膈や胃脘部に停滞する病証〕および胃内停飲による頭目眩暈*を治療する。

【用量】通常は6〜9gで，病状により必要な場合には，15〜18gあるいは30gまで用いることができる。

【注意】陰虚で湿熱のないもの，および腎虚で目がくらむものには使用を避ける。

〈参考〉臨床上では，補薬によって熱が生じ，腎火を産生してしまうのを防ぐために，補腎薬中にいくらかの沢瀉を加えることが多い。腎・膀胱あるいは肝・腎に火邪・湿熱がある場合，沢瀉は第一選択とされる薬物である。

> **使い分けのポイント**
>
> **沢瀉**は利尿消水し，水臌*の腹水を取り除くのに適している。**沢蘭**は行血消水し，血臌*の腹水を取り除くのに適している。

車前子
しゃぜんし

【性味】味は甘，性は寒である。
【効能】車前子には利水清熱・通淋・益肝腎・明目の効能がある。以下の状況においてよく用いられる。

①消水腫　車前子には利水消腫作用があり，茯苓・沢瀉・冬瓜皮などを配合して，各種水腫の治療に用いる。

②通淋閉　車前子は甘寒滑利で降泄の性質があり，利湿清熱作用がある。

湿熱が下注して膀胱・小腸に熱結することによる症状に用いられる。すなわち，排尿がスムーズでなく滞る・排尿したくても出ない・尿がポタポタ漏れる・尿道痛・ひどいときには小便癃閉〔排尿困難あるいは尿閉〕・尿がわずかにしか出ないなどである。茯苓・沢瀉・滑石・川木通・瞿麦・黄柏・萹蓄などと一緒に用いられる。

③療目疾　車前子は甘寒で清熱明目し，肝火上昇による目の充血・腫れ・痛みなどの急性眼病に用いる。清火・散風熱の薬，例えば，菊花・桑葉・草決明・黄連・黄芩・蔓荊子・金銀花・密蒙花などと一緒に用いられる。

車前子にはまた養陰滋益肝腎の作用があり，肝腎陰虚によって起こる目のくらみ・視力低下に用いられる。生地黄・熟地黄・菟絲子・石斛・枸杞子などの滋補肝腎薬と一緒に用いられる。

④止泄瀉　湿盛によって起こる水泄の治療に，「分利」止瀉法，すなわち利尿薬を用いて水湿を尿から排出するようにして止瀉の目的を達する方法を用いることが多い。車前子に，猪苓・茯苓・薏苡仁・竹葉・白朮・炒扁豆・炒山薬などを配合して一緒に用いる。

夏季の小児の腹瀉で水様便が何日も止まらないものに，五味異功散（党参・白朮・甘草・茯苓・陳皮）に車前子を3～9g，桔梗0.9～1.5g加えたものを用いて，比較的満足できる効果を得ている。

【用量・用法】通常は3～9gで，特別な状況においては15～30g用いることもできる。

車前子は湯薬に入れて煎服することが多いが，多量の粘液質を含むため，ガーゼに包んで煎じるべきである。

〈現代薬理〉近年の実験で，車前子には明らかな利尿作用があることが証明されている。これは水分排泄を増加させるだけでなく，尿素・尿酸・塩化ナトリウムの排泄も同時に増加させる。また，一定の降圧作用もあり，高血圧に目のくらみ・目の充血・尿黄・尿少を兼ねるものに用いられる。

> **使い分けのポイント**
>
> ①**車前子**は利水清熱・明目止瀉する。**車前草**は利湿清熱に涼血止血を兼ね，血尿・吐血・衄血に用いられる。
>
> ②滑石と車前子はどちらも利水するが，**滑石**は祛暑を兼ね，**車前子**は益肝腎明目を兼ねる。

滑石（かっせき）

【性味】味は甘・淡，性は寒である。

【効能】滑石には利水祛湿・通淋滑竅（滑利尿道）・清暑止渇の効能がある。

①**通淋滑竅**　熱淋・血淋・砂淋*などによる尿道痛・小便不利などの治療に，猪苓・沢瀉・車前子・瞿麦・海金沙・冬葵子・萹蓄などと一緒に用いる。

②**利水祛湿・清暑止渇**　滑石の淡味は滲湿し，寒性は清熱するので，暑熱病（身熱煩渇・小便不利・自汗・脈濡滑など）と湿温病（身熱はそれほど高くはないが何日も下がらない・身体が重く横になりたがる・うつろな表情・食欲不振・舌苔白厚で膩・脈滑緩）に適する。

暑熱病の治療には，甘草（六一散）・白扁豆・扁豆花・竹葉・荷葉・緑豆衣などと一緒に用いられる。

湿温病の治療には，薏苡仁・通草・佩蘭・白豆蔲・大豆巻などと一緒に用いられる。

中暑による嘔吐・瀉痢などの症状の治療には，藿香・佩蘭・竹茹・半夏麹・茯苓などと一緒に用いられる。

③**滑潤皮膚・清熱祛湿**　滑石粉の外用は，滑潤皮膚・清熱祛湿作用をもつ。あせも・湿疹・脚趾湿痒などに用いられる。単独でも，また石膏・枯礬〔明礬〕・薄荷などと一緒にも用いられる。

【用量】通常は，9～30gである。

【注意】脾胃虚寒・遺精・尿の多いものには使用を避ける。

> 使い分けのポイント
>
> ①冬葵子と滑石はどちらも利尿滑竅するが，**冬葵子**は通乳作用を兼ね，**滑石**は清暑熱を兼ねる。
> ②通草・川木通・滑石はみな利小便の作用があるが，**通草**は肺熱を下行させて利小便し，**川木通**は心火を下行させて利小便し，**滑石**は膀胱湿熱を除くことで利小便する。同じ作用でもその機序は異なり，またそれぞれ異なる方法であるが同じ効果をもたらす。

石葦（せきい）

【性味】味は苦，性は微寒である。

【効能】石葦はおもに，肺経気分の熱を清する，膀胱の湿熱を利し利水通淋するという効能をもつ。

①清利膀胱湿熱・利水通淋　石葦は肺気不清と膀胱湿熱による尿癃閉〔排尿困難あるいは不通〕と熱淋・血淋・砂石淋*に用いる。滑石・瞿麦・萹蓄・川木通・海金沙などと一緒に用いる。

　また，小薊・仙鶴草・白茅根などを配合して，血尿の治療に用いる。

②清熱肺経気分　檳榔子・知母などを配合して，肺気熱による咳嗽に用いる。

【用量】通常は6～9gで，特別な状況では15～30g用いることもできる。

〈現代薬理〉近年の実験研究によると，石葦は化学療法や放射線療法による白血球の低下に対して，白血球を上昇させる作用をもつということである。臨床での参考にしていただきたい。

> 使い分けのポイント
>
> 海金沙と石葦はどちらも膀胱湿熱を清利し治淋するが，**海金沙**はおもに血分に入り，**石葦**はおもに気分に入る。また，**海金沙**は砂石淋に用いられることが多く，**石葦**は湿熱淋に用いられることが多い。

萹蓄（へんちく）

【性味】味は苦，性は平である。
【効能】
　①清利膀胱湿熱　萹蓄には膀胱湿熱を清利する効能があり，おもに熱淋・小便不利の治療に用いられる。猪苓・茯苓・沢瀉・川木通・滑石・瞿麦などと一緒に用いられる。
　　萹蓄には利湿清熱作用があるので，湿熱鬱蘊による黄疸（陽黄）の治療に用いられることもあり，茵蔯蒿・車前子・黄芩・黄柏などを配合して応用される。また，蒼朮・黄柏・白鮮皮・苦参などと一緒に，皮膚湿疹の治療に用いられる。
　　おもに熱淋を治療するという特徴により，近年，黄柏・川木通・茯苓・沢瀉・瞿麦・石葦などを配合して，急性泌尿器系感染症の治療に用いて，一定の効果を得ている。
　②その他　萹蓄を酢炒したものは蛔虫に対する治療効果があり，蛔虫による上腹部痛に用いられる。烏梅・川椒・黄連・使君子・大黄・呉茱萸などを配合して用いられる。
〈現代薬理〉実験報告によると，萹蓄は黄色ブドウ球菌・赤痢菌・緑膿菌・チフス菌および皮膚真菌に対して，抑制作用をもつ。
【用量】通常は，6〜15gである。

瞿麦（くばく）

【性味】味は苦，性は寒である。
【効能】
　①清心熱，利小腸・膀胱湿熱　瞿麦は清心熱，利小腸・膀胱湿熱の効能をもつ。おもに，熱淋・血淋・砂淋・血尿・小便不利などに対して，

沢瀉・滑石・川木通・萹蓄・猪苓・茯苓などと一緒に用いられる。

②その他　瞿麦の特徴は血分に入って血熱を清することで，血淋・血尿に常用される。一般的には，炒山梔子・黄柏炭・海金沙・白茅根・灯心炭などと一緒に用いられることが多い。

あわせて活血祛瘀作用もあり，当帰・川芎・紅花・桃仁・牛膝などを配合して，経閉や月経に紫黒塊が混じるものを治療するのに用いられる。

〈参考〉瞿麦は住血吸虫病の腹水に有効との報告がある。
【用量】通常は，4.5〜10gである。
【注意】妊婦には用いるべきではない。

> **使い分けのポイント**
>
> ①瞿麦の穂部は茎部よりも利尿作用が強く，利尿に用いるときには**瞿麦穂**を選んで用いる。
>
> ②瞿麦と萹蓄・石葦を比較すると，**萹蓄**はおもに膀胱湿熱を清利し，黄疸・湿疹の治療も兼ねる。**石葦**はおもに肺と膀胱の湿熱を清し，気分に入りやすく，湿熱淋に多く用いられる。**瞿麦**はおもに心・小腸・膀胱の湿熱を清し，血分に入りやすく，血淋に多く用いられる。

海金沙（かいきんしゃ）

【性味】味は甘・淡，性は寒である。
【効能】海金沙は**利尿作用**があり，**小腸と膀胱の湿熱を清利**し，おもに各種の淋病に用いられる。

例えば，石葦・萹蓄・川木通・猪苓・茯苓・沢瀉・黄柏などを配合して，熱淋に用いられる。

冬葵子・金銭草・滑石・車前子・猪苓・石葦などを配合して，砂石淋に用いられる。

黄柏炭・白茅根・沢瀉・瞿麦などを配合して，血淋に用いられる。

近年の経験より，海金沙に冬葵子・牛膝・金銭草・沢瀉・沢蘭・赤芍・檳榔子（あるいは沈香）・王不留行などを配合して，泌尿器系結石に用いると，比較的満足できる効果を得られることがある。明らかな腰痛がみられる場合は，桑寄生・続断・狗脊・杜仲・乳香・没薬などを配合して用いる。

【用量】通常は，3〜9ｇで，単独で用いる場合には15〜30ｇ用いることもできる。

【注意】身体が虚していて頻尿のもの・湿熱のないものには使用を避ける。

> **使い分けのポイント**
>
> 　瞿麦・萆薢・海金沙はみな淋証の治療に用いられるが，**瞿麦**は血淋に，**萆薢**は膏淋に，**海金沙**は石淋の治療に多く用いられる。

金銭草
きんせんそう

【性味】味は甘・苦，性は微寒である。

【効能】金銭草は**利水排石**の効能があり，**肝・胆・膀胱・腎経の湿熱を清利する**。

　おもに利尿通淋（石淋）と結石（胆石・腎結石・輸尿管結石・膀胱結石）の排出に用いられる。金銭草に柴胡・黄芩・半夏・枳実・檳榔子・大黄・玄明粉・茵蔯蒿などを配合して，胆石に用いる。猪苓・茯苓・冬葵子・滑石・牛膝・檳榔子・海金沙・沢蘭・沢瀉などを配合して，泌尿器系結石に用いる。

　ただし，同時に弁証論治に留意して，証候の虚実寒熱にもとづき，随証加減するべきである。

　例えば，胆石の患者で肝鬱気滞のあるもの（胸肋脹痛・胸悶・胃脘部の痞え・精神抑うつ・長いため息をつく）には，木香・香附子・炒川楝子・鬱金などの疏肝理気の薬を配合して応用する。

　脇痛あるいは右上腹部痛で，痛みが固定して移らず，舌に瘀斑がある

ものには，五霊脂・生蒲黄・延胡索・乳香・没薬・丹参・紅花など活血化瘀の薬を配合して応用する。
　ふだんから大便が秘結しているものには，大黄と玄明粉を多めに用いる。
　泌尿器系結石で腎虚の腰痛・膝に力が入らないなどの症状が現れたものには，桑寄生・川続断・枸杞子・沙苑蒺藜など益腎の薬を配合して応用する。
　少腹部痛で温めるのを好むもの，あるいは睾丸・会陰などまで痛みが及ぶものには，炒川楝子・炒小茴香・呉茱萸・烏薬・荔枝核など暖肝腎行気の薬を配合して応用する。
　小便赤渋・尿道痛，ひどければ血尿のあるものには，黄柏・川木通・瞿麦・生地黄・萹蓄などを配合する。
　つまり，随証加減に留意することで，治療効果を高めることができるといえる。
【用量】通常は30ｇで，単味の場合60〜90ｇまで用いてよい。

冬葵子(とうきし)

【性味】味は甘，性は寒である。
【効能】冬葵子は滑利で，利尿・滑腸・通乳の効能をもつ。
　①利尿・滑腸　車前子・猪苓・茯苓・瞿麦・萹蓄・滑石を配合して，排尿痛・尿少・頻尿に大便燥結を兼ねるものに用いる。
　②通乳　通草・王不留行・炙穿山甲などを配合して，乳汁不通に用いる。漏芦・栝楼・白芷・赤芍などを配合して，乳癰の初期に用いられる。
　③滑利通竅　近年，冬葵子の滑利通竅の働きを利用し，金銭草・海金沙・牛膝・沢蘭・沢瀉などを配合することで，泌尿器系結石の治療に役立っている。参考までに，ある患者の症例をあげる。
　　２日間にわたって右下腹部に激痛があり，疼痛は腰部および尿道に向かって放散し，尿量が少なくて色が濃く排尿痛があり，大便は乾燥・舌苔黄・脈滑数で，熱淋兼砂石淋と診断した。西洋医の診断は泌尿器

系結石である。この患者に，冬葵子15ｇ，牛膝15ｇ，沢蘭12ｇ，黄柏12ｇ，沢瀉9ｇ，猪苓15ｇ，茯苓15ｇ，金銭草30ｇ，萹蓄12ｇ，生大黄6ｇ，烏薬6ｇ，瞿麦12ｇ，黄芩10ｇを処方した。2剤を服用したところで，排尿時に黒褐色の結石（米粒くらいの大きさ）2個を排出し，全快して退院した。

【用量】 通常は6～9ｇで，特別な状況では15～30ｇ用いることもできる。

【注意】 冬葵子は滑利通達するので，妊婦および実邪のないものには用いるべきではない。

> **使い分けのポイント**
>
> ①**車前子**は清利湿熱の作用で通淋し，利湿止瀉を兼ねる。**冬葵子**は滑利達竅の作用で通淋し，滑腸通便を兼ねる。
>
> ②**王不留行**は通行血脈の作用で下乳し，**冬葵子**は滑利除滞の作用で通乳する。

薏苡仁
（よくいにん）

【性味】 味は甘・淡，性は微寒である。

【効能】 薏苡仁のおもな効能は4つあり，利湿・健脾・排膿・舒筋である。

①**利湿** 生薏苡仁には利水祛湿作用があり，車前子・猪苓・茯苓・沢瀉などを配合して，水腫・小便不利に用いられる。

　　木瓜・牛膝・防已・紫蘇・檳榔子などを配合して，足膝腫痛・湿脚気に用いられる。

②**健脾** 炒薏苡仁には健脾除湿作用があり，白朮・茯苓・炒山薬・炒扁豆・芡実などを配合して，脾虚泄瀉に用いられる。脾虚湿盛のものには，通常，生・熟両方の薏苡仁を一緒に用いることで，健脾利湿の効果を収めることができる。

③**排膿** 生薏苡仁には利湿だけでなく，清熱排膿の効果もある。

　　例えば，冬瓜子・桃仁・芦根などを配合して，肺癰（肺膿腫）に用いる。桔梗・白芨などを配合して，肺癰がすでに潰れたもの・大量の膿血

を吐くものに用い，排膿作用を助ける。

　　金銀花・当帰・生地黄・玄参・生地楡・黄芩・甘草・生大黄・牡丹皮などを配合して，急性虫垂炎に用いる。

　　附子・敗醬草などを配合して，虫垂炎がすでに化膿穿孔し，膿腫を形成してなかなか治らないものに用いる。

④**舒筋**　生薏苡仁にはまた，舒筋・利関節および痺痛を緩解する作用がある。

　　威霊仙・防已・羌活・独活・桑枝・赤芍・当帰・附片などを配合して，風湿痺痛・筋急拘攣・肢体を屈伸できないものなどに用いられる。

　　風湿久痺・筋急拘攣で関節や肢体の変形したものに対して，多めの薏苡仁に上述した祛風湿の薬を配合するほか，骨砕補・伸筋草・炙穿山甲・紅花・地竜・続断・木瓜などの活血通絡・舒筋壮骨の薬を同時に配合することができる。この場合，生・熟両方の薏苡仁を一緒に用いることで，利湿舒筋だけでなく健脾益胃もできる。

【用量】通常は，10～20ｇである。ただし薏苡仁は淡味で力は緩やかなので，病の重いものは，多めにして（30～60ｇ）長期間飲むべきである。

【注意】
①滑精および小便の多いものには用いるべきではない。
②妊婦への使用は避ける。

> **使い分けのポイント**
>
> ①**生**のものは利湿・排膿・舒筋に用い，**炒したもの**は健脾胃に用いる。
>
> ②木瓜・薏苡仁はどちらも舒筋するが，**木瓜**は寒湿による筋脈拘急とふくらはぎのこむらがえりの治療に優れ，**薏苡仁**は湿熱による筋急拘攣・肢体を伸ばしにくいものの治療によい。
>
> ③白扁豆・薏苡仁はどちらも健脾するが，**白扁豆**はおもに消暑除湿して健脾し，**薏苡仁**はおもに淡滲利湿して健脾する。

防已
ぼうい

【性味】味は苦・辛，性は寒である。

【効能】防已は**利水・祛風**の効能があり，**通行経絡**し，**下焦血分の湿熱を瀉する**。

　防已に，黄耆・桂枝・白朮・茯苓などを配合して，風水（頭面・四肢の浮腫に悪風・骨節疼痛を兼ね，脈浮のもの）・皮水（四肢の水腫が明らかなもの）の証に用いられる。例えば，防已黄耆湯（防已・黄耆・白朮・甘草・生姜・大棗），防已茯苓湯（防已・黄耆・茯苓・桂枝・甘草）などである。この場合，麻黄・桑白皮・冬瓜皮などを適宜加えると，宣肺利水を兼ねる。

　威霊仙・薏苡仁・羌活・独活・紅花・赤芍などを配合して，風湿痺証の関節腫痛・肢体攣急などの症状に用いる。

　木瓜・薏苡仁・地竜・牛膝・檳榔子・茯苓などを配合して，湿熱鬱滞による下肢の浮腫・疼痛・脚腫・湿脚気などの症状に用いる。

　川木通・沢瀉・猪苓などを配合して，膀胱湿熱・小便不利などの症状に用いる。

【用量】通常は，3〜9gである。防已は大苦大寒で，胃を害する恐れがあるので大量に用いるべきではない。漢防已を少量で用いると尿量が増加し，大量に用いると逆に尿量が減少するという報告もある。

【注意】

①防已はよくめぐらせる性質があり，陰虚および湿熱実邪のないものには使用を避ける。

②熱が気分にあるものには用いるべきではない。

〈参考〉防已には漢防已と木防已の2種があり，作用はだいたい同じである。ただし詳細に分析するとわずかな違いがある。一般的には漢防已は祛湿利水の作用が強く，下焦湿熱・下半身の水腫・湿脚気の治療に適する。木防已は祛風通絡・止痛の作用が強く，上半身の水腫および風湿疼痛の治療に適する。もし処方上で単に防已と書いた場合，薬局では通常

「漢防已」を用いる。木防已を用いなければならない場合には，はっきりと「木防已」と記す必要がある。

　木防已には各種の神経痛を治療する作用があるという報告があり，肋間神経痛・結核胸痛・各種筋肉痛・肩関節周囲炎・閃挫〔捻ったり打撲したりすることによる損傷〕・胃痛・月経痛などに用いられる。

> **使い分けのポイント**
>
> ①**通草**は甘淡で，気分の湿熱を祛する。**防已**は苦寒で，血分の湿熱を瀉す。
>
> ②**木瓜**は酸温で，化湿に舒筋活絡を兼ね，筋肉の痙攣・足が萎えて力の入らないものを治療する。**防已**は苦寒で，利水に通絡瀉熱を兼ね，水腫・脚気を治療する。

木瓜
もっか

【性味】味は酸，性は温である。
【効能】木瓜のおもな効能は，利湿理脾・舒筋活絡である。

①**利湿理脾**　木瓜は利湿して脾胃を温め，中焦湿盛による吐瀉・腹脹に，紫蘇・呉茱萸・茴香・佩蘭・甘草などと一緒に用いる。

　　また，湿邪が下腿や足の甲に流注して起こる湿脚気（両脚の浮腫脹痛・沈重感・麻痺・スムーズに歩行できない）に，紫蘇・呉茱萸・桔梗・檳榔子・橘皮・生姜（鶏鳴散）などと一緒に用いる。

②**舒筋活絡**　木瓜はおもに筋病を治し，筋急のものを緩め，筋緩のものを利す。臨床においては次のように用いられる。

- 暑湿傷中による吐瀉が止まらないために起こる，両腿腓腹筋〔ふくらはぎ〕の痙攣（古書には霍乱転筋とある）に，藿香・佩蘭・白扁豆・党参・呉茱萸・白芍・甘草などを配合して用いる。
- 湿邪侵襲により経絡不和となり，筋軟関節不利，腫脹沈痛（湿痺）のものに，牛膝・五加皮・当帰・川芎・川烏・威霊仙・海風藤などを配合して応用する。

【用量】通常は，6〜12gである。
【注意】木瓜は味が酸で，単独で用いると収渋作用があるので，筋骨関節不利に加えて尿がスムーズに出ないものには単味で用いるべきでなく，利水の薬を一緒に配合するべきである。

> **使い分けのポイント**
>
> **白芍**は筋病を治し，おもに柔肝緩急して養筋する。**木瓜**は筋病を治し，おもに利湿温肝して舒筋する。

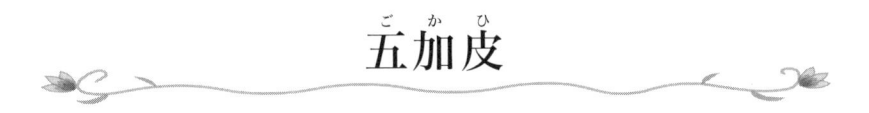

五加皮(ごかひ)

【性味】味は辛・苦，性は温である。
【効能】五加皮は**祛風除湿・利水消腫・強腰膝・壮筋骨**の効能をもつ。

　五加皮には南五加皮・北五加皮の2種があり，効能はだいたい同じであるが，詳しくみると違いがある。北五加皮は利湿に用いられることが多く，水腫を治療し，南五加皮は強筋骨に用いられることが多く，脚に力が入らないものを治療する。

　風湿痺痛・脚に力が入らない・腰膝がだるく痛む・下肢浮腫などに，牛膝・薏苡仁・萆薢・木瓜・独活などと一緒に用いる。

　五加皮に木瓜・牛膝を配合し，粉末にして服用すると，小児の脚が弱くて歩くことができないものに有効である。近年の研究で，南五加皮には，ビタミンA・Bが豊富な揮発油（五加皮油）が含まれることが証明されており，ビタミンA・Bの欠乏による各種の疾病に用いられる。

　茯苓皮・桑白皮・冬瓜皮・陳皮・麻黄などを配合して，急性腎炎の腰痛水腫に用いる。

　茯苓・猪苓・沢瀉・桂枝などを配合して，心機能不全による下肢浮腫に用いる。

　また実験により，北五加皮にはK-ストロファンチン類似作用があるということが報告されており，強心薬となりうる。このように，弁証論治

の基本のうえに現代医学による知見を結びつけて配合応用すれば，さらに治療効果を高めることができるであろう。
【用量】通常は，3〜9gである。
【注意】北五加皮を用いる際に脈拍減少（1分間60回以下）が発現した場合，使用を中止する必要がある。
〈参考〉五加皮を酒に漬けて五加皮酒とすれば，祛風湿・壮筋骨・強腰膝の効能をもち，証に随って飲用することができる。

　　　五加皮はまた外用することもでき，例えば，黄柏・蛇床子・防風・苦参などを配合して，煎じて外洗剤とし，陰嚢湿痒・皮膚湿疹などに用いることができる。

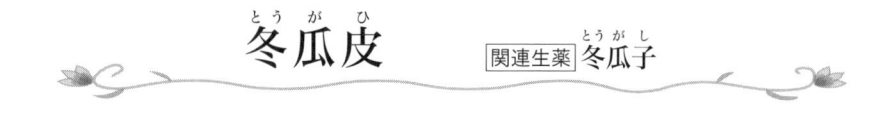

冬瓜皮（とうがひ） 関連生薬 冬瓜子（とうがし）

【性味】味は甘，性は寒である。
【効能】冬瓜皮は**利尿**の効能があり，おもに各種水腫・小便不利の治療に用いられる。

　　桑白皮・茯苓皮・猪苓・沢瀉・車前子などと一緒に用いる。寒性であるため，生姜・陳皮などを少し配合することで，寒による弊害を防ぐ。
【用量】冬瓜皮は通常15〜30gで，病の重いものには60gまで用いることができる。
【注意】脾胃虚寒・大便溏軟のものには用いるべきではない。
【関連生薬】冬瓜子

　　冬瓜子の味は甘，性は微寒で，排膿利湿・降痰清肺・潤燥導滞の効能をもつ。肺癰，腸癰，肺熱で痰の多い咳嗽と大便乾燥に用いる。

　　肺癰（肺膿腫）の治療には，桃仁・桔梗・生薏苡仁・芦根などと一緒に用いる。

　　腸癰（虫垂炎）の治療には，生大黄・牡丹皮・薏苡仁・連翹・赤芍・敗醬草などと一緒に用いる。

　　肺熱で痰の多いものには，知母・貝母・栝楼・杏仁などと一緒に用いる。

冬瓜子の用量は通常9〜15ｇで，腸癰・肺癰の治療には30ｇまで用いることもある。

茵蔯蒿
（いんちんこう）

【性味】 味は苦，性は微寒である。
【効能】 茵蔯蒿は**清熱利湿・退黄疸**の効能がある。

　山梔子・黄柏・大黄・車前子などを配合して，陽黄（湿熱性黄疸）に用い，附子・乾姜・白朮・茯苓・沢瀉などを配合して，陰黄（寒湿性黄疸）に用いる。表に湿のあるものに対してはその汗をわずかに発し，裏に湿のあるものに対しては利尿祛湿するので，陽黄・陰黄・表湿・裏湿のすべてに用いることができる。近年，黄疸型流行性肝炎（陽黄証が比較的多い）の治療に，茵蔯蒿・山梔子・黄柏・車前子・柴胡・黄芩・大黄などを随証加減して用い，退黄疸に対して明らかな効果を得ている。

　茵蔯蒿はまた，湿温・暑温の初期に，往来寒熱・口が苦い・胸悶・乾嘔*・頭眩*・脇痛・食欲不振あるいは聴覚の減弱などの症状がみられるものに，黄芩・竹筎・陳皮・半夏・枳殻・白豆蔲・薏苡仁などと一緒に用いる。

【用量】 通常は9〜15ｇで，病の重いものには25〜30ｇ用いられ，個別の状況によっては60ｇくらいまで用いることもできる。

〈現代薬理〉 茵蔯蒿には利胆の効能にあわせて細菌抑制作用もあり，金銀花・連翹・枳実・柴胡・焦三仙・檳榔子・赤芍・萊菔子などを配合して，胆道感染に用いる。

　苦楝子（あるいは苦楝皮）・烏梅・使君子・檳榔子・川椒・大黄・延胡索などを配合して，胆道蛔虫に用いられる。

玉米鬚
(ぎょくべいしゅ)

【性味】味は甘，性は平である。
【効能】玉米鬚には**利尿消水腫**の効能がある。
　桑白皮・茯苓皮・陳皮などを配合して，腎炎の水腫に用いる。
　茵蔯蒿・黄柏・山梔子などを配合して，黄疸型流行性肝炎にも用いる。
　ただし，最もよく用いられるのは各種水腫に対してであり，単味を煎じて服用してもよい。
【用量】通常は15〜30ｇで，単味では45〜60ｇ用いることもできる。
〈現代薬理〉近年の研究によると玉米鬚には利胆および降圧作用がある。
　茵蔯蒿・金銭草・延胡索・芦根などと一緒に用いて，胆嚢炎および胆石（泥沙状あるいは小塊結石）を治療する。また，単味を煎じて，高血圧および糖尿病の治療にも用いられる。

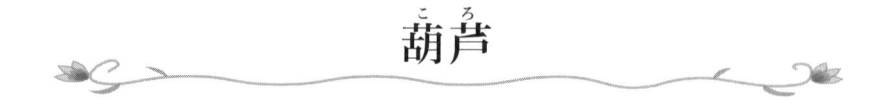

葫芦
(ころ)

【性味】味は甘，性は平である。
【効能】葫芦は**利尿消腫**の効能があり，水臌（腹水）と水腫の治療に用いられる。単味でも，また利尿の方剤中に入れて用いることもできる。
　例えば，大腹皮・茯苓皮・車前子・車前草などを配合して，腹水に用いる。白朮・茯苓・黄耆皮・冬瓜皮などを配合して，全身の浮腫に用いる。
　私は葫芦に柴胡・黄芩・茯苓・沢瀉・冬瓜皮・大腹皮・車前子・炒萊菔子・白蒺藜・水紅花子・沈香などを配合して，肝硬変の腹水に用い，何度か満足のいく効果を得ている。参考にして試していただきたい。
【用量・用法】湯薬に入れる場合，通常12〜30ｇである。単味を煎じて服用する場合，30〜60ｇ用いることができる。また，炒して細かい粉末にし，1回9ｇを湯で1日3回服用し，10日ほど続けて用いることもできる。

甘遂
かんつい

【性味】味は苦，性は寒で，有毒である。
【効能】甘遂は**瀉逐水飲**の効能があり，逐水の猛剤である。

甘遂は重症の腹水・胸水・水腫の実証のものに用いられる。

例えば，黄芩・木香・縮砂などを配合して，水臌（肝硬変の腹水・住血吸虫病の腹水など）に用いる。

芫花・葶藶子・杏仁などを配合して，水飲が胸脇に停聚したもの（胸水）に用いる。

芒硝・大黄を配合して，外感邪熱と内蓄水飲が胸脇脘腹の間で結聚したもの（結胸）に用いる。

牽牛子を配合して，水腫腹満（腎性水腫）に用いる。

また，甘遂は肺・脾・腎の3経に入り，上・中・下3焦の水邪痰飲を逐瀉し，水を大便より瀉出させる。単独でも，他薬と配合しても用いられる。

【用量・用法】通常は，生甘遂は0.3〜1g，煨甘遂・酢炙甘遂は1.5〜3gである。まず少量から開始して，状況により徐々に増やしていくほうがよい。

【注意】
①甘遂は甘草と相反であり〔十八反〕，甘草と一緒に用いると毒性が増強する。
②甘遂は逐水峻瀉剤であり，瀉力は猛烈なので，虚証・身体の弱いもの，および妊婦には使用を避ける。

〈参考〉甘遂に含まれる有効成分は水に溶けないので，多くは散剤や丸剤として用いられる。

> **使い分けのポイント**
>
> **生甘遂**の作用はより強く，毒性はより大きい。**煨甘遂**の瀉下作用はやや弱く，毒性はやや小さい。**酢炙**して用いると，その瀉下作用は緩み，毒性も低下する。

大戟
たいげき

【性味】味は苦，性は寒で，有毒である。

【効能】

①攻瀉水飲　攻瀉水飲の効能があり，逐水の猛剤である。重症の水腫脹満・胸腹積水・肝硬変の腹水などに用いられる。住血吸虫病末期の腹水にも用いられるとの報告がある。単独でも，他薬と配合しても用いられる。

　　例えば，芫花・甘遂・大棗を配合して（十棗湯），胸肋積水（胸腔の積液）に用いる。

　　甘遂・白芥子を配合して（控涎丹），痰濁水飲の蓄積による胸脘痞悶・水を飲みたがらず飲むとすぐ吐く・心悸*・息切れなどの症状に用いる。

　　甘遂・葶藶子などを配合して，住血吸虫病末期の腹水などに用いる。

②消腫散結・消癰腫瘡毒　大戟にはまた，消腫散結・消癰腫瘡毒作用があり，「紫金錠（別名玉枢丹）」中に含まれている。

【用量・用法】通常は 0.6～1.5 g で，特別な状況では少し増やすこともできる。散剤あるいは丸剤にして用いる。

【注意】

①大戟は有毒で，峻瀉作用があるので，身体の弱いものや妊婦には使用を避ける。

②服用中に咽部腫脹・嘔吐あるいは眩暈・痙攣などが現れたら中毒症状なので，服薬をやめなければならない。

③大戟は甘草と相反であり〔十八反〕，一緒に用いてはならない。

> **使い分けのポイント**
>
> 　　大戟と甘遂の異なる点は，**大戟**は上・中・下 3 焦の臓腑の水を瀉逐し，**甘遂**は上・中・下 3 焦の経脈の水を瀉逐するところにある。両者はよく同時に用いられ，臓腑・経脈に停蓄した水邪をみな逐出させる。

芫花
（げんか）

【性味】味は辛・苦，性は温で，大毒である。
【効能】芫花は峻下逐水の効能に，痰飲を除き止咳する作用もあわせもつ。
  ①峻下逐水　甘遂・大戟・牽牛子・檳榔子・軽粉・橘紅・青皮・木香を配合して丸剤にし（舟車丸），形・気がともに実である重度の水腫・腹水・胸水に用いられる。
  ②除痰止咳　また，大黄・葶藶子などを配合して，痰濁水飲による咳逆喘満にも用いられる。
【用量】通常は0.5〜1.5gで，病の重いものや身体の丈夫なものには，少し増やすこともできる。
【注意】身体の弱いもの，および妊婦には使用を避ける。
〈参考〉芫花は，肝硬変の腹水・住血吸虫病末期の腹水と胸腔の積液などに用いることができるという報告が，ここ数年されている。

> **使い分けのポイント**
>
> 芫花は，大戟・甘遂と一緒に用いられることが多い。この3つを比較してみると，**芫花**は毒性がもっとも強く，**甘遂**，**大戟**の順に弱くなる。**酢炙**して用いれば，その毒性は減弱する。3つとも甘草に反し〔十八反〕，甘草と一緒に用いると毒性は増大する。

商陸
（しょうりく）

【性味】味は苦，性は寒で，有毒である。
【効能】
  ①利尿逐水　商陸のおもな効能は利尿逐水で，清熱降気作用も兼ねる。ただし臨床ではおもに逐水薬として用いられ，各種の重症の水腫を治療する。

例えば，利尿消腫の作用を有し，鯉とともに煎じて（鯉魚湯），各種水腫（腎炎の水腫・心臓性の水腫など）に用いる。

檳榔子・大腹皮・茯苓皮・川椒目・赤小豆・川木通・沢瀉・杜仲などを配合して，水腫・水臌（肝硬変の腹水）・腹脹・二便不利などに用いられる。

②**消腫撥毒** 商陸には消腫撥毒作用があり，粉末にして水で調整して（あるいは少量の酢を加え），癰腫瘡毒に外用する。

【用量】通常は1.5〜4.5gである（湯薬に入れる場合）。単味を粉末にして服用する場合，0.4〜1.5gである。

商陸は有毒であり，用量は多すぎてはならない。大量に用いると中毒を起こす恐れがあり，尿量はかえって減少する。かつて商陸を服用後，尿量の増加がみられず，尿検査で「円柱細胞」が出現した例に，一度遭遇したことがある。腎毒性と関係があるのかどうか，参考までに供する。

【注意】
①商陸は胃腸に対して刺激があるので，食後に服用したほうがよい。
②身体虚弱のもの，および妊婦には使用を避ける。

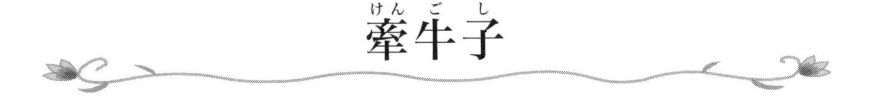

牽牛子（けんごし）

【別名】黒白丑（こくはくちゅう）

【性味】味は苦，性は寒で，小毒がある。

【効能】牽牛子には**下気・通二便・逐水消腫**の効能がある。水腫にあわせて腹水・便秘（湿熱鬱結によるもの）・喘脹〔胸部が脹り圧迫されることにより喘となる〕などの症状がある場合によく用いられる。

腹水脹満（例えば肝硬変の腹水）の治療に，大戟・芫花・甘遂・青皮・陳皮・軽粉などを一緒に用いて（例えば舟車丸）瀉下を起こさせ，逐水・下気・消脹する。

枳実・檳榔子・焦三仙・木香などを配合して，三焦気滞・湿熱鬱結・腸胃積滞の便秘・腹脹に用いる。

大黄・檳榔子・雄黄・使君子などを配合して，虫積腹痛・腹脹・大便乾秘に用いる。

　牽牛子単独で3～9gを，半分は生で半分は炒して細かい粉末とし，1回1～2.5gを湯で，1日1回あるいは1～2日おきに1回（体質の強さにより定める）服用すると，瀉水に利小便を兼ね，水腫・腹水などの症状に用いることができる。

【用量】通常は2～4.5gである。それぞれの状況によって決め，まずは少量から始める必要がある。

【注意】身体の虚しているもの，および妊婦には使用を避ける。

〈参考〉牽牛子は通常，丸剤・散剤に入れて服用し，湯剤に入れ煎じて服用するのはまれである。逐水の丸剤において，前述した舟車丸のほかに，「消水丹」と呼ばれる経験方を，参考までにここに紹介する。

　牽牛子250g，沈香60g，琥珀30g，甘遂250gをともに細かい粉末にして，水で緑豆大の丸剤を作る。身体が比較的弱いものは1回10～20丸，強いものは30～60丸を，白湯で1日おき，あるいは2～3日おきに1回服用する。少量から始め，徐々に量を増やして，20～30日連続して用いることができる。服用のたびに薄い便が数回出，尿の増加もみられる。水腫の消退したのちは，消化がよく栄養に富んだ塩分の少ない飲食物を摂り，数日間十分に休養する必要があり，それによって身体が回復する。

> **使い分けのポイント**
>
> 　**牽牛子**は瀉下逐水に利尿を兼ね，あわせて下気・消積・殺虫作用をもち，前述した他の逐水薬とは違いがある。

　甘遂・大戟・芫花・商陸・牽牛子というこれら逐水の薬物は，逐水消腫作用があるとはいっても，攻逐峻瀉の薬であるので，身体が丈夫で邪が旺盛なものにのみ用いる。さらに，多くまた長く使いすぎて正気を傷めないよう注意する必要がある。これらの薬物は治標のものであり，水邪が退いたのちは扶正するよう注意する必要がある。

　そのほか，**川木通・薏苡仁・通草・防已・木瓜・五加皮**などは，利尿祛

湿作用のほかに，舒筋通利関節作用もあり，これは一般の利尿祛湿薬と異なる点である。祛風湿して関節痛を治療する薬については，のちに再び述べる。

第4講 補益薬

　本講では，分類および紙幅の都合上，補益薬に該当するもの以外に，人体の正気に対して一定の補益作用をもつ虚証に対する安神薬・固渋薬（なかには補益作用がないものや，虚証以外に用いられるものも含む）なども，あわせて紹介する。補益薬（補気・補血・補陰・補陽），安神薬（養心安神・重鎮安神・平肝潜陽），固渋薬（固表止汗・固精縮尿止帯・斂肺渋腸）の順となっている。

人参（にんじん） 関連生薬 太子参（たいしじん）・人参芦（にんじんろ）

【性味】味は甘・微苦，生のものの性は平，熟のものの性は温である。

【効能】人参には五臓を補い，精神を安らかにし，健脾補肺・益気生津・大補人体元気の効能がある。以下のような状況で用いられる。

①救急虚脱　久病気虚や大量失血，あるいは急に重体となることにより，突然気が微弱になり絶えそうになる・四肢厥冷・虚汗が滴り落ちる・意識が朦朧として話すことができない・脈象は微であるかないかの状態，などの気脱の危険な証には，急いで人参15〜30ｇを水で煎じて飲ませる（独参湯）。大補元気の効能があり，虚脱状態を救うことができる。

　四肢厥冷の明らかなものには，附片9〜12ｇを配合して（参附湯），回陽救逆作用を増強することができる。

虚汗がよりひどいものには，麦門冬・五味子を加えて用い（生脈散），益気養陰・止汗固脱の作用を得る。

近年，独参湯あるいは参附湯・生脈散・生脈注射液・参附注射液などを各種のショック症状に対して救命のために投与し，比較的満足できる結果が得られている。

②**気虚の治療**　脾は後天の本であり，人体生気の源である。肺は一身の気を主り，人体の真気の海である。肺脾気虚ならば，息切れして話すのが億劫・話す声が低い・四肢倦怠・食欲不振・顔色晄白・気持ちが塞ぐ・動くと気喘となる・脈は虚で無力となる，などの症状がみられる。人参を用いて脾肺の気を補い，気虚を治療することができる。この場合，白朮・茯苓・甘草・黄耆・山薬・五味子などを配合して用いる。例えば，四君子湯（人参・白朮・茯苓・炙甘草），補肺湯（人参・黄耆・熟地黄・五味子・紫菀・桑白皮）などがあげられる。

「気の根は腎にあり」により，肺腎気虚による息切れと喘・吸気困難・咳があり力が入らないなどの症状に対して，蛤蚧と一緒に用いる（参蛤散）。

③**扶正祛邪**　人参は正気を補益し，病に対する抵抗力を強めるため，正気が虚し邪気が盛んな証候に対して，祛邪の薬方中に人参を加えることで，扶正祛邪することができる。

例えば，紫蘇・前胡・桔梗・枳殻などを配合して（参蘇飲），身体が弱く気虚の人が罹った感冒の咳嗽などの症状を治療する。

生石膏・知母・粳米などを配合して（白虎加人参湯），気分高熱・熱邪傷正・正虚熱盛の証を治療する。

【用量】通常は，1.5〜9gである。独参湯など救急の際には，9〜30g用いることができる。

【注意】
①肺気壅滞，胸悶して息が詰まるもの，表邪がいまだ解さないもの，および一切の実証・熱証には使用を避ける。
②人参は藜芦に反し〔十八反〕，五霊脂を畏れる〔十九畏〕。
③人参を服用したのち腹脹のはなはだしいものは，萊菔子あるいは山楂子を用いると解すことができる。

【関連生薬】太子参・人参芦

　太子参の味は甘・苦，性は平で，益気健脾の効能があるが，補益力は弱いので，気血不足・病後の虚弱・津液不足で口が乾くなどの症状に適する。

　人参芦の味は苦で上昇の性があり，湧吐作用がある。身体が虚弱でかつ吐法を使わなければならないものに，瓜蒂の代わりに用いることができる。それ以外にも，虚していて脱肛のものに，証に応じた方剤のなかに人参芦0.3～0.6gを加えることで，昇提作用を発揮する。

〈参考〉現在手に入る人参には，野生のものと人工栽培のものとがある。野生のものは**野山参**または**老山参**と呼ばれる。人工栽培のものはさらに，**紅参・白参・生干人参**に分けられる。朝鮮産のものは**高麗人参**と呼ばれる。

　紅参は補気のなかに剛健温燥の性質があり，陽気を奮い起こし，救急回陽の作用がある。

　生干人参の性はより穏和で不温不燥であり，補気だけでなく生津の働きもあるため，扶正祛邪に用いられる。

　白参（**糖参**とも呼ばれる）の性質は最も穏和で，効力もまた相対的に弱く，健脾益肺に用いられる。

　高麗人参にも，紅・白・生干しの区別があり，効力と用法は先に述べたとおりである。

　野山参は大補元気の作用をもち，温燥せず，補気のなかに滋養陰津の作用を兼ねるが，供給が少ないために価格が非常に高く，一般的にはあまり用いられない。

〈現代薬理〉現代の研究により，以下のことが明らかになっている。

　人参は大脳皮質の興奮反射の強度と反応速度を増強することができ，複合刺激に対する分析能力を高めて，条件反射を増強する。また，強壮作用があり，多くの発病因子に対する身体の抵抗力を増強し，食欲と睡眠を改善し，体重を増加させ，疲労を減少させる。あわせて，強心作用と男女の性腺機能促進作用ももつ。さらに，血糖低下作用・抗ウイルス作用・酸素欠乏に対する耐性を高める作用などもある。

　これらを参考にして，弁証論治と組み合わせて応用することができる。

> **使い分けのポイント**
>
> 　一般の状況では，人参の代わりに**党参**を用いることが多い（「党参」の項参照）。しかし救急の場合（虚脱やショックなど）や重病の治療の際には，**人参**を用いたほうがよい。

党参
（とうじん）

【性味】 味は甘，性は平である。

【効能】 党参のおもな効能は補気健脾である。人参の代用品として，気虚証の治療に用いられる。

　臨床上では以下の各種の状況で用いられる。

① **健脾胃**　脾胃の気が不足すると，四肢がだるくて疲れる・息切れして力が入らない・食欲不振・大便溏軟などの症状が現れる。党参は脾胃の機能を増強して益気することができる。白朮・茯苓・甘草・陳皮を配合して（五味異功散），あるいは白朮・山薬・白扁豆・芡実・蓮子肉・薏苡仁・茯苓を配合して（参苓白朮散）用いる。

② **益気補血**　気血両虚の証候（息切れ・だるくて疲れる・顔色が白い・舌淡，ひどいときには虚胖・脈細弱など）に，党参に白朮・茯苓・甘草・当帰・熟地黄・白芍・川芎などを配合して（例えば八珍湯），気血双補の作用を得ることができる。

　そのうえ先人の経験より，益気は補血を促進し，健脾は生血を助けることが知られており，血虚証の治療時には党参を配合して，益気・健脾することで補血を助けることができる。

　例えば，白朮・茯苓・甘草・当帰・熟地黄・白芍・遠志・五味子・陳皮などを配合して，人参養栄湯とする（党参は人参の代用）。

　黄耆・白朮・当帰・白芍・陳皮・竜眼肉・木香・遠志などを配合して，帰脾湯とする。これらは益気補血の方剤として用いられる。

　実験によっても，党参は脾臓刺激を介してヘモグロビンと赤血球を

増加させることが証明されている。近年，党参に当帰・白芍・生地黄・熟地黄などを配合して，各種貧血の治療に用いられている。

③**気虚咳喘の治療**　肺は気の主であり，肺虚となると気を主ることができず，息切れして喘促・言葉に力がない・低くて弱い咳・自汗悪風・感冒にかかりやすい・喀痰する力がない，などの症状が現れる。気虚咳喘に対して，党参に麦門冬・五味子・黄耆・乾姜・貝母・甘草などを配合して用いる。

④**独参湯の代替**　救急虚脱の場合，一般的には人参を用いることが多い（独参湯）。もし，その場で人参が手に入らなければ，党参30〜90gに附子6〜9gと生白朮15〜30gを加えて，急いで煎服し，独参湯の代わりに用いることができる。

【用量】通常は，3〜9gである。重病あるいは急病時には15〜30g，あるいはさらに多く用いることができる。

【注意】禁忌と注意事項は人参と同様である。

〈参考〉産地の違いにより，党参には「台党参（台参）」と「潞党参」の2種があり，薬効はほとんど同じである。現在薬局ではこれらの区別をしていない。

〈現代薬理〉現代の研究により，党参には強壮作用があり身体の抵抗力を増強すること，また，赤血球を増加させ白血球を減少させること，末梢血管を拡張させて血圧を下げ，あわせてアドレナリンによる昇圧作用を抑制することなどがわかっている。

　弁証論治にもとづいたうえで，これらを結合して応用することができる。

使い分けのポイント

①**黄耆**の補気は，昇補脾気するだけでなく益肺固表もできる。**党参**の補気は，健脾補気するだけで固表の力はない。ただし，**党参**は益気生津するが，**黄耆**には生津の効能はない。**黄耆**は利水を兼ね，**党参**には利水作用はない。

②**白朮**の補気はおもに補脾気であり，健脾燥湿を兼ねる。**党参**の補気は脾肺ともに補うが，燥湿の力は白朮に及ばない。

③**黄精**の補気は潤心肺・填精髄・助筋骨を兼ねるが，その性質は穏やかで効果は緩慢であり，長く飲むことで効果が現れる。**党参**の補気効果は迅速である。

黄耆
おうぎ

【性味】味は甘，性は微温である。
【効能】黄耆には助衛気・固皮表・補中気・昇清気・托瘡毒・利小便の効能がある。臨床上では以下の各種の状況でよく用いられる。

①**固表止汗**　平素から身体の弱い人，あるいは久病・重病後には，表虚で衛気不固となり，常に自汗がある・風寒感冒に罹りやすいなどの症状が現れる。表虚自汗に対しては，黄耆の固表止汗作用を用いることができ，浮小麦・麻黄根・五味子・煅竜骨・煅牡蛎などを配合して用いる。

　衛気虚で汗が出やすく，ふだんから感冒に罹りやすいものに対しては，黄耆の助衛気・固皮表作用を用いることができ，白朮・防風（玉屛風散）・桂枝・白芍などを配合して用いる。

②**補中益気**　脾胃虚弱・中気不足で，倦怠感・話すのが億劫・食欲不振・大便久溏・顔色が黄色く息切れする，などの症状がみられ，あるいは腰腹の重墜感，あるいは脱肛を兼ねるものには，黄耆の補益中気・昇提清気作用が適しており，党参・白朮・当帰・陳皮・升麻・柴胡などを配合して（例えば補中益気湯）用いる。

　党参（あるいは人参）・升麻・白朮・甘草を配合して（挙元煎），脾陽虚・中気下陥による息切れ・腹部の沈墜・久泄・脱肛・崩漏などの症状を治療できる。

③**消水腫**　黄耆にはまた，利尿作用がある。

　頭顔部・四肢の水腫の治療に，防已・白朮（あるいは蒼朮）・甘草・生姜皮などを配合して（例えば防已黄耆湯）用いられる。

　あるいは茯苓・桂枝・甘草・防已を配合して（防已茯苓湯），全身の皮膚および四肢すべての水腫で，あわせて悪風を感じるものに用いられる。

　黄耆単味（1日60～90g）を濃く煎じて服用すると，腎炎の水腫に有効であり，尿蛋白の改善にも一定の働きがあるとの報告もされてい

る。また，党参・茯苓・萆薢・山薬・薏苡仁を配合してもよい。

　　北五加皮・桂枝・猪苓・茯苓などを配合すると，心臓性水腫に対して有効である。ただし，随時弁証論治と結びつけて考えなければならない。

　　実験研究により，利尿で用いる場合は用量が多すぎてはならず，9ｇくらいがよいとの報告がある。

④**補気生血**　気血互根の原理から，例えば急な大出血で血虚気脱となり，顔色が白い・汗が出る・息切れ・脈が細で速いなどの症状が現れた場合，黄耆60〜120ｇ，当帰9〜15ｇを急いで煎服することで，補気して生血することができる。

　　もし，四肢厥冷・全身の冷汗・血圧の急激な低下が現れた場合には，人参・附子・麦門冬・五味子などを配合して急いで煎じ，救急の措置を行う。

⑤**托毒排膿**　気血虚弱のものが瘡瘍に罹り，正気不足のために毒を排出できず，薄い膿が出て瘡口がなかなか塞がらない場合，生黄耆に党参・白芷・防風・当帰・川芎・桂心・厚朴・桔梗・五味子・甘草などを配合して（例えば托裏十補散・托裏黄耆散）用いることができる。

　　現代の研究により，黄耆は毛細血管の抵抗性を強め，血管を拡張して，血行を改善し，長期間活動していない筋細胞の活性を回復させることから，慢性の潰瘍癰*疽を治療できることがわかっている。

【用量】通常は3〜10ｇで，重病あるいは必要な場合には，30〜120ｇ用いることができる。

【注意】胸悶胃満・表実邪旺・気実多怒のものには用いてはならない。

〈現代薬理〉黄耆には保肝・強心・降圧・細菌抑制などの作用があり，あわせて生殖ホルモン様作用も有するとの報告がされている。

> **使い分けのポイント**
>
> ①**黄耆**は，**生**で用いると表に行きやすく，固表止汗・托裏排膿・斂瘡収口〔収口：傷口を塞ぐ〕に働く。**炙**して用いるとおもに裏に入り，補中益気・中焦清気の昇提・補気生血・利尿に働く。
>
> ②**黄耆皮**の効能は黄耆と同じであるが，表に行きやすく，固表止汗および気虚水腫の治療によく用いられる。

白朮
びゃくじゅつ

【性味】味は甘・苦，性は微温である。

【効能】白朮には健脾燥湿・益気生血・和中安胎の効能がある。補気薬としてよく用いられるが，補血薬と一緒に用いることで，補血にも働く（中焦の運化が旺盛になると，気血は自然に生じるため）。

① 健脾燥湿　脾胃虚弱で，中焦の運化が悪く，消化不良・水湿不化・食欲不振の状態であると，胃脘悶・腹脹・大便溏軟・吐き気・胃酸が上がる・四肢倦怠など，脾虚湿濁不化の症状が現れやすい。この場合，白朮の健脾燥湿作用で中焦の運化を助けることができ，党参・茯苓・陳皮・半夏・木香・草豆蔲などと一緒に用いる。

　　もし脾虚で運化できずに中焦湿盛になると，脾虚泄瀉となる可能性がある。この場合，白朮に党参・茯苓・猪苓・車前子・炒山薬・炒芡実・炒扁豆などを配合し，健脾止泄を行う。

② 益気生血　脾胃は後天の本であり，気血生化の源である。白朮は健脾益気作用に優れ，培補中焦するため，益気生血することができる。党参・茯苓・甘草・当帰・白芍・熟地黄・川芎などを配合して，例えば八珍湯や人参養栄湯などとして用いられる。近年，これらの経験と理論にもとづき，各種の貧血の治療に用いられている。

③ 和中安胎　妊娠すると，養胎のためにさらに多くの血液が必要となる。そして血液は中焦を源とするので，中焦にある脾胃の負担が増す。中焦の運化失調を引き起こすこともあり，もし，胃が和降できずに胃気上逆すれば，嘔逆・眩暈・胸悶・食欲不振などの症状が起こり，これを「悪阻」という。これに白朮の健脾化湿・和中安胎作用を用いることができ，陳皮・竹筎・紫蘇梗・茯苓・藿香・生姜などを配合して用いる。

　　胎熱を兼ねるもの（脈数・煩熱・苔黄・冷飲食を好むなど）には，黄芩・梔子・白芍などを配合して用いる。

　　血虚を兼ねるもの（顔色が萎黄・唇舌色が淡・心慌*・息切れ・脈細

など）には，当帰・白芍・生地黄などを配合して用いる。

腎虚で胎元不固のもの（腰がだるく腹部の下墜感がある，足に力が入らない，滑胎〔習慣性流産〕・小産〔自然流産〕しやすい，尺脈弱など）には，桑寄生・続断・山薬・山茱肉・熟地黄・五味子・黄耆・党参などを配合して用いる。中気健壮となり，肝腎の気血が充足すれば，胎元は自然に安固となる。

④その他　白朮は上述の病証に用いるほかに，猪苓・茯苓皮・冬瓜皮・車前子・桂枝などを配合して，脾虚水腫の治療に用いる。

黄耆・防風・浮小麦などを配合して，気虚自汗に用いる。

枳実・莪朮・神麹・麦芽・山楂核・生牡蛎・桃仁・丹参などを配合して，腹中の癥結癖塊などに用いる。

【用量・用法】通常は4.5〜9gで，重病あるいは必要な場合には，15〜30g用いることもできる（例えば，救急虚脱で独参湯が必要な場合に，もしも人参が手に入らなければ，急いで生白朮20〜45g，党参30〜80g，附片9〜12gを煎服する）。

【注意】脾胃陰虚のものには慎重に用いる。

〈現代薬理〉現代の実験研究により，白朮は胃腸の分泌を亢進して蠕動を促進する・血に入って血液循環を増強する・血糖降下・利尿などの作用があることがわかっている。

> **使い分けのポイント**
>
> ①**党参・人参**の補気は，脾肺の元気を補うのに優れ，補虚救急に適している。**白朮**の補気は，健脾・補中焦に優れて生気し，気血を生じることにより虚を治すのに適している。
>
> ②蒼朮・白朮はともに健脾燥湿するが，**蒼朮**は芳香苦温でその性は燥烈であり，昇陽散鬱を兼ね，燥湿・昇散の力は**白朮**より優れているが，健脾・補気生血の力は白朮に及ばない。
>
> ③**生白朮**は益気生血に用いられる。**炒白朮**は健脾燥湿に用いられる。**焦白朮**は消化を助け，食欲を増すのに適しており，癥癖を散ずる。**土炒白朮**は補健脾胃して泄瀉を止めるのに適している。

山薬
さんやく

【性味】味は甘，性は温である。
【効能】山薬には補脾胃・益肺気・強腎固精・治帯下の効能がある。

①補脾胃　白朮・党参・茯苓・白扁豆・蓮子肉・炒芡実などを配合して，脾胃虚で大便虚泄がなかなか治らない・四肢が疲れて力がない・脈虚などの症状によく用いられる。山薬は脾胃を補い泄瀉を止める作用がある。

②益肺気　山薬は脾胃を補うことで肺気を補益する作用がある。党参・五味子・黄耆・陳皮・白朮などを配合して，肺気虚により息切れして力がない・話すのが億劫で声が低い・胸中に気が少ないと感じる・右寸脈が虚などの症状によく用いられる。

③強腎固精　山薬には強腎固精の作用がある。生地黄・熟地黄・山茱肉・五味子・鎖陽・金桜子などを配合して，腎虚で滑精・遺精などの症状があるものによく用いられる。

　　山薬は生で用いると補腎して精を生じ，肺腎の陰を益し，消渇を治す。
　　上消が明らかなもの（口渇がはなはだしく飲んでも渇きが癒えない・痩せる・尿が多い・自汗など）には，天花粉・麦門冬・知母・黄芩・五味子・沙参・生石膏・烏梅などを配合して用いる。
　　中消が明らかなもの（飲食の倍増・空腹になりやすい・多飲多食・身体が痩せる・四肢に力が入らないなど）には，生石膏・知母・葛根・黄精・黄芩・天花粉・生大黄・生地黄などを配合して用いる。
　　下消がはなはだしいもの（尿の回数が多い・尿量が多い・口渇・腰のだるい痛み・膝や脚に力が入らない・陽痿など）には，生地黄・熟地黄・山茱肉・五味子・沢瀉・牡丹皮・茯苓・肉桂（少量）などを配合して用いる。
　　近年，以上の経験と理論にもとづいて随証加減を行い，糖尿病・尿崩症・甲状腺機能亢進症など（消渇証が現れるもの）の治療に用いて，一定の効果を得ている。

④**治帯下**　脾腎両虚や湿邪が下焦に注ぐことによって，帯下病が起こる。湿寒が主のものは「白帯」に，湿熱が主のものは「黄帯」あるいは「赤帯」になることが多い。山薬は脾胃を補って湿邪を化すだけでなく，腎気を固め帯下を止めることもできる。

　　白帯の治療には，白朮・蒼朮・茯苓・竜骨・烏賊骨・呉茱萸・烏薬・車前子などと一緒に用いる。

　　黄帯の治療には，黄芩・黄柏・白果・車前子・芡実・薏苡仁などと一緒に用いる。

　　赤帯の治療には，黄柏炭・茜草炭・続断炭・桑寄生・茯苓・当帰炭・白朮・白芍などと一緒に用いる。

【**用量**】通常は9〜25gで，必要ならば30g以上用いることもできる。
【**注意**】腹脹・中焦満悶のものには用いるべきではない。
〈**参考**〉陰虚火旺で脾虚泄瀉に至ったものに対して，ただ白朮・薏苡仁の類で治療を行うと腎陰を傷めやすい。このような状況では，山薬に蓮子・芡実などを配合して実脾するのが最も望ましい。脾を補って，かつ腎を傷めることがない。

　　山薬を用いたのち，気壅・腹中脹悶・食欲不振などの不快感を生じる人がいるが，陳皮をいくらか配合することで予防することができる。

使い分けのポイント

①補脾胃・益肺気・治帯下には**炒山薬**を用い，強腎生精・治消渇には**生山薬**を用いる。

②**白朮**は燥湿健脾・益気生血の力が山薬より強く，**山薬**は，補腎強精の力が白朮より強い。

③炒薏苡仁・炒山薬はともに健脾止瀉するが，**薏苡仁**は利湿に優れて燥脾し，**山薬**は補脾腎に優れて固渋する。

白扁豆
はく へん ず

【性味】味は甘で，性は微温である。

【効能】

①**健脾養胃・消暑祛湿**　白扁豆には健脾養胃・消暑祛湿の効能があり，調補脾胃の方剤中でよく用いられる。白扁豆は補脾するが膩することなく化湿するが燥することがないので，脾胃虚弱あるいは大病後にはじめて補剤を用いるときに，まず白扁豆を用いるのが最もよく，正気を調養するが脾胃が満悶する弊害がない。

②**解暑祛湿**　白扁豆には解暑祛湿の作用がある。夏季に暑湿の邪を感受することによって，嘔吐・瀉痢・煩渇・めまい・胸悶などが起こったものに，藿香・佩蘭・荷葉・赤小豆・厚朴・白蔲仁などと一緒に用いる。

③**その他**　炒山薬・白朮・党参・茯苓・炒芡実などを配合して，脾虚泄瀉に用いる。

　　天花粉を配合して，消渇の多飲を治療する。

【用量】通常は，4.5～12gである。扁豆花・扁豆衣は軽いので，適宜減らして用いるとよい。

> **使い分けのポイント**
>
> ①**白扁豆**は，生で用いると消暑祛湿し，炒して用いると健脾養胃する。
>
> ②**扁豆花**は解散暑邪の力が白扁豆より強く，**白扁豆**は健脾祛湿の力が扁豆花より強い。**扁豆衣**の清暑熱・利暑湿の力は白扁豆より優れるが，健脾扶正の力は白扁豆に及ばない。
>
> ③**緑豆**の性は涼で，心胃の暑を消し，利湿・解毒を兼ねる。**白扁豆**の性は微温で，脾胃の暑を消し，あわせて健脾扶正する。
>
> ④**荷葉**は清気を昇らせ消暑し，**白扁豆**は湿濁を降ろして消暑する。

大棗
たいそう

【性味】味は甘で，性は温である。

【効能】大棗は**補脾和胃・強健脾胃**の効能をもち，**止瀉・生津・補養強壮**などの作用がある。あわせて**薬性の緩和・解毒・保護脾胃の働きもある。**例えば，十棗湯や葶藶大棗瀉肺湯のなかで，大棗は薬性の緩和・解毒・保護脾胃の目的で使用されている。

　大棗に甘草・小麦を配合したものを甘麦大棗湯といい，婦人の臓躁（精神的に憂うつで楽しくない・悲しんで泣きたがるなど）に用いることができる。香附子・柴胡・生竜骨・生牡蛎・白芍・鬱金・胆南星などを，随証加減により配合して応用する。

【用量】通常は，3～10枚である。

【注意】胃の脹満，痰熱のあるものは大棗を用いるべきではない。

〈参考〉大棗の種を焦げるまで炒ったものに熱湯を注いで茶の代わりに飲むと，安眠できる。不眠の人に対して，西洋薬の服薬治療以外に，夜この方法を用いると，治療の手助けとなる。西洋薬を服薬することに不都合があるものにも，この方法で治療することができる。

> **使い分けのポイント**
>
> ①竜眼肉と大棗はともに益脾するが，**竜眼肉**は養心補血に優れ心虚を治療し，**大棗**は補脾和胃に優れ脾虚を治療する。
>
> ②**膠飴**は甘味で益脾し，緩急和中に優れ，中虚で痛むものを治療する。**大棗**は甘味で益脾し，益気養血に優れ，あわせて養心し，落ち着かず不安感があるものを治療する。

甘草
かんぞう

【性味】味は甘で，性は平である。

【効能】甘草のおもな効能は，補脾・清熱・解毒・緩急・潤肺および薬性の調和である。

①**補脾**　身体が虚したものおよび久病による中焦気虚（四肢に力がない・息切れ・言葉が少ない・食べものをおいしく感じない・消化不良・大便溏泄など）のものに，甘草に党参・白朮・茯苓・白扁豆・陳皮などを配合して用い，健脾益気する。

②**清熱解毒**　甘草は生で用いると，清熱解毒作用をもつ。癰疽瘡瘍の治療によく用いられる。例えば癰瘍（赤く腫れて痛み，火で炙ったような状態のもの）に対して，金銀花・連翹・赤芍・牡丹皮・紫花地丁・蒲公英などと一緒に用い，また各種の陰疽（患部は赤くなく，硬く，暗色である）に対しては，熟地黄・麻黄・肉桂・鹿角膠・白芥子・桂枝などと一緒に用いられ，どちらも解毒作用をもつ。

現代の研究で，甘草はストリキニーネ・抱水クロラール・ジフテリア毒素・破傷風毒素・フグ毒・ヘビ毒などに対して，解毒作用をもつことがわかっている。先人の経験には，甘草は「百毒を解する」との記載もみられる。

③**緩急**　「急」には緊張・痙攣・収縮などの意味が含まれる。先人の経験により「甘は急を緩める」ことが知られ，甘草の甘味は緩急作用をもつ。腹中「急」痛のものに対して，芍薬・膠飴・桂枝・大棗・生姜などと一緒に用いられる（例えば小建中湯のように虚寒腹痛に適用する）。

現代の研究で，甘草には胃腸の平滑筋の痙攣を緩解する作用があることが証明され，確かに緩急の効果をもつことが裏付けられた。また，白芍と一緒に用いると「芍薬甘草湯」という。これは誤って汗法を用いたために陰血まで損傷が及び，厥逆（手足の末梢部が冷たくなる）や脚が攣急して伸ばすことができないなどの症状が現れたときに用いられる。

④**潤肺**　生甘草には潤肺作用もあり，肺熱による咽痛・咳嗽などに効果がある。

例えば，杏仁・貝母・枇杷葉・栝楼・知母・黄芩などを配合して，肺熱咳嗽に用いられる。

また，桔梗・射干・牛蒡子・玄参などを配合して，咽喉の腫痛に用いられる。

現代の研究で，甘草は滑潤性祛痰薬の作用が証明されている。内服後，咽喉粘膜の刺激を減少させるので，咽喉の炎症に用いられる。また，甘草には結核菌抑制作用があることも証明され，抗癆薬〔抗結核薬〕を配合して，肺結核に用いることができる。

⑤**調和薬性**　甘草は薬性を緩和し，十二経を通行し，上昇も下降もでき，補・瀉・寒・熱・温・涼など各種の薬物と配合応用した際に薬性を調和する作用がある。

例えば，当帰・白芍・地黄・川芎・党参・白朮・茯苓などの補薬と一緒に用いた場合，補薬の作用を緩和して長続きさせる。

大黄・芒硝・枳実などの瀉下薬と一緒に用いた場合，瀉薬の性質を緩和させ，瀉下作用を急速にさせず，薬力を十分に発揮させ，胃気を傷めない。

生石膏・知母など寒性薬と一緒に用いた場合，寒の性質を緩和して，胃を傷めるのを防ぐ。

附子・乾姜などの熱性薬と一緒に用いた場合，熱の性質を緩和して，傷陰するのを防ぐ。

麻黄・桂枝・杏仁などの辛温発散薬と一緒に用いた場合，薬性を緩和して，あわせて胃気を保護し，発汗後に津液が消耗するのを防ぐ。

甘草は各種の薬方において，それぞれの薬を相互に調和させて，相争うことによる弊害をなくすので，先人はこれを「百薬を調和する」と称した。

⑥**その他**　甘草に，生姜・桂枝・麻子仁・麦門冬・党参・阿膠・生地黄・大棗・牡丹皮を配合したものを炙甘草湯といい，陰気虚少・陽気虚敗によって起こる脈結代・心悸などの症状に一定の効果がある。

現代の研究で，甘草には強心作用があり，アドレナリン類似作用が

あることが知られている。

【用量】 通常は，1～9gである。

【注意】

①脾胃に湿があり中満嘔吐するものには使用を避ける。

②長期に大量服用すると，水腫・高血圧を引き起こす恐れがある。

③甘草は，大戟・甘遂・芫花・海藻に反する〔十八反〕。

〈現代薬理〉現代の研究で，甘草の流浸膏〔軟稠エキス〕が，ヒスタミンによって引き起こされる胃酸分泌を抑制することが証明されており，潰瘍病の治療に用いることができる。また，副腎皮質ホルモン様作用をもつので，アジソン病に用いることができ，コルチゾンと一緒に用いることで互いにその作用を補い合う。

> **使い分けのポイント**
>
> ①蜜炙して用いるものを**炙甘草**と呼び，補中益気に適している。**生甘草**は清熱解毒に適している。
>
> ②**生草梢**は尿道の疼痛を治し，淋病に適している。**生草節**は消腫毒・利関節に適している。生甘草の皮を除いたものを**粉甘草**と呼び，清内熱・瀉心火に適している。

熟地黄
じゅくじおう

【性味】 味は甘・微苦で，性は微温である。

【効能】 熟地黄は補血生精・滋腎養肝の効能をもつ。最もよく用いられる滋陰補血薬である。

①**補血生精** 熟地黄に，当帰・白芍・川芎を配合したものを四物湯といい，よく用いられる補血の薬方であり，血虚証（顔色が萎黄・唇や舌の色が淡・月経後期で量が少ない・目眩・心慌・脈細など）の治療のために用いられる。近年，よく当帰・黄耆・党参・阿膠などを配合し（随証加減して），各種の貧血に用いている。

②**滋腎養肝**　熟地黄に，山薬・山茱肉・牡丹皮・沢瀉・茯苓を配合したものを六味地黄丸（湯）といい，肝腎陰虚証（腰や膝がだるく痛む・遺精・盗汗・物が暗く見える・視覚や聴覚がはっきりしない・月経不調など）に用いることができる。

例えば，陰虚で内熱が生じ，骨蒸労熱*・消渇・耳鳴り・難聴・盗汗・痩せ・午後顴紅*・夜間の煩躁・乾咳で痰が少ない・痰に血が混じるなどの症状があるものには，亀甲・知母・黄柏・猪脊髄・地骨皮・秦艽・鼈甲などと一緒に用いる（例えば大補陰丸など）。

③**その他**　熟地黄に当帰を配合すると補血，白芍を配合すると養肝，柏子仁を配合すると養心，竜眼肉を配合すると養脾の作用をもつ。

麻黄と一緒に用いると粘滞することなく，あわせて血脈を通じ，肌腠を温める。例えば陽和湯（熟地黄・麻黄・白芥子・鹿角膠・肉桂・姜炭・甘草）は，陰疽・カリエス・流注（寒性膿瘍・閉塞性脈管炎・腸間膜リンパ節結核・慢性骨髄炎・関節結核）などによく用いられる方剤であり，温陽散結の効能をもつ。

【**用量**】通常は 9 〜 25 g で，重病の場合には 30 g，あるいはさらに多くの量を用いることもできる。

【**注意**】
①陽虚陰盛の人には使用を避ける。
②痰が多い・膩苔・胸膈が滞悶するものには，用いるべきではない。

〈**参考**〉熟地黄を長期間服用する場合には，砂仁を混ぜ合わせて用いる（あるいは少量の砂仁を煎じるときに加える）と，膩膈（食欲を妨げ，胸脘部が塞がること）を避けることができる。

使い分けのポイント

①**阿膠**は補血に止血を兼ね，**熟地黄**は補血に塡精髄を兼ねる。**阿膠**は滋養肝腎に養肺陰を兼ね，**熟地黄**は滋養肝腎に養心血を兼ねる。

②**桑椹**は，肝腎を補い，その性は涼性で，補血の力は熟地黄に及ばない。**熟地黄**は，肝腎を補い，その性は温性で，滋陰補血の力は桑椹よりも勝っている。

③**当帰**の補血の性質は動で，**熟地黄**の補血の性質は静である。**当帰**は新血を生じて補血し，**熟地黄**は滋陰精して養血し，両者を合わせると互いの特徴を補い合うことができる。

④**何首烏**もまた補肝腎するが，補血の力は熟地黄ほどではない。**熟地黄**のもつ鬚や毛髪を黒くする力は，何首烏には及ばない。

当帰(とうき)

【性味】味は辛・甘・微苦で，性は温である。
【効能】当帰は血分病に最もよく用いられる薬である。血をそれぞれの場所に帰すことができるため，「当帰」と名付けられた。そのおもな効能は以下の通りである。

①**補血** 当帰に黄耆を配合したもの（黄耆30g，当帰6～9g）を当帰補血湯といい，失血後の血虚・気血不足・産後の出血過多などの症状によく用いられる。

当帰に熟地黄・白芍・川芎を配合したものを四物湯といい，最もよく用いられる補血の薬方である。この方剤を随証加減して運用し，各種の血虚証に用いることができる。近年，これをよく用いて各種の貧血を治療している。

②**活血** 当帰にはまた，活血通絡・散瘀消腫の作用がある。

紅花・赤芍・三七・桃仁・乳香・没薬などを配合して，打撲傷・瘀血の腫痛に用いることができる。

連翹・金銀花・赤芍・紅花・皂角子・炙穿山甲などを配合して，癰瘡(ようそう)の初期や腫脹疼痛に用いることができる。

桂枝・羌活・独活・威霊仙・片姜黄・紅花・薏苡仁・続断・附子などを配合して，風寒湿痺・腕や足腰の疼痛に用いることができる。

川芎・紅花・半夏・防風・黄耆・桂枝・白芍・熟地黄・炙穿山甲などを配合して，筋肉や皮膚が麻痺して感覚がないなどの症状に用いることができる。

③**潤腸通便** 老齢・久病・産後の失血や津液不足などで，血虚腸燥により大便が秘結するものに対して，当帰の養血潤腸作用で通便すること

ができる。麻子仁・生地黄・熟地黄・桃仁・肉蓯蓉・郁李仁・栝楼仁・大黄などと一緒に用いる。

④調月経　当帰は熟地黄・赤芍・川芎・紅花・桃仁・茜草・香附子などと一緒に，気血凝滞による経閉に用いることができる。

　白芍・香附子・延胡索・炒川楝子などと一緒に，月経時の腹痛に用いられる。

　生地黄・白芍・白朮・艾葉炭・阿膠珠・棕櫚炭などと一緒に，月経過多・崩漏などの症状に用いることができる。

　要するに，当帰は衝・任・帯の3脈を調整することができ，よく補血・和血することができるので，婦人科の経血の調整に最もよく用いられる薬となっている。先人は「**婦人科の専薬**」と称し，産前産後のどのような病にもかかわらず，随証加減しながら常に用いている。

⑤その他　当帰に黄耆・党参を配合すると，生気補血することができる。

　大黄・牛膝を配合すると，下部の瘀血を破ることができる。

　川芎・蘇木・紅花・桔梗を配合すると，上部の瘀血に対して活血することができる。

　桂枝・桑枝・路路通・絲瓜絡を配合すると，四肢通達・活血通絡することができる。

【用量】通常は3～9gで，急病・重病の場合には15gまで用いることもある。

【注意】大腸滑泄や火旺のものには，当帰を用いるべきではない。

〈現代薬理〉現代の研究で，当帰は子宮に対して，興奮作用と抑制作用の両方をもつということが明らかにされている。その水溶性・非揮発性・結晶性の成分は子宮を興奮させて収縮を強め，その揮発油は子宮平滑筋収縮を抑制して子宮を弛緩させる。あわせて，抗ビタミンE欠乏症の作用も有する。いくつかの細菌（例えば赤痢菌・チフス菌・溶血性連鎖球菌など）に対する抑制作用ももつ。

> **使い分けのポイント**
>
> ①**白芍**は補血して養陰に優れ，その性は静で守を主る。**当帰**は補血して温陽に優れ，その性は動で走を主る。血虚生熱のものには**白芍**がよく，血虚有寒のものには**当帰**がよい。
>
> ②**当帰頭**と**当帰尾**は活血・破血に優れ，**当帰身**は補血・養血に優れ，**全当帰**は補血にも活血にも働く。**当帰鬚**は活血通絡に優れている。
>
> ③**酒当帰**（酒洗あるいは酒炒）は行血活血に優れ，**土炒当帰**は血虚でしかも軟便のものに用いられ，**当帰炭**は止血に用いられる。

白芍
びゃくしゃく

【性味】 味は甘・酸・苦で，性は微寒である。
【効能】 白芍のおもな効能は養血栄筋・緩急止痛・柔肝安脾である。

①**補血養陰**　白芍は補血養陰薬としてよく用いられる。

　　　当帰・熟地黄・川芎・白朮・阿膠などを配合して，血虚を補う。

　　　麦門冬・五味子・浮小麦などを配合して，陰虚盗汗に用いられる。

　　　生地黄・石斛・女貞子・生牡蛎・珍珠母などを配合して，養陰潜陽することができる。

　　　私はいつも白芍に生牡蛎・生石決明・生赭石・生地黄・黄芩・香附子・首烏藤・遠志・茯神・（白）蒺藜などを随証加減し，神経衰弱の患者で陰虚肝旺の証が現れるもの（頭痛・頭暈・目眩・イライラして怒りっぽい・不眠・多夢・突発性の発熱・健忘・舌尖紅・苔薄黄・脈弦細数など）に用いている。

②**養血栄筋**　肝血不足で筋肉が萎縮することにより起こる，肢体の拘攣・関節のこわばり・屈伸しづらいなどの症状に，白芍に伸筋草・薏苡仁・鶏血藤・木瓜・甘草節・当帰尾などを配合して用いることができる。

　　　甘草・牛膝・木瓜・紅花・炙穿山甲などを配合して，陰液受傷により起こる腓腹筋痙攣（ふくらはぎのひきつり）および足が攣縮し伸ばし

にくいものに用いられる。
③**緩急止痛**　白芍に，当帰・甘草・桂枝・膠飴などを配合して，血虚肝旺あるいは脾の虚寒による腹痛に用いられる。

木香・黄連・黄芩・葛根・檳榔子・白頭翁などを配合して，急性熱痢の腹痛に用いられる。

白芍には緩急止痛の作用があり，腹痛に対して最も効果が高い。
④**柔肝安脾**　白芍は補血養陰して柔肝するため，安脾としても働く。脾虚肝旺によって起こる慢性腹瀉（怒ると悪化し，下痢の前にひとしきりの腹痛があり，下したのち痛みは軽減する）に対して，白芍に炒防風・白朮・陳皮（痛瀉要方）などを配合してよく用いられる。
⑤**その他**　白芍はまた，月経の調整にもよく用いられる。

当帰・生地黄・黄芩・艾葉炭・阿膠（膠艾四物湯）などを配合し，月経先期あるいは月経過多に用いられる。

当帰・川芎・熟地黄・紅花・桃仁（桃紅四物湯）・香附子などを配合して，月経後期・月経過少などに用いられる。

月経による腹痛には，白芍を多めに用いる。

桑寄生・白朮・炒黄芩などを配合すると，清熱安胎作用をもつ。
【**用量**】通常は4.5〜12ｇで，重症時には15〜30ｇ用いることもできる。
【**注意**】産後の血瘀，悪露が下らないものには白芍の使用は避ける。
〈**現代薬理**〉白芍には抗菌作用（例えば，赤痢菌・チフス菌・大腸菌など）があり，胃腸蠕動が亢進することによって起こる腹部の疝痛を緩解することができるという報告がある。

> **使い分けのポイント**
>
> ①養陰・補血・柔肝には**生白芍**を用い，和中緩急には**酒炒白芍**，安脾止瀉には**土炒白芍**を用いる。
>
> ②**赤芍**は行血散瘀に優れ，**白芍**は養血益陰に優れる。**赤芍**は肝火を瀉し，**白芍**は肝陰を養う。**赤芍**は散じて補わず，**白芍**は補って散じない。
>
> ③**当帰**は肝に入って肝陽を動かし，**白芍**は肝に入って肝陽を斂める。**当帰**の性は動で，**白芍**の性は静である。両者を合わせると，互いの偏向を直して，互いの効果を補い合うことができる。

> ④熟地黄・白芍はどちらも補血するが，**熟地黄**の補血は腎に入って精を生じるのがおもであり，**白芍**の補血は，肝に入って養陰するのが主である。**熟地黄**は甘温で，**白芍**は酸寒である。

阿膠
あきょう

【性味】味は甘で，性は平である。
【効能】阿膠には補血・滋陰・潤肺・止血の効能がある。

①**補血・滋陰** 阿膠塊（烊化して服用する。烊化とは溶化の意味である）は補血・滋陰の働きがある。当帰・熟地黄・白芍・白朮などを配合して，血虚証に用いられる。

近年，弁証論治にもとづいて，阿膠を各種貧血の治療によく用いている。

阿膠には赤血球とヘモグロビンの増加を促進する働きがあることが，研究によりわかっている。

地黄・鼈甲・亀甲・秦艽・銀柴胡・青蒿などを配合すると，滋陰清熱として働き，陰虚内熱・骨蒸労熱などの証によく用いられる。

②**潤肺・止血** 阿膠炒珠は止血・潤肺によく用いられる。

麦門冬・百合・白芨・沙参・黒梔子・藕節などを配合して，肺陰虚による咳嗽・咳血・肺癆*などに用いられる。

白芍・当帰炭・艾葉炭・棕櫚炭・白朮などを配合して，月経過多・崩漏などに用いられる。近年，この方剤を基本とし，証に随って生地炭・黄耆・党参・山萸肉・続断炭・菟絲子・桑寄生・紫河車などの健脾補腎薬を加え，機能性子宮出血に用いている。

炒黄芩・苦参・槐花炭・炒地楡・灶心土〔黄土〕・防風などを配合して，大便に血が混じるもの・痔瘡の出血などに用いられる。

③**養血潤燥・滑腸** 阿膠はまた，養血潤燥して滑腸の作用があり，産後の便秘・老人の腸燥便秘・血虚の便秘などに用いられる。

【用量】通常は，4.5～9gである。
【注意】舌苔厚膩・食欲不振・大便溏泄のものには，阿膠は適当ではない。

> **使い分けのポイント**
>
> ①潤肺化痰で使用するときは，**蛤粉で炒**して用いるとよい。止血で使用するときは，**蒲黄で炒**して用いるとよい。滋陰・補血のときは，多くは**生**で用いる（烊化して服用する）。
>
> ②熟地黄・阿膠はどちらも滋陰補血するが，**熟地黄**は補腎陰・填精髄して補血し，**阿膠**は潤肺養肝・補血して滋陰し，止血を兼ねる。
>
> ③**黄明膠（牛皮膠）**の効能は阿膠と似ており，もし阿膠がないときにはこれで代用することができる。ただし補益の力は阿膠に及ばず，活血解毒作用を兼ねる。

何首烏(かしゅう)

【性味】生のものの味は苦・渋，熟製したものは苦・渋にあわせて甘味をもち，性は微温である。
【効能】何首烏のおもな効能は，養血益精・平補肝腎・毛髪や鬚を黒くするなどであり，あわせて潤便滑腸・瘰癧を消す・瘧疾を治すなどの働きがある。

①**養血益精**　何首烏は温めるが燥することなく，補うが膩することなく，性質が穏やかで，長期の服用に適しており，病後の虚弱・陰虚血虧・筋骨軟弱および滋補強壮の丸薬中によく用いられる。

例えば，熟地黄・当帰・白芍・阿膠・白朮などを配合して，肝腎不足・血虚気衰ならびに各種貧血に用いられる。現代の研究により，何首烏は血液の新生を促進する作用をもつことがわかっている。

山茱肉・山薬・芡実・五味子・竜骨・牡蛎・遠志・茯苓などを配合して，腎虚・滑精・遺精・婦人の帯下などの症状に用いられる。

②**潤便滑腸**　老齢・久病・産後の失血などで，津血不足により，腸管の津液が欠乏して伝道が滞り，大便が秘結して通じないものには，何首

烏に当帰・肉蓯蓉・黒胡麻・麻子仁などを配合して，養血潤腸して通便することができる。
　　現代の研究によると，何首烏には腸管の蠕動を促進する働きがあるとされ，虚証便秘の治療に用いられる。
③**平補肝腎**　肝腎虚虧・精血不足・身体衰弱により，鬚や毛髪が栄養不十分で早くから白くなるものには，何首烏に補骨脂・当帰・地黄・枸杞子・女貞子・菟絲子・黒胡麻・旱蓮草などを配合して，丸剤として用いることができる。
④**消瘰癧**＊　気血の流れが滞ることによって発生する瘰癧・癰腫などに対し，生何首烏は気血を調和し，解毒消腫することができ，蒲公英・紫花地丁・連翹・玄参・生牡蛎・夏枯草などと一緒に用いる。
⑤**治瘧疾**　瘧疾の邪が陰分に入り，なかなか治らないものには，何首烏に人参あるいは党参を配合（何人飲）して用いるか，または何首烏25〜30g，甘草3gを煎じて服用する。私はかつてこの経験方に小柴胡湯と白虎湯を組み合わせて随証加減し，原因不明の定期的な悪寒発熱を治療したことがある。

【用量】通常は9〜15gで，重症時には20〜30g用いることもできる。

〈参考〉李時珍の『本草綱目』の記載によると，何首烏には「心痛を止める」働きがある。このため，私は高血圧性心疾患・冠動脈性心疾患・狭心症などの治療の際，弁証論治したうえで何首烏9〜15gを加えることがあり，効果はさらに高くなる。中医でいうところの「心痛」には，胃脘部の疼痛も含まれるため，虚証の胃脘痛にも使用することがある。私は習慣的に，生・熟各半量を用いている。

〈現代薬理〉現代の研究で，何首烏には強心作用があることがわかっており，特に労作性狭心症に対して，その作用はいっそう明らかである。そのうえ，コレステロールが肝臓内に沈着するのを阻止し，動脈アテローム硬化を軽減することができる。私はかつて，冠動脈疾患治療の丸薬のなかに何首烏を加え，患者に長く用いたことがある。

> **使い分けのポイント**
>
> ①**熟地黄**は，滋補肝腎・添精益髄の力は何首烏より勝るが，滋膩がはなはだしく，膩膈して胃を害しやすい。**何首烏**は，不寒不燥で，膩膈することなく，胃も害さず，さらに養血祛風の働きがあり，これは熟地黄の及ばないところである。急いで滋補する必要のあるときには**熟地黄**を用いたほうがよく，長く服用してゆっくり補うときには**何首烏**を用いるのがよい。両者をあわせて用いてもよい。
>
> ②**黄精**もまた補って膩さないが，補中益気・肺胃陰津の潤養に優れる。**何首烏**は滋補肝腎・養血益精に優れる。
>
> ③**首烏藤**（夜交藤）は煎じて**内服**すると，不眠の治療・祛風湿・舒経絡・除痺痛に用いることができる。煎じて**外洗**すると，解毒・和血・祛風の作用により，風瘡・疥癬による痒みに用いることができる。
>
> ④**生何首烏**は消瘰癧・解瘡毒・通便結に用いられ，**製何首烏**は補肝腎・強筋骨・養血・固精に用いられる。

枸杞子（くこし）

【**性味**】味は甘で，性は平である。
【**効能**】枸杞子には滋補肝腎・益精明目の効能がある。
 ①**滋補肝腎**　肝腎不足によって起こる，膝や脚に力が入らない・臍腹の隠痛・陽痿・大便溏泄などの症状に対して，枸杞子に熟地黄・山薬・山茰肉・肉桂・附片・鹿角膠・菟絲子などを配合して用いる（例えば右帰丸）。
 ②**益精明目**　肝腎不足で精血を目に供給できないことにより，目がくらむ・物がぼんやりしてはっきり見えない，などの症状が起こる場合，枸杞子に地黄・山薬・山茰肉・茯苓・沢瀉・菊花などを配合して用いる（例えば杞菊地黄丸）。
 ③**生津止渇**　枸杞子にはまた生津止渇作用があり，天門冬・麦門冬・山薬・玉竹・地黄・知母などを配合して，消渇病に用いることができる。枸杞子には血糖降下作用があることが，現代の研究によりわかって

いる。
【用量】通常は，3〜9gである。
【注意】外感発熱・消化不良で下痢しやすいものには，慎重に用いるべきである。
〈参考〉近年，私は山茱萸の代替〔山茱萸が高価で，使いにくい時期があったためのようである〕として枸杞子・五味子の2味をあわせて用いている。参考にして試していただきたい。

> **使い分けのポイント**
> ①**枸杞葉**は苦甘で涼性であり，上焦の毒熱を清し，茶の代わりに飲むと消渇を止めることができる。枸杞子の根皮はすなわち**地骨皮**であり，虚熱を清し骨蒸を退けることができる。
> ②山茱萸・枸杞子はどちらも滋肝腎の作用があるが，**山茱萸**はあわせて肝胆の火を収め，**枸杞子**はあわせて腎中の陽を益する。
> ③**桑椹**は滋陰補血・益脳潤燥であり，**枸杞子**は滋養肝腎・益精明目である。

沙参
しゃじん

【性味】味は甘・苦で，性は微寒である。
【効能】沙参には養陰・潤肺・清熱の効能がある。
①**養陰潤肺**　「沙参は五臓の陰を補う」との先人の言葉があるが，臨床において体得したところ，肺胃の陰を養う作用が最も明らかだと思われる。肺陰不足によって虚熱を生じ，乾咳で痰が少ない・咽喉の乾燥・咽痛・痰に血が混じる・咳が長引き声が出なくなるなどの症状が現れたものに，沙参に生地黄・知母・麦門冬・天門冬・川貝母・生甘草などを配合して用いる。

　肺は本来燥の性質であるが，燥邪に侵されやすく，燥を悪む。肺燥となると，乾咳で痰が少ない・咽喉が乾燥して痒い・声がかすれる・口や鼻が乾燥する・舌の尖辺部が紅などの症状が現れる。沙参に桑葉・

麦門冬・玄参・生石膏・知母・生地黄・百合・麻子仁・阿膠などを配合して用いることができる。
②**清熱生津**　高熱病後の陰液の消耗や，久病による胃陰虧損で，口舌の乾燥・食欲不振・咽の乾燥と口渇・舌苔剥脱などの症状が現れた場合，沙参に麦門冬・生地黄・石斛・玉竹・玄参・天花粉・生白芍などを配合して用いる。
③**養陰清熱**　沙参は陰虚内熱・肺癆傷陰などに対して，養陰清熱の作用をもつ。例えば，肺癆の咳嗽・午後の潮熱・顴紅盗汗・五心煩熱・乾咳で痰が少ない・身体が痩せる・痰に血が混じる・脈細数などの症状に，生地黄・玄参・鼈甲・秦艽・地骨皮・銀柴胡・貝母・百部・白芨などを配合して用いる。

【用量】通常は，4.5～12gである。
【注意】風寒感冒の咳嗽および肺寒で白痰の多いものには，用いるべきではない。

> **使い分けのポイント**
>
> ①**南沙参**の形状は比較的軽く質が軟らかく，性味は苦寒で，肺火を清して肺陰を益し，あわせて風熱感冒で肺に燥熱があるものにも用いることができる。**北沙参**は，重くて質は堅く，性味は甘涼で，おもに養陰清肺・生津益胃に用いられ，外感証があるものには用いるべきではない。
> 　処方でたんに沙参と書くと，薬局では北沙参を用いることになるので，南沙参を用いるべきときには，「南」の字を記さなければならない。
>
> ②**党参**は甘温で肺胃の気を補い，**沙参**は甘涼で肺胃の陰を補う。
>
> ③**人参**は補陽して陰を生じ，**沙参**は補陰して陽を制する。

麦門冬
（ばくもんどう）

【性味】味は甘・微苦で，性は微寒である。
【効能】麦門冬のおもな効能は，以下の4つである。

①滋陰潤肺　陰虚内熱・焼灼肺津・肺陰不足・肺熱咳嗽・乾咳で痰が少ない・煩熱口渇，あるいは痰に血が混じる・舌紅少津・脈細数などに，麦門冬を用いて滋陰潤肺・清熱治咳することができる。桑葉・杏仁・沙参・麻子仁・阿膠珠・枇杷葉・天門冬などを配合する。肺結核・気管支炎・百日咳などで，陰虚肺熱の咳嗽が現れたものには，みな応用できる。

②養陰清心　心陰虚で，心中煩熱・動悸・落ち着かない・不眠・舌紅・脈細数などの症状があるものには，黄連・阿膠・貝母・生地黄・玄参・丹参・珍珠母・遠志などと一緒に用いる。

　心気心陰両虚で，息切れ・倦怠・口渇して汗が出る・脈が絶えそうなほど微弱で虚脱状態のものには，急いで人参・五味子を一緒に用い（生脈散），益気養陰斂汗（汗は心の液である）し，固脱するべきである。

③生津益胃　麦門冬には，胃陰を養い，津液を生じる作用がある。温熱病ののち，津液を消耗して，胃陰不足で口と咽が乾燥し，食欲不振となり，数日間便秘するものには，玄参・細生地・玉竹・氷砂糖・栝楼・生大黄・麻子仁・枳実などを配合して用いる（例えば益胃湯）。

④潤肺利咽　肺熱で傷陰し，咽喉が乾いて痛み，声がかれて出なくなり，舌が乾いて口渇するものには，玄参・生地黄・桔梗・甘草・山豆根・金果欖・知母などと一緒に用いる。

【用量】通常は，4.5～9 g である。

【注意】腹瀉軟便・舌苔白膩・消化不良のものには，麦門冬を用いるべきではない。

〈参考〉麦門冬に朱砂を混ぜたものを「朱麦冬」あるいは「朱寸冬」といい，寧心安神に用いられる。

> **使い分けのポイント**
>
> ①天門冬・麦門冬はどちらも滋陰するが，**天門冬**は甘苦大寒で，清熱降火に優れ，滋腎陰・降腎火を兼ねる。**麦門冬**は甘で微寒，潤肺寧心に優れ，養胃陰・止煩渇を兼ねる。
>
> ②川貝母・麦門冬はどちらも潤肺止咳に用いられるが，**川貝母**は肺鬱を散じて化痰するのに優れ，あわせて心鬱を開き清熱する。**麦門冬**は滋肺陰して清熱し，あわせて胃陰を養って止渇する。

天門冬
てんもんどう

【性味】味は甘・苦で，性は寒である。

【効能】天門冬は**滋陰清熱**薬としてよく用いられる。

　陰虚火旺で，内熱が上蒸し，肺熱で咳が出て，痰は少なく粘り，咽喉は乾燥し，夜間の口渇がある，あるいは痰に血が混じり，五心煩熱などの症状がある場合，麦門冬・玄参・生地黄・石斛・貝母・蜜枇杷葉・杏仁・藕節・白芨・生石膏・栝楼などを配合して用いる。

　肺腎陰虚による骨蒸労熱・顴紅盗汗・乾咳で痰が少ない・声がかすれるなどの症状が現れたときには，秦艽・白薇・鼈甲・地骨皮・銀柴胡・生地黄・亀甲・黄柏・知母などと一緒に用いる。これらの経験方は，肺結核・肺がん・肺膿腫（後期）などに応用できる。

　肺腎陰虚で，口渇多飲・飲んでも渇きが癒えない・尿が頻繁で多いもの（例えば糖尿病・尿崩症・甲状腺機能亢進症など）には，生地黄・山茱肉・天花粉・知母・沙参・麦門冬・五味子・烏梅・枸杞子などと一緒に用いる。

【用量および注意事項】用量と注意事項は麦門冬と同様である。

> **使い分けのポイント**
>
> 　石斛・天門冬はどちらも滋腎陰の作用をもつが，**石斛**は養胃生津を兼ね，**天門冬**は清肺潤燥を兼ねる。

石斛
せっこく

【性味】味は甘・淡で，性は涼である。

【効能】石斛には滋陰養胃・清熱生津・益腎・壮筋骨などの効能がある。

　①**滋陰養胃**　温熱病の後期で，高熱により陰津受傷となり，口舌の乾燥・

食欲不振・舌紅・舌苔黄黒などの症状が現れた場合，石斛の滋養胃陰・清熱生津・止渇除煩の働きを用いることができる。

ただし温熱病の治療に用いるときには，時期が早すぎないように注意しなければならない。これは滋補により邪が留まるのを避けるためである。

②**清熱生津**　陰虚内熱で，乾咳・盗汗・微熱・口渇・舌紅・脈細数などの症状が現れた場合，生地黄・麦門冬・百合・秦艽・銀柴胡・地骨皮などを配合して用いる。

③**益腎・壮筋骨**　腎精不足によって目がくらみ，視力低下が起こった場合，生地黄・熟地黄・山茱肉・草決明・沙苑子・地骨皮・菊花・枸杞子などと一緒に用いる。市販されている「石斛夜光丸」や「石斛明目丸」などは，目のくらみ・視力低下に常用されている中成薬である。

また，腎虚により両脚が麻痺して力が入らないものには，牛膝・黄柏・続断・熟地黄・山薬・秦艽・薏苡仁・木瓜などを配合して用いる。

【**用量**】通常は，乾石斛6〜12g，鮮石斛15〜30gである。

【**注意**】舌苔厚膩・大便溏軟のものには慎重に用いる。

〈**現代薬理**〉現代の研究により，金釵石斛は，ブドウ球菌抑制作用，急性胆嚢炎による高熱を迅速に退かせる作用，胃液分泌を促進して消化を助ける作用などを有することがわかっている。

使い分けのポイント

①玉竹と石斛はどちらも養陰するが，**玉竹**は甘平滋潤で，肺胃の陰を養って燥熱を除き，補うが膩とならない。**石斛**は腎中の浮火を清して元気を摂し，胃中の虚熱を除いて煩渇を止め，清のなかに補を有し，補のなかに清を有する。

②**金釵石斛**は養胃陰・補腎精に優れ，**霍石斛**は老人・虚弱者・陰液不足のものによく用いられ，**鮮石斛**は清熱生津・解渇の力に優れ，温熱病に多く用いられる。現在は，**乾石斛（川石斛）**・鮮石斛・霍石斛が多く出回っている。石斛にはいくつもの種類があるが，その治療効果はだいたい同じである。

玉竹（ぎょくちく）

【性味】味は甘，性は平である。

【効能】玉竹には**益陰潤燥・生津止渇**の効能がある。

　肺胃陰傷あるいは燥邪傷肺によって起こる咳嗽・痰が少ない・咽や舌の乾燥・燥熱口渇などの症状に，沙参・麦門冬・桑葉・杏仁・石斛・玄参などと一緒に用いられることが多い。

　温熱病の後期で，高熱により胃陰を消耗することによって現れる，口渇・舌の乾燥・食欲不振・胃部不快感などの症状に，玉竹に沙参・石斛・麦門冬・氷砂糖・生麦芽などを配合して用いる。

【用量】通常は6〜12gで，特に必要な場合には，15〜30g用いることができる。

〈現代薬理〉現代の研究により，玉竹には血糖降下作用があることがわかっている。

> **使い分けのポイント**
>
> **天門冬**の滋陰は肺腎に優れ，性は寒で胃に滞る。**玉竹**の養陰は肺胃に優れ，性は平で胃を害することなく，胃陰を養うが脾陽を害することがない。

黄精（おうせい）

【性味】味は甘で，性は平である。

【効能】黄精のおもな効能は，補脾気・養胃陰・潤心肺である。

①**補脾気**　黄精に，白朮・党参・茯苓・甘草・陳皮・麦芽・穀芽などを配合して，脾胃虚弱・食欲低下・精神疲労・四肢を動かすのがだるい・脈が虚軟で無力などの症状に用いることができる。

　黄精の性質は穏やかで，長期の服用や病後の養生に適している。先

人の経験に，「黄精は人参・黄耆に代わり，玉竹は人参・地黄に代わる」というものがあり，臨床で応用する際の参考にしていただきたい。
② **養胃陰**　高熱病ののち，胃陰が受傷して，口が渇き食べたがらない・少食で便が乾燥する・飲食物の味がしない・舌紅少苔などの症状があるものに，玉竹・麦門冬・沙参・氷砂糖・生麦芽などを配合して用い，養陰開胃する。
③ **潤心肺**　心肺陰虚によって，咳嗽・痰が少ない・息切れして力がない・口乾・よく眠れない・多夢などの症状が現れたものに，麦門冬・貝母・沙参・遠志・杏仁・茯神・酸棗仁などを配合して用いる。
④ **その他**　蔓荊子・草決明などを配合して，補肝明目することができる。
　　枸杞子・菟絲子などを配合して，補腎益精することができる。
　　杜仲・続断などを配合して，筋骨を助ける。
　　羌活・独活などを配合して，風湿を除く。

【用量】通常は，6～9gである。
【注意】陰盛・気滞のものには黄精の使用を避ける。

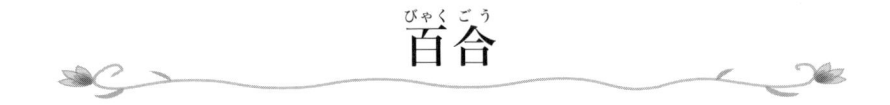

百合 (びゃくごう)

【性味】味は甘，性は平である。
【効能】百合は潤肺止咳薬・清心安神薬としてよく用いられる。
① **潤肺止咳**　生地黄・麦門冬・沙参・貝母・梨皮などを配合して，陰虚肺燥の咳嗽に用いる。
　　沙参・五味子・馬兜鈴・訶子・麦門冬などを配合して，咳が長引いてなかなか治らないもの，肺陰虚で肺気浮散となった証（咳が長引き，すでに実邪はない・のどが渇き痰が少ない・息切れ（微喘））に用いる。
② **清心安神**　麦門冬・蓮子・遠志・黄連・阿膠・玄参などを配合して，熱病後の余熱が退かず意識がぼんやりしたもの，陰虚の心煩・不眠に用いる。
③ **その他**　上記以外に，百合には益気調中作用もある。

百合30gに烏薬を9g配合したものを百合湯といい，胃痛がなかなか治らないものに用いられる。私はいつも，百合30g，烏薬9g，丹参30g，檀香6g（後下），草豆蔲9g，高良姜9g，香附子9g，川楝子6gを基本処方とし，随証加減して，潰瘍による長期の胃痛で，虚実があわせてみられ，寒熱夾雑し，気血のどちらにも病がある証候に対して，しばしば満足のいく治療効果を得ている。

【用量】通常は9～12gで，必要時には25～30g用いることができる。

【注意】外感咳嗽時には百合を使用するべきではない。

> **使い分けのポイント**
>
> ①**五味子**の味は酸で収斂作用があり，肺気の浮散を治療する。**百合**は甘斂潤肺で，肺陰の虚燥を治療する。
>
> ②**百部**は温肺化痰して嗽を治し，あわせて殺虫作用もある。**百合**は甘斂潤肺して嗽を治し，あわせて寧心作用もある。

女貞子
（じょていし）

【性味】味は甘・苦，性は平である。

【効能】女貞子のおもな効能は，**滋補肝腎・清熱明目**である。

　何首烏・桑椹・生地黄・杜仲・山薬・旱蓮草・枸杞子などを配合して，肝腎陰虚によって起こる，陰虚発熱・若年性白髪・目がかすんでくらむ・耳鳴り・難聴・歯のぐらつき・腰や膝がだるく痛む，などの症状に用いることができる。

　桑椹・旱蓮草を配合して蜜で作った丸剤は，身体の衰弱・慢性虚損による諸々の証に長く用いることができる。

【用量】通常は，6～9gである。

【注意】胃に寒のあるものや老人に女貞子を用いるときには，補脾して胃を暖める薬（例えば白朮・陳皮・草豆蔲など）をいくらか加えるべきである。

> **使い分けのポイント**
>
> ①**女貞子**の性質は穏やかで，補陰するが膩滞せず，長く服用するのに適している。**生・熟地黄**のように膩滞しやすいということはないが，滋陰の力は生・熟地黄には及ばない。
>
> ②**何首烏**は肝腎を補い，毛髪や鬚を黒くし，血分に入りやすく，性は微温である。**女貞子**も肝腎を補い，毛髪や鬚を黒くするが，気分を清し，性は微涼である。

旱蓮草
（かんれんそう）

【性味】味は甘・酸で，性は平である。

【効能】旱蓮草はおもに滋補肝腎薬として用いられ，あわせて涼血止血作用ももつ。

①**滋補肝腎**　旱蓮草に女貞子を配合したものを二至丸といい，肝腎陰虚による若年性の白髪や頭髪が抜けたりするものによく用いられる。丸剤を作るときに桑椹汁を加えてもよい。

②**涼血止血**　生地黄・玄参・白茅根・黄柏炭・大薊・小薊・瞿麦・沢瀉などを配合して，血尿に用いる。

　　生石膏・知母・黄芩・白芨・藕節炭などを配合して，吐血に用いる。

　　槐角・地楡・槐花炭・黄柏・防風などを配合して，血便に用いる。

　　桑寄生・続断炭・白朮・棕櫚炭・艾葉炭・当帰炭・阿膠などを配合して，崩漏に用いる。

　　近年，再生不良性貧血・機能性子宮出血・紫斑病などに対する方剤において，随証により旱蓮草を用いている。

【用量】通常は9gで，特別に必要な場合には15〜30g用いることもできる。

> **使い分けのポイント**
>
> 旱蓮草には墨（黒）旱蓮と紅旱蓮がある。**墨旱蓮**は補腎・滋陰・止血に優れ，**紅旱蓮**は涼血・活瘀・清熱に優れ，あわせて瘡瘍も治療する。処方上で旱蓮草と書いてあれば，一般的には墨旱蓮を用いる。

桑椹(そうじん)

【性味】味は甘，性は涼である。
【効能】桑椹は**滋陰補血**薬として用いられる。

　「桑椹膏」という中成薬が市販されており，1日2回，1回9〜15gを熱湯に溶かして服用する。滋補肝腎・聡耳明目の働きがある。

　麦門冬・沙参・玉竹などを配合して，陰虚津少によって起こる口渇・舌の乾燥・大便乾渋などの症状に用いられる。

　桑椹には，黒と白の2種がある。**白桑椹**（未成熟のもの）の効力は弱く，**黒桑椹**（成熟したもの）の効力は強い。何首烏・旱蓮草・女貞子などを配合して，陰血虚によって起こる，若年性の白髪や脱毛などに用いられる。

【用量】通常は，6〜9gである。
【注意】腹部に寒があるもの，大便溏軟のものには，使用を避ける。

黒胡麻(くろごま)

【性味】味は甘で性は平である。
【効能】黒胡麻は滋補肝腎薬であり，補精・潤燥・滑腸などの効能がある。
　①**滋補肝腎**　枸杞子・菊花・熟地黄・山萸肉・（白）蒺藜などを配合して，肝腎不足によって起こる頭暈や目のかすみに用いる。

　何首烏・桑椹・旱蓮草・女貞子・生地黄などを配合して，肝腎不足

による若年性白髪に用いる。
②潤燥・滑腸　黒胡麻には油脂が多く含まれるため，潤腸通便作用をもつ。当帰・桃仁・肉蓯蓉・麻子仁などを配合して，津枯血燥の便秘に用いる。

【用量・用法】通常は，9～12ｇである。丸剤として用いられることが多い。
【注意】大便溏軟・口渇・焼けるような歯痛のものには用いるべきではない。

> **使い分けのポイント**
>
> **何首烏**は毛髪や髯を黒くして，養血を兼ね，**黒胡麻**は毛髪や髯を黒くして，潤便を兼ねる。

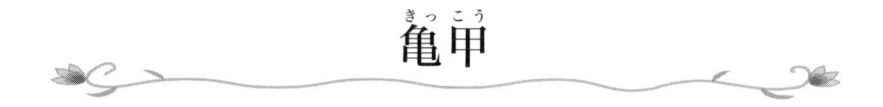

亀甲（きっこう）

【性味】味は鹹・微甘，性は涼である。
【効能】
①滋陰潜陽　滋陰潜陽薬として，滋陰をおもな働きとする。

例えば，陰虚によって起こる骨蒸労熱・盗汗・肺癆咳嗽・咳血などの症状に亀甲（伝統的には亀板が用いられる）を用いて，滋陰養血して虚熱を清し，滋補肝腎して根本を丈夫にする。熟地黄・生地黄・知母・黄柏・猪脊髄・天門冬・麦門冬・玄参・沙参などを配合して用いる。

温熱病で高熱が長い間退かず，陰液が消耗して陰虚液燥・虚風内動となり，手足の軽い痙攣・舌乾無津・午後の微熱・夜間の煩躁・脈細かつ弦数などの症状が現れた場合，亀甲に麦門冬・白芍・阿膠・釣藤鈎・鼈甲・生牡蛎などを配合して用い，滋陰養液・潜陽熄風する。三甲復脈湯・大定風珠・小定風珠など（『温病条弁』の方剤）がよく用いられる。

肝腎陰虚・肝陽上浮によって頭暈・目眩・耳鳴り・煩躁して怒りっぽい・突発性の発熱，偏頭痛などの症状が現れたものには，亀甲で滋陰潜陽して肝熱を収降させる。白芍・生地黄・生牡蛎・生石決明・菊花・黄芩および六味丸などと一緒に用いる。

②**補腎強骨・滋肝栄筋**　肝は筋を主り，腎は骨を主る。肝腎不足によって起こる，筋骨が萎えて弱る・腰がだるく足に力が入らない・歩行不能・猫背・鳩胸・小児の泉門の不合などに，亀甲を用いて補腎強骨・滋肝栄筋することができる。牛膝・山薬・山萸肉・補骨脂・胡桃肉・杜仲・続断・地黄などを配合して用いる。

③**滋陰涼血**　亀甲には滋陰涼血作用がある。陰虚火旺で血熱妄行となって起こる月経過多・崩漏・咳血・衂血などの症状に，生地黄・玄参・阿膠・黄芩・白芍・黄柏・白茅根・側柏炭・棕櫚炭などを配合して用いる。

④**その他**　亀甲は鹹味で軟堅の作用があり，あわせて通任脈・和血絡の働きもあるため，癥瘕癖塊を消散する作用をもつ。

　血虚気滞・邪気の経脈血絡への鬱滞により，腹中に癥瘕癖塊ができたものに，鼈甲・赤芍・生牡蠣・紅花・桃仁・山楂核・鬱金・柴胡・香附子・莪朮・三稜などと一緒に用いる。近年，よくこの方法で肝脾腫大を治療している。

【用量・用法】通常は9～25gで，必要時には30～60g用いることもできる。砕いて先に煎じる必要がある。

【注意】舌苔膩・食欲不振のものには，慎重に用いるべきである。

使い分けのポイント

①亀甲を煮詰めた膠を「**亀甲膠**」といい，性味は甘平で，滋陰補血作用は亀甲よりさらに強く，あわせて止血作用ももつ。ただし，血脈を通じ癥瘕を消す力は亀甲ほどではない。

②**鹿茸**は通督脈・補腎陽に優れ，**亀板**は通任脈・補腎陰に優れる（亀板は通任脈するが，亀甲にはその働きはない。これにはなお，臨床データの蓄積が必要である）。

③**玳瑁**は平肝鎮驚に長じており，その効力は潜・降に優れる。**亀甲**は補陰降火に長じ，その効力は滋・収に優れる。

④**鹿角膠**は陰中の陽を補い，督脈の血を通じる。**亀甲膠**は孤陽の汗を収め，脱しそうな陰を安じる。両者をあわせて用いることもでき，製品となっているものもある（亀鹿二仙膠という）。

鼈甲 (べっこう)

【性味】味は鹹，性は涼である。

【効能】鼈甲は滋陰清熱薬としてよく用いられる。あわせて軟堅散結の働きもあり，平肝潜陽も兼ねる。

①**滋陰清熱** 陰虚内熱で，骨蒸労熱・盗汗・顴紅・肺癆の乾咳・痰に血が混じるなどの症状に，鼈甲で滋陰清熱することができ，銀柴胡・秦艽・青蒿・地骨皮・知母・当帰・烏梅・白芍・生地黄・玄参などを配合して一緒に用いる。

②**軟堅散結** 瘧疾がなかなか治らず，左脇下に硬い塊ができるのを「瘧母(ぎゃくぼ)」（脾腫大）という。鼈甲は鹹味で軟堅の作用があり，散結消癥することができる。鼈甲を酢炙して粉末にし，1回3gを1日2〜3回服用する。また，柴胡・黄芩・党参・半夏・桃仁・牡丹皮・射干・生牡蛎・三稜・莪朮などを配合して一緒に用いることもできる。

　張仲景の『金匱要略』のなかに「鼈甲煎丸」という瘧母治療専門の方剤がある。近年，この丸剤を脾臓肥大治療に用いて，一定の効果を得ている。

③**その他** 婦人が経閉＊して，気血の流通が悪くなり，腹中に瘀積血滞して癥塊が生じたものに対し，鼈甲に桃仁・紅花・当帰尾・赤芍・生大黄・三稜・莪朮・桂枝・炙穿山甲などを配合して用い，通経消癥する。

【用量・用法】通常は9〜15gで，重症時には30gまで用いることもできる。湯液で用いる場合は「先煎」にするべきである。

【注意】陰虚内熱がないもの，消化不良のもの，腸が冷え便泄のものには使用を避ける。

使い分けのポイント

①**亀甲**は腎に入って滋陰する作用があり，補益の力は鼈甲より強い。**鼈甲**は肝に入って退熱する作用があり，散結の力は亀甲より強い。

②**牡蛎**は痰結を化し瘰癧を消すのに優れ，**鼈甲**は脇満を除き瘧母を散ずるのに優れる。

鹿茸
（ろくじょう）

【性味】味は甘・鹹，性は温である。
【効能】鹿茸には**補腎陽・強筋骨・益精髄・養血**などの効能があり，腎虚で腰が冷える・四肢がだるく痛む・頭暈*・目眩*・遺精・陽痿*などの虚損衰弱の証に用いられる。

小児の元陽不足で，発育が遅い・寒がって力がない・両足が萎えて弱り，歩行が困難などの症状のものに対して，六味地黄丸中に鹿茸・南五加皮・淫羊藿・補骨脂・続断などを加えて，丸剤として用いる。

【用量・用法】鹿茸は湯液に入れず，通常粉末としてカプセルに入れて服用する。1回0.6～1.5g，1日1～2回湯で飲むか，湯液に溶かして服用する。また，しばしば丸剤に入れて用いる。

鹿角膠
（ろっかくきょう）

【性味】味は甘，性は温である。
【効能】鹿角膠のおもな効能は**温補下元・陰中の陽を補う・督脈の血を通じる・精血を生ずる・血崩を止める**などである。効能は鹿茸とだいたい同じであるが，補う力は緩慢であり，長期間の服用で効果がある。

崩漏*帯下・虚性出血および陰疽*（紅・腫・熱・痛の腫塊がない）によく用いられる。

例えば，阿膠・当帰炭・蒲黄・烏賊骨などを配合して，虚寒性の崩漏・帯下に用いる。

杜仲・肉蓯蓉・淫羊藿などを配合して，陽痿に用いる。

熟地黄・山茱肉・山薬・茯苓などを配合して，小児の発育不良などに用いる。

人参・黄耆・当帰・熟地黄などを配合して，温補気血・滋養精血・強

壮身体の目的で用いる。

麻黄・熟地黄・白芥子・肉桂などを配合して，陰疽に用いる（例えば陽和湯）。

【用量・用法】通常は6～9gで，烊化して服用する。

使い分けのポイント

①**鹿角**は活血消腫の力が鹿角膠より強く，**鹿角膠**は滋補止血の力が鹿角より強い。

②亀甲膠もまた滋補薬であるが，**亀甲膠**は滋陰に用いられ，**鹿角膠**は補陰に補陽も兼ねる。両者を一緒に用いることで，陰陽ともに補うことができる。

鹿角
（ろっかく）

【性味】味は鹹，性は温である。

【効能】鹿角は**補腎陽・益精血**の薬で，その作用は鹿茸とほぼ同じであるが，作用がやや緩やかで弱く，鹿茸の代用品とすることができる。

鹿茸は峻補肝腎薬としてよく用いられ，補う力は鹿角より強い。鹿角の補肝腎の作用はやや緩やかで弱いが，活血・散瘀・消腫毒の作用は，かえって鹿茸よりも強い。

例えば，杜仲・続断・補骨脂・附片などを配合して，腎陽虚衰による腰痛に用いられる。

金銀花・連翹・穿山甲・紅花・赤芍などを配合して，瘡瘍＊腫毒に用いられる。

【用量・用法】通常は3～9gで，必要時には15gまで用いることができる。粉末にして水または湯に溶いて服用する場合は，1回0.9～2.5g，1日に2～3gである。

鹿角の処方名は**鹿角鎊**あるいは**鹿角片**で，湯薬に入れて煎服するか，粉末にして水または湯に溶いて服用するか，あるいは丸剤に入れて用いる。

> **使い分けのポイント**
>
> **生**で用いると助陽活血・散瘀消腫に優れ，**炙熟**あるいは煮詰めて**膠**にして用いると，温補肝腎・滋養精血に優れる。

鹿角霜
（ろっかくそう）

【性味】味は鹹，性は温である。鹿角霜とは鹿角を煮詰めて膠にした残渣である。

【効能】鹿角霜の**温補**の力は鹿角や鹿角膠に比べて弱い。脾胃虚寒・食少軟便などの証に用いられる。また，鹿角や鹿角膠の代用品として用いられることもある。ただし，用量をこれらよりも多めにする必要がある。

【用量】通常は6～9gで，特別な場合には20～25g用いることもできる。

巴戟天
（はげきてん）

【性味】味は辛・甘で，性は温である。

【効能】巴戟天のおもな効能は補腎陽で，強筋骨・祛風湿作用も兼ねる。

①**補腎陽**　腎陽虚による性機能不全，例えば陽痿・早泄などに，熟地黄・山薬・淫羊藿・枸杞子などを配合して治療する。

　肝腎虚寒による少腹部の冷痛・寒疝・腰仙部のだるい痛みなどに，烏薬・呉茱萸・胡芦巴・補骨脂・小茴香・続断などと一緒に用いる。

②**強筋骨・祛風湿**　巴戟天は強筋骨・祛風湿作用を兼ねるため，風寒湿痺により起こる腰膝の疼痛，あるいは足の筋肉が次第に弱くなる，痩せるなどの症状に，桑寄生・独活・肉桂・附子・牛膝・続断・木瓜・当帰・党参などを配合して治療する。

【用量】通常は，3〜9gである。

> **使い分けのポイント**
> ①**淫羊藿**は補腎陽の作用があり，腎経気分に入り，燥性がある。**巴戟天**も補腎陽の作用をもつが，腎経血分に入り，燥性は比較的少ない。
> ②**肉蓯蓉**は補腎陽に潤燥通便の作用を兼ね，**巴戟天**は補腎陽に祛風寒湿痹の作用を兼ねる。

淫羊藿（いんようかく）

【性味】味は辛・甘，性は温である。
【効能】淫羊藿は補腎陽薬としてよく用いられ，強筋骨・祛風湿作用を兼ねる。

①**補腎陽** 淫羊藿は峻補腎陽の作用があり，性機能を高めて陽痿を治療する。熟地黄・仙茅・肉蓯蓉・枸杞子・巴戟天・沙苑子・山茱肉・鎖陽・陽起石・羊睾丸などと一緒に，丸剤にして服用する。また，淫羊藿はを酒に浸して（10％濃度にする）飲用してもよい。

②**強筋骨・祛風湿** 淫羊藿の性味は辛温で，風寒を祛い，肝腎を補って筋骨を丈夫にする。

風寒湿によって起こる四肢肌膚のだるい痛み・麻痺して感覚がない，あるいは関節痛・脚に力が入らないものに，威霊仙・蒼耳子・肉桂・附子・川芎・独活・続断などと一緒に用いる。煎じて服用するか，あるいは細かい粉末にして温かい酒で1銭〔約3g〕を1日2回服用する。

私はかつて，淫羊藿に熟地黄・山茱肉・山薬・茯苓・附子・肉桂・巴戟天・肉蓯蓉・牛膝・続断・杜仲などを配合して用い，脊髄癆・脊髄炎などによる，両脚が麻痺したり力が入らない，二便のコントロールができない，などの症状に，一定の効果を得ている。

【用量】通常は3〜9gで，特に必要なときには12〜15g用いることもできる。

【注意】性欲亢進のものには使用を避ける。
〈現代薬理〉現代の研究により，淫羊藿には精液分泌促進作用のあることが報告されている。

> **使い分けのポイント**
>
> ①**枸杞子**は補腎益精の作用があり，腎精が虚しているものに用いられ，**淫羊藿**は補腎助陽の作用があり，腎陽虚のものに用いられる。
> ②**仙茅**は，補腎陽に脾胃の運化を助ける働きも兼ね，食欲を増進させる。**淫羊藿**は，補腎陽に風湿を祛い筋骨を強める働きを兼ね，風冷により四肢の感覚がなくなるものを治す。

仙茅 (せんぼう)

【性味】味は辛，性は温で，小毒がある。
【効能】仙茅はおもに，温腎壮陽薬として用いられ，胃を温める効能も兼ねる。
 ①温腎壮陽　腎陽虚で，陽痿・腰や膝が冷えて痛む・老齢の遺尿などの症状に，仙茅に熟地黄・山茱肉・淫羊藿・枸杞子・五味子・続断などを配合して用いる。
 ②暖胃　胃脘部の冷気による脹痛，あるいは胃酸が上がる，食欲不振などの症状に，砂仁・呉茱萸・木香・高良姜などと一緒に用いる。
 ③その他　近年は，仙茅に仙霊脾（淫羊藿）・巴戟天・黄柏・知母・当帰などを配合して（二仙湯という），高血圧で腎虚証のものの治療に用い，一定の効果を得ている。
【用量】通常は，3～9gである。

補骨脂
ほこつし

【別名】破故紙(はこし)

【性味】味は辛・苦，性は大温である。

【効能】補骨脂のおもな効能は，補腎陽・固下元・暖脾胃・止泄瀉などである。

①補腎陽・固下元　腎陽虚によって起こる陽痿・性機能低下・腰や膝の冷痛・陰嚢の湿冷・下腹部の虚冷などの症状に，胡桃肉・杜仲・陽起石・続断・附子・熟地黄などを配合して用いる。

　腎は下元を主り，腎陽虚は下元不固を引き起こして遺尿・頻尿・尿失禁などの症状となる。この場合，桑螵蛸・菟絲子・烏薬・益智仁などと一緒に用いる。

　補骨脂は，炒って砕きやすくして粉末にし，寝る前に服用してもよい。

　私はかつて，補骨脂に桑螵蛸・覆盆子・烏薬・益智仁・熟地黄・山萸肉・炒鶏内金・茯苓・煅竜骨・煅牡蛎・桑寄生などを配合して，青少年や成年の頑固な遺尿の治療に用い，満足のいく効果を得たことがある。

②暖脾胃・止泄瀉　脾胃虚寒による消化不良・慢性泄瀉などの症状に，肉豆蔻・大棗・生姜（二神丸）・茯苓・白朮などと一緒に用いる。

　補骨脂は温腎かつ暖脾するので，脾腎陽虚による「五更泄」（毎日明け方にある下痢のことで，鶏鳴泄ともいう）に最適である。呉茱萸・五味子・肉豆蔻（四神丸）などを配合して一緒に用いられる。私はいつも，四神丸を基本として随証により炒山薬・訶子・茯苓・白朮・附子・炮姜などを加え，慢性痢疾・慢性腸炎・腸結核などの泄瀉の治療に用い，一定の効果を得ているので，参考にしていただきたい。

【用量】通常は，3～9gである。

【注意】

①血尿・便秘のもの，あるいは妊婦には，慎重に用いるべきである。

②急性泌尿器系感染による頻尿には，用いるべきではない。

> **使い分けのポイント**
>
> 　肉豆蔲と補骨脂はどちらも泄瀉を止めることができるが，**肉豆蔲**は，脾陽を助け脾湿を燥して渋腸止泄するのに対し，**補骨脂**は，補腎暖脾して固腸止泄する。

肉蓯蓉
にくじゅよう

【性味】味は酸・鹹で，性は温である。
【効能】肉蓯蓉はおもに補腎陽薬として用いられ，潤腸通便作用も兼ねる。
　①補腎陽　肉蓯蓉の質は油潤で，腎陽を補って燥性はない。

　　熟地黄・菟絲子・杜仲・山薬・巴戟天・淫羊藿などを配合して，腎虚による腰痛・膝に力が入らない・陽痿・性機能低下・眩暈＊・耳鳴りなどの症状に用いる。当帰・川芎・白芍・艾葉・香附子・続断などを配合して，腎気虚寒の月経後期・子宮寒冷・なかなか妊娠しないなどの症状に用いる。

　②潤腸通便　熟地黄・当帰・桃仁・麻子仁・黒胡麻などを配合して，老齢や産後の気血衰弱・津液欠乏による大便乾秘に用いる。

【用量】通常は6〜12gで，必要時には15〜30g用いることもできる。
〈現代薬理〉現代の研究により，肉蓯蓉には血圧を下げる作用があることがわかっている。また，膀胱炎・膀胱出血および腎臓出血の止血薬としても用いられる（私の意見としては，止血に用いるときには，涼血薬と一緒に用いるのが一番よい。あるいは，下虚性の出血にだけ用いるとよい）。

> **使い分けのポイント**
>
> 　**麻子仁**は滋脾潤腸作用によって通便させ，**肉蓯蓉**は滋腎潤燥作用によって通便させる。

益智仁
（やくちにん）

【性味】味は辛，性は温である。
【効能】益智仁のおもな効能は，温脾腎・燥脾湿・摂涎唾・縮小便である。

①**温脾腎・燥脾湿**　脾胃虚寒による腹部の冷痛・嘔吐泄瀉・涎が多く胃酸が上がるなどの症状に，益智仁の補脾陽・燥脾湿の働きを利用することができ，白朮・黄耆・砂仁・木香・茯苓などと一緒に用いられる。

②**摂涎唾**　益智仁には摂涎唾作用がある。

　私はかつて，26歳の男性が，毎晩枕の片面が湿って，毎日枕を洗わなければならないほどのひどい涎で，2～3年とても苦しんでいるのを治療したことがある。益智仁に蒼朮・茯苓・訶子・半夏・陳皮などを随証加減により配合して，5～6剤服用してもらったところで涎は止まった。

③**縮小便**　益智仁に烏薬を配合して粉末にし，山薬糊で丸剤としたものを，縮泉丸という。遺尿・小便頻数・夜間尿が多いなどの症状に，1日2回，2銭〔約6g〕ずつを湯で服用する。桑螵蛸・五味子・山茱肉・補骨脂などを加えて用いると，効果はさらに高くなる。

④**その他**　補骨脂・肉豆蔲などを配合して，脾腎虚瀉に用いる。高良姜・丁香などを配合して，胃寒嘔吐（水や涎状の多いもの）の治療に用いる。

【用量】通常は，3～9gである。
【注意】あらゆる燥熱証および尿が赤黄色で尿道痛のある頻尿のものはみな，益智仁の使用には適さない。

> **使い分けのポイント**
>
> 　**覆盆子**は渋性が強く，補腎縮小便の作用が益智仁より優れている。**益智仁**は燥性が強く，燥脾摂涎唾の作用が覆盆子より優れている。

菟絲子
と　し　し

【性味】味は甘・辛，性は温である。
【効能】菟絲子はおもに**補肝腎**薬として用いられる。

菟絲子は肝腎不足による腰や膝の痛み・陽痿や遺精・視力低下・尿がポタポタ滴るなどの症状に対して，よく用いられる。

例えば，五味子・蓮子肉・遠志・芡実などを配合して，遺精に用いる。

沙苑子・淫羊藿・枸杞子・巴戟天などを配合して，陽痿に用いる。

草決明・枸杞子・菊花・車前子・青葙子・熟地黄・生地黄などを配合して，視力低下に用いる。

菟絲子は補肝腎・益精血・強腰膝・固下元の作用をもつことから，近年は，機能性子宮出血・習慣性流産・再生不良性貧血などに対して，弁証論治したうえで菟絲子を加えて用いている。

【用量】通常は，9〜12gである。

> **使い分けのポイント**
>
> **蛇床子**の補腎は助腎陽に優れ，あわせて外用により祛湿して陰痒の治療に用いられる。**菟絲子**の補腎は益精に優れ，温めるが燥せず，外用にはあまり用いられない。

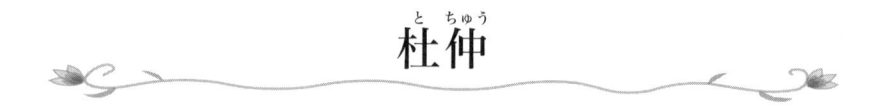

杜仲
と　ちゅう

【性味】味は甘・微辛で，性は温である。
【効能】杜仲は補肝腎・強筋骨・壮腰膝の薬物としてよく用いられ，あわせて安胎作用ももつ。

①**壮腰膝**　腎は腰膝を主り，肝は筋を主り，腎は骨を主る。

例えば，肝腎虚弱による腰痛や，膝や足に力が入らないものには，

杜仲の補肝腎・強筋骨作用によって腰膝を益することができ，熟地黄・続断・懐牛膝・山薬・山茱肉・補骨脂などと一緒に用いる。

腰や膝が冷たく，温めるのを好み冷やすのを嫌うものには，附片・肉桂・淫羊藿などを加えるとよい。

②**補肝腎・安胎**　妊婦で，腎虚により胎動（妊娠2～3カ月で，腰痛がある，胎児が動いて堕りそうになる，身体の下部に力がない，あるいはあわせて尺脈弱であるなど）になったものには，杜仲の補腎安胎の働きを利用し，桑寄生・続断・白朮・熟地黄・白芍・紫蘇梗・当帰などと一緒に用いる。

腎虚による胎漏（妊婦の子宮出血）は，杜仲炭に，続断炭・当帰・白芍・阿膠・艾葉炭などを配合して治療する。

③**強筋骨**　傷科〔外傷疾患を治療する科〕では，杜仲と続断を一緒に用いることが多い。先人の経験により，杜仲は筋骨の離開した部分の結合を促進し，続断は筋骨の切断した部分の接続を促進することが知られており，両者をあわせて用いると，効果が増強する。内科でも両者はよく一緒に用いられ，補肝腎・強筋骨・壮腰膝作用を強めることができる。

【用量】通常は，3～9gである。

【注意】腎陰不足で虚熱があるものには用いるべきではない。

〈参考〉杜仲は温性で燥湿し，腎経の気分に入る。熟地黄を用いて補腎するとき，いくらかの杜仲を加えると，補っても膩滞することがなくなる。

〈現代薬理〉現代の研究により，杜仲には血圧降下作用があることが証明されている。炒杜仲の降圧作用はより強く，煎剤はチンキに比べてより作用が強い。熱証のあるものには黄芩を配合して用いるとよい。

> **使い分けのポイント**
>
> 　桑寄生と杜仲はどちらも腰痛を治すが，**桑寄生**は祛風湿・益血脈の作用により，腎経の血虚・風湿乗襲による腰痛に用いられる。**杜仲**は温気・燥湿の作用により，腎経の気虚・寒湿交侵による腰痛に用いられる。
>
> 　また，桑寄生と杜仲はどちらも安胎作用があるが，**桑寄生**は肝腎血脈を益し，筋骨を補って胎を牢固にし，**杜仲**は肝腎の気を補って充足させることで胎はおのずから安定する。両者はよく一緒に用いられる。

続断(ぞくだん)

【性味】味は苦・辛で，性は微温である。

【効能】続断のおもな効能は，補肝腎・続筋骨・通血脈・利関節・安胎である。以下の各種の状況でよく用いられる。

①**腎虚腰痛**　腎虚による腰痛や足に力が入らないもの，歩行困難などの症状に，杜仲・狗脊・懐牛膝・生地黄・熟地黄・製附片などを配合して用いる。補肝腎・壮筋骨・利関節の作用で止痛することができる。

②**打撲傷**　打撲傷・筋骨折断・外傷腫痛などに，当帰・川芎・乳香・没薬・三七・杜仲・牛膝・骨砕補などと一緒に用いて，消腫止痛・接続筋骨することができ，組織再生を促進する効果がある。

③**胎動・胎漏**　妊娠2〜3カ月で胎児が動いて堕りそうになるのものに，桑寄生・杜仲・白朮・当帰などと一緒に用いて，固腎安胎することができる。胎漏〔妊婦の子宮出血〕で胎動不安*となったものには，炒炭した続断に，当帰・白芍・生地黄・杜仲炭・阿膠・艾葉炭などを配合することで，止血安胎として働く。

④**その他**　近年では，腰の疲労による痛み・ぎっくり腰・腎炎・泌尿器系感染などで腰痛となったものに，随証により続断を選んで用いている。

【用量】通常は5〜10gで，特に必要な場合には，25〜30g用いることもできる。

> **使い分けのポイント**
>
> ①**杜仲**は腎経気分に入り，腰膝のだるい痛みを治す。**続断**は腎経血分に入り，腰膝の関節不利や動きにくいものを治す。両者はよく一緒に用いられる。
>
> ②**狗脊**は督脈にも入り，腰脊部のこわばって痛むものを治療し，祛風湿を兼ねる。**続断**は腰膝足の疼痛を治し，活血を兼ねる。

狗脊
くせき

【性味】味は苦・甘で，性は温である。
【効能】狗脊には補肝腎・強腰膝の効能があり，除風湿を兼ねる。
 ①強腰膝　日頃から肝腎虚弱・気血不足のところに，風寒湿邪の侵入を受けたことにより，腰脊部の疼痛・脚に力が入らないなどの症状となったものに，川牛膝・海風藤・木瓜・続断・秦艽・独活などと一緒に用いる。
 ②補肝腎　狗脊は穏やかな補肝腎薬であり，上述の症状以外に，肝腎不足によって起こる月経過多（当帰炭・白芍・艾葉炭・生地黄・黄芩などを配合する），白帯（白朮・白蘞・蒼朮・茯苓・白鶏冠花などを配合する），頻尿（菟絲子・五味子・桑螵蛸などを配合する）などに，随証加減して使用することができる。
　　老人の腰脊部のだるい痛み・足が弱って力が入らないなどの症状には，さらに適している。
 ③その他　近年，脊椎関節炎・脊髄病・脊椎圧迫性骨折の後遺症などに，私はいつも補肝腎・通血脈・祛風寒を基本としたうえに狗脊を12～25g加えており，一定の役に立っているように思うので，参考にしていただきたい。かつて胸椎圧迫性骨折の治療に用いて満足のいく効果が得られたおもな方剤を例にあげる：生熟地黄・山薬・山茱肉・骨砕補・補骨脂・南紅花・続断・杜仲・独活・製附片・淫羊藿・金狗脊・牛膝・肉桂などの随証加減
【用量】通常は6～9gで，必要時には12～30g用いることもできる。
〈参考〉狗脊毛を炒炭したものには止血作用があり，おもに外傷の止血に用いられる。

牛膝(ごしつ)

関連生薬 土牛膝(どごしつ)

【性味】味は苦・酸で，性は平である。
【効能】牛膝のおもな効能は，補肝腎・強筋骨・散瘀血・引薬下行である。
 ①補肝腎・強筋骨　亀甲・黄柏・知母・熟地黄・当帰などを配合して，肝腎虚による腰膝のだるい痛み，脚に力が入らないなどの症状に用いる。
　　蒼朮・黄柏を配合したものを三妙丸といい，湿熱下注による両足の紅腫・歩行不能・下部湿瘡などに用いる。
 ②散瘀血　牛膝には行血散瘀の作用があり，桃仁・当帰尾・紅花・川芎・赤芍・牡丹皮などを配合して，気血凝滞による経閉・癥瘕*などの症状に用いる。
　　紅花・川芎・当帰・木通・滑石・冬葵子などを配合して，胎盤残留に用いる。
　　沢蘭を配合して，腰膝間の死血を利すことができ，また瘀血による足腰の疼痛にも用いる。
 ③引薬下行　牛膝は肝腎の2経に入り，下行の力があり，あわせて薬を足まで引導することができるので，身体下部の疾病を治療する際の引経薬とされる。
 ④その他　泌尿器系結石に対して，牛膝を多めに用いることで利水通淋できる。さらに冬葵子・沢瀉・沢蘭・猪苓・茯苓・海金沙・金銭草・木通・檳榔子などを配合することで，結石の下行・排出を促進する。
【用量】通常は2〜9gで，必要時には15〜30g用いることもできる。
【注意】牛膝は下行しやすいので，滑精・溏泄のものおよび妊婦に対しては使用すべきでない。
〈参考〉処方でたんに牛膝と書くと，薬局では懐牛膝を用いることになる。
〈現代薬理〉現代の研究により，牛膝は血圧を一時的に下降させることができ，また牛膝抽出物には溶血および蛋白質凝固作用があることがわかっている。金銀花・赤芍などを配合して血栓閉塞性脈管炎（脱疽）に用いたり，急性扁桃腺炎の治療および白喉の予防と治療に用いたりして，

良好な結果が得られている。

> **使い分けのポイント**
>
> ①散悪血・破癥結・活血散瘀を目的とする場合には，**生牛膝**を用いる。補肝腎・壮筋骨・強腰膝を目的とする場合には，**製牛膝**（**酒浸**あるいは**酒蒸**）を用いる。
>
> ②**懐牛膝**は補肝腎に優れ，**川牛膝**は散瘀血に優れて祛風治痺も兼ねる。
>
> ③ほかに，「**土牛膝**」と呼ばれるものがあり，これは天名精の根で，牛膝とは効能に違いがある。土牛膝の性味は甘寒で，破血・止血・解毒・清熱の効能があり，焼けるような歯痛・扁桃腺炎・喉痺（急性扁桃腺炎・咽頭炎・喉頭炎などを含む）などに用いられる。

蛇床子
（じゃしょうし）

【性味】味は辛・苦で，性は温である。

【効能】

①**温腎陽・暖子宮**　蛇床子は内服すると，温腎陽・暖子宮の効能があり，男子の陽痿・性機能低下，女子の宮寒による不妊などの症状に，熟地黄・山萸肉・茯苓・菟絲子・沙苑子・当帰・肉桂・淫羊藿などと一緒に用いる。

②**燥湿・殺虫・止痒**　蛇床子は外用すると，燥湿・殺虫・止痒の作用がある。

　トリコモナス原虫による白帯（トリコモナス腟炎）に対して，蛇床子の煎液で洗うか，または腟坐薬や軟膏を作って用いる。

　苦参・黄柏・密陀僧などを粉末にし，油で調整して塗布すると，頑癬*・湿瘡などに有効である。

　また，蛇床子を単味で煎じ外洗することで，陰嚢が湿って痒く，水の流れるものに用いられる。

【用量】内服では一般的に3～9gで，丸剤として用いられることが多い。外用では9～30gを煎じて，外洗剤として用いる。

【注意】腎経に火があるもの，性機能亢進のものには，使用を避ける。

陽起石
ようきせき

【性味】味は鹹，性は微温である。
【効能】陽起石はおもに**補腎陽薬**として用いられる。
　熟地黄・山薬・山茱肉・茯苓・沢瀉・淫羊藿・巴戟天・附子などを配合して，男子の腎陽虚による陽痿・陰部冷汗，女子の子宮寒冷・腹痛・なかなか妊娠しないものなどに用いられる。陽痿に対しては，陽起石30ｇ，熟地黄30ｇを煎じて服用してもよい。
【用量】通常は，9〜30ｇである。
【注意】腎陽偏亢のものには用いるべきではない。

韮菜子
きゅうさいし

【性味】味は辛・甘で，性は温である。
【効能】韮菜子は**温補肝腎**の効能をもつ。
　竜骨を配合して粉末にし，湯（あるいは酒）で1日2回，3ｇずつ服用して，遺精に用いる。
　桑螵蛸を配合して，下元虚冷の尿失禁に用いる。
　芡実・白朮を配合して，白帯などの症状に用いる。
【用量】通常は，3〜9ｇである。
【注意】腎経に熱があるものには使用を避ける。

紫河車
しかしゃ

【性味】紫河車とは「胎盤」のことで，味は甘・鹹，性は温である。

【効能】**大補気血**の効能があり，滋補強壮薬である。

　　紫河車の気味は厚く，各種の虚損・精血不足の証候に用いられる。先人の経験に，「精不足者，補之以味〔腎精不足は，これを補うに味を以ってす〕」というものがあり，これはこのような厚味の薬を用いることを指している。

【用量】通常は，2～4.5gである。

【注意】虚火のあるものには使用を避ける。

〈参考〉紫河車には生臭さがあり，湯液では用いずに丸薬中で使用されることが多い。あるいは焙って乾かし粉末にして，カプセルに入れて服用する。例えば，河車大造丸などは虚労羸痩・身体虚弱・元気がない・遺精・陽痿などの症状に用いられる。

〈現代薬理〉現代の研究により，紫河車は乳腺・女性生殖器・卵巣の発育を促進することがわかっている。また，免疫作用があり，抵抗力を増強する。子宮発育不全・子宮萎縮・機能性無月経・子宮筋炎・子宮出血・乳汁の出が少ないもの・産後の下垂体前葉機能低下（シーハン症候群）・貧血・肺結核・気管支炎などに対して，治療効果がある。

> **使い分けのポイント**
>
> **鹿茸**は，腎と督脈経の陽気を補い，あわせて生精益髄の作用がある。**紫河車**は，肝と督脈経の陽気を補い，益血助気の効能がある。

山茱萸
（さんしゅゆ）

【性味】味は酸・苦・渋，性は微温である。

【効能】山茱萸は補肝腎・強身体の効能があり，滋補強壮薬としてよく用いられる。また，渋精・止頻尿・斂汗益陰を兼ねる。

①補肝腎　肝腎不足で腰がだるく足に力が入らない・頭暈・耳鳴・遺精・早泄・月経過多・身体虚弱などの症状がみられるものに，地黄・山薬・牡丹皮・沢瀉・茯苓（六味地黄丸）などを配合して用いる。

遺精が明らかなものには，鎖陽・金桜子・五味子などを加えることができる。

月経過多のものには，黄柏炭・艾葉炭・阿膠珠などを加えることができる。

腰痛のものには，続断・杜仲などを加えることができる。

②**止頻尿** 腎虚で小便が頻数のもの（腰がだるく足に力が入らない・小便頻数で疼痛がない・尿色正常・尺脈弱，あるいは老齢のもの）には，桑螵蛸・益智仁・覆盆子・烏薬・地黄・山薬・五味子などと一緒に用いる。

③**斂汗益陰** 山茱萸の味は酸苦であり，渋により収斂することができ，止汗固脱作用をもつ。

正気不足で，虚脱で汗が止まらないもの（ショックにより冷汗が滴り落ちるなど）には，山茱萸に五味子・麦門冬・生黄耆・煅竜骨・煅牡蛎などを配合して用いる。

血圧が急激に低下するものには，人参・附片などを配合して用いる。

【用量】通常は3～9gで，救急虚脱時には20～30g用いることもできる。
【注意】腎陽亢進・下焦有熱・小便不利のものには，用いるべきではない。
〈参考〉用いるときには種を取り除く必要があり，先人の経験により，種を除かないものはかえって滑精させることが知られている。したがって，処方ではいつも「山茱肉」と記され，これは種のない果肉を用いるということを意味している。

> **使い分けのポイント**
>
> ①**五味子**は，肺経の耗散して絶えそうな気を斂め，腎臓の耗散してなくなりそうな元陽を収める。**山茱萸**は，肝腎の不足の陰を滋し，陰陽欲絶の汗を収める。
>
> ②金桜子・山茱萸はともに固精秘気の作用があるが，**金桜子**は収肺気・斂大腸を兼ね，**山茱萸**は縮小便・収陰汗（陰部多汗）を兼ねる。

沙苑子
（しゃえんし）

【別名】沙苑蒺藜（しゃえんしつり）・潼蒺藜（どうしつり）
【性味】味は甘，性は温である。
【効能】沙苑子のおもな効能は**補腎固精**である。

　続断・牛膝・杜仲などを配合して，腎虚腰痛に用いる。

　山茱肉・五味子・蓮鬚・竜骨・巴戟天・仙茅などを配合して，腎虚による遺精・陽痿に用いる。

　桑螵蛸・菟絲子・覆盆子・益智仁・補骨脂などを配合して，老人の腎虚による小便頻数あるいは失禁に用いられる。

　枸杞子・菊花・（白）蒺藜・菟絲子・決明子などを配合して，腎虚による頭暈や目のかすみに用いられる。

　沙苑子は，腎虚による遺精・早泄を治す働きに最も優れ，私はいつも六味地黄湯を基本に，沙苑子9ｇ，蓮鬚2ｇ，五味子8ｇ，竜骨10ｇを加えて用い，毎回良い結果を収めているので，参考にしていただきたい。

【用量】通常は9～12ｇで，必要時にはさらに多めに用いることができる。
【注意】性欲亢進のものには使用を避ける。

> **使い分けのポイント**
>
> ① 蒺藜はおもに散鬱調肝に用い，沙苑子はおもに補腎益精に用いられる。
>
> ② 菟絲子・沙苑子はどちらも補腎益精の作用があるが，菟絲子はわずかに温で燥せず，精を生じて腎を強め，長期にわたる不妊を治療する。沙苑子は温で腎陽を助け，遺精・陽痿を治し，明目を兼ねる。

酸棗仁
（さんそうにん）

【性味】味は甘・酸，性は平である。

【効能】酸棗仁のおもな効能は，養肝・寧心・安神・斂汗である。
①**養肝・寧心・安神**　酸棗仁は，心肝の血を補養することができ，安神定志の作用がある。肝胆血虚で養心できず，心煩*不眠・多夢・驚きやすいなどの症状となったものに，最もよく用いられる。

　一般的に，心脾不足・気血両虚によるものには，黄耆・白朮・当帰・白芍などを配合して用いる（例えば帰脾湯：黄耆・白朮・当帰・竜眼肉・酸棗仁・党参・茯苓・遠志・木香・甘草）。

　肝胆虚熱によるものには，知母・茯苓・黄芩などを配合して用いる（例えば『金匱要略』の酸棗仁湯：酸棗仁・知母・茯苓・川芎・甘草）。

　陰虚肝旺によるものには，白芍・生石決明・生地黄・竜歯・茯苓・生牡蛎などを配合して用いる。

②**斂汗**　酸棗仁の味は甘酸であり，虚汗を収斂することができ，あわせて生津もする。

　久病の失血，あるいは憂い思い悩むことによる疲労で心脾が傷み，元気がない・汗が出る・煩渇・心驚などの症状が現れたものに対して，生地黄・白芍・山茱肉・五味子・牡蛎などを配合して一緒に用いる。

【用量】通常は3～9gで，特に必要な場合には15～30g用いることもできる。

【注意】肝・胆・心・脾に実熱があるもの，あるいは暑湿内停，ならびに風寒初期のものには，酸棗仁を用いるべきではない。

〈参考〉先人は，生酸棗仁は多眠を治し，炒酸棗仁は不眠を治すと述べている。しかし，近年の動物での薬理実験では，こういった相反作用はみられていない。古代にはまた，これは酸棗肉と酸棗仁の間違いだと提言した医師もいた。酸棗肉は多眠を治すことが知られており，麻黄が発汗するのに対し麻黄根・節が止汗するというのと同じである。私は不眠を治療するときには炒酸棗仁を用いるが，炒したばかりのものが最も良い。炒してすぐのものは，炒したあと長く置いてあったものに比べて効果が高いので，参考にしていただきたい。

〈現代薬理〉現代の研究により，酸棗仁には中枢神経系統を抑制し，鎮静催眠作用を有することが証明されている。生あるいは軽く炒して用いる。乾燥するまで炒してしまうと，鎮静の効能が失われる。

> **使い分けのポイント**
>
> ①**黄連**は心火亢盛で心中煩熱となり眠れないものを治し，**酸棗仁**は肝胆不足により虚煩で怯えて眠れないものを治す。
>
> ②酸棗仁は，**生**のものは甘酸で性は潤であり，肝胆虚熱の証に用いられる。**炒熟**したものは酸温で芳香があり，醒脾作用をあわせもって，肝・胆・心・脾の血虚でよく眠れないという証に用いられる。

柏子仁
（はくしにん）

【性味】味は甘，性は平である。
【効能】柏子仁はおもに養心安神・潤燥通便薬として用いられる。
 ①**養心安神** 柏子仁は，心気を補い心血を養って安神する。思慮過度・心脾受損により現れる，落ち着かずに不安感がある・驚悸*不眠・夜間の盗汗などの症状に，地黄・酸棗仁・当帰・党参・茯苓・麦門冬・五味子・遠志などを配合して用いる。
 ②**潤燥通便** 柏子仁にはまた養血潤腸作用があり，老齢・久病・体力の衰え・津血枯耗による大便秘結に対し，桃仁・杏仁・当帰・麻子仁・栝楼・松子仁などを配合して用いる。
【用量】通常は，3〜9gである。
【注意】膈間多痰および大便泄瀉のものには用いない。

> **使い分けのポイント**
>
> ①**合歓花**は肝鬱の不眠，**首烏藤**は陰陽不交の不眠，**柏子仁**は心虚の不眠を治す。
>
> ②**郁李仁**は幽門気結による便秘を治し，**柏子仁**は血虚腸燥の便秘を治す。

遠志(おんじ)

【性味】味は苦,性は温である。
【効能】遠志のおもな効能は,安神益志・祛痰開竅である。
 ①**安神** 遠志には交通心腎して安神する作用がある。人体が正常な状態にあるとき,心陽は下って腎に交わり腎陰は上って心に交わり,心腎の機能は互いに交わって調和している。
  例えば心腎不交により不眠・驚悸などの症状が現れた場合には,遠志に茯苓・酸棗仁・地黄・党参・首烏藤・五味子などを配合して一緒に用いる。
 ②**益志** 遠志にはまた益志作用があり,心腎不足によって記憶力低下・健忘・精力を集中できない,などの症状となったものに,菖蒲・竜骨・亀甲・麦門冬・五味子・柏子仁などと一緒に用いる。
 ③**祛痰開竅** 痰阻心竅によって,意識が朦朧となる・驚癇*・視覚や聴覚がはっきりしないなどの症状のあるものに,遠志の化痰開竅の働きを利用することができ,天竺黄・鬱金・菖蒲・胆南星などを配合して用いる。
【用量】通常は,3～9gである。
〈現代薬理〉現代の研究によって,遠志は気管支分泌を増加させ,気管支の内容物の喀出を促進し,祛痰作用があることが明らかにされており,気管支炎などに用いられる。一般的に,杏仁・紫菀・前胡・甘草などを配合して,祛痰止咳に用いられる。

首烏藤(しゅうとう)

【別名】夜交藤(やこうとう)
【性味】味は甘,性は平である。
【効能】首烏藤は安神薬としてよく用いられるが,通経絡・除痺痛の効能

もある。
① **安神** 首烏藤には，身体の陰陽を調和する作用があり，肝腎陰虚で陽旺のために起こる虚煩不眠・多夢などの症状に適用する。生地黄・白芍・竜骨・牡蛎・遠志・玄参などと一緒に用いられる。
② **通経絡・除痺痛** それ以外に，首烏藤には通経活絡作用があり，風寒湿痺・全身竄*痛などの症状に，桑寄生・桑枝・独活・羌活・桂枝・当帰・紅花・附子などを配合して用いられる。
【用量】通常は，9～30gである。

朱砂 (しゅさ)

【性味】味は甘，性は寒で，有毒である。
【効能】朱砂は重鎮安神薬とされ，清熱解毒作用もあわせもつ。
① **清熱・鎮驚・安神** 朱砂は，性が寒，重質で，心経に入り，清熱・鎮驚・安神作用をもつ。

心火太盛あるいは心経痰熱による驚悸・癲狂*・不眠などの症状に，黄連・生地黄・当帰・甘草（朱砂安神丸）などと一緒に用いる。あるいは，磁石・神麹（磁朱丸）と一緒に用いる。

朱砂は湯薬には入れず，上記のような丸薬として用いるか，細かい粉末として水あるいは湯に溶かして服用する。例えば上述した症状には，黄連・生地黄・遠志・天竺黄・鬱金・生鉄落などを配合して煎じたもので朱砂粉0.6～0.9gを服用する。

また，丸薬のコーティング剤として用いられることもある。

かつて，香附子・白芍・黄芩・黄連・天竺黄・菖蒲・遠志・鬱金・生赭石・生牡蛎・生鉄落などを随証加減して，朱砂0.6～0.9gを溶かして服用する方法を統合失調症の狂騒・不安のものに用いて，一定の効果を得た。
② **清熱・安神** 朱砂は，性が寒で，清熱・安神するので，例えば益元散（滑石・甘草・朱砂）のような，暑熱を清し心神を安ずる薬剤のなかで

よく用いられる。人丹・避瘟散などの祛暑薬中には常に朱砂が含まれている。

③**清熱解毒** 『黄帝内経』中に「諸々の痛痒瘡はみな心に属す」という理論があり，血中に火熱があると，毒瘡・癰腫などの症状が現れることが知られている。朱砂は心熱を清することができるので，外科・咽喉科において，清熱解毒薬としてよく用いられる。

例えば，白僵蚕・硼砂を配合して細かい粉末にし，喉に吹きつけて，急性扁桃腺炎・咽喉腫痛などの症状に用いる。咽喉病を治す古方「玉鑰匙散」は，西瓜霜・西月石〔硼砂〕・飛朱砂・白僵蚕・氷片という組成で，有効な吹喉剤である。

【用量】通常は 0.3 〜 0.9 g で，湯薬に溶かして服用する。重症時には 1.5 〜 2.5 g 用いることもできる。

【注意】朱砂を直接火に当てないよう，注意しなければならない。分解して水銀が析出し中毒となる。また，多く使いすぎたり，長期に服用しても中毒となる。

〈現代薬理〉現代の研究で，朱砂は大脳中枢神経の興奮を低下させることができ，鎮静作用のあることがわかっている。

> **使い分けのポイント**
>
> ①**珍珠母**の安神は，心陰を養い心火を降ろすことがおもで，**朱砂**の安神は，鎮驚清熱がおもである。
>
> ②**生鉄落**は重鎮心肝・墜痰下気の作用があり，癲狂して怒りっぽいものを治療する。**朱砂**は鎮心降下の作用があり，心経の邪熱により，意識が朦朧としてむやみにうわごとを言うものを治療する。

琥珀(こはく)

【性味】味は甘，性は平である。

【効能】琥珀のおもな効能は3つある。

- ①**鎮驚安神**　おもに癲癇*の治療に用いられる。突然ひどく怯えることによって，意識が朦朧となる・白い泡を吐く・吊眼・痙攣などの症状が起るものを，驚癇と呼ぶ。小児で，異物が見えたり突然異声が聞こえたりするものは，それがきっかけでみなこの病となる可能性がある。琥珀には鎮驚安神および通心竅の作用があり，朱砂・胆南星・牛黄・全蝎・天竺黄などと一緒に用いられる（例えば琥珀鎮驚丸）。
- ②**利水通淋**　琥珀には淡滲利尿作用がある。膀胱熱結で血尿・排尿痛・排尿困難などの症状になったものに，木通・萹蓄・滑石・茯苓・沢瀉・瞿麦などと一緒に用いられる。
- ③**散瘀活血**　婦人の，産後の悪露不浄により次第に下腹部が痛んで，按ずるのを嫌がり，あわせて硬い塊ができて痛むなどの症状は，腹中に瘀血があるために起こる。琥珀の散瘀活血の働きを利用して，当帰・川芎・鱉甲・三稜・延胡索・没薬・紅花・桃仁・五霊脂などと一緒に用いることができる。

【用量】通常は0.3〜2.5gで，湯薬に溶かして服用する。

【注意】およそ陰虚内熱・津液不足で尿少・小便不利のものには，琥珀を用いるべきではない。

> **使い分けのポイント**
>
> ①**朱砂**は重鎮清熱により安神し，**琥珀**は鎮驚通竅により安神する。
>
> ②**珍珠母**は鎮心平肝により安神し，あわせて目翳*を去り，瘡口を塞ぐ。**琥珀**は鎮驚通竅により安神し，あわせて利水通淋する。

磁石（じせき）

【性味】味は辛・鹹で，性は寒である。

【効能】磁石は重鎮の薬で，おもな効能は，補腎納気・平肝潜陽・定志安神である。

- ①**補腎納気**　腎虚で瞳孔散大・物がはっきり見えないもの，肝腎両虚で

瞳が暗い・眼生黒花〔飛蚊症〕・白内障などのものに，熟地黄・生地黄・枸杞子・菊花・石斛・白芍・当帰・菟絲子・夜明砂・青葙子・羊肝・朱砂などと一緒に用いる。

あるいは，朱砂・神麴を配合して丸剤にして内服する（磁朱丸。磁石は精水を外に漏らさず，朱砂は邪火を上侵させない）。これは白内障治療でよく用いられる中成薬である。

久病や長く続く咳，あるいは体質虚弱で，腎気虧虚となり，腎に納気することができずに虚喘となると，息切れや喘息が現れ，過労によりさらにひどくなる，呼気に比べて吸気しづらく，吸気が短く気が丹田（臍下部を指す）に納まらない感じがする，あるいは腰や膝がだるくて力が入らない，顔色が黒く，両尺脈が弱などを兼ねるといった症状が起こる。臨床ではこの証を，腎不納気の虚喘という。磁石は，肺気を腎に引導することができ，熟地黄・山萸肉・山薬・牡丹皮・茯苓・沢瀉・肉桂・五味子・附片・沈香・蘇子・杏仁などと一緒に用いることで，腎気を摂納して平喘する作用を有する。

②平肝潜陽　肝腎陰虚で虚陽が上擾して，耳鳴り・耳がよく聞こえない・目がかすむ・頭痛などの症状が現れた場合，磁石に生地黄・白芍・生赭石・生石決明・蝉退・菊花・黄芩・桑寄生などを配合して用いる。

③定志安神　心神不安・驚恐不眠・心慌虚怯・癲癇などに対して，磁石に遠志・朱砂・珍珠母・当帰・白芍・柏子仁・茯神・竜歯などを配合して用いる。

【用量】通常は，9〜30ｇである。砕いて先に煎じる。

〈参考〉磁石の鉄を引きつけるものを**「霊磁石」**と呼び,効果はさらによい。

磁石は鉄を含んだ鉱石の一種なので，使用時には神麴・鶏内金などの消化を助ける薬を配合したほうがよく，これにより吸収を助けるだけではなく，胃の損傷を避けることができる。

使い分けのポイント

①**生赭石**は，厥陰心包の気を鎮め，血脈中の熱を除き，養血鎮逆する作用があり，鎮降肝陽を兼ねる。**磁石**は，少陰上浮の火を鎮納し，心腎相交させて定志安神する。**赭石**は心肝に入り，**磁石**は肝腎に入る。

②**紫石英**は重鎮で，心肝血分を補って子宮を温める。**磁石**は重鎮で，補腎養肝して納気帰腎する。

③**黒鉛**〔**黒錫**〕の摂納腎気作用の方向は上から下であり，腎気の上逆を鎮降する。**磁石**の摂納腎気作用の方向は下から上であり，肺気を下に引いて降ろし，納気して腎に帰す。

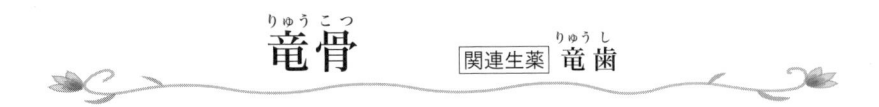

竜骨
りゅうこつ

関連生薬 竜歯
りゅうし

【性味】味は甘・渋で，性は平である。

【効能】竜骨には生用・煅用の区別があり，生竜骨には平肝潜陽・鎮静安神の効能があり，煅竜骨には固渋収斂の効能がある。

①**平肝潜陽・鎮静安神** 陰虚陽亢による煩躁・不眠・頭目眩暈などの症状に，生竜骨の平肝潜陽を用いることができ，生地黄・白芍・玄参・(白)蒺藜・黄芩・遠志・生牡蛎などを配合する。

受驚による心神不寧，あるいは心虚で驚きやすい・心悸*・不眠・睡眠時に驚いて目が覚めやすいなどの症状に，生竜骨の鎮驚安神を用いることができ，遠志・茯神・琥珀・竜歯・当帰・熟地黄・珍珠母などを配合する。

弁証論治のうえで，不眠・頭痛・煩躁などに対する方剤に用いられる。

②**固渋収斂** 煅竜骨の収斂固渋の効果は，生竜骨よりも高い。多汗・遺精・崩漏*・白帯過多・遺尿・久痢などの治療によく用いられる。

自汗には，麻黄根・浮小麦・生黄耆・白朮を配合して用いる。
盗汗には，麦門冬・五味子・生地黄・牡蛎を配合して用いる。
遺精には，金桜子・鎖陽・黄柏・遠志・蓮子心を配合して用いる。
崩漏には，桑寄生・続断炭・煅牡蛎・棕櫚炭・阿膠を配合して用いる。
白帯には，樗根白皮・蒼朮・薏苡仁・茯苓を配合して用いる。
遺尿には，桑螵蛸・覆盆子・益智仁・烏薬・山萸肉を配合して用いる。
久痢には，赤石脂・木香・烏梅を配合して用いる。

煅竜骨は外科において，収口〔傷口を塞ぐ〕・生肌の外用薬としてよく用いられ，生肌長肉・収口斂瘡作用がある。

【用量】通常は，9〜15gである。生竜骨は20〜30g用いることもある。煅竜骨はあまり多くの量を用いるべきではない。

【注意】火盛で遺精のものには使用を避ける。誤って用いると，尿が濃くなり渋って痛む恐れがある。

【関連生薬】竜歯

竜歯と竜骨の作用はほとんど同じであるが，竜歯の安神鎮驚作用は竜骨よりも強く，竜骨の下焦の精気固渋作用は竜歯よりも強い。

> 使い分けのポイント
>
> 牡蛎・竜骨はどちらも平肝潜陽作用があるが，**牡蛎**は軟堅散結・降痰除癥作用を兼ね，**竜骨**は止痢・止血作用を兼ねる。

牡蛎（ぼれい）

【性味】味は鹹・渋，性は微寒である。

【効能】牡蛎は生用では益陰潜陽・軟堅散結の効能があり，煅用では縮小便・止帯下の効能がある。

①**益陰潜陽**　陰虚陽亢による煩躁・不眠・盗汗などの症状に，牡蛎の益陰潜陽を用いることができ，生竜骨・生地黄・白芍・黄芩・香附子・遠志・首烏藤などを配合する。

②**益腎養陰・清熱・解渇・除煩**　生牡蛎には，益腎養陰・清熱・解渇・除煩の効能がある。

陰虚により夜間の口渇・虚熱煩躁などの症状となったものに，玄参・生地黄・天花粉・白芍・石斛などを配合して用いる。

③**化痰散結**　牡蛎には，化痰散結作用がある。

例えば，生牡蛎・玄参・川貝母を粉末にし，蜜で丸を作り，1日2回，1回9gを服用する。消散瘰癧*・痰核*（頸部リンパ節結核・甲状腺腫・

頸部リンパ肉芽腫など）に用いられる。

④**軟堅散結・消化腫塊**　牡蛎は，腹中癥癖*・痃母（肝・脾腫大，腹中の腫物）などの腫塊に対し，軟堅散結・消化腫塊作用をもつ。生牡蛎に，鼈甲・紅花・桃仁・三稜・莪朮・鬱金・柴胡・神麯・山楂核・射干・白朮などを配合して用いる。あるいは丸剤にして，長期に服用する。

⑤**収斂固渋**　牡蛎は煅用すると収斂固渋作用が強まり，白帯・崩漏・遺精・遺尿などによく用いられる。白朮・蒼朮・山萸肉・山薬・蓮子心・桑螵蛸・益智仁・覆盆子などを配合して用いる。

【用量】通常は，9〜30ｇである。煅牡蛎は少なめに用いる必要がある。

〈参考〉牡蛎はカルシウムを含むので，蒼朮との組み合わせで，小児のカルシウム欠乏によるくる病などに用いることができる。

> **使い分けのポイント**
>
> **海蛤粉**は鹹味で化痰し，咳嗽・粘稠痰で喀出しにくいものに用いられることが多い。**牡蛎**は鹹味で化痰し，軟堅散結として癭瘤・痰核・散癥瘕に用いられることが多い。

珍珠母
（ちんじゅも）

【別名】真珠母（しんじゅも）

【性味】味は鹹，性は涼である。

【効能】珍珠母はおもに，以下の効能がある。

①**降心火・清肝熱**　痰熱内盛により熱入心包・熱極生風などの発熱性疾患で，意識が朦朧としてうわごとを言う・驚癇による痙攣などの症状が現れたものに，珍珠母に鬱金・黄連・天竺黄・胆南星・菖蒲・遠志・水牛角・朱砂・釣藤鈎・全蝎などを配合して用いる。

②**潜肝陽・安心神**　心肝陰虚・肝陽亢躁・心神不寧で眩暈・耳鳴り・不眠・心悸・虚煩・多夢などの症状となったものに，生白芍・生地黄・（白）蒺藜・遠志・黄芩・香附子・釣藤鈎・生赭石などを配合して用いる。

私はいつも，陰虚陽旺証に属する神経衰弱の治療にこの種類の薬を用いて満足のいく効果を得ているので参考にしていただきたい。
【用量・用法】通常は，9～30gである（先煎）。
【注意】心経に寒のあるもの，水飲凌心のものには，用いるべきではない。

> **使い分けのポイント**
>
> ①珍珠母・遠志・首烏藤・酸棗仁・柏子仁はみな安神の作用があり不眠を治療する。そのなかで，**珍珠母**は心肝陰虚で心経に熱のある不眠に用いられ，**遠志**は心腎不交・痰阻心竅の不眠に，**首烏藤**は肝腎不足・陰陽失調の不眠に，**酸棗仁**は肝胆血虚の不眠に，**柏子仁**は心血不足の不眠に用いられる。
>
> ②珍珠母・石決明にはどちらも潜陽の作用があるが，**珍珠母**は降心火，**石決明**は降肝火に優れる。心経の神志の病には**珍珠母**がよく用いられ，肝経の陽亢の病には**石決明**がよく用いられる。
>
> ③**竜歯**は鎮驚安神に長じており，**珍珠母**は養心安神に長じている。

麻黄根
（まおうこん）

【性味】味は甘で，性は平である。
【効能】麻黄根は**止汗**薬としてよく用いられる。麻黄根は，補気薬を衛分に引導することができ，腠理を固めて止汗する作用がある。

　生黄耆・煆牡蛎・浮小麦・党参・白朮などを配合して，陽虚・衛気不固による自汗症によく用いる。

　地黄・山茱肉・五味子・柏子仁・麦門冬・生牡蛎などを配合して，陰虚内熱による虚煩不眠・潮熱盗汗症に用いる。

　黄耆・当帰などの養血固表薬と一緒に用いて，産後の虚汗を治すことができる。
【用量】通常は，6～9gである。

浮小麦 ふしょうばく

関連生薬 小麦 しょうばく

【性味】味は甘，性は涼である。

【効能】浮小麦は止汗薬としてよく用いられる。

「汗は心の液」であり，浮小麦は心経に入り，甘涼止汗する。

陽虚の自汗を治すのに，生黄耆・麻黄根・牡蛎などとともに用いる。

陰虚の盗汗には，柏子仁・麦門冬・五味子・白芍・生地黄などと一緒に用いる。

浮小麦はまた，長期の病や大病後，津液・精血がひどく消耗したために陰虚となり，心煩盗汗・午後の潮熱・身体が痩せる・舌嫩紅で乾燥・脈細数などの症状が現れたものに沙参・麦門冬・五味子・白芍・生地黄・地骨皮・玄参・秦艽・鼈甲などを配合して用いる。

【用量】通常は，9〜30gである。小麦も同様である。

【関連生薬】小麦

浮小麦とは，小麦を水の中に放ってこれをさらったもので，ひからびて軽いものや枯痩して皮のついたものが，水面上に浮くのが薬となり，臨床上でよく用いられる。

小麦（水面に浮かないもの）もまた薬となり，その性味は甘平で，養心除煩の効能がある。臓躁病の，悲しんだり喜んだり泣いたり気持ちが塞いだりなどの状態（現代ではヒステリーの一種の表現だと考えられている）に用いられる。例えば『金匱要略』の甘麦大棗湯（甘草・小麦・大棗）がある。症状に随って，いくらかの疏肝・解鬱・養心・安神の薬，例えば香附子・白芍・柴胡・遠志・茯神・珍珠母・竜歯などを配合するとよい。

小麦と浮小麦は違うので，処方時には小麦のことを「淮小麦」あるいは「浄小麦」と記して区別しなければならない。

麦苗の性味は辛寒で，除煩熱・退黄疸の作用がある。用量は浮小麦と同様である。

> **使い分けのポイント**
>
> **麻黄根**は腠理を固めて止汗し，**浮小麦**は心経の虚熱を取って止汗する。**小麦**は養心除煩し，止汗作用はない。

金桜子
（きんおうし）

【性味】味は酸・渋で，性は平である。

【効能】金桜子のおもな効能は，補腎秘気・渋精固腸である。

①**補腎秘気**　芡実・竜骨・牡蛎・鎖陽などを配合して，腎虚の滑精・遺精に用いられる。

桑螵蛸・覆盆子・山薬・蓮鬚などを配合して，遺尿に用いられる。

山薬・芡実・蓮子肉・蒼朮・茯苓などを配合して，婦人の白帯過多に用いられる。

②**渋精固腸**　「腎は二便を主る」であり，金桜子には補腎秘気・渋固精関・止帯下・摂小便の作用があるうえに，固渋大腸して止泄する作用もある。

臨床では，補骨脂・山薬・芡実・茯苓・五味子・肉豆蔲・党参・白朮などを配合して，慢性泄瀉に用いられる。

私は，「四神丸」（補骨脂・呉茱萸・五味子・肉豆蔲）に「附子理中湯」（附子・白朮・党参・乾姜・炙甘草）を配合し，金桜子・訶子・茯苓などを加えて随証加減し，慢性痢疾・慢性腸炎でなかなか治らないものに用い，しばしば満足のいく結果を得ているので，参考にしていただきたい。

【用量】通常は，4.5～9gである。

【注意】心腎に実火邪熱があって遺精・排尿痛・頻尿になったものには，使用を避ける。

〈参考〉金桜子を煮詰めて流浸膏〔軟稠エキス〕を作ってもよい。市販品にも「金桜子膏」というものがあり，遺精・遺尿・帯下・久泄などの症状に用いられている。服用に便利なので，これを用いることもできる。

〈現代薬理〉現代の研究によって，金桜子は腸壁の粘膜を収縮し，分泌を減少させる効果により，止瀉作用のあることがわかっており，慢性腸炎に用いることができる。

> **使い分けのポイント**
>
> 蓮鬚は清心固精して遺精を治し，金桜子は秘腎気固精して遺精を治す。夢精のあるものには蓮鬚を用い，夢を見ず滑精・遺精のあるものには金桜子を用いる。

蓮子（れんし）

関連生薬 蓮子心（れんししん）

【別名】蓮子を薬として用いる場合，皮と芯を取り除かなければならず，そのため別名を蓮子肉（れんしにく）という。

【性味】味は甘・渋，性は平である。

【効能】蓮子は養心・健脾および補腎・固渋などの効能がある。

①養心　蓮子は心経に入り，心虚あるいは心腎不交で心神不安・不眠多夢などの症状のものに対し，茯神・遠志・柏子仁・珍珠母・竜歯などと一緒に用いる。

②健脾　蓮子は健胃・厚腸胃の働きがあり，白朮・山薬・白扁豆・茯苓・党参・芡実・木香などを配合して，脾虚泄瀉・消化不良・軟便少食・顔色が黄白でやつれるなどの脾虚証の治療に用いられる。

③補腎　心腎虚で遺精となったものに，生地黄・山茱肉・五味子・遠志・金桜子・鎖陽を配合して用いる。

④固渋　脾腎両虚で湿邪下注し，久泄・白帯過多・白濁〔混濁尿〕などとなったものに，蓮子を用いて渋固下焦する。肉豆蔲・芡実・白鶏冠花・炒山薬・炒薏苡仁・訶子・白朮・茯苓・白石脂などを配合して一緒に用いる。

【用量】通常は，2～10gである。

> **使い分けのポイント**
>
> ①**蓮子肉**は養心健脾，**蓮子心**は清泄心熱，**蓮房炭**は止血，**蓮鬚**は渋精固腎の働きをする。
>
> ②芡実・蓮子はどちらも甘平固渋の薬であるが，**芡実**は固腎渋精に優れ，**蓮子**は養心健脾に優れる。

覆盆子
（ふくぼんし）

【性味】味は甘・酸，性は微温である。
【効能】覆盆子のおもな効能は，**補肝腎・固精・縮小便**である。
　　以下の各種の状況でよく用いられる。
①**目のくらみ**　肝腎不足によって目がかすんでくらむ・視力低下などの症状となったものに，枸杞子・車前子・菟絲子・五味子・地黄・沈香・磁石・夜明砂などと一緒に用いる。
②**遺尿**　腎は二便を主る。腎虚で小便の固摂ができずに，遺尿・尿の切れが悪い・小便頻数などの症状となったものに，桑螵蛸・五味子・山茱肉・烏薬・益智仁などと一緒に用いる。
　　尿崩症に対して一定の効果がある。
③**遺精**　腎虚精関不固で，遺精・滑精・早泄などの症状となったものに，覆盆子を用いて補腎固精できる。生地黄・熟地黄・山茱肉・五味子・鎖陽・金桜子などと一緒に用いる。
【用量】通常は，4.5〜9 g である。
【注意】小便不利・尿道渋痛および性機能亢進のものには使用を避ける。

> **使い分けのポイント**
>
> 　金桜子・覆盆子はいずれも遺精・滑精を治療するが，**金桜子**は泄瀉・久痢・大便頻数の治療を兼ね，**覆盆子**は遺尿・小便頻数の治療を兼ねる。

桑螵蛸
そう ひょうしょう

【性味】味は甘・鹹，性は平である。
【効能】桑螵蛸のおもな効能は，補腎・固精・縮小便である。
 ①補腎・固精　腎虚精関不固による遺精・早泄に対し，竜骨・蓮鬚・山薬・地黄・金桜子などと一緒に用いる。
 ②縮小便　桑螵蛸は，腎虚で収摂できないことによる，遺尿や小便頻数（排尿痛のないもの）の治療に最もよく用いられ，益智仁・烏薬・山茱肉・山薬・竜骨・党参などを配合する。

　私はよく，桑螵蛸に熟地黄・山茱肉・山薬・五味子・益智仁・覆盆子・炒鶏内金・続断などを随証加減して遺尿症の治療に用い，いつも満足のいく効果を得ている。

　例えばある患者は，20数年来，毎晩睡眠中に1～2回の遺尿があり，そのためにいつも床の上に布団を敷かずに寝ていて，ひどく苦しんでいた。脈と症状から腎虚寒証と診断し，桑螵蛸12ｇ，益智仁9ｇ，烏薬12ｇ，覆盆子12ｇ，続断15ｇ，淫羊藿12ｇ，肉桂4ｇ，製附片6ｇ，鎖陽12ｇ，鶏内金12ｇ，熟地黄24ｇ，桑寄生30ｇを，40数剤服用してもらったところ完治したので参考にしていただきたい。

【用量】通常は，4.5～9ｇである。
【注意】
 ①陰虚火旺・膀胱に熱のあるものには使用を避ける。
 ②急性泌尿器系感染による頻尿（多くは湿熱証に属する）のものには，用いるべきではない。

> **使い分けのポイント**
>
> ①益智仁・覆盆子・台烏薬・桑螵蛸はみな，縮小便の作用がある。**益智仁**は補脾腎・渋精して縮小便し，摂涎唾を兼ねる。**覆盆子**は補肝腎・固精気・酸渋の性味により縮小便する。**台烏薬**は膀胱と腎の冷気を温め，膀胱と腎の逆気を順として小便頻数を治す。**桑螵蛸**は固腎して縮小便する。

②**烏賊骨**は通経・活血・止腹痛・制胃酸の働きがあり，**桑螵蛸**は補腎・固精・縮小便の働きがある。

烏賊骨
（うぞくこつ）

【別名】海螵蛸（かいひょうしょう）

【性味】味は鹹・渋，性は微温である。

【効能】烏賊骨は肝腎の血分に入り，通血脈・活経絡・補肝血・祛寒湿の効能があり，あわせて止血・止帯・固精・制酸の作用がある。

①**通血脈・補肝血** 先人の経験に，烏賊骨・茜草を粉末にして雀の卵で丸剤を作り，鮑のスープで服用すると女子の傷肝・血枯経閉の証を治すことができるというのもある。私はかつて臨床で科学的検査やレントゲン・一般検査などでも原因のわからない若い女性の経閉で，骨蒸潮熱・痩せる・盗汗などがあわせてみられるものをこの方剤の常服のうえに，証に応じた湯薬を配合して治療し，満足のいく効果を得ている。

②**活経絡** 烏賊骨には通血脈・活経絡・祛寒湿の作用がある。

先人はこの薬を，臍の周囲の腹痛・胃痛があり胃酸が上がるなどの症状によく用いており，通絡・活絡・止痛・制酸の効果がある。症状に随って，高良姜・香附子・五霊脂・丹参・白芍・当帰・烏薬などを配合して用いる。

③**収斂止血** 各種の出血に対して，烏賊骨には収斂止血作用もある。

肝腎血分に入り，肝腎は下焦を主るので，婦人の血崩（子宮の大量出血）によく用いられる。白朮・黄耆・煅竜骨・煅牡蛎・山茱肉・五味子・兎絲子・続断炭・蓮房炭・棕櫚炭などと一緒に用いられる。『医学衷中参西録』の「固衝湯」中で烏賊骨が用いられていて，血崩に対して効果が高いので，参考にしていただきたい。

④**止帯** 烏賊骨は，赤白帯下にもよく用いられ，多くは山薬・竜骨・牡

蛎などと一緒に用いる。

⑤**その他**　近年，烏賊骨に白芨・貝母・甘草などを配合したものを粉末にし，水または湯で服用する方法を，潰瘍の出血および潰瘍の治療に用いて良い効果を収めていると各地で報告されている。

【用量】通常は3～9gで，散剤として服用する場合には0.3～2g用いる。

【注意】熱邪が内にあるものおよび表証のあるものには用いるべきではない。

〈現代薬理〉現代の研究において，烏賊骨にはカルシウムとコロイド質が含まれ，良い制酸剤・止血剤となる。内服しても外用としてもよい。内服では，湯薬より散剤のほうが治療効果が高い。

使い分けのポイント

①**竜骨・烏賊骨**はどちらも収斂作用があるが，**竜骨**は収渋停滞で，**烏賊骨**は収斂のなかに活瘀を兼ねる。

②**桑螵蛸**は補腎気に優れ，固腎精・縮小便作用によく用いられ，**烏賊骨**は補肝血に優れ，止崩帯・腹痛の治療によく用いられる。

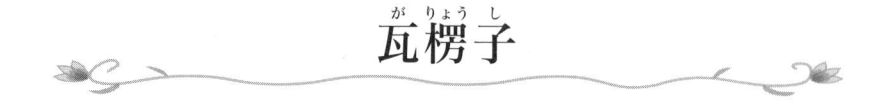

瓦楞子
（が　りょう　し）

【性味】味は鹹，性は平である。

【効能】生瓦楞子には軟堅散結・消痰祛瘀作用，煅瓦楞子には胃酸過多を抑える作用がある。

①**軟堅散結・消痰祛瘀**　腹中の癥瘕癖痞＊・痰が長くあって積塊となったもの・無名腫物〔適当な病名のない腫れ物〕に対し，瓦楞子は軟堅散結し，積塊を消し，瘀血を祛う作用をもつ。枳実・白朮・生牡蛎・山楂核・莱菔子・紅花・赤芍・当帰・桂枝・穿山甲・莪朮などを，随証加減に留意して用いる。

②**制酸・止痛**　胃寒疼痛・泛吐酸水（胃酸過多）などの症状に対して，煅瓦楞子は，制酸・止痛作用をもつ。高良姜・香附子・呉茱萸・黄連・草豆蔲・木香・半夏・茯苓・延胡索などと一緒に用いる。

近年，胃および十二指腸の潰瘍・胃酸過多に対して煅瓦楞子に甘草を配合（等分）して細かい粉末としたものを，1日3回，1回2〜4gを湯で服用させる方法で良い結果が出ている。大便乾秘のものには，生大黄を加えるとよい。胃部を温めるのを好むものには高良姜を加えるとよい。明らかな胃痛で場所が移らず固定しているものには，延胡索・五霊脂を加えるとよい。

【用量・用法】通常は6〜9gで，必要時には12〜18g用いることもできる。生で用いるときには，砕いて先に煎じる。

【注意】ふだんから大便乾結のものには，用いるべきではない。

〈参考〉煅瓦楞子は服用すると大便を乾燥させるので，胃痛・胃酸過多で便秘もあるものに対して瓦楞子を使用するときは，生大黄・番瀉葉などを配合する必要がある。

> **使い分けのポイント**
>
> ①**烏賊骨**は，通血脈・祛寒湿作用によって腹痛を治す。**瓦楞子**は，軟堅散結・消瘀積作用によって胃痛を治す。
>
> ②**延胡索**は，活血行気作用によって胃痛を治し，**瓦楞子**は，制酸祛瘀作用によって胃痛を治す。

五味子

【性味】味は酸・鹹（皮の味は甘，種は辛苦で，五味がすべて揃っている），性は温である。

【効能】五味子のおもな効能には4つある。

①**斂肺** 五味子は肺気を収斂し，あわせて益腎納気する。なかなか治らない久嗽・肺張葉挙〔肺気が脹満して肺葉が挙がる〕・肺気浮散などにより乾咳をしたり声が出ない・息切れ・喘息・身体がだるくて力が入らない・顔の艶がないなどの症状に対して，百合・生地黄・山茱肉・紫菀・馬兜鈴・枇杷葉などを配合して用いる。ただし，肺にまだ実邪のある咳

嗽には収肺薬を用いることはできないので，注意が必要である。
②**補腎**　「腎は二便を主る」。腎虚で，遺精・滑精・遺尿などの症状に対して，五味子で補腎固精・収納腎気することができる。地黄・山萸肉・竜骨・牡蛎・金桜子・牡丹皮・沢瀉・茯苓・遠志などを配合して用いる。

　　腎虚による久泄・久痢などの症状には，補骨脂・呉茱萸・肉豆蔲・炒白朮・炒山薬・茯苓・炮姜・党参・木香などと一緒に用い，脾腎双補することで効果が得られる。

③**養心・斂汗**　心気不足による，不眠・心悸・驚きやすい・多夢などの症状に，五味子で収養心気して安神することができ，柏子仁・遠志・茯神・竜歯・珍珠母・竜眼肉・党参などを配合して用いる。

　　現代の研究により，五味子は大脳皮質の活動能力を高め，呼吸中枢を興奮させ，血管運動中枢において心血管系の病態の生理機能の調節および血液循環の改善をするということが証明されており，特にこれらの中枢が抑制されているときに，その作用はより明らかである。そのため，五味子チンキ（90％）を作って比較的長期に服用することで，神経衰弱の不眠・健忘の治療することができる（1日3回，毎回1〜2mL）。あるいは，五味子30gを白酒300mLに7日間浸し，1日2〜3回，1回8〜10mL服用してもよい。中医では，随証加減によって五味子をよく用いている。

　　「心は汗を主る」「腎は五液を主る」であり，五味子の養心滋腎の働きと，その酸収の性味により，止汗作用もまた有する。

　　陽虚の自汗症には，浮小麦・生黄耆・麻黄根・酸棗仁などを配合して用いる。

　　陰虚の盗汗には，麦門冬・生地黄・玄参・山萸肉・竜骨・煅牡蛎・黄柏・烏梅などと一緒に用いる。

④**生津止渇**　五味子は肝腎の陰を滋養し，脾胃の津を生じ，肺腎耗散の気を収めるため，生津止渇の働きももつ。陰津不足による口渇引飲*などの症状に，麦門冬・生地黄・玄参・烏梅などと一緒に用いる。

　　腎虚消渇*に属する糖尿病に対して，六味地黄丸に五味子（9〜12g），肉桂（0.5〜1.5g）を加えて煎じたものは，一定の効果がみられるので，参考にして試していただきたい。

【用量】通常は，1.5～9gである。

【注意】腎陽興奮・肺に実熱がある・蓄痰停飲・肝火妄動・痧疹〔麻疹による発疹〕の初期などの証のものには用いてはならない。

〈現代薬理〉現代の研究により，以下のことが報告されている。五味子は黄色ブドウ球菌・白色ブドウ球菌・肺炎球菌・チフス菌・コレラ菌・緑膿桿菌に対する抑制作用を有する。子宮平滑筋の興奮作用があり，そのために妊婦の分娩能力が増強する。肝炎回復期でトランスアミナーゼの値がなかなか下がらないものに対して，一定の降下作用がある（粉末にして服用する）。臨床では，それぞれの状況に応じて選用できる。

> **使い分けのポイント**
>
> ①山茱肉・五味子はどちらも止汗するが，**山茱肉**は肝腎の陰を滋養し，**五味子**は心肺の気と腎中の耗散して脱しそうな気の収養を兼ねる。
>
> ②**金桜子**は酸・渋で腎に入って固精し，渋腸止泄を兼ねる。**五味子**は酸・収で腎に入って固精し，斂肺止嗽を兼ねる。
>
> ③補益薬に入れるときは**炒熟**して用い，治嗽薬に入れるときは**生**で用いる。

烏梅（うばい）

【性味】味は酸・渋，性は温である。

【効能】烏梅には以下のいくつかの効能がある。

①**酸渋収斂**　止瀉・止血・止痢によく用いられ，あわせて斂肺止咳の作用もある。

　脾虚の久瀉で，大腸の滑泄が止まず，ひどいときは脱肛が収まらないものに対して，烏梅を用いて酸渋固腸して止瀉することができ，党参・蒼朮・白朮・茯苓・山薬・木香・訶子・肉豆蔲・五味子などと一緒に用いる。

　血便・月経過多などに対して，烏梅で酸渋止血することができ，地楡炭・槐花炭・黄芩炭・艾葉炭・阿膠などを配合して用いる。

久痢が止まないものに対しては、黄連・木香・赤石脂・禹余糧・白芍・煨葛根・訶子・炮姜などと一緒に用いる。

久咳による傷肺・肺気浮散で乾咳がなかなか治らないものには、烏梅で収斂肺気して咳を治すことができ、百合・五味子・紫菀・訶子肉などを配合して用いる。

②**生津止渇**　消渇・煩熱口渇などの症状に対して、麦門冬・石斛・沙参・玉竹・天花粉などと一緒に用いるか、単味を煎じて服用してもよい。

近年、糖尿病・尿崩症・甲状腺機能亢進症などで口渇がはなはだしいものの治療に、六味地黄湯（生地黄・山萸肉・山薬・茯苓・牡丹皮・沢瀉）を用いて随証加減し、同時に烏梅・五味子および少量の肉桂を入れて、いつも良い効果を得ている。

③**駆蛔止痛**　烏梅には駆蛔虫作用がある。

先人は、蛔虫の治療に酸・苦・辛・熱の薬を一緒に用いており、蛔虫は酸に遇うと軟化する（苦に遇うと下り、辛に遇うと伏し、熱を得ると穏やかになる）ことを認識していた。一般的に、川椒・呉茱萸・乾姜・使君子・生大黄・黄連などと一緒に用いることが多く、よく用いられる方剤には、「烏梅丸」（烏梅・細辛・桂枝・党参・附子・黄柏・黄連・乾姜・川椒・当帰）、「安蛔湯」（党参・白朮・茯苓・炮姜・川椒・烏梅）などがある。

烏梅にはまた、虫痛を止める作用がある。先人の経験によると、虫痛が疑われる胃痛・腹痛に対し、烏梅6〜9gを煎じたものを大きなカップ1杯分病人に飲ませ、痛みが明らかに軽減したものは虫痛と診断し、ただちに虫病の治療を行う。もし飲んだあとも痛みに変化がないとしたら、虫痛とは限らず、さらに分析観察して、詳細を診断するべきである。これは簡便な方法なので、試してみていただきたい。烏梅がすぐに手に入らない場合には、酢を半碗（約60mL）用いてもよい。

④**その他**　これ以外に、烏梅には軟堅・祛腐肉・治鶏眼の作用がある。

烏梅30gを塩水に24時間漬けて、種を除き、適量の酢を加え、すりつぶして軟膏とし、鶏眼〔魚の目〕・胼胝〔タコ〕の上に塗って絆創膏を貼り、数日で取り替える。

【用量】通常は1〜4.5gで、特に必要なときには6〜9g用いることもで

きる。

【注意】まだ実邪のある証には使用を避ける。発散薬を用いるべき病情のものにも使用を避ける。

〈参考〉夏に烏梅を煎じて飲むと，生津清熱・消暑解渇の作用がある。

〈現代薬理〉現代の研究により，烏梅は，黄色ブドウ球菌・緑膿菌・多種の腸内病原菌・結核菌および皮膚真菌に対し抗菌作用があることがわかっており，腸炎・菌痢などの治療に有効である。また，胆嚢を収縮させて胆汁の分泌を促進する作用もあるので，胆道の蛔虫・瘧疾・鉤虫病の治療に有効である。

> **使い分けのポイント**
>
> ①生津止渇・渋腸・斂肺のときには種を除いて**生**で用い，止血には**炒炭**して用いる。
>
> ②山楂子・烏梅はどちらも酸味であるが，**山楂子**は不渋不収で，消積破気する。**烏梅**は酸渋収斂で，斂肺渋腸する。

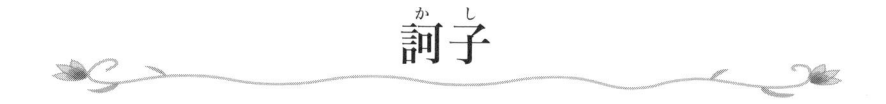

訶子 (かし)

【別名】訶黎勒 (かりろく)

【性味】味は苦・酸・渋，性は温である。

【効能】訶子のおもな効能は渋腸・斂肺・下気・調中・化痰・開声音〔声を出させる〕である。

①渋腸　訶子は収渋大腸作用があり，久瀉・久痢に対して，肉豆蔲・呉茱萸・芡実・木香・肉桂・五味子・補骨脂・茯苓・白朮・赤石脂などと一緒に用いる。

　　血便に対して，防風・槐花炭・地楡炭・黄柏炭・白朮・続断炭などを配合して用いる。

　　私はかつて，四神丸合八味丸に，訶子・赤石脂・烏梅などを加えて，慢性痢疾に用い，比較的満足できる結果を得ているので，参考にして

いただきたい。

②収渋止血・固胎　婦人の崩漏・帯下・胎漏〔妊婦の子宮出血〕・胎児が動いて堕りそうになるなどの証に対して，白朮・山薬・続断炭・黄芩炭・桑寄生・補骨脂・艾葉炭・苧麻根などを配合して用いると，収渋止血・固胎作用として働く。

③斂肺　訶子は肺気を収斂するので，久咳がなかなか治らずに肺気浮散となり，咳が長く続いて痰はなく，息切れして声がかれるなどの症状がみられるものに，百合・烏梅・五味子・麦門冬・馬兜鈴などを配合して用いると，収斂肺気して止咳する。

　　ただし，これらの収斂肺気の薬を咳嗽の治療に用いる場合，必ず，後期で肺の実邪が確実になくなっている状態においてのみ応用すべきである。もし実邪が残っていると，邪を収斂してしまって出しにくくなり，かえって咳がなかなかとれなくなる。

④開声音　訶子に，烏梅・旋覆花・金果欖・五倍子・射干・蟬退などを随証加減して配合し，慢性喉炎・慢性咽炎・声がれなどの症状に用い，一定の効果を収めることができる。

【用量】通常は，3～9gである。

【注意】咳嗽・痢疾の初期，および肺に実熱がある・湿熱瀉痢・火衝気喘などの症状のものには，使用を避ける。

〈現代薬理〉現代の研究により，訶子は，ジフテリア菌・赤痢菌・肺炎球菌・緑膿菌・黄色ブドウ球菌・白色ブドウ球菌・変形桿菌・溶血性連鎖球菌などに対して抑制作用をもつことがわかっている。訶子は，腸の下部に到達して収斂の働きをするので，痢疾の治療薬として用いることができる。口に含むと喉頭炎を治療できる。

> **使い分けのポイント**
>
> ①五倍子・訶子はどちらも斂渋止血作用があるが，**五倍子**は寒性で，**訶子**は温性である。
>
> ②**金桜子**は酸・渋で，おもに渋固精関に用いられる。**訶子**はおもに渋腸止瀉痢に用いられる。
>
> ③**肉豆蔻**は暖脾燥湿して止瀉し，**訶子**は渋腸固脱して止痢する。

④**烏梅**は久痢・下血を止め，生津止渇・殺虫を兼ねる。**訶子**も久痢・下血を止めるが，苦が多く酸が少ないため，下気・降肺火することができる。

⑤**生のもの**は行気・消脹・補肺・清痰に用い，**煨熟したもの**は温胃固腸に用いられる。**訶子皮**は久嗽・喘逆・久泄に用いられ，渋性がさらに強い。

白果
（はくか）

【別名】銀杏（ぎんきょう）
【性味】味は甘・苦・渋で，性は平，小毒がある。
【効能】白果のおもな効能は収斂肺気・定喘治嗽で，あわせて縮小便・止白帯作用もある。

①**収斂肺気・定喘治嗽**　哮喘＊痰嗽に対して，麻黄・紫蘇子・款冬花・半夏・桑白皮・杏仁・黄芩・甘草（白果定喘湯）などを配合して用いる。

　　久嗽で声が出なくなるものに対して，桑白皮・茯苓・麦門冬・蝉退などと一緒に用いる。

　　白果には収渋作用があるので，咳嗽の治療の際には，久嗽（肺中にすでに実邪のないもの）に比較的適合する。あるいは，開宣肺気薬（例えば桔梗・麻黄・細辛など）を配合して用いると，斂邪するのを避けることができる。

②**縮小便・止白帯**　小便頻数・遺尿などの症状に，烏薬・益智仁・覆盆子・鶏内金・熟地黄・山薬・山茱肉などを配合して用いる。

　　白帯症に対し，白朮・茯苓・炒薏苡仁・白鶏冠花・椿根白皮などと一緒に用いる。

【用量】通常は，1.5〜9gである。
【注意】

①脹悶や中毒を引き起こすので，多く使いすぎてはならない。中毒になったときは，頭痛・嘔吐・呼吸困難・筋肉の痙攣などの症状が現れる。この場合，生甘草30〜60gか，あるいは白果殻30gを煎じて服用する。

②外感咳嗽の初期には用いるべきではない。

> **使い分けのポイント**
>
> ①**五味子**は温収肺気・納気帰腎の作用があり，久嗽に喘を兼ねるものに用い，**白果**は収肺益気の作用があり，痰喘に咳を兼ねるものに用いる。
>
> ②**炒熟したもの**は益肺定喘に用い，**生のもの**は降痰に用いる。

肉豆蔲

【性味】味は辛，性は温である。

【効能】肉豆蔲のおもな効能は，燥脾・暖胃・渋腸である。

以下の各種の状況でよく用いられる。

①**温脾止泄** 脾胃虚寒による久泄・久痢に対して，肉豆蔲は温脾燥湿・渋腸止瀉の働きをもつ。党参・白朮・茯苓・訶子・木香・芡実・砂仁などを配合して用いる。

「五更泄」（毎日明け方に泄瀉がある）に対しては，最も効果が高い。五更泄は脾腎虚寒によって起こり，肉豆蔲に呉茱萸・五味子・補骨脂などを配合して用いる（四神丸：五更泄に最もよく用いられる薬方である）。

私はこの処方に，症状にあわせて党参・白朮・茯苓・訶子・山薬・山茱肉・肉桂・附片・乾姜・烏薬・灶心土などを選んで加え，慢性腸炎・慢性痢疾・腸機能紊乱（慢性泄瀉が現れるもの）などの治療において良い効果を得ているので，参考にして試していただきたい。

②**温胃行気** 肉豆蔲には温胃して消化を助け，下気して消脹する効能があり，中焦虚寒による食物不化・食欲不振・胃脘脹痛などの症状に，木香・高良姜・砂仁・香附子・半夏・厚朴・枳殻などと一緒に用いる。

現代の研究で，肉豆蔲には揮発油が含まれることがわかっており，胃液分泌や胃腸の蠕動を促進して，開胃食欲促進・消脹止痛の働きをする。

ただし，大量に用いるとかえって胃液分泌・胃腸蠕動を抑制する。

したがって，温胃行気・開胃進食に用いるときには用量は少ないほうがよく（1.5～4.5g），温脾止瀉に用いるときには多めに用いるとよい（9～12g）。

【用量】通常は，1.5～9gである。

【注意】実熱火邪のあるものには使用を避ける。

> **使い分けのポイント**
>
> ①益智仁と肉豆蔻はどちらも燥脾するが，**益智仁**は脾湿多涎に用い，あわせて補腎縮小便して遺尿を治す。**肉豆蔻**は脾虚泄瀉に用い，あわせて温胃行気する。
>
> ②補骨脂と肉豆蔻はどちらも泄瀉を治療するが，**補骨脂**は温補腎陽して腎虚寒による大便溏泄を治療し，**肉豆蔻**は温脾燥湿して脾虚による腸滑便瀉を治療する。

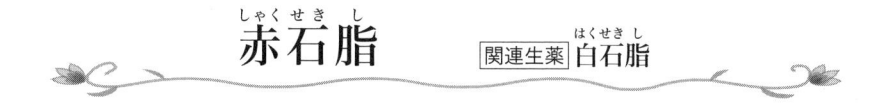

赤石脂　関連生薬 白石脂

【性味】味は甘・酸・渋，性は温である。

【効能】赤石脂は，天然の赤色をした多くの水を含む高陵土（カオリン）の一種である。おもに山西・河南・江蘇などの地域で産出し，不純物を取り除いて細かい粉末にして薬とする。収渋薬としてよく用いられ，固渋収湿・斂脱止瀉・止血止帯の作用がある。外用では，瘡疽の傷口がなかなかふさがらないものに用いられる。

①**収斂固腸**　赤石脂は甘酸渋で温性，質は重かつ渋である。収斂固腸の効能がある。

　　久瀉・久痢が止まないもの，大腸虚寒で滑脱してしまうもの，ひどい場合には長く続く瀉痢のために脱肛になるなどの症状に最もよく用いられる。

　　例えば，腸胃虚寒による腹部の冷痛・下痢膿血などがなかなか止まないものには，乾姜・粳米と一緒に用いる。まず赤石脂を細かい粉末

とし，半分は煎じずに置いて，半分を乾姜・粳米を一緒に煎じ，米が煮えたら残渣をすぐに取り，残り半分を煎じ液に混ぜ，2回に分けて温服する(『傷寒論』桃花湯)。

腸滑してしまい瀉痢が止まないものには，禹余糧を配合して用いるか(赤石脂禹余糧湯)，あるいは車前子・茯苓などを加えて利小便を兼ねる。

つまり，赤石脂は下焦不固の証に用いられる。

②**固渋止血**　赤石脂は固渋止血するので，婦人の崩(子宮の大量出血)・漏(子宮の持続的な少量出血)が止まないものに，生地黄・当帰・白芍・白朮・酒炒黄芩・続断炭・棕櫚炭・艾葉炭・阿膠・桑寄生・炙黄耆などを配合して用いる。

③**その他**　慢性痢疾・慢性腸炎・潰瘍性結腸炎・腸結核などに，弁証論治のうえで赤石脂を加えることにより排便の回数を減少させることができる。

機能性子宮出血や血便がなかなか止まないものなどに対し，赤石脂を加えることで止血の補助となる。

【用量】通常は9～15gで，重症時には30gまで用いることができる。

【注意】
①大腸に実邪があるものには用いてはならない。続けて服用していると，食欲減退という弊害が起こる。
②赤石脂は重墜であり，妊婦には慎重に用いるべきである。

〈参考〉赤石脂はいつも煅用され，それによって渋性が増す。

〈現代薬理〉現代の研究によって以下のことが報告されている。赤石脂は炎症を起こした胃腸粘膜に対して保護作用があり，異物刺激を減少させる一方で炎症性滲出物を吸着し，炎症を緩解させる。胃腸出血に対して止血作用がある。また，消化管の毒物を吸着することもでき，燐・水銀を内服して中毒を起こしたときに，赤石脂を服用して毒物の吸収を防止することができる。

> **使い分けのポイント**
>
> ①禹余糧・赤石脂はどちらも渋腸止痢・止血するが，**禹余糧**は甘鹹で寒性であり，**赤石脂**は甘酸で温性である。
>
> ②花蕊石・赤石脂はどちらも酸渋止血するが，**花蕊石**は咳血・吐血を治すのに用いられ，**赤石脂**は崩漏・血便を治療するのに用いられる。
>
> ③**白石脂**と赤石脂はほとんど同じ効果であるが，**赤石脂**は血分に入る。

禹余糧
（うよりょう）

【性味】味は甘・鹹・渋で，性は微寒である。

【効能】禹余糧の効能は赤石脂とほとんど変わらず，同じ**渋固下元**の薬物であり，久痢・久泄・赤白帯下・子宮出血・血便などの症状に用いられる。ただし，禹余糧は微寒で，**清熱**作用を兼ねる。

【用量および注意事項】用量および注意事項は赤石脂と同じである。

第5講 理気薬

本講ではおもに，理気薬およびいくつかの理気の効能を兼ねた化痰止咳平喘薬・化湿薬を紹介する。

陳皮(ちんぴ)　関連生薬 橘紅(きっこう)・橘絡(きつらく)・橘核(きっかく)・橘葉(きつよう)・青皮(せいひ)

【性味】味は辛・苦，性は温である。
【効能】陳皮は常用される理気薬で，あわせて燥湿化痰の効能をもつ。
　　以下の各種の状況でよく用いられる。
①消脹止嘔　肺胃気滞によって起こる胸悶・上腹部脹満・悪心・嘔吐・胸腹脹痛などの症状に，陳皮に枳殻・半夏・紫蘇梗・紫蘇子などを配合して用いるとよい。

あわせて胃熱があるとき（黄苔・冷たいものの飲食を好む・脈数）は，黄芩・川楝子を加えるとよい。

あわせて胃寒があるとき（白苔・温湿布および熱いものの飲食を好む・脈遅緩）は，烏薬・高良姜を加えるとよい。

あわせて中焦湿盛があるとき（白厚膩苔・水を飲みたくない・脈滑）は，茯苓・蒼朮を加えるとよい。

②燥湿化痰止嗽　中焦の湿痰の上犯，あるいは外感風寒により肺気不利となって，咳嗽・痰が多い・胸悶・食べたがらない・舌苔白膩・脈滑

などの症状が現れたものに対して，陳皮に半夏・茯苓・紫蘇子・杏仁・炒莱菔子・金沸草（旋覆花のことを昔は別名金沸草といった。現代では，その花を旋覆花，全草を金沸草という）・前胡などを配合して用いる。

外感証が明らかな場合には，さらに，荊芥・桔梗・麻黄などを加えるとよい。

③理気開胃　中焦気滞・食欲不振などの症状に対して，麦芽・穀芽・白蔲衣・神麹・山楂子などと一緒に用いることで，食欲促進作用を有する。

④補薬による壅気脹満の副作用の防止　党参・黄耆・白朮・山薬・地黄などの補薬を使用する際，少量の陳皮を配合すれば，胸悶・中満・食欲不振などの副作用を防止することができる。

【用量】通常は，3～9gである。

【注意】
①陳皮は性味が香燥なので，多量あるいは長期に用いると正気を耗散する。
②気滞のないものに用いてはならない。

〈参考〉『本草備要』中に，陳皮に関して「辛能散，苦能燥能瀉，温能補能和，同補薬則補，同瀉薬則瀉，同昇薬則昇，同降薬則降，為脾肺気分之薬，調中快膈，導滞消痰，利水破癥，宣通五臓〔辛はよく散ず，苦はよく燥しよく瀉す，温はよく補いよく和す。補薬と同じくすればすなわち補い，瀉薬と同じくすればすなわち瀉し，昇薬と同じくすればすなわち昇り，降薬と同じくすればすなわち降す。脾肺の気分の薬と為り，中を調え膈を快しく，滞を導き痰を消す。水を利し癥を破り，五臓を宣通す〕」との記載があり，陳皮の効能が概括されている。

> **使い分けのポイント**
>
> ①陳皮とは橘子皮を長時間おいたもののことで，古いものほど良いので，陳皮と呼ばれる。広州産の橘子皮がより良く，別名**広陳皮**と呼ばれる。橘皮の裏側の白い物質を取り除いたものを**橘紅**といい，**広橘紅・化橘紅**に分かれる。化橘紅は化州の柚子〔ザボン〕の皮であり，化橘紅の化痰の作用は広橘紅より優れている。**化橘紅・広橘紅・陳皮**にはみな化痰作用があるが，そのなかでも化橘紅の化痰効果が最も強く，痰が多い・濃い痰・痰が白くて粘るものに適している。広橘紅は軽清で肺に入り，外感咳嗽で痰が多く胸悶するものに適する。**陳皮**の理気消脹開胃の作用は橘紅より優れ，**橘紅**

の化痰の作用は陳皮より優れている。

②**橘絡**は化痰通絡作用があり，咳嗽・胸脇悶痛および手指の麻痺などによく用いられる。**橘核**は散結止痛の作用があり，疝気*痛の治療によく用いられる。**橘葉**は疏肝解鬱の作用があり，胸脇悶痛・乳房の脹りなどによく用いられる。

③**青皮**は肝胆に入って破気散滞し，あわせて疝を治す。**陳皮**は脾肺に入って理気和胃し，あわせて化痰する。

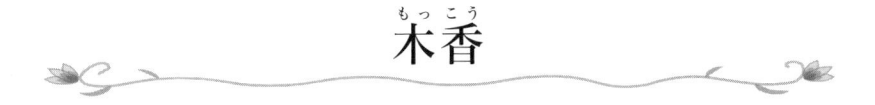

木香
もっこう

【性味】味は辛・苦，性は温である。

【効能】木香は行腸胃滞気・疏肝開鬱・和胃健脾の効能がある。行気薬としてよく用いられ，気がめぐると痛みは静まるので，あらゆる冷気滞塞の疼痛を治療することができる。

①**行腸胃滞気**　木香は腸胃の気滞をめぐらせ，腸胃気滞によって起こる胃脘の脹悶疼痛・脘膈間の脹悶多噯*〔むかついてげっぷが多い〕・腹脹・腹痛などの症状によく用いられる。藿香・香附子・高良姜・檳榔子・縮砂・草豆蔻・丁香などを配合して用いるとよい。

あわせて脇痛があるときには，炒川楝子・枳殻・青皮などを加えるとよい。

②**芳香化湿**　木香にはまた芳香化湿作用があり，腸胃気滞・湿停不化による嘔吐・腹痛・泄瀉などに対して，藿香・佩蘭・竹茹・半夏・茯苓・灶心土・木瓜・黄柏・黄連などと一緒によく用いられる。

木香に黄連を配合したものを香連丸といい，痢疾の治療によく用いられる。木香で腸胃滞気をめぐらせ裏急後重を除き，あわせて芳香化湿し，黄連で燥湿清熱・涼血解毒して大便膿血を止める。よって腸胃に湿熱が積滞することによって起こる痢疾に対して，高い効果がある。

臨床では，よく香連丸を随証加減して各種の痢疾の治療に用いる。例えば，湿がひどい場合には，茯苓・薏苡仁・蒼朮・車前子を加え

るとよい。
　　熱が重い場合には，黄芩・黄柏・白頭翁・馬歯莧を加えるとよい。
　　食滞がある場合には，焦三仙・檳榔子・炒鶏内金を加えるとよい。
　　表証がある場合には，葛根・荊芥を加えるとよい。
　　寒があるものには，呉茱萸・肉桂・乾姜を加えるとよい。
　　腹痛がひどく大便の膿血が多いものには，白芍（多めに用いる）・当帰などを加えるとよい。
　③その他　木香に縮砂を加えると，脘腹痞満を治療できる。
　　檳榔子を加えると，裏急後重を除くことができる。
　　莱菔子を加えると，腹脹を治療できる。
　　小茴香を加えると，疝痛を治療できる。
　　烏薬を加えると，小腹部の気逆の痛みを治療できる。
【用量】通常は，0.9〜9ｇである。特に必要な場合には，12ｇまで用いることができる。
【注意】肺虚有熱・血分燥熱・虚火上衝のものには木香の使用を避ける。
〈参考〉補薬のなかに少量の木香を加えると，滋膩・停滞などの弊害を避け，治療効果を高めることができる。例えば，香砂六君子湯・帰脾湯などにおいて，いくらかの木香が用いられている。
〈現代薬理〉現代の研究によって，木香は，パラチフス菌およびいくつかの病原性細菌に対して，抑制作用があることが知られている。あわせて，胆石の腹痛時の脘腹脹痛・逆気攻痛などに対して緩解作用もある。

使い分けのポイント

①**縮砂**の行気は和中消食して痞悶を除くことに優れ，あわせて引気帰腎する。**木香**の行気は腸胃気滞をめぐらせて腹脹を消すことに優れ，あわせて燥湿治泄・実大腸する。

②**檳榔子**は破気して祛滞消食すことに優れ，降の性質をもち，あわせて脚気を治す。**木香**は行気して消脹和腸胃し，燥の性質をもち，あわせて痢を治す。

③**烏薬**は膀胱腎臓の逆気（小腹部の気脹・気痛）を順とすることに優れ，**木香**は衝脈の逆気裏急（小腹部の両側から臍部周辺に至る逆気攻衝の痛み）に用いられる。

④行気の方剤に入れるときには**生木香**を用いるのがよく，治泄・実大腸の方

剤に入れるときには煨木香（紙にくるんで加熱する）を用いるのがよい。

青皮
せいひ

【性味】味は苦・辛，性は温である。
【効能】青皮は破気消滞・舒鬱降逆の効能があり，あわせて疝気疼痛を治療する。

①**破気消滞・舒鬱降逆**　肝気鬱結による胸膈脹悶・気逆して食べたがらない・脇肋の脹痛・怒りっぽい・気滞胃痛などの症状に，青皮を用いて破気結・疏肝鬱することができ，枳殻・紫蘇梗・香附子・檳榔子・厚朴・陳皮などと一緒によく用いられる。

②**破気平肝・治疝気疼痛**　青皮は破気平肝し，諸薬を肝経に引導することができる。

　烏薬・川楝子・呉茱萸・小茴香・橘核などを配合して，疝痛を治療する。例えば天台烏薬散（烏薬・川楝子・木香・小茴香・高良姜・青皮・檳榔子）のなかで，青皮は破気平肝として働き，この方剤は小腸疝気で臍腹に痛みが牽引されるものの治療によく用いられる。

　睾丸結核・慢性睾丸炎・前立腺炎などで，睾丸墜痛・小腹に牽引される疼痛・会陰部の墜脹・温めるのを好み冷やすのを嫌がるなどの症状があるものに対して，炒川楝子9〜12g，炒橘核9g，青皮6〜9g，炒小茴香6〜9g，烏薬9g，呉茱萸3〜6g，荔枝核9g，白芍12〜15g，肉桂0.9〜3gを用いて随証加減するという先人の経験を私はよく応用していて，常に満足のいく効果を得ているので，参考に供する。

【用量】通常は，3〜9gである。
【注意】
①気虚のものには慎重に用いる。
②気滞のないものおよび多汗のものには用いない。
③多量あるいは長期に用いると，正気を損傷する恐れがある。

> **使い分けのポイント**
>
> ①**香附子**は十二経の気分を通じ，行気解鬱して，あわせて調経理血する。**青皮**はおもに肝経に入り，破気解鬱して，あわせて疝痛を治療する。
>
> ②**枳実**の破気は，苦寒で降により，快利胸膈して腸胃積滞の消導することに優れる。**青皮**の破気は，辛温で散，苦温で降により，胸肋疼痛・肝経気結を破ることに優れる。

枳実
（きじつ）

【性味】味は苦，性は微寒である。
【効能】枳実のおもな効能に，破気・消積・導滞・除痞がある。

①**破気**　枳実はよく胃腸の結気を破泄し，心下部の痞痛・胃脘部の硬脹・食滞による腹脹腹痛・大便がスムーズに出ないなどの症状に対して効果が高い。よく枳殻・木香・檳榔子・神麴・麦芽・山楂子・大黄などを配合して用いられる。

　胆道感染・胆道炎などによって起こる脘腹脹満・嘔逆・食物が下りない・両脇の脹満などの症状に対して，小柴胡湯（柴胡・黄芩・半夏・党参・甘草・生姜・大棗）から党参・甘草を去って，枳実・檳榔子・大黄・玄明粉などを加えたものを用いると，一定の治療効果を得られる。ただし随証加減に留意することが必要である。

②**導滞**　枳実には，下気導滞して大便を通じる作用があり，胃腸に積滞があって大便が秘結し通じないものによく用いられる。大黄・厚朴・芒硝・玄明粉・栝楼・檳榔子・麻子仁などと一緒に用いるとよい。例えば大承気湯（枳実・厚朴・生大黄・芒硝），小承気湯（枳実・厚朴・生大黄），枳実導滞丸（枳実・大黄・黄芩・黄連・神麴・白朮・茯苓・沢瀉）などがある。

③**消積**　枳実の気結を破る作用はたいへん強く，気結により堅積となったものに対して，枳実はその気結を破り，気をめぐらせて積を除くこ

とができる。

　気結により痰阻となったものには，気結を破り，気をめぐらせて痰をめぐらせることができる。気結により胸脘痞悶・胸痛を生じたものには，気結を破ることで，痞悶はおのずから除かれる。

④**除痞**　枳実に白朮を配合すると，腹中の積聚痞満を除くことができ，押すと硬く痛みのあるものなどに用いられる。例えば『金匱要略』の枳朮湯（枳実・白朮）は，心下が盆のように硬く大きくなり，痞満するものを治療する。また，芍枳実丸（赤芍・枳実・白朮・陳皮）は，食積痞満および小児の腹大脹満・しばしば痛みがあるものなどを治療する。

　厚朴を配合すると，中満を取り除くことができ，大黄・芒硝を配合すると，腸中結実を破瀉することができる。

⑤**その他**　私はかつて枳実に栝楼・薤白・檀香を配合して胸痹心痛に用い，良い効果を得たことがある。

【**用量**】通常は，1.5～9gである。

【**注意**】

①妊婦には慎重に用いる。

②気虚中満・気陥軟便・胃虚で食べたがらないものには，用いてはならない。

> **使い分けのポイント**
>
> ①**青皮**は肝経の気結を破り，**枳実**は胃腸の気結を破る。
>
> ②**木香**は腸胃の気滞をめぐらせるので，理気消脹に優れる。**枳実**は腸胃の気結を破るので，除痞消積に優れる。

枳殻（きこく）

【**性味**】味は苦・酸，性は微寒である。

【**効能**】枳殻の効能は枳実と似ているが，枳実はおもに脾胃に入り，枳殻はおもに脾肺に入る。枳殻の力は穏やかで，おもに**理気消脹**に用いられ

る。枳実の力は強く，おもに破気消積に用いられる。枳実は破降下行の作用が強く，枳殻は**開胸寛腸**の作用が強い。

　枳殻に桔梗を配合して，寛胸消脹することができる。

　檳榔子を配合して，胸中結逆の気を下行させることができる。

　荊芥・防風・紅花・赤芍を配合して，体中の肌膚がピリピリして痒いものを治すことができる。

　私はかつて，枳殻に片姜黄・白蒺藜を配合して，邪が肝肺に滞って起こる脇痛に用いたことがある。

【用量】通常は，3～9gである。

【注意】脾胃虚・気虚のものには慎重に用いる。

〈現代薬理〉現代の研究により，枳実・枳殻の煎剤はいずれも，胃腸と子宮の平滑筋の興奮を増強させ，あわせて胃腸の蠕動を規律化し，胃拡張・胃下垂・消化不良・脱肛・疝気・子宮脱などを治療する作用があることが報告されている。

沈香
じんこう

【性味】味は辛・苦，性は微温である。

【効能】沈香はおもに降気薬として用いられ，温腎平喘を兼ねる。

　以下の各種の状況によく用いられる。

①**温中降気**　中気がその和降作用を失ったり，気逆を生じたりしたために，胸脘脇肋部の悶脹・心腹の疼痛・嘔吐泄瀉・胃冷・呃逆*などの症状が現れたものに対し，沈香で降気温胃して調中することができる。

　香附子・枳殻・炒川楝子・青皮などを配合して，胸脘脇肋部の悶脹を治すことができる。

　高良姜・呉茱萸・延胡索・蒲黄を配合して，心腹部痛を治すことができる。

　半夏・藿香・竹筎・茯苓・木香・白朮を配合して，嘔吐泄瀉を治すことができる。

紫蘇・白豆蔲・丁香・柿蒂を配合して，胃冷呃逆を治すことができる。
②**温腎平喘**　沈香は温・降の性質があり，引気帰腎・温補腎陽の作用があるので，腎虚寒によって起こる気喘で，多くは呼気に比べ吸気が困難なもの・吸気が丹田（臍下部分）まで深く納められないもの・腰膝の冷痛・陽痿*滑精・脚に力が入らない・尺脈緩弱などの症状に用いられる。補骨脂・胡芦巴・陽起石・黒錫・硫黄（黒錫と硫黄は湯薬に入れず，丸薬を作って用いる）・附子・小茴香・肉豆蔲・金鈴子・木香・肉桂などを配合して用いる。例えば，局方黒錫丹は上述した諸薬を配合して作られたもので，1回1.5～2.5ｇ，多くても3ｇを超えない量を1日1～2回服用する。

　沈香は，肺気不降・痰濁壅阻の実喘咳嗽に用いられることもあり，紫蘇子・前胡・半夏・厚朴・陳皮などと一緒に用いられる。例えば，局方蘇子降気湯（紫蘇子・半夏・前胡・厚朴・陳皮・甘草・当帰・沈香）などは，沈香の降気の力を利用して消痰平喘する。

【用量・用法】通常は0.6～2.5ｇで，湯薬と一緒に服用する。
【注意】気虚下陥のものには使用を避ける。
〈参考〉沈香は，細かい粉末にして湯薬と一緒に服用する。これは薬の節約にもなるし，そのうえ効果も確かなものとなる。通常は湯薬に入れて煎じることはしない。

> **使い分けのポイント**
>
> ①**旋覆花**は肺脾の痰気を降ろし，**沈香**は脾腎の逆気を降ろす。
>
> ②**檳榔子**の降気は，破瀉下降するので正気が虚しているものには使用を避ける。**沈香**の降気は，破瀉の作用はないので正気を傷めない。先人の経験により沈香は「行気するが気を傷めず，温中するが火を助けない」ことが知られているので，参考にしてもらいたい。
>
> ③**降香**は血中の気を降ろして止血し，**沈香**は腎虚不納の気を降ろして平喘する。

檀香
だんこう

【性味】味は辛,性は温である。

【効能】檀香は**理気解鬱**の薬である。おもな効能は,**調脾肺・利胸膈**である。

　檀香は脾胃の気を上昇させて食欲を増進させることができる。また,胸肺の気鬱を開いて,寛暢胸膈することができる。したがって,脾肺の気の失調時に,檀香に紫蘇梗・栝楼皮・枳殻を配合して,胸膈悶脹を治す。

　丹参・縮砂・烏薬・百合・高良姜を配合して,心腹部痛を治す。

　陳皮・生麦芽・沙参・麦門冬を配合して,飲食が進まないものを治す。

　私はよく,檀香に栝楼・薤白・桂枝・紅花・赤芍・遠志・五霊脂・蒲黄・檳榔子などを配合して,冠動脈疾患の狭心痛の治療に用いることで,胸悶・疼痛に対し,比較的満足できる効果を得ている。

　また,檀香に丹参・縮砂・高良姜・香附子・百合・烏薬などを配合して,なかなか治らない胃脘痛(潰瘍病を含む)の治療に用いている。これら2種類の方剤は,随証加減(注:丹参と百合はそれぞれ30g,そのほかの薬は6〜9g用いる)して用いることができ,参考としていただきたい。

【用量】通常は,1.5〜9gである。湯薬に入れるときには「後下」とする必要がある。

〈参考〉檀香には紫・白の2種類があり,**紫檀香**の性味は鹹寒で血分に入り,外用として金瘡(金属の道具による創傷を指し,創傷によって化膿潰爛した瘡も含む)に塗布し,腫れと痛みを抑えることができる。

　処方でたんに「檀香」とだけ書くと,**白檀香**を用いることになるので,紫檀香が必要な場合にはその旨を明記する必要がある。

> **使い分けのポイント**
>
> ①**沈香**は降気し,降のなかに昇の作用ももつが,おもに降気に用いられる。
> **檀香**は理気し,昇のなかに降の作用ももつが,おもに宣散気鬱に用いられる。
>
> ②**降香**は理気し,あわせて血分に入るので折傷の治療に用いられる。止血活

血し，腫れや痛みを除く。**檀香**は理気解鬱に用いられ，あわせて心腹の諸痛を治療する。

香附子
（こうぶし）

【性味】味は辛・微苦，性は平である。

【効能】香附子は最もよく用いられる理気解鬱薬である。宣暢の性質があり，十二経・八脈の気分を通行することができ，先人は「一切の気を主る」ことができると述べている。また，六鬱（気鬱・血鬱・痰鬱・食鬱・火鬱・湿鬱）を解し，月経を調えることができる。

以下の各種の状況でよく用いられる。

①**疏肝解鬱**　香附子は芳香辛酸の性質で，調気・疏肝・解鬱の作用がある。情緒不暢・肝気鬱滞によって起こる脘腹脹満・胸肋脹痛・食事がおいしく感じられない・胸悶してため息をつきたがるなどの症状に用いることができる。よく柴胡・白芍・鬱金・青皮・陳皮・木香・厚朴・紫蘇梗などを配合して用いられる。

あわせて血鬱があるとき（舌質紫黯・月経不潮・顔に艶がないなど）は，川芎・紅花などを適宜加えるとよい。

あわせて痰鬱があるとき（舌苔白膩・吐き気がして痰が多い・体が太っている・水を飲みたがらないなど）は，半夏・橘紅・茯苓などを適宜加えるとよい。

あわせて食鬱があるとき（食欲不振・噯腐呑酸＊〔腐臭を伴うげっぷや胃酸が上がってくる〕・舌苔厚・胃脘痞悶など）は，炒檳榔子・焦神麴・炒麦芽などを適宜加えるとよい。

あわせて湿鬱があるとき（舌苔水滑・胸悶・水を飲みたがらない・あるいは軽度の浮腫・大便溏軟など）は，蒼朮・白朮・羌活・猪苓・沢瀉などを適宜加えるとよい。

あわせて火鬱があるとき（口が苦い・心煩＊・尿黄・舌尖紅）は，山

梔子・黄芩・川楝子などを適宜加えるとよい。

②**行気定痛**　香附子は行気通滞し，「通じれば痛まず」である。

　　気滞胃痛（怒ると胃が痛む，あるいは気持ちがのびやかでないと胃痛がひどくなり，あわせて胸肋脹痛・脈弦などがある）に最もよく用いられ，高良姜・木香・白豆蔲・川楝子・延胡索・白芍・紫蘇梗などを配合する。

　　常用される薬方に，例えば良附散がある。これはまず，香附子60〜90gを粉末にして瓶に入れ蓋をしっかり閉め，高良姜も60〜90gを粉末にして別の瓶に入れ蓋をしっかり閉めておく。そして気滞寒鬱の胃脘痛で，気滞が寒鬱より重いと判断された場合（怒ると痛みがひどくなるか，あるいは痛みが脇肋まで及ぶ・せっかちで怒りっぽい・脈弦）に，この香附子末2.1gと高良姜末0.9gを合わせて1包とし，湯で服用する。

　　また，寒鬱が気滞より重いと判断された場合（胃脘部を温めるのを好む・熱いものの飲食を好む・寒に遭うと痛みがひどくなる・脈弦遅緩），高良姜末2.1g，香附子末0.9gを合わせて1包とし，湯で服用する。

　　気滞と寒鬱が同じくらいの場合，香附子末・高良姜末各1.5gずつを合わせて服用する。

　　それぞれの粉末は，使用時に混合するほうが効果が高いので，注意していただきたい。

　　私はまた，良附散・百合湯・丹参飲の3つの方剤を合わせて，「三合湯」と名付け，虚実寒熱の交錯したなかなか治らない胃脘痛（潰瘍・慢性胃炎・前庭部胃炎などを含む）に用いて，しばしば満足のいく効果を得ている。具体的な薬方は以下のとおり。高良姜9g，香附子9g，百合30g，烏薬9g，丹参30g，檀香6g（後下），縮砂2.5g（あるいは草豆蔲9g）。

　　痛点がはっきり固定しているものおよび舌質が黯あるいは瘀斑があるものには，さらに失笑散（五霊脂・蒲黄）を加えるとよい。胃酸を吐くものには煆瓦楞子を，大便の乾燥するものには生大黄・檳榔子などを加えるとよい。参考にして試していただきたい。

③**理気調経**　香附子は本来行気薬であるが，血分にも入ることができるので，先人はこれを「血中の気薬」（血分に入ることのできる行気薬という意味）と称した。理気調経（月経周期の調整）の作用があり，婦人の情緒不暢・肝気鬱滞による月経不調・月経後期・月経痛などの症状に対して有効であり，当帰・白芍・熟地黄・紅花・五霊脂・川楝子・小茴香・烏薬・桃仁などと一緒に用いる。

　香附子はまた補血薬を気分まで引導して生血することができ，産前・産後にかかわらず各症に用いることができる。そのため先人は香附子のことを「**婦人科の要薬**」と称した。

④**その他**　香附子と党参・白朮を一緒に用いると，その益気作用を助けることができる。

　熟地黄・当帰と一緒に用いると，その補血作用を助けることができる。

　木香と一緒に用いると，疏滞和中し，腸胃の滞気をめぐらせることができる。

　檀香と一緒に用いると，理気寛胸・消脹醒脾することができる。

　沈香・柴胡と一緒に用いると，諸気を昇降することができる。

　川芎・蒼朮と一緒に用いると，諸鬱を解することができる。

　山梔子・黄連と一緒に用いると，降火清熱することができる。

　茯苓・遠志と一緒に用いると，心腎の気を交わらせることができる。

　小茴香・補骨脂と一緒に用いると，腎経の気滞をめぐらせることができる。

　厚朴・半夏と一緒に用いると，降痰消脹の効果が得られる。

　三稜・莪朮と一緒に用いると，消散積塊の効果が得られる。

　葱白・紫蘇と一緒に用いると，宣解表邪の効果が得られる。

　艾葉と一緒に用いると，子宮を温め，気血をめぐらせることができる。

　香附子と青皮・莪朮・生牡蛎・浙貝母・射干を一緒に用いると，気滞によって腹中に気聚成塊が産生したものを治療できる。

【**用量**】通常は，3～9gである。

【**注意**】気虚血燥のものには慎重に用いる。

〈**現代薬理**〉現代の研究では，香附子は子宮筋の収縮を抑制し，あわせて筋緊張に対し弛緩作用を有することが報告されている。

> **使い分けのポイント**
>
> ①香附子は**生**で用いると，おもに胸膈に上行し皮膚に達する。**熟製**して用いると，おもに肝腎に入り足腰を利す。通行経絡に用いるときは，**酒に浸して炒する**とよい。消積聚に用いるときは，**酢に浸して炒する**とよい。消化痰飲に用いるときは，**生姜汁に浸して炒する**とよい。婦人の崩漏*・月経過多に用いるときは，黒くなるまで炒して用いるとよい（**黒香附**といい，止血作用を兼ねる）。
>
> ②**木香**は辛・温で，おもに腸胃気滞をめぐらせ，気分に入る。**香附子**は辛・平で，おもに十二経の気分を宣暢し，血分に入る。
>
> ③**青皮**は肝に入って破気散結し，あわせて疝を治療する。**香附子**は肝に入って理気解鬱し，あわせて調経する。
>
> ④**厚朴**の行気は，消脹除満に優れる。**香附子**の行気は，疏肝解鬱に優れる。

川棟子
せんれんし

【別名】金鈴子
きんれいし

【性味】味は苦，性は寒で，小毒がある。

【効能】

①**疏肝理気止痛**　川棟子は肝経に入り肝気を疏泄し，肝気痛・肝気脹・脇痛・疝痛・胸脘部の満悶疼痛などの症状に，延胡索・木香・青皮・厚朴・香附子などを配合してよく用いられる。

②**清利湿熱**　また，心包経の火熱を下行させ，小腸・膀胱の湿熱を引導するので，清利湿熱の効果があり，川木通・竹葉・生地黄・沢瀉などを配合して用いられる。

③**治疝止痛・殺虫**　先人の経験により，川棟子は「**疝気の要薬**」として知られるが，寒涼の性質のため，寒証に用いるときには小茴香・荔枝核・呉茱萸・肉桂・烏薬・補骨脂などと一緒に用いるべきである。炒して用いることでも寒性は減少する。

　川棟子に延胡索を配合して，熱性の胃痛に用いられる。

枳殻・香附子を配合して，肝熱脇痛に用いられる。

烏梅・川椒を配合して，蛔虫腹痛に用いられる。

【用量】通常は，3〜12gである。

【注意】脾胃虚寒のものには使用を避ける。

> **使い分けのポイント**
>
> ①同じ疝気を治療する薬ではあるが，**荔枝核**は温性で，**川楝子**は寒性である。
>
> ②**苦楝子**は殺虫に優れ，その根皮がよく用いられる。**川楝子**は疏肝理気に優れ，疝を治療する。**川楝皮**は殺虫に用いられる。
>
> ③疏肝・治疝には**炒**して用い，清熱には**生**で用いる。

烏薬（うやく）

【性味】味は辛，性は温である。

【効能】烏薬のおもな効能は，行気寛脹・順逆止痛・温散肝腎冷気・疏達腹部逆気である。温性行気薬としてよく用いられ，あわせて温腎縮小便の効果もある。

①**温散肝腎冷気**　烏薬は下焦の寒性気痛の治療に優れ，臨床において**温腎治疝の要薬**として最もよく用いられる。腎間の冷気が肝経に波及したために起こる少腹攻痛・疝気疼痛・睾丸冷痛墜脹などの症状に対して，烏薬に呉茱萸・木香・青皮・炒小茴香・炒橘核・荔枝核・肉桂・川楝子などを配合して用いることができる。

常用される薬方に，天台烏薬散（構成生薬は烏薬・木香・小茴香・高良姜・青皮・檳榔子・川楝子。川楝子は巴豆・麦麩とともに炒り，そのあと巴豆と麦麩を除く）などがある。

②**行気寛脹・順逆止痛・疏達腹部逆気**　寒邪が脾胃に侵犯することにより，中焦寒冷・気行不暢となって起こる，消化不良・胸腹脹痛が休みなくみられる，ひどければ嘔吐・胃部を温めるのを好み，少し冷たいものを摂っただけでこれらの症状が重くなるなどの状態に，烏薬で温

散脾寒・行気寛脹・順逆止痛することができ，香附子・高良姜・陳皮・半夏・神麴・生姜・呉茱萸などを配合して用いる。

寒を受けることによって月経痛が起きたものに対しては，当帰・呉茱萸・香附子・炒小茴香・川芎・炒白芍・肉桂・炮姜などと一緒に用いるとよい。

③**温腎縮小便**　腎経虚冷による小便の回数が多いもの（尿はあまり黄色くなく，尿道痛もなく，寒に遭うと悪化する）に対して，桑螵蛸・益智仁・山薬・五味子などと一緒に用いられる。

先人のこの経験により，産後の尿失禁が10数年続き，西洋医が膀胱麻痺と診断した患者を治療したことがある。いろいろな診療を受けたにもかかわらず効果がなく，いつも下着に綿を当てていて，たいへん悩んでいたところを望・聞・問・切の四診合参を経て，腎経虚寒・小便失司の証と診断した。温腎固摂の方法を治則として，八味地黄丸に烏薬・桑螵蛸などを加えた処方で治療し，10数剤服用したところでほとんどよくなり，少し処方を調整してさらに10数剤服用したところで完治した。この処方のおもな薬物は，熟地黄・山薬・山茱肉・茯苓・沢瀉・牡丹皮・附子・肉桂・烏薬・桑螵蛸・益智仁・覆盆子・五味子・煆竜骨・煆牡蛎・淫羊藿である。これらを随証加減して，試してみていただきたい。

【用量】通常は，4.5～9 g である。
【注意】気虚で内熱のあるものには慎重に用いる。

使い分けのポイント

①**小茴香**は下焦を温めて寒邪を散らし，疝痛を鎮める。**烏薬**は肝腎を温めて冷気を散らし，気逆を順として疝痛を治す。

②**香附子**は十二経の気滞をめぐらせ，解鬱散結する。おもに肝胆に入り，少腹気滞の治療に優れる。**烏薬**は膀胱腎臓の逆気を順とし，治疝・縮尿する。おもに腎経に入り，少腹気逆の治療に優れる。

荔枝核
れい し かく

【性味】味は甘，性は温である。

【効能】荔枝核は**行散気滞**の効能があり，各種気滞の痛みに適している。

　荔枝核は肝経に入るため，疝気疼痛・睾丸墜脹疼痛などに対して最もよく用いられ，小茴香・橘核・青皮・烏薬・川楝子などと配合する。

　荔枝核（焼存性〔外部が黒く焦げ内部は焦黄になるように，部分的に炭化させる方法〕）に炒香附子を配合し，婦人の腹部血気凝滞で刺痛のあるものや，高良姜・香附子・五霊脂を配合し，胃脘痛に用いることができる。

　荔枝核はまた，奔豚気（患者の自覚として，小腹から気が発し，上に向かって衝き上げ，心下あるいは上腹部まで至り疼痛発作が起こる）の治療に，小茴香・木香・呉茱萸・肉桂などと一緒に用いることができる。例えば『医学心悟』の奔豚丸がある（荔枝核24ｇ，小茴香21ｇ，木香21ｇ，肉桂9ｇ，附子15ｇ，呉茱萸15ｇ，茯苓45ｇ，橘核45ｇ，川楝子30ｇをともに細かい粉末とし，砂糖で炒して丸を作り，毎回6ｇずつ，薄い塩湯で服用する。熱証があるものは肉桂・附子を去る）。

　私はよく，奔豚丸・桂枝加桂湯（桂枝・白芍・炙甘草・生姜・大棗・肉桂，あるいは肉桂を加えず桂枝の量を増やす）・旋覆花代赭石湯（旋覆花・生赭石・半夏・党参・生姜・甘草・大棗）などの，3つの方剤のおもな薬物を組み合わせて随証加減し，湯薬として，奔豚気病（西洋医ではしばしば神経症と診断される）の治療に用い，いつも良い効果を収めているので参考までに供する。

【用量】通常は，6～12ｇである。

【注意】寒湿滞気のないものには慎重に用いる。

仏手

関連生薬 仏手花

【性味】味は辛・苦・酸，性は温である。
【効能】仏手のおもな効能は，**理気和中・疏肝解鬱**である。
　仏手は，肝胃不和・気滞胃痛による胸悶脇脹・食欲不振・嘔吐などの症状に適しており，香櫞・香附子・紫蘇梗・厚朴・半夏・陳皮・藿香などと一緒に用いられる。
　仏手に青皮・川楝子を配合して，肝気鬱結で胃脘痛となったものを治療する。
　竹茹・黄芩を配合して，妊娠嘔吐を治療する。
　降香・沈香麹を配合して，降逆止嘔作用を増強することができる。
【用量】通常は，4.5〜9gである。
【注意】仏手と香櫞はどちらも理気薬であるが，その薬力・薬性は穏やかなので，比較的軽症の場合に用いられる。気鬱・気滞がひどい場合には，そのほかの理気薬と一緒に用いるべきである。

> **使い分けのポイント**
> ① **香櫞**の化痰作用は仏手より優れ，**仏手**の治嘔作用は香櫞より優れている。
> ② **仏手花**は胸脇気滞の痛みにおもに用いられ，あわせて開胃醒脾する。**仏手**はおもに中焦気滞・胃痛・吐き気に用いられる。
> ③ **陳皮**の化痰燥湿作用は仏手より優れ，**仏手**の疏肝解鬱作用は陳皮より勝っている。

香櫞

【性味】味は辛・酸・苦，性は温である。
【効能】香櫞には調気・寛胸・化痰の作用がある。

①調気　香橼は肝気鬱滞による脇痛・胃脘痛・脘腹満悶・噯気・嘔吐などの症状に適しており，半夏・生姜・木香・縮砂・白蔲仁・香附子・紫蘇梗・厚朴花などと一緒に用いられる。
②寛胸・化痰　痰気逆満によって咳嗽して胸悶し，痰が多く気喘となったものに対して，紫蘇子・杏仁・栝楼・紫苑・莱菔子などと一緒に用いるとよい。

〈参考〉妊娠初期に香橼を使用すると，食欲が増進する。
【用量】通常は，4.5〜9 g である。

> **使い分けのポイント**
>
> **玫瑰花**は疏肝和胃の作用があり，あわせて活血通絡する。**香橼**は醒脾暢肺の作用があり，あわせて化痰する。

薤白
がいはく

【性味】味は辛・苦，性は温である。
【効能】薤白にはおもに，助胸陽・開心竅・胸中と大腸の気滞を散ずるという効能があり，活血も兼ねる。
①助胸陽・開心竅　胸中の陽気不振で胸痺刺痛・心痛血滞・肺気喘急などの症状が起こるものに，栝楼・白酒・桂枝・枳殻・五霊脂・蒲黄・檀香・紅花・紫蘇梗・紫蘇子・檳榔子・川芎などを配合して用いる。これらの経験から，狭心痛などの治療に用いることができる。

　私はかつて，胸痺心痛の治療によく用いられる栝楼薤白白酒湯の，通常は白酒を用いるところを黄酒に換えて湯液に入れ，それを白酒（少量），あるいは酢を用いた場合と比較してみたことがある。治療効果からいうと酢を用いた場合が最も良かったので，ここに記しておく。この方剤の白酒は，文献を調べて考証してみても，酢を用いるのが最もよいようである。

②行気散滞　大腸気滞で泄痢下重・大便渋滞などの症状が起こったもの

に対し，白芍・木香・黄連・檳榔子・枳実・枳殻などと一緒に用いる。
③**活血**　薤白は，活血散瘀と生新の作用を兼ねるので，久病・気血瘀滞・肢体疼痛などの症状に対して，桂枝・当帰・紅花・羌活・片姜黄・松節などと一緒に用いるとよい。例えば趁痛散(牛膝・当帰・桂枝・白朮・黄耆・独活・生姜各15ｇ，薤白・炙甘草各7.5ｇをともに粗い粉末として，毎回15ｇずつ水で服用する)のなかに薤白が用いられており，この方剤は産後の気弱血滞で，受風着涼〔着涼：カゼを引く・寒さに当たる〕して，全身に疼痛が起こったときの治療によく用いられる。

【用量】通常は3～9ｇであり，特に重症のときには，15ｇあるいはそれ以上用いることもできる。

【注意】気滞血滞のないものには，薤白を用いるべきではない。

> **使い分けのポイント**
>
> ①**乾姜**は温肺して胸陽を助け，おもに心肺の寒邪を除くために用いられる。**薤白**は心に入り宣竅し，行気活血して胸陽を助け，おもに胸痺刺痛に用いられる。
>
> ②**細辛**は心に入り助陽するが，肺腎に入るのがおもであり，心下に水停して咳喘し涎沫を吐くときに用いられる。**薤白**は大腸の気滞を散ずるが，心に入り胸陽を助けるのがおもであり，心陽不振で胸痺（心胸疼痛）のときによく用いられる。

柿蒂
（してい）

【性味】味は苦・渋，性は平である。

【効能】柿蒂には降逆気・止呃逆の効能がある。

①**降逆気**　嘔噦*の治療には，半夏・竹筎・生姜・藿香・刀豆子・代赭石などを配合して用いる。

②**止呃逆**　呃逆の治療には，丁香・沈香・旋覆花などと一緒に用いる。虚証の呃逆（重病・久病・老人や身体の弱いもの）に対しては，党参・

人参・附子・白朮・陳皮などと一緒に用いるとよい。

　私はかつて，脳出血など中枢神経系の疾病によって起こる呃逆に対し，柿蒂7～10個，公丁香2.5～4.5g（後下），生赭石30～45g（先下），旋覆花9g（布包），党参9～12g，半夏9g，刀豆子9g，紫蘇子6～9gなどを，随証加減し煎じて服用することで一定の効果が得られたので，参考までに供する。

【用量】通常は3～9g，あるいは3～7個である。

旋覆花
せんぷくか

【性味】味は苦・辛・鹹，性は温である。
【効能】旋覆花のおもな効能は，**降気・化痰・行水**である。
　以下の各種の状況でよく用いられる。
①噯気嘔逆　大汗や瀉下ののちに胃気が受傷することによって，あるいは痰湿阻滞不降によって引き起こされた肺胃の気の上逆で，頻繁の噯気・脘部痞悶・胸脇脹満・食べるとすぐ吐き，食物と痰水がともに出るなどの症状が現れた場合，旋覆花に代赭石・半夏・生姜・党参・竹茹・紫蘇子・茯苓などを配合して用いる。痰湿が盛んなものには陳皮・炒萊菔子などを加える。
②咳喘痰多　旋覆花は降気化痰の作用があり，気を降ろして痰を除くことで咳喘を鎮める。したがって，肺気不降・痰濁や水飲の蓄積・胸膈滞塞・気機不暢によって起こる咳嗽・粘稠で多量の痰・気逆して喘となるなどの症状に対して，陳皮・半夏・桑白皮・杏仁・紫苑・紫蘇子・檳榔子・炒萊菔子などと一緒に用いる。

　旋覆花の全草（花・茎・葉のすべて）を「**金沸草**」といい，降気化痰作用のほかに，風寒咳嗽にも用いることができる。外感風寒による咳嗽・痰が多いものに対して，金沸草に荊芥・前胡・半夏・細辛・茯苓・蘇葉・桔梗・陳皮などを配合して用いる。
③その他　私はかつて旋覆花に公丁香・柿蒂・半夏・生赭石・人参・生

姜を配合して煎じ，脳出血の人の呃逆に用いて，効果を得たことがある。例えば，脳や胸の手術ののちに呃逆が止まないものには，さらに桃仁・紅花を加えるとよい。これらの方剤は良い効果を得ることができるので，参考にして試していただきたい。

【用量・用法】通常は，3～9gである。絨毛が多いので，ガーゼに包んで煎じるべきである。

【注意】気虚・大腸寒冷泄痢のものには使用を避ける。

〈参考〉旋覆花には下降の性質があり，先人は，「諸花皆昇，惟旋覆花独降〔諸々の花はみな昇性だが，旋覆花のみ降性である〕」という経験を記載している。先人の経験をもとに，旋覆花に紫蘇梗・厚朴・半夏・生牡蛎・茯苓・香附子・黄芩・金果欖・烏梅炭などを随証加減して配合し，梅核気（咽に粘った痰核のようなものがあり，吐き出すことも飲み込むこともできず，飲食の邪魔にはならないが，咽に常に異物感があるもの）に用いて一定の効果がみられた。梅核気は痰気凝滞によって起こるので，この降気消痰の品を用いると往々にして有効である。

> **使い分けのポイント**
> ①**紫蘇子**は降気に解鬱温中を兼ねる。**旋覆花**は降気に消痰行水を兼ねる。
> ②**海浮石**は痰結が硬い塊になったものを治す。**旋覆花**は唾や痰が膠漆のように粘るものを治す。

萊菔子
らいふくし

【性味】味は辛・甘，性は平である。

【効能】萊菔子のおもな効能は**降気平喘・化痰消積・理気除脹**である。
おもに以下の各種の状況に用いられる。

①痰喘咳嗽　痰濁阻肺により，肺失粛降となって，咳嗽・気喘・痰が多い・胸悶などの症状が現れたものには，萊菔子に紫蘇子・白芥子を配合（三子養親湯）して用いるとよい。また証候にもとづいて陳皮・半夏・茯

苓・炙甘草などを選んで用いるとよい。
　私は臨床で，老人の慢性気管支炎で咳喘して痰の多い人に，麻黄・杏仁・炒莱菔子・炒紫蘇子・炒白芥子・半夏・陳皮・茯苓・炙甘草などを随証加減して用いて，効果を得ている。記憶しやすいように，「麻杏二三湯」と名付けている（「二」は二陳湯，「三」は三子養親湯を指している）。
　舌苔厚膩・大便乾燥のものには，製大黄・檳榔子・栝楼を加えるとよい。
　どちらかというと呼気が困難なものには，枳殻・桔梗・前胡を加えるとよい。
　どちらかというと吸気が困難なものには，磁石・沈香を加えるとよい。
　咳嗽がやや重いものには，紫苑・枇杷葉・貝母を加えるとよい。
　咳痰が薄くて冷たいものには，乾姜・細辛・五味子を加えるとよい。
②**食積腹脹**　飲食積滞により胃脘部の堵悶・噯気呑酸・腹部脹満などの症状となったものに，焦三仙・檳榔子・枳実・木香などと一緒に用いるとよい。

【用量】通常は，4.5～9ｇである。
【注意】気虚で痰積のないものには使用を避ける。

> **使い分けのポイント**
>
> ①莱菔子は**生**で用いると，上昇しやすく，服用量が多めだと悪心嘔吐する恐れがある（臨床上では生で用いることは比較的少なく，胃中食滞を吐出しなければならないときに生で用いる）。**炒**すると降下しやすくなり，降気化痰・消脹平喘に用いることができる。
>
> ②**山楂核**はおもに消化を助け，積塊をなくすのに用いられる。**莱菔子**はおもに消痰化滞・降気除脹に用いられる。

紫蘇子
しそし

【性味】味は辛，性は温である。
【効能】紫蘇子のおもな効能は，下気平喘・消痰止嗽・利膈解鬱である。
 ①潤心肺・降気消痰　紫蘇子には，潤心肺・降気消痰作用がある。肺失粛降で，痰が多く気逆して咳喘がある・胸悶などの症状に対し，杏仁・炒萊菔子・炒白芥子・陳皮・紫菀・前胡・厚朴・当帰・沈香などを配合して用いる。よく用いられる方剤には，三子養親湯（炒紫蘇子・炒萊菔子・炒白芥子），蘇子降気湯（炒紫蘇子・半夏・陳皮・前胡・厚朴・甘草・当帰・沈香）などがある。
 ②温中降逆　紫蘇子にはまた，温中降逆作用がある。胃気上逆・痰濁上泛による吐き気・吐嘔などの症状に，半夏・藿香・茯苓・陳皮・丁香・焦三仙・枳実などと一緒に用いる。
【用量】通常は，3～9gである。炒熟し砕いて用いる。
【注意】気虚下陥のものには使用を避ける。
〈参考〉紫蘇梗もよく用いられる調気薬であり，「紫蘇」の項を参照していただきたい。

> **使い分けのポイント**
>
> 　萊菔子・紫蘇子はともに降気平喘の効能があるが，萊菔子は消痰破積の力が紫蘇子より優れ，紫蘇子は下気解鬱の力が萊菔子より優れている。萊菔子は腹脹を消すのに用いられ，紫蘇子は胸膈を利すのに用いられる。2つを合わせることで，胸腹脹悶を治療できる。

檳榔子
びんろうじ

【性味】味は辛，性は温である。

【効能】檳榔子は降気破滞の特長があり，あわせて行痰下水・消積殺虫する。

① **降気破滞** 檳榔子は降気に優れ，先人は経験的に「性は鉄石の降の如く」と認識しており，人体の一番上にある滞気を，一番下まで降瀉することができる。したがって，気逆・気滞によって起こる，胸腹脹悶・噯気嘔逆・腹満便難・痢疾後重・脚気の水腫などの症状に対して用いることができる。

例えば，胸腹脹悶に対しては，枳殻・紫蘇梗・藿香梗・厚朴花などを配合して用いる。

噯気嘔逆に対しては，生赭石（先下）・旋覆花（布包）・紫蘇子・丁香・半夏・竹筎などを配合する。

腹満便難に対しては，厚朴・枳実・生大黄などを配合する。

痢疾後重（先人は調気すれば後重は除かれると認識していた）に対しては，木香・厚朴などと一緒に用いる。

脚気の水腫に対しては，紫蘇・陳皮・木瓜・防已などと一緒に用いる。

② **行痰下水・消積殺虫** 気滞不運によって起こる痰食積聚・痃癖癥瘕*（肝脾大および良性の腫れ物・嚢腫および筋状の筋肉緊張など）・虫積疳積・腹水脹満などの症状に対して，檳榔子の降気破滞・行痰下水・殺虫消積の力を利用することができ，消食・化痰・活血祛瘀・利尿・消積などの薬を配合，随証加減して治療する。

例えば，痰食積聚・痃癖（「痃」と「癖」は2種の症候であるが，習慣的に「痃癖」と呼ぶ。「痃」とは，臍の両側に筋状の筋塊が盛り上がったもののことで，弓弦のような状態で，大きさはふぞろいであり，痛い場合も痛くない場合もある。「癖」とは，両脇にある隠れて見えない積塊のことで，痛いときにこれに触れてはじめて自覚する）癥瘕などの症状に対して，焦三仙・莱菔子・牽牛子・桃仁・紅花・三稜・莪朮・生牡蛎・香附子・鬱金・皂角子・山楂核・蒼朮・白朮・枳実などを配合して用いることができる。

虫症疳積に対しては，使君子・烏梅・榧子・雷丸・南瓜子・胡黄連・川椒・細辛・焦三仙・炒鶏内金などと一緒に用いるとよい。

腹水脹満に対しては，茯苓・猪苓・沢瀉・大腹皮・桂皮・陳皮・冬瓜皮などと一緒に用いるとよい。

③その他　檳榔子に葶藶子を配合し，降痰治喘することができる。
　　　　　山楂核・莪朮を配合し，消積化滞することができる。
【用量】通常は 4.5 〜 9 ｇで，駆條虫の際には 60 〜 90 ｇあるいはそれ以上用いることができる。
【注意】気虚および大便溏泄のものには用いるべきではない。

> **使い分けのポイント**
>
> ①**枳実**の消導積滞・除痞満の効能は，檳榔子より優れている。**檳榔子**の降気下行の効力は，枳実より優れており，あわせて殺虫作用もある。
> ②**大腹皮**（檳榔子の皮）は無形の気滞を散らし，消脹して利水する。**檳榔子**は有形の堅積を消し，降気して行痰する。
> ③**使君子**は，殺蛔虫・健運化し，**檳榔子**は，駆条虫・消疳積する。

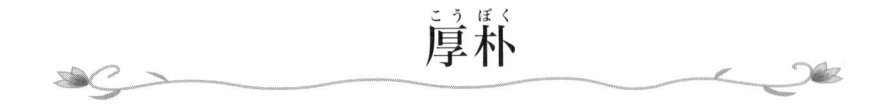

厚朴
こうぼく

【性味】味は苦・辛，性は温である。
【効能】厚朴はおもに，下気・除満・燥湿・消脹の効能がある。
①**除満・燥湿・消脹**　脾胃の運化不足，または寒湿侵襲を受けて，中焦の運化失常・寒湿停滞となり，胸腹満悶・嘔吐・腹部脹満などの症状が起こった場合，厚朴に木香・乾姜・草豆蔲・陳皮・茯苓・半夏・藿香などを配合して用いるとよい。湿邪が比較的重いもの（胸悶少食・舌苔白厚で膩・脈濡滑緩）には，さらに蒼朮・炒薏苡仁・砂殻〔縮砂の外殻〕などを加えることができる。

　　外感寒邪が裏に入り熱と化し，熱結腸胃となって，腹部脹満・痞硬して按ずるのを嫌がる・大便秘結・午後に身熱がひどくなる・うわごとを言うなどの症状が現れた場合，枳実・生大黄・芒硝などを配合するとよい。例えば『傷寒論』中の大承気湯（厚朴・枳実・生大黄・芒硝），小承気湯（厚朴・枳実・生大黄）などがあげられる。

②下気　厚朴には降気の働きがあるので，胸腹脹満・気上逆で喘咳するなどの症状があるものに，よく用いられる。

　　例えば桂枝加厚朴杏仁湯（桂枝・白芍・炙甘草・生姜・大棗・厚朴・杏仁）は，外感風寒で自汗のある喘咳に用いることができる。

　　蘇子降気湯（紫蘇子・半夏・炙甘草・前胡・厚朴・陳皮・当帰・生姜・肉桂）は，痰が多く気逆・胸満喘咳などの症状に用いることができる。

③その他　党参・白朮・茯苓・肉豆蔲・五味子などを配合して，久瀉の治療に用いることができる。

　　青皮・川楝子を配合して，肝胃気滞で痛むものに用いることができる。

【用量】通常は2～6gで，急病重症時には9～12g，あるいはさらに多く用いることもできる。

【注意】厚朴は温燥下気の品であるので，虚弱な人および妊婦には慎重に用いる。

〈現代薬理〉現代の研究により，厚朴の煎液は，試験管内で黄色ブドウ球菌に対し強力な抑制作用をもつことが報告されている。

使い分けのポイント

①**枳実**は破気し，おもに消積滞・除痞硬に用いられ，瀉火を兼ねる。**厚朴**は下気し，おもに消腹脹・除胃満に用いられ，燥湿を兼ねる。

②**大腹皮**は下気消脹し，利水を兼ね，おもに腹部水腫に用いられる。**厚朴**は下気消脹し，燥湿除満を兼ね，おもに腹脹便結に用いられる。**大腹皮**の利水の力は厚朴より優れ，**厚朴**の下気の力は大腹皮より優れる。

③**蒼朮**は燥湿し，脾湿を除き，清陽を昇らせる。**厚朴**は燥湿し，胃満を除き，積滞を降ろす。一方は昇，一方は降の違いがある。

④**青皮**は肝気鬱結を破り，怒りによる脇痛を治す。**厚朴**は胃腸積気を下し，脹満腹痛を治す。

⑤**厚朴花**の性味や効能は厚朴とほとんど同じであるが，薬力は比較的弱く，理肝気を兼ねるので，肝胃気滞・胃脘悶痛などを治すという特徴がある。**厚朴花**はおもに上・中の2焦に用いられ，**厚朴**はおもに中・下の2焦に用いられる。

⑥厚朴は**生**で用いるとおもに下気に，**生姜汁で炒する**とおもに止嘔に用いられる。

縮砂
しゅくしゃ

【別名】砂仁
しゃにん

【性味】味は辛，性は温である。

【効能】縮砂のおもな効能として，行気調中・醒脾開胃・助消化があり，あわせて引気帰腎し，温腎・化湿作用を兼ねる。

①行気散寒・化湿和胃・助消化　気滞および脾胃寒湿によって起こる脘腹脹満・痰湿積滞・嘔吐・泄瀉・腹痛・消化不良などの症状に，縮砂で行気散寒・化湿和胃・助消化することができ，枳実・白朮・木香・半夏・陳皮・茯苓・藿香・焦神麹などを配合して用いる。

②温脾・散寒・燥湿　脾胃虚寒によって起こる泄瀉（腹部冷痛・按じたり温めたりするのを好む・口渇しない・大便が薄い）に対し，縮砂で温脾・散寒・燥湿することができ，党参・白朮・木香・炮姜・茯苓などを配合して用いる。

　脾胃虚寒によって起こる冷痢（腹部の冷痛・裏急後重・大便に白いゼリー状のものが混じる・寒に遇うと悪化する）に対し，縮砂で暖脾・行気・化湿することができ，木香・草豆蔻・呉茱萸・檳榔子・当帰・炒白芍などと一緒に用いる。

　縮砂は行気するので，大便を滞らずに通じさせることができる。このため，湿熱痢で大便がすっきり出ないものに用いられることもある。ただしその際は，黄連・黄芩・馬歯莧・白頭翁などの寒性薬を一緒に用いて，その温性を抑えるべきである。

③安胎和中　妊娠のために胃気上逆・胸悶嘔吐などになり，胎動不安[*]が引き起こされたものに対して，蘇葉・藿香・黄芩・白朮・木香・当帰などと一緒に用いて，安胎和中することができる。

【用量・用法】通常は1.5～4.5gで，特に必要なときには6～9g用いることもできる。煎剤に入れるときは，砕いて後下したほうがよく，長く煎じると薬効が落ちる。砂殻は軽いので，一般的には0.9～1.5gあるいは2～2.5g用いる。

【注意】縮砂には芳香温燥の性質があるので，陰虚有熱のものには慎重に用いるべきである。

〈参考〉熟地黄などの滋膩の性質をもった補薬を多めに用いる場合，少量の縮砂を加えることで，滋補薬のもつ消化を妨げたり食欲を低下させたりする副作用を防ぐことができる。先人には，「砂拌熟地」（熟地黄に縮砂を混ぜ合わせる）という用法があり，これは熟地黄の滋膩が胃を傷めるのを防ぐだけではなく，熟地黄を腎に引導することもでき，一挙両得といえる。

〈現代薬理〉現代の薬理研究によって，縮砂には芳香健胃作用があり，胃の機能・消化液の分泌を促進，あわせて消化管内の積気を排除することがわかっている。

使い分けのポイント

①**蔲仁**（詳しくは「白豆蔲」の項を参照）と**縮砂**は，どちらも行気調中の作用があるが，蔲仁は和胃止嘔の作用が縮砂より優れ，縮砂は暖胃燥湿の作用が蔲仁より優れている。

②**肉桂**と**縮砂**はどちらも腎に入る。腎に引火帰元する場合には肉桂を，引気帰元する場合には縮砂を用いる。

③**砂殻**（縮砂の外殻）には理気醒胃作用があるが，縮砂に比べ温中散寒の効力が乏しい。**砂殻**は気味が薄く，燥性が少ないので，肝旺胃弱のものに適している。

白豆蔲
びゃくずく

【別名】白豆蔲は，2000年の『中華人民共和国薬典』のなかでは「**豆蔲**」とされている。

【性味】味は辛，性は温である。

【効能】白豆蔲は行気・化湿・健胃・止嘔薬としてよく用いられる。

①**行気** 白豆蔲は肺中の気滞を宣散・胃中の寒気を温行・脾経の湿気を

燥化することができる。したがって，脾胃虚寒・湿鬱あるいは気滞によって，消化不良・嘔吐反胃*・胸脘満悶・腹部脹痛などの症状が起こったものに適しており，藿香・半夏・陳皮・生姜・丁香などと一緒に用いられる。

②化湿　白豆蔲には芳香行気・温燥化湿の特長があり，夏から秋の変わり目の頃に起こる湿温病（身熱不揚・汗をかいても熱が退かない・頭痛して身体が重い・胸脘部の痞悶・食欲不振・のどが渇かないあるいは口が甘い・小便不利・舌苔白厚滑膩・脈象濡滑緩）の治療に，杏仁・薏苡仁・厚朴・半夏・滑石・通草・竹葉（三仁湯）などと一緒に用いることができる。これは辛開・苦降・淡滲の効果を収めることができ，湿温病の治療に最もよく用いられる方剤である。

③健胃　白豆蔲に陳皮・生麦芽・香稲芽などを配合して，食欲不振に用いることができる。

　　高良姜・香附子・乾姜・呉茱萸などを配合して，胃寒疼痛に用いることができる。

【注意】通常は，1.5〜6gである。湯薬に入れるときは「後下」にすると効果が高い。

【注意】肺胃火盛および気虚のものには使用を避ける。

> **使い分けのポイント**
>
> ①**白蔲衣（白蔲皮）**は理気寛胸消脹に優れ，温性は白豆蔲より少なく，証に応じて選ぶことができる。
>
> ②白豆蔲の皮を去ったものを**白蔲仁**という。処方上でたんに「蔲仁」と記すと，薬局では紫蔲仁（白豆蔲の上等品で，大きく，味が濃く，十分な薬力がある）を用いることになる。**紫蔲仁**は，おもに芳香行気・温中腸胃薬として用いられ，効能は縮砂と白豆蔲の中間であり，芳香温燥の性質は縮砂に比べ弱く，白豆蔲よりはやや強い。したがって，腸胃薬において，縮砂の代わりに紫蔲仁を用いることもある。

草豆蔻
そうずく

【性味】味は辛, 性は温である。
【効能】草豆蔻のおもな効能は, **燥湿・温中・破気・解鬱**である。
おもに以下の各種の状況で用いられる。

①中焦寒湿不化　草豆蔻は辛温芳香で, その気は燥烈であり, 湿濁を化すことができる。

中焦寒湿不化によって起こる嘔吐・反胃・噎膈・痞悶・瀉痢・腹脹・舌苔白厚で膩・脘悶して少食などの症状に対して, 草豆蔻に藿香・陳皮・木香・縮砂・厚朴・紫蘇梗・茯苓・旋覆花などを配合して用いるとよい。

②胃脘痛　草豆蔻は滞気を辛散し, 寒湿を温化する。寒湿が中焦を侵して留滞し, 胃気を滞らせめぐらせず, 胃脘部の疼痛・脘腹部の堵悶・舌苔白厚などの症状が現れるものに対して, 高良姜・香附子・檀香・縮砂・紫蘇梗・檳榔子・烏薬・丹参・百合などと一緒に用いることができる。

「香附子」の項の三合湯を参照していただきたい。三合湯中の縮砂の代わりに, 私はよく草豆蔻を用いている。

③その他　臨床上で, 寒湿鬱滞により定期的に悪寒発熱が起こる・粉が積もったような白苔（血液検査では, マラリア原虫が陽性あるいは陰性）が現れるという証候に遇ったとき, 私はよく, 柴胡・厚朴・知母・黄芩・檳榔子・常山・藿香・蒼朮などの証に応じた方剤中に草豆蔻を加え, 芳化湿濁する。先人は「除瘴截瘧*〔「常山」の項参照〕」と記載している。参考にしていただきたい。

【用量】通常は, 3～9ｇである。
【注意】長期や多量の服用は, 助脾熱して正気を耗散する。

> **使い分けのポイント**
>
> ①**白豆蔲**と**草豆蔲**の効能はほとんど同じであるが，白豆蔲は行気寛膈に優れ，芳香燥湿の作用は草豆蔲に及ばない。草豆蔲は破気解鬱・温中燥湿に優れる。白豆蔲は肺に入り，草豆蔲は脾に入る。
>
> ②**肉豆蔲**はおもに固渋大腸して止泄するのに用いられ，**草豆蔲**はおもに燥湿破気して解鬱するのに用いられる。
>
> ③**草果**は辛香燥烈の気が草豆蔲よりさらに強く，おもに截瘧消痰に用いられ，**草豆蔲**は温中調気して化湿するのに優れている。

第6講 寒涼薬

　本講ではおもに，辛寒・甘寒・苦寒・鹹寒・酸寒ならびに辛涼・甘涼などの性味をもち，常用される清熱薬を紹介する。そのなかには，清熱瀉火・清熱解毒・清熱解暑・清熱燥湿・清熱涼血熄風・清虚熱・清熱化痰止咳平喘などの薬物が含まれる。

石膏（せっこう）

【性味】味は辛・甘，性は寒である。
【効能】石膏は，生のものは**清肺胃火熱**の薬として用いられ，**清火・止渇・除煩・退熱**の作用がある。
　煅いたものは**熟石膏**あるいは**煅石膏**と呼ばれ，清熱作用は大きく減り，**収斂**作用をもつので，外科において**斂瘡・祛湿・止痒**の目的でよく用いられる。あるいはギプスとして用いられる。
　内科においては生で用いることが多く，以下の各種の状況でよく用いられる。

① **傷寒陽明経証**　外感風寒が伝変して熱と化すと，高熱が出て，全身に大汗をかき高熱が退かず，のどの渇きが激しく，冷たいものを飲みたがり，煩燥し，はなはだしいと意識が朦朧として狂乱となり，脈は洪大で数となる。生石膏は陽明経の火熱を清解するので，これを主薬と

して知母・甘草・粳米・天花粉・芦根などを配合し（例えば白虎湯）用いることができる。高熱・大汗・口渇となってから数日が経ち，舌が乾いて少津・脈が虚大のものには，党参を加えるとよい。

②**時行熱疫** 流行性の熱性伝染病は，悪寒発熱・頭痛や目の痛みがあって，傷寒にたいへん似ており（ただし本証では割れるような頭痛・目がくらんで痛むという症状があり，傷寒と異なる），高熱による狂躁・心煩*・口乾・狂妄となってよく眠れない・ひどければ吐血・衄血・発斑，舌紅で芒刺がある・口唇焦裂・大汗口渇または小汗・脈象は沈または浮で数という症状が現れる。これは気血の毒熱がともに盛んな状態（気血両燔）で，生石膏に生地黄・水牛角・黄連・山梔子・黄芩・知母・赤芍・玄参・連翹・牡丹皮・竹葉・大青葉などを配合して用いるとよい（例えば『疫疹一得』の清瘟敗毒飲）。

　私はかつて清瘟敗毒飲を随証加減して，流行性脳脊髄膜炎・B型日本脳炎などの流行性熱性伝染病の治療に用い効果を得た。各地の報告も参照していただきたい。

③**温病発斑** 温病熱毒が血分まで深く入ると，高熱発斑，あるいは皮下の錦紋のような紅斑，あるいは斑が散在する，気が違ったようになり落ちつかず，舌質は絳赤で暗く艶がない，あるいは芒刺がある，舌苔黄褐で少津，脈細数となる。これには，生石膏に玄参・知母・生甘草・粳米・水牛角（化斑湯の類）などを配合して用いるとよい。

④**胃火歯痛** 胃経の火熱により，歯痛・歯齦紅腫・口渇・大便乾秘などの症状となる。これには，生石膏に地骨皮・生地黄・生大黄・牡丹皮・升麻・薄荷などを配合して用いるとよい。傷風を兼ねるものには，荊芥・防風を加えるとよい。

⑤**肺熱咳喘** 肺にもともと熱があり，外感風寒で皮毛が束閉し，肺気不宣・邪熱内鬱となると，咳嗽・気喘・口渇・痰が黄色い・顔色が赤い・口や鼻からの呼気が熱を帯びている・脈浮数などの症状がみられる。これには，生石膏に麻黄・杏仁・甘草（麻杏甘石湯），荊芥・薄荷・前胡・黄芩などを配合して用いるとよい。

　私はよく，麻杏甘石湯に金銀花・連翹・薄荷・荊芥・芦根・黄芩・桔梗などを配合して，大葉性肺炎・急性気管支炎で肺熱咳喘証のもの

に用いている。痰に血が混じる場合には，麻黄を除いて白茅根・炒山梔子などを加える。

【用量・用法】生石膏の用量は通常 9 〜 45 g で，特に必要な場合には 90 〜 120 g 用いることができる。重病の治療時には，少なすぎてはならない。湯薬に入れるときには砕いて先煎とする。

煅石膏は外用で多く用いられ，内服は比較的少ない。

【注意】血虚発熱・胃弱・肺虚のもの，実熱証でないものには，使用を避ける。

〈現代薬理〉現代の研究により，天然石膏の煎じ液は，実験的に発熱させたウサギに対して明らかな退熱作用をもつことが報告されている。

使い分けのポイント

① **寒水石**と**生石膏**はどちらも清熱瀉火薬であるが，寒水石は肺胃の実火を清し，血分に入り，解肌達表の力はない。生石膏は肺胃の火熱を清し，おもに気分に入り，あわせて解肌達表し，邪を外透する効力をもつ。

② **大青葉**と**生石膏**はどちらも時行熱疫によく用いられる。ただし大青葉は苦鹹大寒で，心胃毒熱・狂熱煩乱＊・血熱赤斑・熱毒赤痢などの症状に用いられる。生石膏は辛甘で寒，肺胃疫熱熾盛・手を炙るほどの高熱・割れるような頭痛・大汗煩渇などの症状に用いられる。

知母（ちも）

【性味】味は苦，性は寒である。

【効能】知母のおもな効能は清熱・滋陰降火である。

① **清熱**　知母は苦寒清熱の作用があり，熱邪が盛んになって起こる，高熱・汗が出る・口渇・心煩・顔色が赤いなどの症状に対して，生石膏・生甘草・天花粉・芦根・黄芩などを配合して用いることができる。

肺熱によって起こる咳嗽・黄色い痰・口渇・便秘などの症状には，貝母・栝楼・黄芩・山梔子・生石膏・桑白皮・杏仁などと一緒に用い

ると よい。

　②**滋陰降火**　一般的に，黄連・黄芩・黄柏・山梔子などの苦寒薬は，清熱するけれども化燥傷陰する欠点がある。しかし知母にはこの欠点がなく，さらに滋陰降火作用もあわせもつ。

　　陰虚による発熱・骨蒸盗汗・五心煩熱*・肺癆*咳嗽・消渇*引飲などの症状に対して，知母に地骨皮・秦艽・生地黄・白芍・炙鼈甲・玄参・黄柏・白薇・麦門冬などを配合して用いる。

【用量】通常は，6～9gである。

【注意】腎陽虚，両尺脈が微弱，および大便溏泄のものには，使用を避ける。

〈参考〉天花粉と知母はどちらも陽明胃熱を清する。ただし天花粉は益胃生津を兼ね，知母は滋陰降火を兼ねる。知母は苦寒滑降で，多く用いると胃腸を傷め泄瀉を引き起こすが，天花粉は甘涼益胃で生津もするので，胃に対しては有益無損であるため，白虎湯（生石膏・知母・甘草・粳米）中の知母を，天花粉に改めるべきだと主張する人もいる。日常私は病証の具体的状況をもとに，天花粉に換えたり，知母の量を減らして天花粉を加えたりして，良い効果を得ているので参考にしていただきたい。

〈現代薬理〉現代の研究により，知母には解熱作用があり，チフス菌・赤痢菌・大腸菌・緑膿菌・ブドウ球菌・肺炎球菌・溶血性連鎖球菌・百日咳菌などに対して，比較的強い抗菌作用があることが報告されている。

> **使い分けのポイント**
>
> ①**知母**は**塩水で炒したもの**が多く用いられるが，これは下行して腎に入る。**黄酒で炒した場合**には上行して肺に入る。
>
> ②**黄柏**は堅腎清熱の作用があり，おもに腎経湿熱・淋濁〔淋証*で尿の混濁があるもの〕・膝に力が入らないものに用いられる。**知母**は滋腎降火の作用があり，おもに腎経虚熱・骨蒸・消渇に用いられる。**黄柏**は下焦の有形の湿熱を清し，**知母**は下焦の無根の火を瀉す。両者はよく一緒に用いられ，滋腎・堅腎・清熱・降火の作用が増強される。

芦根(ろこん)

【性味】味は甘,性は寒である。
【効能】芦根は清熱生津の効能をもつ。
　以下の各種の状況でよく用いられる。
①**清熱解毒**　芦根の味は甘で津液を生み,性は寒で清熱降火し,上では清肺熱,中では清胃火,下では利小便して,熱を尿から排出する。したがって温熱病の初期の発熱・口渇・軽い咳・頭痛などの症状に対して,芦根に桑葉・菊花・連翹・薄荷などを配合して用いることができる。

　例えば,『温病条弁』の桑菊飲(桑葉・菊花・杏仁・連翹・薄荷・苦桔梗・甘草・芦根)などがある。温病で熱が気分に入り,熱邪傷津することにより,高熱で汗が出る・口渇引飲*・尿量が少なく色が濃い・煩躁不寧などの症状となったものには,芦根に生石膏・知母・甘草・粳米・天花粉などを配合して用いるとよい。

②**清肺熱**　風熱犯肺で肺熱咳嗽・黄色い痰・口渇・喉が痒い・胸悶,ひどければ痰に血が混じるなどの症状となったものに対して,芦根に杏仁・桔梗・金銀花・生石膏・知母・栝楼・牛蒡子・大青葉・黄芩・炒山梔子などを配合して用いることができる。

　大葉性肺炎もこの方剤の加減で治療することができ,もし悪寒・胸痛・気悶・無汗があれば,荊芥・薄荷・蘇葉(あるいは麻黄)を加え,寒熱往来・胸脇悶脹疼痛があれば,柴胡・青蒿を加える。顔色が赤く壮熱〔高熱が退かず,寒気はないが悪熱がある症状〕・口渇して汗が出るものには,石膏・芦根を多めにしてさらに連翹を加えるとよい。痰に多めの血が混じるものには,生藕節・白茅根・白芨などを加えるとよい。

　肺にもともと毒熱が蓄積しているところに,さらに外感の邪を受けて皮毛を束閉することで肺気不宣となって,毒熱が散じず,鬱壅化膿して肺癰*(肺膿腫)となり,胸満・胸痛・咳嗽・発熱・痰に血が混じる・痰がひどく生臭いなどの症状がみられるものには,生薏苡仁・桃

仁・冬瓜仁などと一緒に用いるとよい。一般的に初期には荊芥・金銀花・連翹・黄芩などを，中期で生臭い膿痰が多く出るときには桔梗・白芨・甜葶藶を，後期で膿痰がすでに出きってしまったときには沙参・天花粉・生黄耆などを加える。

③**清肺透疹**　小児麻疹の早期には，芦根30〜60gを煎じてコップ1杯としたものを，1日数回に分けて服用するとよい。あるいは同量の西河柳を加え一緒に煎じてもよい。このねらいは肺熱を清泄して，麻疹を透発しやすくさせることにある。

【用量】通常は，乾芦根は9〜30g，鮮芦根は15〜60gである。

> **使い分けのポイント**
>
> ①芦根には，**乾芦根**と**鮮芦根**の2種がある。鮮芦根の清熱・生津・清肺透疹作用はすべて乾芦根より優れている。ただし，鮮芦根が手に入らないときには乾芦根を用いてもよい。
>
> ②**天花粉**はおもに胃経に入り，胃熱を清して生津止渇し，あわせて解毒・消腫・排膿・生肌の効能がある。**芦根**はおもに肺経に入り，清宣肺熱・治肺癰・透麻疹の効能を兼ねる。

天花粉
（てんかふん）

【性味】味は甘，性は寒である。

【効能】天花粉は**清熱・生津・解毒・排膿**の効能をもつ。内科・外科の両方でよく使用される。

　おもに以下の状況で用いられている。

①**熱病傷津**　温熱病で邪熱熾盛となり，津液が消耗し，唇が乾く・口渇・舌紅少津・心煩などの症状が現れたものに，麦門冬・石斛・玉竹・生地黄・玄参などと一緒に用いることができる。

②**消渇**　口渇引飲で飲んでも渇きがいえず，ふつうの人の数倍も水分を摂り，排尿が多く，空腹になりやすく多食し，次第に痩せてくるなど

の症状があるものを，消渇という。天花粉は味が甘酸で生津するので，止渇除煩し，生地黄・山茱肉・山薬・麦門冬・五味子・牡丹皮・知母・生石膏などと一緒に用いて，消渇を治療する。

　先人の経験をもとに，私はよくこの方剤を，糖尿病・尿崩症・甲状腺機能亢進症などで口渇が主症状としてみられるものに用いている。ただし，弁証に留意して加減する必要がある。

③**癰腫瘡毒**　天花粉には清熱解毒・排膿消腫の作用があり，乳癰（栝楼・白芷・貝母・漏芦・蒲公英などを配合する），癰腫（連翹・金銀花・赤芍・当帰尾・炙穿山甲・皂角刺などを配合する），癤瘡（連翹・忍冬藤・甘草・紫花地丁・赤芍などを配合する）などによく用いられる。

【用量】通常は9～15gで，消渇の治療には30gまで用いることもある。
【注意】
①天花粉は，烏頭・附子と一緒に用いてはならない〔十八反〕。
②脾胃虚寒のものには使用を避ける。

使い分けのポイント

①**石斛**と**天花粉**はどちらも生津止渇作用があるが，石斛の滋腎陰・明目の作用は天花粉より優れ，天花粉の清火・養胃陰の作用は石斛より優れる。

②**天門冬**・**麦門冬**もまた養陰生津止渇するが，粘膩の性質があり，胃を害しやすく食欲および消化に影響する。**天花粉**は生津止渇しながら益胃することができる。

淡竹葉
（たんちくよう）

【性味】味は甘・淡，性は寒である。
【効能】淡竹葉には清熱除煩・利尿滲湿の効能がある。

①**清熱除煩**　心経の火や上焦の実熱により，心煩・不眠などの症状が現れたものには，淡竹葉に淡豆豉・山梔子仁などを配合して用いるとよい。温熱病の熱入心包で，意識が朦朧としてうわごとを言うなどの症状

が現れたものには，蓮子心・帯心連翹・鬱金・天竺黄・菖蒲・遠志などを配合して用いるとよい。現代の薬理実験で，淡竹葉には解熱作用のあることが証明されている。

②**利尿滲湿**　心と小腸に湿熱があり，舌尖紅赤・小便黄赤・尿道痛などの症状となったものに対して，木通・生地黄・猪苓・沢瀉・灯心草・黄柏などと一緒に用いることができる。

【用量】通常は 1.5 〜 4.5 g で，重症時には 9 g まで用いることができる。
【注意】淡竹葉はイネ科の植物であり，淡竹の葉のことではないので混同してはならない。

> **使い分けのポイント**
>
> **灯心草**・**淡竹葉**はともに清心利水するが，灯心草はおもに五淋・尿道渋痛で小便不利のものを治すのに対し，淡竹葉はおもに心中煩熱・舌紅・尿が濃く小便不利のものを治す。灯心草はあわせて肺に入り，淡竹葉はおもに心に入る。

山梔子（さんしし）

【性味】味は苦，性は寒である。
【効能】山梔子は常用される**清熱瀉火**薬で，三焦の火熱を瀉し，**祛湿解毒**することができる。

以下の状況でよく用いられる。

①**各種熱性病**　一切の火熱によって起こる，頭痛・目の充血・歯痛・咽喉痛・口内炎・火毒癰腫・発熱煩躁・大便乾結・小便黄赤などの症状は，すべて山梔子を用いて清熱瀉火することができる。黄連・玄参・黄芩・赤芍・生石膏・生大黄などと一緒に用いることが多い。

②**血熱妄行**　血熱によって，衄血・吐血・咳血・血尿などの症状が現れたものに，生地黄・牡丹皮・側柏葉・白茅根・生藕節・白芨などを配合して用いることができる。

私はかつて，山梔子炭に生石膏・生地黄炭・黄芩炭・藕節炭・白芨・

生赭石・旋覆花・白茅根・玄参・知母・杏仁などを配合して，比較的難治性の咳血の治療に用い，良い結果を得たことがある（男性患者で，気管支拡張で咳血がたいへんひどく，毎晩某大学病院の救急外来へ行って夜を過ごさなければならないほどで，咳血時には急いで下垂体後葉ホルモンを点滴して止血する状態が幾晩も続いていた。上述の湯薬を随証加減して，咳血時すぐに服用させたところ，数剤の服用で咳血することがなくなり，通常通り出勤して仕事ができるようになった）ので，参考までに供する。

③黄疸　湿熱鬱蒸により黄疸となったもの（陽黄）には，黄柏・茵蔯蒿・生大黄・車前子などと一緒に用いるとよい。

④湿熱淋*　湿熱下注で熱淋（小便頻数・排尿時の熱痛・尿色黄赤・舌苔黄膩・脈象滑数）となったものには，黄柏・木通・滑石・萹蓄・車前子・沢瀉・猪苓などと一緒に用いるとよい。

【用量】通常は，3～9gである。

【注意】山梔子には大便溏泄作用があるので，大便虚泄のもの，湿熱証でないものには使用を避ける。

〈現代薬理〉現代の研究で，山梔子には胆汁分泌を促進して利胆する作用，多種の細菌に対する抗菌作用があることが明らかになっている。

> **使い分けのポイント**
>
> ①**生山梔子**は瀉火に用い，**炒山梔子**・**山梔子炭**（炒炭）は止血に用いる。**山梔子衣**は肺と皮表の熱を清するのに用いられ，**山梔子仁**は内熱を清し心煩を去るのに用いられる。
>
> ②**黄芩**はおもに中・上2焦の火熱を瀉す。**黄連**はおもに心胃の化熱を瀉し，あわせて燥湿する。**黄柏**はおもに下焦の膀胱と腎の火熱を瀉す。**山梔子**は，上・中・下3焦の火熱を瀉すことができる。

夏枯草
かごそう

【性味】味は苦・辛，性は寒である。
【効能】夏枯草には平肝陽・散鬱結の効能がある。
　以下の状況でよく用いられる。
①肝陽頭痛　肝陽上亢によって頭部脹痛・眩暈＊・目のかすみなどの症状が現れたものに対して，夏枯草で清肝火・平肝陽することができる。菊花・白蒺藜・生赭石・黄芩・生牡蛎・白芍・生地黄・沢瀉・地骨皮などと一緒に用いる。高血圧の患者で肝陽上亢証のものに，これらを随証加減して用いることができる。夏枯草には血圧降下と利尿作用があることが，現代の研究により報告されている。
②瘰癧痰核＊　肝気鬱結・痰気凝聚によって，頸部の両側に瘰癧痰核（頸部リンパ節結核を含む）ができたものに，夏枯草で疏肝鬱・緩肝火して散結し痰核を除くことができ，生牡蛎・玄参・黄芩・海藻・貝母・百部・柴胡・赤芍などと一緒に用いる。
　栝楼・白芷・蒲公英・漏芦などを配合して，乳房に結塊のあるものに用いることができる。
　板藍根・馬勃・牛蒡子・大青葉などを配合して，痄腮（耳下腺炎）に用いることができる。薬局で市販されている「夏枯草膏」を購入して服用してもよい。
　現代の研究により，夏枯草には結核菌・赤痢菌に対して抑制作用があることがわかっている。
③目珠夜痛　肝は目を主り，夏枯草には「目珠夜痛」を止める作用がある。
　「目珠夜痛」とは，肝腎陰虚・肝陽亢盛で眼球が痛み，その特徴は，眼球には赤みや腫れがなく正常な状態にみえるが，午後や夕方から夜半になると，眼球に脹痛あるいは引きつれる痛みを感じるというものである。
　私はよく，夏枯草に決明子・生石決明・白蒺藜・石斛・地骨皮・黄芩・生地黄・玄参などを配合して，眼球に疼痛の起こったもの，あるいは

緑内障・高血圧などで目珠夜痛が現れたものに用いて，いつも良い効果を得ているので参考にしていただきたい。痛みが長引き血虚となったものには，当帰・白芍などを加えるとよい。

【用量】通常は9ｇで，重症時には15ｇまで用いることができる。

> **使い分けのポイント**
>
> ①**玄参**も瘰癧を治療するが，滋陰降火に優れ，解毒散結する。**夏枯草**は平肝解鬱に優れ，清熱散結により瘰癧を治療する。
>
> ②**菊花**はおもに風熱を散じることにより頭痛を治療し，**夏枯草**はおもに平肝清熱により頭痛を治療する。

決明子
けつめいし

【性味】味は鹹，性は微寒である。

【効能】決明子は**清熱明目薬**としてよく用いられる。

　決明子は肝胆鬱熱を清することができ，肝胆鬱熱による目の充血や腫痛・光がまぶしく涙が出る・頭痛・眩暈などの症状に対しては，菊花・蔓荊子・黄芩・白蒺藜・青葙子・木賊草などを配合して用いるとよい。

　決明子は長く服用することで，明目作用をもつ。私はよく，決明子に生地黄・石斛・当帰・白芍・黄芩・沙苑蒺藜・地骨皮・菊花・枸杞子・生石決明・夜明砂などを配合して，肝腎不足による目のくらみ・視力減退・目が乾いて渋り痙攣するなどの症状（網膜炎・視神経萎縮などを含む）に用いていつも良い効果を得ているので，参考にしていただきたい。現代の研究により，決明子にはビタミンA類似物質が含まれることがわかっている。

　決明子を砕いて，1回約6ｇを煎じるか，熱湯を注いでお茶代わりに1日1回服用を続けると，高血圧に，目のくらみ・目の充血・大便乾燥があわせてみられるものに一定の効果がある。あるいは菊花・夏枯草を一緒に用いてもよい。現代の研究により，決明子には血圧降下作用があ

ることが報告されている。

【用量・用法】通常は3～9gで，砕いて煎服する。

> ┌─ 使い分けのポイント ─
> │ ①**蔓荊子**は両側部の頭痛を治し，こめかみの近くが痛むものに効果が高く，散風明目に優れる。**決明子**も両側部の頭痛を治し，太陽穴の近くが痛むものに効果が高く，清肝明目に優れる。
> │ ②**木賊草**は退目翳*して明目し，**決明子**は清肝熱して明目する。

青葙子
（せいそうし）

【性味】味は苦，性は微寒である。

【効能】

①**眼科の常用薬**　青葙子は眼科の常用薬で，肝経毒熱が上昇して目の充血や腫痛・目翳・光がまぶしく涙が出るなどの症状となったものを治療することができる。菊花・夏枯草・黄芩・木賊草・桑葉・蔓荊子・竜胆草・黄連などと一緒に用いられる。

②**散風清熱・散風止痒**　青葙子にはまた散風清熱・散風止痒の作用もあり，肝経風熱によって頭痛・眩暈・目の充血や腫れ・目のくらみ・高血圧などの症状が起こったものに用いることができる。竜胆草・黄芩・生赭石・生石決明・決明子・生地黄・赤芍・菊花・釣藤鈎などと一緒に用いられる。

　　風熱により皮膚に瘙痒のあるものに対しては，白鮮皮・蟬退・防風・薄荷・山梔子衣・苦参などと一緒に用いるとよい。

【用量】通常は，3～9gである。

【注意】青葙子には瞳孔拡大の作用があるので，瞳孔散大のある眼病患者には用いてはならない。

密蒙花
みつもうか

【性味】味は甘，性は微寒である。
【効能】密蒙花は**眼科の常用薬**であり，**退翳明目**の効能がある。

　密蒙花は肝経の虚熱を清して明目させることができる。青盲〔眼の外観は正常であるが，視力が著しく低下し，ものが見えなくなる眼疾患〕・目がくらむ・涙が多い・目やにが多い・小児の疳気攻眼などの症状によく用いられ，白蒺藜・菊花・決明子・石決明・羌活・穀精草などを一緒に配合するとよい。

　密蒙花にはまた目の充血を取り，翳を去る作用がある。木賊草・桑葉・夏枯草・菊花・夜明砂・蟬退などと一緒に用いるとよい。

　密蒙花には目中の風を去って眼球の痒みを治す作用もあり，私はこの症状に対して，密蒙花に蔓荊子・防風・赤芍・菊花・荊芥・薄荷（少量）などを配合して用い，良い効果を得ているので参考にしていただきたい。

【用量】通常は，3～9ｇである。

黄芩
おうごん

【性味】味は苦，性は寒である。
【効能】黄芩は常用される清熱燥湿・清熱解毒薬である。中焦の実火を瀉し，腸胃の湿熱を燥し，少陽の邪熱を清すことができ，涼血安胎も兼ねる。

①**瀉中上焦実火**　胃火上壅によって咽痛・歯痛・口腔潰瘍・扁桃腺腫痛・膈間悶熱・大便乾結・肺熱咳嗽などの症状が起こったものに，黄芩で清熱瀉火することができる。生地黄・玄参・連翹・黄連・生大黄などと一緒に用いられる。

　外感表証を兼ねる場合には，荊芥・薄荷を加えるとよい。
　咳嗽が比較的ひどい場合には，桔梗・栝楼・杏仁・枇杷葉などを加

えるとよい。

②燥腸胃湿熱　腸胃湿熱・湿熱下注によって起こる泄瀉・痢疾・熱淋*などには，すべて黄芩を用いて清熱燥湿することができる。黄柏・茯苓・猪苓・炒扁豆・炒薏苡仁（湿熱瀉を治す），黄連・葛根・木香・檳榔子（湿熱痢を治す），木通・萹蓄・滑石・猪苓・沢瀉（湿熱淋を治す）などを配合して用いる。

　中焦湿熱の鬱蒸によって黄疸となったもの（陽黄）に対して，黄柏・山梔子・茵蔯蒿・猪苓・沢瀉・車前子などと一緒に用いる。

③清少陽邪熱　病邪が少陽に留まって，寒熱往来・口が苦くのどが渇く・胸脇苦満・食欲不振・悪心して吐き気がするなどの症状が現れたものに，黄芩に柴胡・半夏・生姜・甘草・党参などを配合して（例えば小柴胡湯）用いることができる。

　私はよく，小柴胡湯から党参・甘草を去って，茵蔯蒿・黄柏・山梔子・生大黄・車前子・焦三仙・炒檳榔子などを加え，黄疸型の流行性肝炎の治療に用い，退熱・退黄に対してともに良い効果を得ている。また，党参・甘草を去って，炒川楝子・草豆蔲・炒萊菔子・紅花・茜草・白蒺藜・皂角刺・焦三仙・檳榔子などを加え随証加減し，非黄疸型の流行性肝炎に用いて良い効果を得ているので参考にしていただきたい。

④涼血安胎　妊婦で，胎熱不安によって悪心嘔吐・心中煩熱・口中に水を吐く・腹部の不快感・空腹だが食べたがらないなどの症状が現れるものには，竹筎・橘皮・生姜・黄連・紫蘇梗・茯苓などと一緒に用いるとよい。

【用量】通常は，3～9gである。
【注意】脾胃虚寒のものには用いてはならない。
〈現代薬理〉現代の研究により，黄芩には解熱および利尿作用，血圧降下作用，赤痢菌・チフス菌・大腸菌・百日咳菌・ブドウ球菌・溶血性連鎖球菌・肺炎球菌などに対する抗菌作用，インフルエンザウイルスに対する抑制作用などがあることが報告されている。

使い分けのポイント

①黄芩を**酒炒**したものはおもに肺火を瀉すのに用いられ、上焦湿熱を治す。**黄芩炭**は各種の熱性出血に用いることができる。**枯芩**（別名**片芩**、中が空洞で黒いもの）はおもに肺胃の火を瀉し、肌表の熱を清すのに用いられる。**子芩**（別名**条芩**、外側が堅く、黄色でわずかに緑がかっている）はおもに腸胃の火を瀉し、清熱安胎によく用いられる。

②**桑白皮**・**地骨皮**は、肺経気分の熱を瀉し、**黄芩**・**山梔子**は、肺経血分の熱を瀉す。

③**柴胡**の清熱は「苦以発之」（発散の意味）により、火熱の標を散ずる。**黄芩**の清熱は「寒以勝之」（苦寒で直接絶つ。寒をもって熱に勝つの意味）により、火熱の本を直接絶つ。同じ清熱であっても作用は異なり、両者を合わせたものは少陽邪熱の治療によく用いられている。

黄連
（おうれん）

【性味】味は苦、性は寒である。

【効能】黄連のおもな効能は、清瀉心胃火熱・涼肝胆・解熱毒で、燥湿作用も兼ねる。四川産のものは効力が強いため、別名**川黄連**（せんおうれん）とも呼ばれる。

①**清瀉心胃火熱**　心胃火熱により口内炎・目の充血や歯痛・尿が濃い・便秘などの症状となったものに、黄連に生地黄・川木通・竹葉・黄芩・生大黄などを配合して用いることができる。

　もし、血分に熱毒が鬱積して、瘡瘍*癰腫などの症状が生じた場合には、黄芩・山梔子・黄柏・赤芍・紫花地丁・金銀花・連翹などを配合して用いることができる。

　温病で熱邪が心に入り、意識が朦朧としてうわごとを言う・煩躁不寧・汗が出て口渇する・身熱・舌紅などの症状がみられるものには、天竺黄・鬱金・菖蒲・遠志・連翹・水牛角・生地黄・玄参などと一緒に用いるとよい。

　心熱亢盛で心煩不眠・口乾舌紅・尿黄脈数などの症状となったもの

207

には，山梔子・生地黄・当帰・甘草・辰砂・豆豉などを配合して用いるとよい。

熱邪が胃脘部に結滞し，心下痞満・脘腹熱痛などの症状がみられる場合，厚朴・枳実・半夏・栝楼・陳皮・茯苓・生大黄などと一緒に用いるとよい。黄連に枳実を配合すると，「心下痞」（胃脘部の詰まった感じ）の治療の常用薬となる。

②清肝明目　黄連にはまた清肝明目作用がある。

黄連を煎じ，外用として目を洗うことで，目の充血や痛み・突然発生する火眼*（急性結膜炎などを含む病）などの症状を治療することができる。

③燥湿　黄連はまた，燥湿作用をもつ。

湿熱積滞による痢疾（腹痛・大便頻数ですっきり出ない）・膿血が混じる・裏急後重・舌苔黄膩・口渇するが多くは飲みたくない・脈滑数）に対して，木香・白芍・当帰・檳榔子・黄芩・白頭翁・茯苓・厚朴・枳実などを配合して用いる。

④その他　黄連に呉茱萸を配合すると，肝火旺・肝脾不和による胃痛嘈雑*・泛吐酸水（胃酸過多）などに用いることができる。

細辛を配合して，口内炎に用いることができる。

肉桂を配合して，心腎不交に用いることができる。

木香を配合して，痢疾に用いることができる。

乾姜を配合して，腹中寒痛下痢に用いることができる。

大蒜を配合して，血便に用いることができる。

先人のこれらの経験は，みな1つは寒，1つは熱，1つは陰，1つは陽であり，その配合が互いに制約しあって，効果を得ている。処方を組み立てる際の参考にしていただきたい。

【用量】通常は，0.9～6gあるいは9gである。

【注意】陰虚煩熱・脾腎虚泄・気虚泄瀉などの証のものには使用を避ける。

〈現代薬理〉現代の研究により，黄連には広範囲の抗菌作用があり，そのなかでも赤痢菌に対する作用が最も強いということが報告されている。おもな有効成分はベルベリンである。

> **使い分けのポイント**
>
> ①**黄柏**はおもに下焦湿熱を清するのに用いられ，堅腎を兼ねる。**黄連**はおもに中焦湿熱を清するのに用いられ，瀉心火を兼ねる。
>
> ②**胡黄連**はおもに骨蒸労熱*・五心煩熱に用いられ，あわせて小児の疳積驚癇*に用いられる。**川黄連**はおもに中焦湿熱に用いられ，あわせて各種瘡瘍腫毒に用いられる。

黄柏
（おうばく）

【性味】味は苦，性は寒である。
【効能】黄柏には清熱燥湿・堅腎益陰作用がある。
 ①清熱燥湿　黄連・木香・馬歯莧・白頭翁などを配合して，湿熱痢に用いることができる。

　木香・藿香・茯苓・白朮などを配合して，湿熱泄瀉に用いることができる。

　木通・生地黄・竹葉・滑石・萹蓄・猪苓などを配合して，湿熱淋に用いることができる。

　茵蔯蒿・山梔子・車前子・生大黄などを配合して，湿熱鬱蒸による黄疸に用いることができる。

　槐角・槐花炭・地楡・防風などを配合して，痔瘡血便に用いることができる。

　蒼朮・牛膝・木瓜・薏苡仁などを配合して，湿熱傷筋により下肢が萎えて弱る，ひどければ麻痺・全身不随などの症状となるものに用いることができる。

 ②堅腎益陰　黄柏は，堅腎清熱して益陰するので，清熱降火することができ，滋陰薬を配合して陰虚陽亢による虚火を清するのに用いられる。例えば知柏地黄丸（熟地黄・山茱肉・山薬・茯苓・牡丹皮・沢瀉・知母・黄柏）や大補陰丸（地黄・亀甲・知母・黄柏・猪脊髄）などは，陰虚火

旺による骨蒸労熱・盗汗・夢精・口乾・経閉*・午後顴紅*などの症状の治療に有効な方剤である。

【用量】通常は3〜9gで，重症時には12〜18g用いることもできる。

【注意】実熱のないものには慎重に用いる。

〈参考〉私はよく黄柏あるいは黄柏炭（12〜15g）を，随証により白茅根あるいは茅根炭・大薊・小薊・続断炭・猪苓・茯苓・木通・生地黄などを加えて，泌尿器系感染・血尿などの症状に用いて良い結果を得ているので参考にして試していただきたい。

〈現代薬理〉現代の研究により，黄柏の抗菌作用は黄連とほぼ同じで，また，アメーバやリーシュマニアに対する抑制作用，血圧および血糖降下作用があるということが報告されている。

> **使い分けのポイント**
> 清熱燥湿には**生黄柏**を用い，堅腎・清虚熱には**塩水で炒した黄柏**を用いる。血尿・血便の治療には**黄柏炭**を用いる。

竜胆草
りゅうたんそう

【性味】味は苦，性は寒である。

【効能】竜胆草は肝胆火熱を清瀉し，下焦湿熱を除く働きがある。

①**肝胆火熱・湿熱の清瀉**　肝胆2経に実熱火邪があり，頭暈*・頭脹痛・脇痛・口が苦い・耳がよく聞こえない・耳の腫れ・口渇・尿黄・尿少・黄疸などの症状となったものに対し，竜胆草に黄芩・山梔子・沢瀉・木通・車前子・当帰・柴胡・生地黄・甘草などを配合して用いることができる。

　この薬方は「竜胆瀉肝湯」であり，臨床でよく用いられる方剤で，肝胆湿熱を清瀉する効果が高い。流行性肝炎で肝胆湿熱証に属するものに対し，弁証論治したうえでいくらかの竜胆草を加えると，トランスアミナーゼを下げるのに一定の働きをするので，参考にしていただきたい。

②**下焦湿熱の清除**　竜胆草はおもに肝経に入り，肝は下焦を主るので，肝経湿熱による陰部の湿痒熱痛・陰部湿疹・尿道痛・小便頻数で排尿時の熱感・尿少・血尿などの症状があるものに，竜胆草に黄柏・沢瀉・石葦・萹蓄・木通・苦参・竹葉・茯苓などを配合して用いることができる。

　　湿熱下注で足膝の紅腫・脚気の浮腫で滲出液が出るなどの症状があるものに対しては，牛膝・木瓜・黄柏・蒼朮・檳榔子・防已・忍冬藤・赤芍などと一緒に用いるとよい。

③**食欲促進**　竜胆草を少量（0.6～1ｇ）用いると，胃液分泌を刺激し，食欲を促進して，消化を助ける作用をもつ。ただし，大量に用いると，苦寒により胃を害して，かえって悪心嘔吐し，頭がくらんで食べたがらないなどの症状を引き起こすこととなる。

④**清肝明目**　肝胆に火熱があり目に上犯して，目の充血や腫痛・瘀肉が盛り上がる・光がまぶしく目やにが多いなどの症状が起きたものには，木賊草・菊花・決明子・荊芥・蔓荊子・黄芩などと一緒に用いるとよい。

【用量】通常は，0.6～6ｇである。
【注意】脾胃虚弱で大便溏泄のものには使用を避ける。

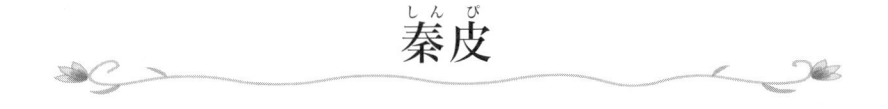

秦皮
しんぴ

【性味】味は苦・微渋，性は寒である。
【効能】秦皮にはおもに以下の２つの効能がある。
　①**清熱治痢**　湿熱痢疾（大便に膿血が混じる・裏急後重・舌苔黄膩・口渇するが多くは飲みたくない・脈滑・夏から秋の変わり目に多い）に対して，秦皮に黄連・黄柏・白頭翁・木香・檳榔子・白芍・当帰・厚朴・枳実・茯苓などを配合して用いることができる。
　②**清肝明目**　肝経に熱があり目に上攻して，両目が赤く腫れて痛む・目に熱をもつ・まぶしくて光を嫌う・眼に翳膜が生じる〔目翳〕・風に当たると涙が出るなどの症状が現れたものは，秦皮・滑石・黄連各等

分を細かい粉末にし，1回1.5gを水で少し煎じ軽く沸騰させ，滓を去って上澄み液を取り，少し冷ましてから目を洗うとよい（『証治準縄』秦皮散）。あるいは，菊花・薄荷・桑葉・黄芩・木賊草・決明子などを配合して，煎じて内服する。

【用量】通常は，3～9gである。

〈現代薬理〉現代の研究により，秦皮は風湿性〔リウマチ性〕関節炎・風湿性〔リウマチ性〕筋炎などの疾病に有効で，風湿病患者の尿中の尿酸量が明らかに増加するとの報告がある。

> **使い分けのポイント**
> **白頭翁**は治痢し，清熱涼血に優れる。**秦皮**は治痢し，清熱渋腸に優れる。

苦参（くじん）

【性味】味は苦，性は寒である。

【効能】苦参には清熱・燥湿・殺虫の効能がある。湿熱鬱伏の証および皮膚病によく用いられる。

湿熱鬱滞により，痢疾・黄疸・黄帯・白帯などの症状となったものに，苦参に黄柏・木香・茯苓・車前子（布包）・白芍・茵蔯蒿・薏苡仁・竜胆草などを配合して用いることができる。

湿熱蘊結により，湿疹・蕁麻疹・皮膚湿瘡などの症状となったものには，連翹・赤芍・防風・白鮮皮・紅花・黄柏・蟬退などを配合して用いるとよい。

私はよく，苦参に白鮮皮・赤芍・紅花・桑枝・防風・連翹・皂角刺・炙穿山甲・蟬退・蛇退皮（0.3～0.6g）などを配合して，比較的頑固な蕁麻疹の治療に用い，いつも良い効果を得ているので参考に供する。

苦参に菊花を配合すると，明目止涙として用いることができる。

麦門冬を配合して，解渇生津に用いる。

茵蔯蒿・車前子を配合すると，湿熱黄疸の治療に用いることができる。

槐花を配合して，血便および熱痢の治療に用いる。

麻黄を少し加えると，体中の痒瘡を退かせることができる。

苦参の煎液を，外洗薬として痔瘡の疼痛，あるいは肛門・陰部の生瘡に用いることができ，皮硝・苦楝皮・槐花などとともに用いられる。

【用量】通常は6〜9gで，皮膚病の治療の際には15〜30g用いることができる。

【注意】肝腎虚寒のものには使用を避ける。

〈参考〉先人には，苦参を長くあるいはたびたび大量に服用すると，腎を傷めて，腰が重くなったり痛んだりするとの見解がある。参考にしていただきたい。

〈現代薬理〉現代の研究によると，苦参は利尿作用に優れ，トリコモナス原虫に対する死滅作用，多種の皮膚真菌に対する抗菌作用があるということが報告されている。

> **使い分けのポイント**
>
> **玄参**は涼血滋陰・清熱降火の作用があり，おもに咽喉腫痛に用いられる。**苦参**は涼血瀉火・清熱燥湿の作用があり，おもに皮膚湿疹・蕁麻疹などに用いられる。

白鮮皮
はくせんひ

【性味】味は苦，性は寒である。

【効能】白鮮皮のおもな効能は祛湿・利関節である。

① 祛湿　白鮮皮は，湿熱鬱滞による皮膚痒瘡・湿疹・陰嚢湿疹・疥癬*・風瘡などの治療に最もよく用いられる。金銀花・連翹・荊芥・黄柏・蒼朮・苦参・紅花・赤芍・炙穿山甲・茯苓などを配合して用いる。

私はよく，白鮮皮30g，苦参15〜30g，荊芥9g，防風9g，連翹12g，赤芍15g，紅花9g，蟬退6g，茯苓9g，蛇退皮0.3g，炙穿山甲6gを，頑固な蕁麻疹に対し実際の状況と結びつけて随証加

減して用い，一定の効果を得ているので参考にしていただきたい。

②利関節　白鮮皮はまた，湿熱によって起こる関節腫痛にも用いることができ，威霊仙・黄柏・木瓜・蒼朮・防已・薏苡仁・松節などと一緒に用いる。

③その他　女性の，湿熱下注による陰部湿痒・陰中湿痒・赤白帯下などには，茯苓・沢瀉・蒼朮・黄柏・苦参・牛膝などと一緒に用いるとよい。

【用量】通常は，3～9gである。重症者には15～24g，ひどいときには30g用いることもできる。

【注意】下部虚寒のものには使用するべきではない。

〈参考〉先人が白鮮皮を風黄・急黄の治療に用いたという記載をもとに，私はかつて，白鮮皮に柴胡・黄芩・沢瀉・車前子・黄柏・秦艽・焦三仙などを随証加減して配合し，急性黄疸型流行性肝炎で，大量の茵蔯蒿を用いても効果がみられず湿熱鬱蒸から重度の黄疸となった患者に用いて，たいへん良い結果を得たことがあるので，参考にして試していただきたい。

〈現代薬理〉現代の研究により，白鮮皮は多種の皮膚真菌に対してそれぞれ程度は違うが抑制作用をもち，またその浸出液には解熱作用があると報告されている。

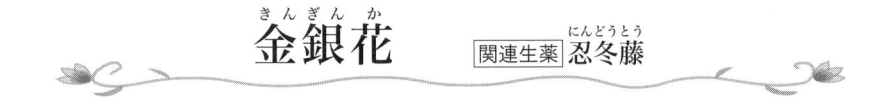

金銀花（きんぎんか）

関連生薬　忍冬藤（にんどうとう）

【別名】忍冬花（にんどうか）

【性味】味は甘，性は寒である。

【効能】金銀花は常用される清熱解毒薬である。

以下の3つのおもな効能を有する。

①解表清熱　温病の初期で，邪は衛分にあり，熱は上焦にあって，身熱頭痛・口渇・咳嗽咽乾・脈浮数などの症状がみられるものに，金銀花を用いて上焦風熱を清散し，解表清熱することができる。連翹・牛蒡子・荊芥・薄荷・淡豆豉などと一緒に用いられることが多い。

②清熱解毒　血分に毒熱が壅滞し，癰腫瘡瘍が生じ，紅腫熱痛となり，

ひどければ化膿潰爛するものに対して，金銀花を用いて血熱を清し，瘡毒を解することができる。連翹・赤芍・当帰尾・菊花・没薬・乳香・天花粉・甘草などと一緒に用いられる。一切の癰瘡疥癬・梅毒悪瘡などの症状は，すべて金銀花を随証加減して用いることで治療できる。

③清熱止痢　熱毒が中焦に停滞して起こる，発熱腹痛・大便に膿血が混じる・裏急後重などの症状に対し，金銀花で清熱解毒することができ，当帰・白芍・葛根・黄連・木香・白頭翁・赤芍・甘草などを配合して用いられる。急性菌痢には（熱証が現れるもの）黄連・黄芩・白芍・葛根・木香・馬歯莧などと一緒に用いられる。

現代の研究によって，金銀花は赤痢菌・腸チフス菌・大腸菌・百日咳菌・ブドウ球菌・肺炎球菌などに対して抗菌作用があることがわかっており，そのため急性菌痢に用いることができる。

④その他　大葉性肺炎の初期に，金銀花に杏仁・連翹・牛蒡子・桔梗・薄荷などを配合して用いることができる（「①解表清熱」参照）。

もし病状が変化して肺熱咳喘の症状となったときには，金銀花に麻黄・生石膏・杏仁・生甘草・連翹・黄芩・知母・薄荷などを配合して用いるとよい。

【用量】通常は6〜12gで，重症時には30〜60g用いることもできる。

【注意】虚寒泄瀉および薄い膿の出る瘡で熱毒のないものには，用いるべきではない。

【関連生薬】忍冬藤

忍冬藤の性味・効能は金銀花と似ているので，金銀花が手に入らないときには忍冬藤で代用することができる。ただし，「藤」の作用は「花」に比べてやや弱いので，用量は金銀花より多めにする必要があり，通常は15〜30g用いる。

忍冬藤にはあわせて通経活絡・経絡中の風熱を除く作用があり，私はよく，急性関節炎で関節に熱腫疼痛のあるものに，威霊仙・秦艽・羌活・独活・黄柏・赤芍・蒼朮・防已・木瓜・透骨草・紅花などを配合して用いている。

連翹
れんぎょう

【性味】味は苦・辛，性は寒である。

【効能】連翹は常用される清熱解毒薬である。

おもな効能には3つある。

① **清心火**　温熱病で熱邪が心に入り，高熱で意識が朦朧とする，うわごとを言う，煩躁などの症状が現れたものに，連翹に玄参・麦門冬・竹葉巻心・蓮子心・天竺黄・鬱金・黄連・水牛角などを配合して用いることができる。

心経に火があり，熱が小腸に移って，排尿時の熱痛・淋濁不清〔淋証で尿の混濁がある〕・頻尿・排尿痛などの症状となったものに，生地黄・木通・猪苓・沢瀉・萹蓄・茯苓・滑石などと一緒に用いる。

心火上炎で目の充血や腫痛・咽喉腫痛・口内炎などの症状があるものには，金銀花・赤芍・黄芩・生石膏・生地黄・玄参などと一緒に用いるとよい。

② **解瘡毒**　連翹には清熱散結・解毒排膿の作用がある。

毒熱結聚により各種瘡毒・癰腫となったものに対して，金銀花・菊花・赤芍・紅花・紫花地丁・蒲公英などと一緒に用いることができる。連翹は各種瘡毒癰瘡の治療によく用いられるので，先人は経験的にこれを「**瘡家の要薬**」とした。

③ **散温邪**　温熱病の初期で，温熱毒邪がまだ衛分にあって，熱は上焦にあり，身熱頭痛・口渇・微かな悪寒または悪寒がない・微かな咳・咽喉痛・脈浮数などの症状がみられるものに，連翹で上焦心肺の熱邪を清散することができる。金銀花・桔梗・薄荷・竹葉・荊芥穂・淡豆豉・牛蒡子・芦根・甘草などを配合して用いる（例えば銀翹散）。

咳嗽が比較的多いものには，桑葉・菊花・杏仁・薄荷・桔梗・甘草・芦根などと一緒に用いるとよい（例えば桑菊飲）。

【用量】通常は6～9gで，重症時には15～30g用いることができる。

【注意】大腸に寒があるもの，大便溏泄の者および陰疽*で赤みや痛みの

ないものには，用いるべきではない。

〈参考〉先人は経験から**帯心連翹**がおもに心経に入ることを認識しており，温病の熱入心包では，帯心連翹が用いられることが多い。**連翹心**の味は苦，性は寒で，おもに心経に入り，清心火の薬方中で引経攻邪の目的で用いることができる。

連翹と蓮子心を一緒に用いると，心経に入る。金銀花と一緒に用いると，清熱解毒してあわせて風熱を散じる。赤小豆と一緒に用いると，清利湿熱の作用をもつ。荊芥・薄荷と一緒に用いると，辛涼解表の作用をもつ。

〈現代薬理〉現代の研究により，連翹は黄色ブドウ球菌・赤痢菌・チフス菌・大腸菌・緑膿菌・肺炎球菌に対して，比較的強い抗菌作用をもち，また抗真菌作用ももつと報告されている。

> **使い分けのポイント**
>
> ①〔金銀花と連翹はともに熱邪を散じるが〕**金銀花**はあわせて風熱を散じ，昇散透達の作用は連翹より勝る。**連翹**はあわせて血中の鬱火壅結を散じ，消腫散結の作用は金銀花より勝る。
>
> ②**蒲公英**の疔*毒を消す作用は連翹より優れ，**連翹**の上焦心肺の火熱を清すする作用は蒲公英より優れている。

蒲公英
(ほこうえい)

【性味】味は苦，性は寒である。

【効能】蒲公英には清熱解毒・消癰散結の効能がある。

①消癰散結　外科においては，乳癰・腸癰・疔瘡・瘰癧・癧腫不散などの症状によく用いられる。

　私はよく，蒲公英15〜30 g，栝楼30 g，白芷6〜9 g，連翹9 g，炙穿山甲6 g，赤芍12 g，紅花9 g，皂角刺4.5 g，夏枯草9 gを，急性乳腺炎の治療に用い（すでに破潰したものの場合，炙穿山甲・皂角刺を去り，天花粉・当帰を加える），良い効果を得ているので参考に

217

していただきたい。また，乳房腫塊の治療には，これに生牡蛎30ｇ，玄参150〜240ｇ，大貝母9ｇを加えるとよい。

鮮蒲公英をすり潰して塗布し，乳癰・疔瘡・癰腫などに用いることができる。

②**清熱解毒**　内科においては，熱痢・瘟毒*・耳下腺炎・扁桃腺炎などによく用いられる。金銀花・連翹・黄芩・黄連・大青葉・赤芍・玄参・山豆根などと一緒に用いられることが多い。

現代の研究により，蒲公英は黄色ブドウ球菌・大腸菌・赤痢菌に対して抑制作用をもつことがわかっている。

【用量】通常は9〜25ｇで，病の重いものには30〜60ｇ用いることもできる。

【注意】陰疽および瘡瘍が長く潰瘍状となったままで治らないものには，使用を避ける。

使い分けのポイント

①**紫花地丁**は涼血解毒作用が蒲公英より優れ，**蒲公英**は散結消腫作用が紫花地丁より優れている。両者はよく一緒に用いられる。

②**敗醬草**は清熱排膿の作用があり，おもに腸癰（虫垂炎を含む）の治療に用いられる。**蒲公英**は清熱解毒の作用があり，おもに乳癰（乳腺炎）の治療に用いられる。

③**魚腥草**は清熱解毒の作用があり，味は辛で肺に入り，宣散壅結して，おもに肺癰（肺膿腫）と肺部の感染の治療に用いられる。**蒲公英**は肝胃の2経に入り，消腫散結して，おもに乳癰および乳房腫塊の治療に用いられる。

紫花地丁
（しかじちょう）

【性味】味は苦・辛，性は寒である。

【効能】紫花地丁には**清熱解毒・涼血消腫**の効能がある。

外科においては，疔毒・癰腫・無名腫毒〔適当な病名のない紅腫熱痛

を伴う腫れ物〕・悪瘡などの治療によく用いられる。通常，蒲公英・金銀花・連翹・菊花・赤芍・当帰尾などと一緒に用いる。

　内科においては，金銀花・連翹・大青葉・玄参・生地黄・牡丹皮・赤芍・黄芩・黄連などを配合して，瘟毒・疫毒営血毒熱証で，発斑・狂躁などとなったものの治療によく用いられる。また，細菌感染により高熱煩躁などの症状となったものにも用いることができる。

　金銀花・天葵・蒲公英・野菊花を配合したものを，「五味消毒飲」といい，あらゆる毒瘡・癰腫に用いられ，疔毒の治療には最もよく用いられる。この方剤を基本として，随証加減してもよい。

【用量】 通常は9～15gで，病の重いものには30～60g用いることができる。

【注意】 熱証のない陰瘡の患者には用いるべきではない。

〈現代薬理〉現代の研究により，紫花地丁は広域スペクトルの抗菌作用をもつことが報告されている。

> **使い分けのポイント**
>
> **蒲公英**は散結消腫の効果が高く，乳癰の治療に優れている。**紫花地丁**は涼血解毒の効果が高く，疔毒の治療によい。

大青葉（だいせいよう）

【性味】 味は苦，性は大寒である。

【効能】 大青葉のおもな効能は，**清熱・解毒・涼血**である。

　大青葉は，温病・瘟疫*・瘟毒により，高熱で意識不明・咽喉腫痛・頭痛歯痛・口内炎・出疹発斑・吐血衄血および丹毒・痄腮（耳下腺炎）・猩紅熱などが起こったものに，最もよく用いられる。玄参・生地黄・生石膏・知母・黄芩・金銀花・連翹・荊芥・薄荷・牡丹皮・水牛角などを配合して用いるとよい。

　例えば，『証治準縄』の大青湯（大青葉・玄参・生石膏・知母・木通・

甘草・地骨皮・荊芥穂）は，熱毒発斑などの証に用いることができる。

　私はよく，大青葉15ｇ，黄芩6～9ｇ，板藍根9ｇ，玄参9～12ｇを用いて随証加減し，耳下腺炎に用いて効果を得ている。

　温病で，血分の毒熱が熾盛となり，発斑・衄血・吐血などの症状が現れたものに対して，私はよく化斑湯（生石膏・知母・玄参・水牛角・甘草・粳米）に大青葉・生地黄・牡丹皮・赤芍・炒山梔子・大薊・小薊などを加えて用い，比較的満足できる結果を収めているので，参考にしていただきたい。

　現代の研究により，大青葉には，抗ウイルス作用・レプトスピラ死滅作用があり，黄色ブドウ球菌・白色ブドウ球菌・A群連鎖球菌・脳膜炎球菌・肺炎球菌などに対して抑制作用があることがわかっている。

【用量】通常は6～15ｇで，重症の場合30ｇまで用いることもある。
【注意】脾胃虚寒のものには使用を避ける。

青黛（せいたい）

【性味】味は鹹・苦，性は寒である。
【効能】青黛のおもな効能は大青葉とほぼ同じであるが，涼血作用は大青葉よりさらに強く，かつ膈上の熱痰を除く作用をあわせもつ。青黛は，キツネノマゴ科の馬藍〔リュウキュウアイ〕・タデ科の蓼藍〔アイ〕・アブラナ科の菘藍〔タイセイ〕の葉の乾燥した色素の加工品を細かい粉末状にしたもので，外用することもできる。

①涼血・解毒　血熱妄行による衄血・吐血・咳血および温熱入血・熱毒発斑などの症状には，生地黄・玄参・大青葉・白茅根・生石膏・知母・丹皮炭・山梔子炭・藕節炭などと一緒に用いるとよい。

　　脱脂綿かガーゼに青黛・血余炭（2：1）をつけて鼻に詰めると，鼻衄を止めることができる。

②清熱　肝火熾盛・熱極生風で，高熱による痙攣・驚癇による意識不明などの症状が現れたものには，胆南星・全蝎・天竺黄・鬱金・黄連・遠志・菖蒲・釣藤鈎などと一緒に用いるとよい。

③**膈上の熱痰を除く**　肺熱咳嗽で，痰が粘って塊となり喀出しづらいものに対し，青黛で膈上の熱痰を除くことができる。蛤粉を一緒に用いて（「黛蛤散」という）1回0.9～1.5 gを湯薬に溶かして服用する。

④**その他**　青黛はまた喉に吹きつけて用いることで，咽部生瘡・紅腫痛を治療することができる。例えば青黛散（青黛・牙硝・朱砂各1.8 g，黄連・黄柏各9 g，雄黄・牛黄・硼砂各0.9 g，氷片0.3 gを細かい粉末とし，咽部に吹きつける）がある。

　　耳下腺炎で耳下腺が腫れて痛むものに対して，青黛を水で調整して塗布して消腫止痛することができる。

【**用量・用法**】通常は0.9～4.5 gで，ガーゼに包んで煎じる。湯薬に溶かして服用する場合には，1回0.3～0.6あるいは1 g用いる。

【**注意**】中焦虚寒および陰虚潮熱*のものには使用を避ける。

> **使い分けのポイント**
>
> 　**大青葉**は心胃毒熱を清し，おもに瘟疫熱狂に用いられる。**青黛**は肝経鬱火を瀉し，おもに驚癇熱斑に用いられる。

敗醬草
（はいしょうそう）

【**性味**】味は辛・苦，性は微寒である。

【**効能**】敗醬草は清熱解毒・消癰排膿・祛瘀止痛の効能がある。

①**清熱解毒・消癰排膿**　腸癰（虫垂炎）に対して，連翹・生大黄・牡丹皮・冬瓜子・赤芍・玄明粉などを配合して用いることができる。

　　私はかつて，敗醬草に生薏苡仁・金銀花・連翹・製附片・烏薬・白芍・当帰・五霊脂・桃仁などを配合して，虫垂が破潰したあと，膿腫を形成して長く経ったものの治療に用いたことがある。

②**祛瘀止痛**　血瘀による腹痛・腹脹・腹部の硬塊などの症状に対して，当帰・赤芍・紅花・延胡索・木香・五霊脂・桃仁・三稜などを配合して用いる。

【用量】通常は9〜15 gで，重症の場合には30 gまで用いることができる。
【注意】寒証の腹痛患者には使用を避ける。

> **使い分けのポイント**
> **蒲公英**は乳癰の治療に優れ，**敗醤草**は腸癰の治療に優れている。

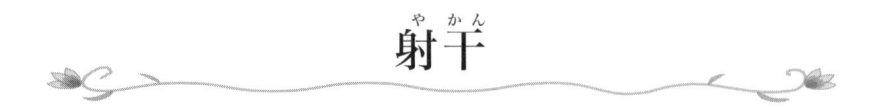

射干(やかん)

【性味】味は苦，性は寒である。
【効能】射干のおもな効能は清熱解毒・消痰散結で，以下の状況でよく用いられる。

①咽喉腫痛　痰熱交結・壅塞咽喉により咽喉腫痛・痰を喀出しにくい・のこぎりを引くような音を伴う痰鳴・呼吸困難などの症状となったものに，射干を用いて，肺胃痰熱を清し，消腫散結して咽喉を利すことができる。山豆根・桔梗・甘草・玄参・連翹・黄芩・錦灯篭などを配合して用いる。

　　射干は**喉痺咽痛**の要薬である。

②肺熱喘咳・喉中痰声　肺熱痰結で咳嗽気喘・カエルの声のような痰鳴などの症状が現れたものに，射干を用いて清肺消痰することができる。麻黄・半夏・黄芩・細辛・款冬花・紫菀・杏仁・栝楼・白果などを配合して用いる。

③腹中癥結痃癖*　腹中の積痰瘀血が癖塊*痃癖（肝脾腫大などを含む）を形成するなどの症状に対して，射干で散血消痰・開結消積することができる。鼈甲・神麴・莪朮・山楂核・炙穿山甲・生牡蛎・生大黄・枳実・紅花・桃仁・当帰・赤芍・黄連・白朮・檳榔子などを配合して，丸剤として服用する。

【用量】通常は2.5〜4.5 gで，重症時には6〜9 g用いることができる。用量は多すぎてはならない。
【注意】脾胃虚寒のものおよび妊婦には使用を避ける。

〈現代薬理〉現代の研究により，射干は上気道炎の滲出物を取り除き，あわせて止痛・解熱作用をもつということが報告されている。

> **使い分けのポイント**
>
> ①**山豆根**は瀉火清熱の作用が射干より強く，**射干**は消痰散結の作用が山豆根より強い。
>
> ②**馬勃**は清散肺熱して咽喉を利し，おもに肺気が宣暢できずに咳嗽・喉痛・声がれとなったものに用いる。**射干**は胸中の実熱を瀉し，消痰散結して咽喉を利し，おもに熱盛痰結で咳嗽・咽腫・カエルの声のような痰鳴のみられるものに用いる。

板藍根
ばんらんこん

【性味】味は苦，性は寒である。

【効能】板藍根のおもな効能は**清熱涼血・解毒利咽**で，以下の状況によく用いられる。

①**大頭瘟*** 風熱瘟毒が血分に侵入して，頭部の紅腫・発熱・咽喉腫痛などが起こり，ひどければ意識が朦朧としてうわごとを言うものに対して，板藍根で降心火・清胃熱・涼血・解瘟毒することができる。黄連・牛蒡子・玄参・連翹・黄芩・柴胡・馬勃などを配合して用いる。

②**時疫斑疹** 時疫（流行性・伝染性・季節性の熱病）が伝染し，瘟毒が血に入り，営血熱が盛んになって，身熱・煩躁・口渇・頭痛・咽痛・鼻衄・出疹・発斑・舌絳紫黯などの症状が現れたものに対して，板藍根に金銀花・連翹・薄荷・牛蒡子・玄参・生地黄・牡丹皮・生石膏などを配合して用いることができる。

③**咽喉腫痛** 風熱毒火が咽喉に上犯し，頭痛・発熱・口渇・便秘・咽喉の紅腫熱痛・単双乳蛾*（片側あるいは両側の扁桃腺腫大）などの症状が現れたものに，板藍根で清熱・涼血・解毒することができる。黄芩・山梔子・生地黄・玄参・薄荷・牛蒡子・射干・錦灯篭・連翹・金銀花・

生大黄などと一緒に用いる。
【用量】通常は，4.5〜9ｇあるいは12ｇである。
【注意】脾胃虚寒のものには用いるべきではない。
〈現代薬理〉実験研究および臨床により，以下のことが報告されている。

板藍根は，チフス菌・溶血性連鎖球菌・大腸菌・パラチフス菌・赤痢菌・黄色ブドウ球菌などの抑制作用をもつ。流行性耳下腺炎に対して良好な効果がある。B型日本脳炎に用いて満足のいく効果を得ることができる。インフルエンザと麻疹に対して，ともに治療効果がある。非黄疸型肝炎・慢性肝炎に用いて，一定の治療効果がある。

> **使い分けのポイント**
>
> **大青葉**・**板藍根**はともに清熱・涼血・解毒する。大青葉は涼血・解毒・化瘀の作用が板藍根より勝っており，板藍根は咽喉を利し，大頭瘟を治す作用が大青葉より勝っている。

山豆根（さんずこん）

【性味】味は苦，性は寒である。
【効能】山豆根のおもな効能は，**瀉火解毒・利咽喉**で，咽喉の紅腫疼痛の治療によく用いられる。

火熱上炎で，熱毒が咽喉に上侵することにより，咽喉の紅腫疼痛・嚥下困難などの症状が現れたものに，山豆根を用いて瀉火清熱・解毒消腫することができる。玄参・麦門冬・金銀花・桔梗・甘草・薄荷・錦灯篭などを配合して用いる。

喉風急症（重症の急性扁桃腺炎を含む），牙関緊閉*，飲食物を消化できないのものに，山豆根15ｇ，桔梗12ｇ，白薬子12ｇを急いで煎じて用いると効果がある。

肺熱咳嗽に対しては，黄芩・栝楼・貝母・知母・桔梗・玄参などを配合して用いるとよい。

山豆根に射干を配合すると，痰熱が咽喉に結滞して咽喉腫痛が起きたものを治療する。

　板藍根を配合すると，毒熱熾盛により咽喉がただれて痛むものを治す。

　槐角・槐花を配合すると，痔痛出血を治療する。

【用量】通常は，3～9gである。

【注意】脾胃虚寒・大便泄瀉のものには使用するべきではない。

〈現代薬理〉現代の研究により，山豆根はがんの腫瘍の治療に有効だということが報告されている。山豆根で鼻咽がんを治療して良い効果を得たとの報告もあるので，参考にしていただきたい。

使い分けのポイント

①**板藍根**はおもに瘟毒による頤〔オトガイ〕の腫れ・咽喉が赤くただれたものを治し，**山豆根**はおもに火毒上炎で咽喉が赤く腫れたものを治す。

②**馬勃**は喉痛を治し，おもに軽宣肺熱して熱邪を外透させる。**山豆根**は喉痛を治し，おもに瀉火解毒して降火消腫する。**射干**も喉痛を治し，清熱・消痰・散結に優れ，痰熱結滞しておもに扁桃腺紅腫となったものを治療する。

錦灯篭
（きんとうろう）

【別名】金灯篭（きんとうろう）

【性味】味は苦，性は寒である。

【効能】錦灯篭は**清熱解毒・散火消腫**の効能があり，おもに清肺熱薬として用いられる。

　肺熱咳嗽で，痰が多くて黄粘，咽喉腫痛などの症状があるものに対して，錦灯篭で清散肺熱することができる。栝楼・黄芩・知母・玄参・桔梗・山豆根などと一緒に用いる。

　私はよく，錦灯篭に生地黄・玄参・荊芥・薄荷・金銀花・連翹・桔梗・黄芩・山豆根・射干などを配合して，急性扁桃腺炎の治療に用いている。

　私の経験からは，扁桃腺の発紅腫大には射干，咽喉の発紅疼痛で扁桃腺

はあまり腫大していないものには山豆根を用い，声がれがあわせてみられるものには牛蒡子・蟬退を加え，あわせて頸部紅腫がみられるものには馬勃・板藍根を加え，扁桃腺が化膿してただれたものには青黛・板藍根を加えるか青黛散（「青黛」の項を参照）を喉に吹きつけ，扁桃腺の腫大が消退しにくいものには射干のほかに白僵蚕を加えるとよい。

錦灯篭は，以上の各症状すべてに用いることができ，熱証の咽喉腫痛に有効である。同時に全身状況に注意して随証加減することが必要で，型どおりににあてはめてはならない。

【用量】通常は3～6gで，重症時には9gまで用いることができる。

【注意】火熱のない咽喉痛（全身の熱象がなく，局部の赤み・腫れがない）には，使用するべきではない。

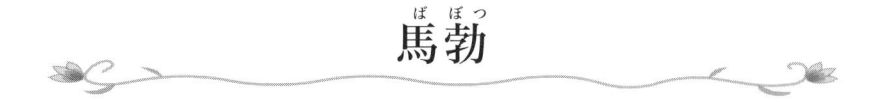

馬勃
（ばぼつ）

【性味】味は辛，性は平である。

【効能】馬勃はおもに肺熱を清し，喉痛を治すのに用いられる。

① 清熱解毒・利咽喉　肺経に熱があり咽喉腫痛・鼻咽乾燥などの症状が現れたものに，連翹・荊芥・山豆根・射干・黄芩・薄荷・玄参などを配合して用いることができる。

咽喉腫痛が頸部や頬に及んで赤く腫れるのは瘟毒によるもので，板藍根・連翹・牛蒡子・薄荷・荊芥・玄参・白僵蚕・苦梗などを配合して用いるとよい。私はこの方剤を随証加減し流行性耳下腺炎に用いることが多く，良い効果を得ている。

肺が風熱を受けることによる咳嗽・声が出なくなるなどの症状には，荊芥・薄荷・杏仁・牛蒡子・蟬退・前胡・錦灯篭などと一緒に用いるとよい。

馬勃に連翹・薄荷・牛蒡子・荊芥穂・白僵蚕・黄連・黄芩・玄参・板藍根・苦梗・甘草・升麻・柴胡を配合して（普済消毒飲），大頭瘟〔「板藍根」の項参照〕を治療することができる（升麻・柴胡を去る場合も

ある)。
②<u>止血</u>　馬勃はまた，肺熱による咳血・鼻衄などの症状に用いることができ，黄芩炭・白茅根・生藕節・生側柏などと一緒に用いられる。
　　馬勃末の外用で，外傷出血を止めることもできる。
【用量】通常は1.5～6gで，瘟毒および大頭瘟など重症者には15gあるいはさらに多く用いることもできる。

白頭翁
はくとうおう

【性味】味は苦，性は寒である。
【効能】白頭翁は**胃と大腸の邪熱を清瀉**することができ，痢疾の治療によく用いられ，あわせて**解毒**の効能ももつ。
　　腸胃に熱毒が積滞して，大便に膿血が混じり，血が多く膿が少なく，裏急後重，腹痛便頻などの症状となったものに対し，白頭翁で大腸の邪熱を清し，大腸の積滞を通利することができ，黄連・黄柏・秦皮・木香・檳榔子・白芍などを配合して用いられる。
　　白頭翁に地楡・槐花炭・黄芩炭・炒槐角などを配合して，大腸に熱があり血便・痔瘡下血などの症状となったものに用いることができる。
【用量】通常は，3～9gである。
【注意】虚寒久痢のものには使用を避ける。

> **使い分けのポイント**
>
> 　**黄連**・**白頭翁**はどちらも痢疾を治療するが，黄連は清熱に燥湿を兼ね，湿熱痢に対する効果が高く，白頭翁はおもに大腸血熱を清し，熱痢下血に対する効果が高い。また，黄連は細菌性痢疾に対する効果が高く，白頭翁はアメーバ痢疾に対する効果が高い。

七葉一枝花
（しちよういっしか）

【別名】蚤休（そうきゅう）・草河車（そうかしゃ）・金銭重楼（きんせんじゅうろう）

【性味】味は苦，性は微寒，小毒がある。

【効能】七葉一枝花は常用される**清熱解毒**薬で，以下の各種の状況でよく用いられる。

①**咽喉腫痛**　肺胃に毒熱があり，咽喉腫痛・単蛾（片側の扁桃腺の紅腫）・双蛾（両側の扁桃腺の紅腫）などの症状となったものに，七葉一枝花に連翹・黄芩・生地黄・玄参・赤芍・射干・山豆根・薄荷・錦灯篭などを配合して用いる。

②**疔毒瘡瘍**　血に毒熱があり，各種の毒瘡癰腫・疔毒悪瘡となったものに，金銀花・連翹・赤芍・当帰尾・紅花・天花粉・炙穿山甲・紫花地丁・蒲公英・野菊花などを配合して用いる。

　『本草綱目』に，1つの民間のことわざが記載されている。「七葉一枝花，深山是我家，癰疽如遇着，一似手拈拿」〔七葉一枝花は深い山の中にあり，これを用いれば癰疽をまるで手でつまみ取るように簡単に治すことができる〕これは，七葉一枝花が癰瘍瘡毒に対して効果が高いことを説明している。

　夏枯草を配合すると，リンパ節結核にも用いることができる。

　現代の研究によって，七葉一枝花には抗菌作用があることがわかっており，また，がんの腫瘤の治療に試されることもある。

【用量】通常は，6～9ｇである。

【注意】用量が多いと，悪心・嘔吐などの副作用が現れる可能性があるが，一般的には危険性はないといわれている。先人は経験的に，体内に毒のあるものは嘔吐しやすいが，吐いたあとには毒が消されると認識している。具体的な状況をもとに分析すべきである。

第6講　寒涼薬

> **使い分けのポイント**
>
> 　　七葉一枝花の解毒・袪毒作用は蒲公英・紫花地丁・金銀花などより優れ，一般的に毒性の強い疾病に対してよく用いられ，解毒護心することができる。

鴉胆子
（あたんし）

【性味】味は苦，性は寒である。
【効能】鴉胆子は**清熱解毒・治痢截瘧**＊〔「常山」の項参照〕の効能があり，休息痢・熱積痢および間日瘧＊の治療に用いられる。

　休息痢とは，下したり治ったりする痢疾のことで，発作の期間があって停止する期間があり，また発作の期間があって停止する期間があるというように，長いこと治らず，ひどければ1～2年続くこともある。この種の痢疾にはアメーバ痢疾が含まれる。

　痢疾発作のあるときには，鴉胆子10～20粒（殻を除き仁を取る）を竜眼肉で包み，小さい丸剤を数粒作って，空腹時に湯で服用する。1回飲んで治らなければ，2～3日後にもう1回服用し，これを2～3回続けて用いることができる。痢疾が収まっているときには，なんらかの脾胃を養う薬を服用し，正気を助けて抵抗力を強めるとよい。

　熱邪積滞によって痢疾となり，便が山楂子ジャムのようになったものに対しては，黄連・木香・枳実・白芍・檳榔子などを配合し，その煎液で鴉胆子を毎回5～10粒服用するとよい。

　間日瘧に対しては，鴉胆子5～10粒（殻を除く）を砕いて，カプセルに詰めて服用するとよい。1日3回，3～5日続けて用いる。

〈参考〉鴉胆子のさねをすり潰して外用すると，疣贅〔イボ〕を腐蝕し，鶏眼〔魚の目〕を治療することができ，患部に塗って脱落させることができる。

〈現代薬理〉現代の研究により，鴉胆子には，アメーバ原虫およびマラリア原虫，腸寄生虫・トリコモナス原虫に対する殺虫作用のあることが報

告されている。

【用量・用法】通常は5〜10粒ずつ，1日3回である。あるいは1回10〜20粒を2，3日おきに1回服用する。先人は経験的に，青壮年には1歳1粒の計算で用いるとしている。ただし，必ず竜眼肉で包んで服用すべきであり，もし，カプセルに詰めてこれほど大量に服用すると，腹痛瀉痢を起こしてしまう。

【注意】虚寒痢の患者には使用を避ける。

漏芦
（ろうろ）

【性味】味は苦・寒，性は寒である。
【効能】漏芦は清熱解毒・下乳汁〔乳汁分泌〕の効能がある。

①**清熱解毒**　乳癰の治療に最もよく用いられる。乳癰がまだ破れていないものには，栝楼・白芷・蒲公英・連翹・皂角刺などと一緒に用いることができる。すでに破れたものには，皂角刺を去って，天花粉・当帰を加えて用いるとよい。

②**下乳汁**　路路通・王不留行・炙穿山甲・天花粉・通草などを配合して，産後の乳汁が分泌しないもの，少なすぎるものなどに用いることができる。

【用量】通常は，6〜9gである。

> **使い分けのポイント**
>
> **栝楼**の乳癰の治療は，寛胸散結・清熱化痰に優れている。**蒲公英**の乳癰の治療は，清熱解毒・消癰散結に優れている。**漏芦**の乳癰の治療は，瀉熱解毒・通乳利経脈に優れている。

生地黄
しょうじおう

【性味】味は甘・微苦，性は寒である。
【効能】生地黄のおもな効能は，涼血清熱・滋陰補腎である。

① **涼血清熱** 生地黄は甘苦で寒であり，涼血して清熱し，あわせて涼血止血する。

温熱病で熱邪が営分に侵入（高熱，ひどければ神志恍惚・喉はかえって渇かない・舌質紅または絳で斑疹がかすかに出かかる・脈数でやや細），あるいは血分に侵入（高熱・うわごとを言う・舌質紫絳で少津・斑疹が現れる・あるいは吐血・衄血・夜になると煩躁状態となる・脈細数）したときに最もよく用いられる。玄参・連翹・山梔子・鬱金・竹葉心・牡丹皮・赤芍・生石膏・犀角（水牛角で代替する）などと一緒に用い，例えば清営湯・化斑湯・犀角地黄湯などがある。

現代の研究により，生地黄には止血作用があり，血液凝固を促進するということが報告されている。

② **滋陰補腎** 生地黄は滋陰補腎の働きがあり，陰虚有熱で骨蒸労熱・乾咳・咽喉燥痛・痰に血が混じる・手足心熱・盗汗などの症状が現れたものに用いることができる。地骨皮・炙鼈甲・牡丹皮・秦艽・知母・白薇・玄参・天門冬などと一緒に用いる。

③ **その他** そのほかに，温熱病の後期で，熱邪が津液を消耗することによって起こる口渇・食欲不振・午後の煩熱・夕方に熱が上がり朝には下がるなどの症状に，麦門冬・玉竹・沙参・梨汁・氷砂糖・藕汁・生麦芽・炒穀芽・香稲芽などと一緒に用い，養陰生津・清熱益胃する（例えば益胃湯）ことができる。

陰虚で熱を抑えることができず，消渇（口渇して冷たいものを飲みたがるが飲んでも渇きが癒えない・徐々に痩せていく・頻尿多尿・空腹になりやすいなど）となったものに，生地黄に山茱肉・山薬・茯苓・牡丹皮・沢瀉・五味子・天花粉などと一緒に用いる。

私はよく，生地黄・熟地黄・山薬を多めにして山茱肉・茯苓・沢瀉

牡丹皮・五味子・紫肉桂（紫肉桂は多すぎてはならず，0.9〜2.5gくらいがよい）などを随証加減して配合し，糖尿病・尿崩症などの治療に用いていつも良い結果を得ているので，参考にして試していただきたい。

【用量】通常は9〜15gで，重症時には30gかさらにそれ以上用いることができる。鮮生地は30〜60g用いられる。

【注意】脾胃虚寒・大便溏軟のもの，暑湿が盛んで胸悶して食べたがらないものには，用いてはならない。

〈参考〉麦門冬を配合すると潤肺清火に，天門冬を配合すると滋腎降火に，玄参を配合すると解毒清熱涼血に，犀角（水牛角で代替）を配合すると涼血化斑に働く。

〈現代薬理〉現代の研究により，生地黄には明らかな血糖降下作用があるとの報告がある。

使い分けのポイント

生地黄は略して**生地**といい，涼血・清熱・滋陰・生血に用いられる。炒炭したものは**生地炭**といい，おもに止血（衄血・血便・血尿・吐血・咳血・崩漏*など）に用いられる。黄酒で蒸したものを**熟地黄**といい，おもに補腎滋陰・養血に用いられる。地黄を土から掘り出して洗浄しすぐに用いるものを**鮮生地**といい，性は大寒で，おもに温毒時疫*・血中の火毒熱熾による狂熱〔高熱に狂の状態を伴うもの〕やうわごとを言うなどの症状に用いられる。これ以外に，**細生地**あるいは**小生地**は，養陰して膩さず，温熱病の後期・陰津不足で食納が悪い状況に用いられる。**生地黄**は厚味滋膩であり，大量にあるいは長く服用すると，膩滞しやすく胃を害するので，この場合には**細生地**を用いるとよい。あるいはいくらかの縮砂を加えるか，生姜汁で炒して用いるとよい。

玄参
（げんじん）

【性味】味は苦・鹹，性は寒である。

【効能】玄参のおもな効能は，滋陰降火・清熱涼血・解毒軟堅である。

①**滋陰降火**　陰虚火旺で火熱が上炎し，咽喉腫痛・口渇煩熱などの症状が現れたものに，玄参に生甘草・桔梗・麦門冬・牛蒡子・生地黄・黄芩・連翹などを配合して用いることができる。

　温熱病で熱邪が営分に入り，邪熱が傷陰して口乾煩躁・安眠できない・舌質紅絳・ひどければ高熱でうわごとを言う・微かな斑疹などの症状がみられるものに，水牛角・生地黄・黄連・連翹・麦門冬・牡丹皮などと一緒に用いる（例えば清営湯）ことができる。

　陰液が消耗して大便秘結となったものには，麦門冬・生地黄・玉竹・栝楼・生大黄を配合するとよい。

②**涼血解毒**　玄参は滋陰降火だけでなく，涼血解毒の作用もある。熱毒熾盛で血熱による発斑・煩躁不寧となったものには，生地黄・水牛角・生石膏・知母・甘草・赤芍・牡丹皮などを配合して用いるとよい（例えば化斑湯）。

③**軟堅散結**　痰熱鬱結により頸部に瘰癧が発生したもの（頸部リンパ節腫大）に対して，玄参で軟堅散結することができ，貝母・生牡蛎と一緒に用いる。これを消瘰丸という。あるいは，夏枯草・昆布・海藻などを適切に加えて用いる。

　これらの経験を応用して，弁証論治と結びつけ，頸部リンパ節結核（百部・黄芩・香附子・青皮・炙穿山甲・赤白芍などを適宜加える）・頸部リンパ肉芽腫（連翹・天花粉・蒲公英・柴胡・赤芍・皂角刺・穿山甲・牛蒡子・小金丹（呑服）などを適宜加える）および甲状腺腫大（黄芩・知母・生赭石・鬱金・白芍・炙穿山甲・橘紅・旋覆花・黄薬子などを適宜加える）などの治療に用い，みな一定の効果を収めている。

【用量】通常は 6 〜 12 g で，重病時には 30 g まで用いることができる。

【注意】

①大便溏泄および痰湿が盛んなものには使用を避ける。

②本品は藜芦に反する〔十八反〕。

〈現代薬理〉現代の研究により，玄参には降圧作用と降血糖作用のあることがわかっている。また緑膿菌に対して比較的強い抑制作用がある。

> **使い分けのポイント**
> ① **生地黄**と**玄参**はどちらも滋陰するが，生地黄は甘寒補陰で，涼血清熱に優れ，血熱の火に用いられる。玄参は鹹寒滋陰で，滋陰降火に優れ，陰虚上浮の火に用いられる。
> ② **苦参**は苦寒で瀉火燥湿の作用があり，おもに外部の皮膚湿熱や疥*癬〔疥癬*・しらくも〕を治療する。**玄参**は鹹寒で降火養陰の作用があり，おもに内部の腎陰不足・骨蒸労熱を治療する。
> ③ **麦門冬**の養陰は潤肺に優れ，**玄参**の養陰は滋腎に優れる。

牡丹皮
（ぼたんぴ）

【別名】牡丹皮は略して**丹皮**という。
【性味】味は辛・苦，性は寒である。
【効能】牡丹皮には2つのおもな効能がある。

① **涼血** 涼血作用のなかで，さらに2つの異なる用途がある。

- **涼血止血** 血分に熱があり，吐血・衄血・咳血・血尿・月経過多・出疹発斑などの症状があるものに，生地黄・玄参・水牛角・赤芍・知母・生石膏・大青葉・白茅根・仙鶴草・地楡炭・棕櫚炭などを配合して用いることができる。

- **涼血除蒸** 陰虚血熱により，骨蒸労熱・無汗・口渇・経閉などの症状が現れたものに，牡丹皮で血中の伏熱を清して涼血除蒸することができ，青蒿・鼈甲・地骨皮・桑白皮・玄参・秦艽などと一緒に用いる。

② **活血** 活血作用のなかで，さらに2つの異なる用途がある。

- **活血化瘀** 血瘀停滞により月経閉止・腹中癥塊などの症状が現れたものに対して，牡丹皮を用いて散瘀血・化癥塊することができ，当帰尾・赤芍・延胡索・牛膝・三稜・莪朮・桂心・紅花などを配合して用いる。例えば『婦人良方』の牡丹皮散などがある。

- ●**活血消癰** 腸癰（急性虫垂炎）の初期でまだ化膿しておらず，発熱・嘔吐・右下腹部の疼痛などの症状が現れたものに対して，牡丹皮で瘀血を散らし癰腫を消すことができ，大黄・芒硝・桃仁・冬瓜子・赤芍などと一緒に用いる。例えば『金匱要略』の大黄牡丹皮湯などがある。

【用量】通常は，4.5～9gである。

【注意】脾胃虚寒泄瀉のものには使用を避ける。

〈現代薬理〉現代の研究によると，牡丹皮には細菌抑制作用，解熱・血圧降下などの作用，子宮内膜を充血させて通経する作用などがあることが報告されている。

使い分けのポイント

①**地骨皮**はおもに有汗の骨蒸労熱に，**牡丹皮**はおもに無汗の骨蒸労熱に用いられる。また，**地骨皮**は肺中の伏火を瀉し，**牡丹皮**はおもに血中の伏火を瀉す。

②**黄柏**と**牡丹皮**はどちらも腎熱を除くが，黄柏は苦味で堅腎し，腎中の邪火を降ろし，牡丹皮は辛潤・涼で，腎中の燥火を清す。

③涼血止血には**炒炭**して用い，涼血清熱・活血化瘀には**生**で用いる。

紫草（しそう）

【性味】味は甘・微苦，性は寒である。

【効能】紫草には涼血活血・透斑疹・清熱解毒・通大便の効能がある。おもに以下の状況で用いられる。

①**涼血活血・透斑疹** 麻疹あるいは斑疹で，血熱毒盛によって，身熱口渇・斑疹が出そうで出ない，あるいは出たとしてもすっきり出ない・大便乾渋などの症状が現れたものに，紫草を用いて涼血・活血・解毒・透疹することができる。薄荷・牛蒡子・蟬退・桔梗・連翹などと一緒に用いる。

もし斑疹・麻疹が出たとしても紫黒色で大便秘結のものには，紫草で涼血活血通便することができ，赤芍・牡丹皮・大青葉・蟬退・連翹などと一緒に用いる。
　紫草は甘草を一緒に用いることで（紫草3～6ｇ，甘草1.5～3ｇを煎じて，1日1回，3～7日続けて服用する），麻疹を予防することができる。麻疹患者に接触したあと5日以内に服薬すれば，予防率は90％以上に達するとの報告がある。ただし，麻疹に対する予防効果については否定する人もいるので，いっそうの観察が必要である。皆さんにも研究していただきたい。

②**消腫解毒・通大便**　癰腫瘡瘍は，多くは血分の熱毒が壅鬱することによって起こり，潮紅腫脹・灼熱痛・大便秘結などの症状がみられる。紫草を用いて涼血解毒・活血消腫することができ，金銀花・連翹・当帰尾・赤芍・紅花・皂角刺などを配合して用いる（すでに破潰したものには，皂角刺は用いない）。
　あるいは，白蠟・麻油・当帰・血竭・軽粉・白芷・甘草を配合して，煮詰めて膏とし（玉紅膏），外用すると，たいへん効果がある。市販品に，紫草油（紫草と植物油を1：2とし，7～10日間漬ける），紫草膏（10％濃度で，基剤はワセリン85％・ラノリン15％）などがあり，皮膚の炎症・やけど・湿疹・中耳炎・膣炎・子宮頸炎などの治療によく用いられる。
　紫草には涼血通便作用があり，一般的に血分の毒熱により大便秘結となったものに，随証により加えることができる。

【用量】通常は，3～9ｇである。
【注意】斑疹・瘡毒があったとしても，大便稀瀉を兼ねるものには，用いるべきではない。
〈現代薬理〉現代の研究によると，紫草には心臓興奮および緩やかな解熱作用があるということが報告されている。

羚羊角
（れいようかく）

【性味】味は鹹，性は寒である。
【効能】羚羊角のおもな効能には 3 つある。
 ①清熱解毒　温病・瘟疫・瘟毒による高熱・意識不明・うわごとを言う・発狂などの症状に対して，羚羊角に生地黄・玄参・生石膏・寒水石・金銀花・連翹・黄連・大青葉・鬱金・天竺黄・遠志・菖蒲などを配合して用いることができる。
 ②平肝熄風　高熱性の疾病が引き起こす，痙攣・歯ぎしり・吊眼・頸部のこわばり・直視・四肢拘急および小児の驚風＊・子癇（妊娠中の痙攣・歯ぎしりなど）などの症状に対して，釣藤鈎・全蝎・蜈蚣・白芍・赤芍・黄芩・白蒺藜・防風・天竺黄・胆南星・生地黄などを配合して用いることができる。よく用いられる方剤に，羚羊鈎藤湯（羚羊角・桑葉・川貝母・生地黄・釣藤鈎・菊花・白芍・甘草・竹筎・茯神木）などがある。

　　肝火太盛により頭痛眩暈となったものには，菊花・白蒺藜・黄芩・蔓荊子・沢瀉・竜胆草・生地黄・生赭石・生石決明などと一緒に用いるとよい。

 ③涼肝明目　肝熱による目のくらみ・目の充血や腫痛・物がはっきり見えないなどの症状に対しては，黄芩・黄連・山梔子・玄参・菊花・白蒺藜・柴胡・石斛・地骨皮・木賊草などと一緒に用いるとよい。
【用量・用法】羚羊角は，やすりで研いで細かい粉末として使用することが多く，用量は 1 回に 0.7〜1.5 g で，湯薬に溶かして服用する。もし，羚羊角片を煎じて服用する場合には，通常は 1.5〜3 g 用い，別煎したものを湯薬に入れて内服する。
【注意】温熱・瘟毒が重症でないもの，および肝経に熱のないものには用いない。

> **使い分けのポイント**
>
> **犀角**（現在は用いることが禁じられている）は涼血解毒の作用が羚羊角より勝り，おもに心熱により意識が朦朧となるもの・血熱による発斑に用いられる。**羚羊角**は涼肝熄風の作用が犀角より勝り，おもに平肝熄風・涼肝明目に用いられる。

青蒿
せいこう

【性味】味は苦，性は寒で，あわせて清涼芳香の気味もある。

【効能】青蒿はおもに清熱薬として用いられ，あわせて清涼解暑の作用もある。

①**虚熱** 温熱病の回復期で，邪熱傷陰により，陰分に残った邪がいまだに除かれず，夕方に熱が上がり朝には下がる・口が乾き舌紅などの症状がみられるものに，青蒿を用いて陰分伏熱を清除することができる。知母・鼈甲・牡丹皮・生地黄などを配合して用いる。例えば『温病条弁』の青蒿鼈甲湯がある。

②**骨蒸労熱** 陰虚火旺で骨蒸労熱となり，盗汗・咳嗽・痰に血が混じる・顴紅・心煩・手足心熱などの症状となったものに，青蒿を用いて血中伏火を清し陰分伏熱を除くことで，骨蒸労熱を退かせることができる。鼈甲・秦艽・知母・地骨皮・胡黄連・生地黄・牡丹皮・白薇・当帰などと一緒に用いる。

③**瘧疾寒熱** 温熱病で邪が少陽経に伏し，寒熱交錯がみられるもの，あるいは瘧疾で定期的に悪寒発熱が起こるなどの症状のものに，青蒿を用いて肝胆2経に入り，邪熱を清透することができる。黄芩・鬱金・菖蒲・金銀花・竹筎・枳殻・半夏などと一緒に用いる。

瘧疾の定期的な悪寒発熱に対しては，小柴胡湯（柴胡・黄芩・半夏・党参・甘草・生姜・大棗）を配合し，檳榔子・草果などを加えて用いるとよい。

青蒿の乾燥粉末で錠剤を作り，毎日 3.75 g を瘧疾発作 3 ～ 4 時間前に服用し，それを 5 ～ 6 日続けると，各型の瘧疾すべてに有効であり，その有効率は 81.8％に達するという報告がある。ただし，悪性瘧に対しては，治療効果はやや劣る。

④**暑熱**　青蒿には芳香化濁・清暑避穢の効能があり，藿香・佩蘭・豆巻・滑石・通草などを配合して，夏季に暑さを受け，身熱があり無汗・肢体がだるくて疲れる・胸悶不暢などの症状に用いられる。

⑤**その他**　これ以外に，青蒿には肝胆の熱を清し，明目と退黄疸の作用もある。肝火上炎により目がくらむ・目の充血・光をまぶしく感じるなどの症状が現れたものに，菊花・石決明・決明子・黄芩・山梔子などと一緒に用いる。

　また，肝胆の湿熱が鬱蒸して黄疸発熱・尿が濃く少ないなどの症状が現れたものに，茵蔯蒿・車前子・黄柏・山梔子などを配合して用いることができる。

【用量】通常は 3 ～ 9 g で，重症時には 12 ～ 25 g 用いることができる。
【注意】裏に虚寒があるもの，大便溏泄および産後の気虚のものには，用いてはならない。

使い分けのポイント

①**地骨皮**は肝腎虚熱を瀉し，有汗の骨蒸を退け，あわせて肺中の伏火を清する。**青蒿**は肝胆虚熱を清し，無汗の骨蒸を退け，あわせて温熱の邪が長く留まるものを除く。

②**柴胡**は和解表裏し，おもに邪が少陽に留まることによる寒熱往来を治療する。**青蒿**は肝胆虚熱を清し，あわせて温熱の邪がいつまでも留まり，寒熱交錯，半表半裏，虚のようでもあり実のようでもあり，あるいは熱が夕方に上がり朝には下がるなどで，なかなか癒えないものを治療する。

白薇
びゃくび

【性味】味は微苦，性は寒である。
【効能】白薇のおもな効能に，**清熱涼血・利尿通淋**がある。
　おもに虚熱や微熱の治療に用いられ，例を以下に示す。
①**熱病傷陰の微熱**　温熱病の回復期で，高熱は退いたが，高熱期の間に陰津を消耗したために，正気がすぐには回復せず，そのためにまだ尽きないで残っている熱が微熱として現れ，口渇・夜に熱が上がり朝には下がる・午後の微熱・食欲不振などの症状がみられるものがある。白薇に，地骨皮・知母・青蒿・牡丹皮・沙参・天花粉などを配合して用いることができる。

　以上は臨床で最もよく用いられる一般的な方法である。それ以外に，白薇はまた温熱病の熱入営分・血分証の高熱にも用いることができる。白薇はおもに陽明経（あわせて衝・任の2脈）に入るので，涼血清熱・益胃生津することができ，**温熱病治療の良薬**である。生地黄・玄参・生石膏・赤芍・知母・牡丹皮・大青葉・連翹・水牛角などと一緒に用いるとよい。

　温病の初期でも，舌紅・口乾がみられ，頭がくらんで，風を嫌うものには，辛涼解表剤（例えば金銀花・牛蒡子・薄荷・菊花など）のなかに白薇を配合して応用することができる。

②**産前・産後の煩熱**　白薇は衝・任2脈に入り，血分の熱を清するので，婦人の妊娠煩熱・遺尿・排尿時の熱痛などの症状に，白芍・黄芩・黄柏などを配合して用いることができる。

　産後の失血過多によって血虚発熱となり，煩乱・嘔吐のあるものには，竹筎・藿香・青蒿・陳皮などと一緒に用いるとよい。

　私は白薇が任脈に入るという経験をもとに，血熱による，尿が濃く淋痛のもの・膀胱炎・前立腺炎などに，弁証論治したうえで白薇を加え，いつも良い効果を収めているので，参考にしていただきたい。
【用量】通常は4.5〜12ｇで，重病のものには15ｇまで用いることができる。

【注意】血分に熱のないもの，および腸胃虚寒・大便泄瀉のものには用いてはならない。

> **使い分けのポイント**
>
> ①**青蒿**は肝胆虚熱を清し，無汗の骨蒸を退け，骨間にある熱を治し，邪熱を陰分から気分まで引導して外に出させることができる。**白薇**は肌胃虚熱を清し，原因不明の微熱を治し，あわせて衝任の血熱を清する。
>
> ②**白蘞**は血熱を除き，解毒治瘡に用いられ，あわせて瘡口を塞ぐことができる。**白薇**は血熱を除き，退虚熱に用いられる。

地骨皮
（じこっぴ）

【性味】味は甘・微苦，性は寒である。

【効能】地骨皮のおもな効能は，**瀉肺火・清虚熱**である。

おもに以下の状況で用いられる。

① **肺熱咳嗽** 肺経に熱があり，鬱して火となり，咳嗽・呼吸が激しい・痰黄・口渇，ひどければ痰に血が混じり身熱鼻衄（小児に起こりやすい）になる・舌紅脈数などの症状が現れたものに対して，地骨皮を用いて肺経火熱を清瀉することができる。桑白皮・生甘草・黄芩・生石膏・貝母・知母などを配合して用いる。

大便乾秘のものには，生大黄・栝楼・杏仁泥を加えることができる。

小児科には「銭乙瀉白散」（地骨皮・桑白皮・生甘草・粳米）という方剤があり，小児の肺熱咳嗽に有効である。

② **骨蒸労熱** 陰虚火旺・血虚内熱により午後の潮熱・両顴発紅・盗汗・口渇・手足心熱・煩躁・乾咳でひどければ痰に血が混じる・舌質紅痩・脈細数などの症状が現れたものに対して，地骨皮で涼血し退虚熱することができ，「有汗骨蒸」の治療に有効な薬物であるといえる。生地黄・鼈甲・天門冬・麦門冬・阿膠・銀柴胡・沙参・玄参・知母などと一緒に用いる。

③**消渇煩熱**　地骨皮は涼血清熱し，内熱消渇・ひどい口渇引飲で飲んでも渇きが癒えない・心中煩熱などの症状に対して，生地黄・天花粉・知母・生石膏・生山薬・五味子・枸杞子・沢瀉・麦門冬・玉竹・生黄耆などと一緒に用いることができる。

　以上の経験をもとに，私は弁証論治したうえで，糖尿病で消渇の状態を示すものに対して地骨皮を加えることがあり，また，地骨皮に沢瀉を合わせて，高血圧（拡張期血圧の高いものが中心）で血熱肝旺の状態のものに用いて，どちらも一定の効果を得ているので，参考までに供する。

④**血熱出血**　血分に熱があることにより起こる，咳血・衄血・血尿などの症状には，地骨皮を搗いた汁（鮮地骨皮）を湯呑み半分から1杯飲むとよい（汁がとれない場合は，煎じた液を用いてもよい）。咳血・衄血の場合食後に服用し，血尿・吐血の場合食前に服用する。生地黄・白茅根・藕節・側柏葉・大薊・小薊・黄芩炭・牡丹皮炭などと一緒に用いてもよい。

【**用量**】通常は，3～9gである。
【**注意**】血分熱証のないものおよび中焦虚寒，あるいは血分に熱があっても外感を兼ねるものには，地骨皮を用いるべきではない。
〈**現代薬理**〉現代の研究により，地骨皮には血糖降下作用がいくらかあり，あわせて解熱および血圧降下作用も有することが報告されている。

使い分けのポイント

　桑白皮は肺熱を清し，肺火を瀉し，おもに気分に入る。**地骨皮**は肺火を瀉し，血熱を清し，おもに血分に入る。両者はよく一緒に用いられ，それにより気血の両方を清することができる。

銀柴胡
（ぎんさいこ）

【**性味**】味は甘・微苦で，性は微寒である。
【**効能**】銀柴胡のおもな効能は，**涼血・清虚熱**である。

以下の2種の状況でよく用いられる。
① **骨蒸労熱** 陰虚火旺で骨蒸労熱となり，午後の潮熱・骨蒸盗汗・手足心熱・心煩口渇・顔色は黄白で顴紅・脈細数などの症状がみられるものに，銀柴胡と胡黄連・秦艽・生地黄・鱉甲・地骨皮・玄参・青蒿・知母などを一緒に用いることができる。よく用いられる方剤に，清骨散（銀柴胡・胡黄連・秦艽・鱉甲・地骨皮・青蒿・知母・甘草）などがある。
② **疳積発熱** 小児が，消化不良・虫積によって，腹大腹脹・顔色が黄色く痩せている・毛髪が痩せてぱさつく・微熱あるいは午後および夜間の発熱で，脇腹部の発熱が比較的明らかという状態になることがある。この疳積発熱に対して，銀柴胡に地骨皮・胡黄連・山楂子・神麹・麦芽・使君子・檳榔子・鶏内金などを配合して用いることができる。

【用量】通常は，2.5～9gである。

> **使い分けのポイント**
> ① **北柴胡**（一般的には略して柴胡という）は退熱し，おもに少陽経の実熱を和解する。**銀柴胡**は同様に退熱するが，おもに陰分の虚熱を退ける。
> ② **青蒿**は肝胆に入り，肝胆虚熱を清し，あわせて温熱の邪が留まって退かずに，半表半裏で，虚のようでもあり実のようでもあるものを治す。**銀柴胡**は肝胃に入り，肝胃の虚熱を清し，あわせて疳積発熱を退ける。

胡黄連
こおうれん

【性味】味は苦，性は寒である。
【効能】胡黄連のおもな効能は消疳熱・退虚熱である。
① **消疳熱** 小児の飲食の不注意あるいは寄生虫病で脾胃が傷害され，消化に影響し，次第に疳積（腹部が大きく脹り青筋が浮き出る・食欲不振・四肢が痩せる・午後の微熱・毛髪がぱさつく・脾腫大など）となったものに，胡黄連に焦三仙・檳榔子・炒鶏内金・木香・炒莱菔子・枳実・白朮・地骨皮・使君子などを配合して用いることができる。

胡黄連は小児科で用いられることが最も多く，小児疳積・身熱驚風などの症状の常用薬である。

②**退虚熱**　陰虚労熱（午後の発熱・手足心熱・身体が次第に痩せていく・両顴発紅）に対して，地骨皮・白薇・百部・沙参・青蒿・炙鼈甲・秦艽・生地黄・玄参などを配合して用いることができる。この方剤を，弁証論治のうえで結核性の微熱に用いることで，一定の効果を収めることができる。

③**その他**　胡黄連はまた湿熱痢疾に用いることができ，木香・檳榔子・白芍・当帰・白頭翁などと一緒に用いる。

胡黄連を細かい粉末にして乳汁に浸して調整し点眼薬とし，肝経風熱による目のくらみ・目の充血などの症状の治療に用いて効果がある。

私はかつて，胡黄連に鶏内金・柴胡・黄芩・草紅花・焦三仙・檳榔子・炒萊菔子・陳皮・半夏・芦薈（0.15 g）などを配合して，8〜9歳の子供の流行性肝炎で肝機能がなかなか正常に戻らないものに用い，満足のいく効果を収めたことがある。

【**用量**】通常は，3〜9 g である。

【**注意**】外感発熱および脾胃虚寒のものには使用を避ける。

> **使い分けのポイント**
>
> **川黄連**は清熱瀉火し，おもに湿熱毒性・痢疾・瘡毒など，実熱証に用いられる。**胡黄連**はおもに陰虚発熱・小児疳積・驚風などの症状に用いられる。

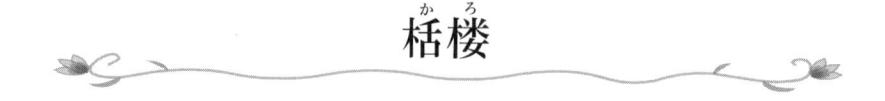

栝楼（かろ）

【**性味**】味は甘・微苦，性は寒である。

【**効能**】栝楼は胸中の鬱熱を滌蕩し，肺経の痰結を消除し，上焦の火を清することができる。おもな効能は清熱化痰・寛胸降気・潤腸通便で，あわせて乳癰（急性乳腺炎を含む）を治すことができる。

①**清熱化痰**　肺熱で痰が多くて咳嗽が出る・痰が多くて黄色く，粘稠で

喀出しにくい・胸悶・呼吸促迫・口渇・舌苔黄膩などの症状があるものに，栝楼に知母・貝母・黄芩・桔梗・桑白皮・地骨皮・枇杷葉などを配合して用いることができる。

　　肺熱傷津あるいは肺に燥熱があり，乾咳で痰が少ない・咽や唇が乾く・咽喉が乾いてむせる・大便乾燥・舌苔黄燥などの症状が現れたものに，栝楼を用いて清熱潤燥することができ，麦門冬・沙参・知母・梨皮・枇杷葉・玄参・生地黄などと一緒に用いられる。

②**寛胸降気**　痰濁が胸中に結滞して詰まり疼痛となる・心痛が背まで突き抜け，背痛が心まで突き抜けるなどの症状があるものには，薤白・枳実・檳榔子・紅花・檀香・五霊脂・焦山楂・丹参などと一緒に用いるとよい。

　　外感証を誤って下し，胃脘部の痞硬疼痛で按じるのを嫌がり，胸悶痛などがみられるものには，黄連・半夏（小陥胸湯）と一緒に用いるとよい。

③**潤腸通便**　栝楼は潤肺化痰だけではなく，大腸を潤して通利大便する働きもある。肺と大腸に熱がある，津液消耗あるいは久病傷津，あるいは老齢による津虧などで大便乾結が現れたものに，栝楼仁あるいは全栝楼を用いて潤腸通便することができる。

　　私はよく，栝楼30ｇに桃仁泥〔砕いてペースト状にしたもの〕・杏仁泥各９ｇおよび檳榔子９ｇを配合して，証に応じた湯薬のなかに加え，上述の便秘を治療している。老齢であったり身体が虚したりすることで大便乾結となり，数日間通じず，また大黄による攻下を行えないものに，栝楼30ｇ，玄明粉1.5～4.5ｇを一緒に搗き（栝楼仁が砕けて開く程度），煎じてあるいは証に応じた湯薬中に加えて用いると，その通便効果は確実で，穏健妥当な性質をもつので，参考にして試していただきたい。症状により必要ならば，大黄を加えることもできる。

④**消乳癰**　産後で乳汁が出にくく，乳積化熱して，毒熱蘊結により癰が生じ，乳房の紅腫疼痛・悪寒・発熱などが生じたものに，栝楼30ｇに白芷・当帰・乳香・没薬・漏芦・金銀花・蒲公英・炙穿山甲などを配合して用いることができる。

【**用量**】通常は，栝楼皮は６～12ｇ，栝楼仁は６～15ｇ，全栝楼は９～

30 gである。

【注意】

①虚寒性の泄瀉のものには用いるべきではない。

②栝楼と附子・烏頭を一緒に用いてはならない〔十八反〕。

〈参考〉私はかつて，栝楼30 g，川椒目5 g，桑白皮9 g，紫蘇子10 g，葶藶子9 g，炒莱菔子9 g，半夏9 g，化橘紅10 g，茯苓15 g，猪苓12 g，車前子（布包）12 g，白蒺藜10 g，桂枝5 gを煎服とし，70歳あまりの肺がんの老婦人に用いたことがある。

患者は左胸膜腔に多量の胸水（某医院で検査したところ，がん細胞が多くみられた）があり，医師はすでに末期と診断し，家人に心の準備をしておくように告げていた。ところが思いもよらず，上述の湯薬（随証により少し加減したときもある）を15剤服用ののち，咳も喘もなく，平臥・両側の横臥が可能となり（もともと1カ月以上平臥できず，ただ一方向にだけ坐臥するか，あるいは座って布団や枕に伏せることしかできなかった），食欲がおおいに増したのである。30〜50剤服用後は，自覚症状が消失しただけでなく，みずから歩行し，庭でひなたぼっこや散歩をし，自分で生活できるようにまでなった。さらに半年後に追って調べたところ，なお良い状態で，病気になる前とまったく同じ状態であった。

現代の研究により，栝楼と猪苓にはどちらも抗がん作用があることが報告されており，これと関係があったのかもしれないが，このあとの状態は，残念ながら仕事の都合上，さらに調べることはできなかった。

> **使い分けのポイント**
>
> **栝楼皮**は寛胸降気に優れる。**栝楼仁**は降痰に優れ，腸癰に用いられる。例えば千金牡丹皮散（栝楼仁・牡丹皮・生薏苡仁・桃仁）は急性腸癰（急性虫垂炎などを含む）に用いられる。**全栝楼**は寛胸降気・潤腸通便・消乳癰に優れる。

天竺黄
てんじくおう

【性味】味は甘，性は寒である。
【効能】天竺黄の特徴的な効能は，心経の熱痰を清して開竅醒神・豁痰定驚することである。
  ①**開竅醒神**　熱性病の高熱により，意識不明（熱邪入心），痰が多い，うわごとを言うなどの症状が現れたものに，天竺黄に連翹・生石膏・知母・玄参・遠志・菖蒲・陳胆星・竹葉巻心・黄連などを配合して用いることができる。

  　　四肢の痙攣・歯ぎしりなどが現れる場合は，痰熱生風によるもので，さらに釣藤鈎・全蝎・蜈蚣・鬱金・水牛角・羚羊角粉（溶かして服用）などを加えるとよい。

  ②**豁痰定驚**　小児の肺熱によって咳喘・痰が多いなどの症状があるものには，天竺黄に栝楼・知母・黄芩・貝母・枇杷葉などを配合して用いるとよい。

  　　小児の痰熱驚風で，喉に痰が多い・吊眼直視・牙関緊閉・四肢の痙攣などの症状がみられるものには，胆南星・雄黄・牛黄・朱砂・麝香・鬱金・白僵蚕・茯苓・蝉退・全蝎など（例えば牛黄鎮驚丸・抱竜丸などの中成薬）と一緒に用いるとよい。

  ③**その他**　中風で話すことができない・痰涎が詰まる・口眼歪斜*・半身不随などの症状に対しては，白僵蚕・天麻・胆南星・石決明・全蝎・栝楼・桑枝・紅花・釣藤鈎などと一緒に用いることができる。

【用量】通常は，2.5～9 g である。

> **使い分けのポイント**
> ①**胆南星**はおもに肺・脾・肝の3経の熱痰を滌消するのに用いられ，**天竺黄**はおもに心経の熱痰を清豁するのに用いられる。
> ②**川貝母**は潤燥して肺経の痰を化し，**天竺黄**は定驚して心経の痰を除く。

竹筎
ちくじょ

【性味】味は甘，性は微寒である。

【効能】竹筎には**清熱除煩・化痰止嘔**の効能がある。

胃中の熱により起こる，嘔逆心煩・食べるとすぐ吐く・舌苔黄・口渇・脈数などの症状に対して，竹筎に黄連・橘皮・半夏・茯苓などを配合して用いる。

中焦痰熱上逆で，嘔吐脇脹・驚悸*不眠・中焦煩乱・呃逆*・口が苦い・嘔吐物が痰濁様の粘液を呈する，あるいは臭味を帯びるなどの症状がみられるものには，枳実・半夏・橘皮・茯苓・甘草（『太平恵民和剤局方』温胆湯）・黄芩・枇杷葉などを配合して用いるとよい。

胃虚有熱により起こる嘔逆・心煩には，竹筎が最も適しており，甘味で和胃し，寒性で清熱し，よく橘皮・党参・甘草・大棗（『金匱要略』橘皮竹筎湯）などと一緒に用いられる。

妊娠悪阻・嘔吐心煩には，よく黄芩・橘皮・茯苓・紫蘇梗・淡竹葉などと一緒に用いられる。

【用量】通常は，4.5～9gである。

> **使い分けのポイント**
>
> ①**淡竹葉**は上焦の煩熱を清し，涼心利水する。**竹筎**は中焦の煩熱を清し，和胃止嘔する。
>
> ②**半夏**は温燥で，湿痰を化して止嘔する。**竹筎**は甘寒で，熱痰を消して止嘔する。
>
> ③**枇杷葉**は肺胃の熱を清し，おもに風熱実火による咳嗽・嘔吐に用いられる。**竹筎**は肺胃の熱を清し，おもに虚熱痰濁による心煩・嘔逆に用いられる。

竹瀝
ちくれき

【性味】味は甘・微苦・辛，性は寒である。

【効能】**竹瀝は祛痰のための重要な薬物である。四肢経絡・皮裏膜外の痰濁を祛う**ことができるのが特徴である。

以下の各種の状況でよく用いられる。

①**中風不語・半身不随** 肝風内動・風痰上擾で中風が発生し，突然昏倒する・意識不明・牙関緊閉・ゴロゴロと痰鳴がする・半身不随・言語障害などの症状がみられるものに，竹瀝9〜30ｇを用いることができ（生姜汁2〜3滴を混ぜる），証に応じた湯薬に溶かして服用する（飲み込むことができないものには，経鼻栄養〔チューブで鼻から胃に流す〕の方法を用いることもできる）。意識は戻っても，痰濁が経絡に阻滞し気血の流行が失暢して，半身不随や手足が自由に動かせない状態になったものに，証に応じた湯薬に竹瀝を溶かして服用することで，四肢経絡・皮裏膜外の痰濁を祛うことができる（生姜汁数滴を加えると，治療効果が高くなる）。

私はよく，竹瀝15〜60ｇ（生姜汁数滴を混ぜる）を２回に分けて，桑枝・紅花・赤芍・川芎・当帰尾・桃仁・炙穿山甲・地竜・胆南星・釣藤鈎・栝楼・半夏などの煎じ液で服用する方法で，脳血栓による半身不随の治療に高い効果を得ている。

②**小児驚風・大人癲狂*** 小児で，痰熱が詰まって上擾清竅し，痰熱が風を生じることにより起こる驚風のひきつけ・咬牙〔歯ぎしり〕吊眼・泡沫状の痰涎を吐くなどの症状に対し，竹瀝を用いて心胃の痰熱を清し，化痰して熄風することができる。3〜6ｇを服用させるか，湯薬に溶かして服用する。

また大人で肝気鬱滞が化熱し，痰熱が心竅に蒙蔽して精神状態に異常を来し，罵倒したり叩いたりする，屋根の上を這ったり塀に登ったりする，あるいは笑ったり泣いたり，独り言を言ったりするものに，竹瀝で清熱化痰・滑腸通便して心胃の痰熱を清することができる。鬱

金・天竺黄・菖蒲・遠志・香附子・生赭石・青礞石・胆南星・生鉄落・黄連・黄芩・大黄などと一緒に用いられる。

③**熱入心包**　高熱性の疾病で，高熱の状態のときに突然意識不明となる・ゴロゴロと痰鳴がする・うわごとを言う・煩躁などが現れたものに，竹瀝で胸間および心経の熱痰を清化することができる。牛黄・水牛角・生地黄・玄参・鬱金・黄連・連翹心・遠志・菖蒲などと一緒に用いる。

　　近年，B型日本脳炎および流行性脳脊髄膜炎などで上記の症状が現れたものに，竹瀝汁で安宮牛黄散0.6〜1.2 gを服用させる方法を用いて（鼻からチューブで流すことが多い），祛痰・清熱・醒神鬱の効果を得ている。

【用量】通常は9〜30 gで，重症時には60 gまで用いることができる。

【注意】寒痰・寒嗽・胃弱で消化不良のものおよび大便溏泄のものには用いるべきではない。

〈参考〉竹瀝は寒滑の性質をもつため，30 gごとに生姜汁数滴を加えるとよい。それによって経絡をめぐり，四肢に達し，皮裏膜外の痰を除く効果が増加するだけでなく，寒で胃を害するのを防ぐこともできる。

使い分けのポイント

①**白芥子**は温性で，おもに皮裏膜外の痰を除く。**竹瀝**は寒性で，おもに経絡の痰を除く。

②**天竺黄**は心経の熱痰を清し，その性は燥に優れ，**竹瀝**も心経の熱痰を清するが，その性は滑利に優れる。

葶藶子
（ていれきし）

【性味】味は辛・苦，性は寒である。

【効能】葶藶子には瀉肺降気・逐痰飲・消水腫の効能がある。

①**瀉肺降気**　肺気が壅塞し，その粛降機能が失われ，気逆して喘となり，咳嗽して痰が多いものに，葶藶子に紫蘇子・半夏・枇杷葉・杏仁・白

前などを配合して用いることができる。

熱鬱成痰で肺癰を発したものには，金銀花・連翹・鮮芦根・生薏苡仁・冬瓜子・桃仁などと一緒に用いるとよい。

②**逐痰飲・消水腫**　葶藶子は肺経に入って肺気を降瀉し，膀胱経に入って利水するので，肺気壅滞・気化不行で水気不利となり，痰濁水飲が肺気粛降に影響するようになって，咳喘・痰が多い・痰鳴・胸脇脹悶・喘して横になることができない・全身や顔の浮腫などの症状がみられるものに対して，大棗・防已・椒目・大黄・杏仁・茯苓・貝母・木通などと一緒に用いることができる。

【用量】通常は2.5〜6gで，重症時には10gまで用いることができる。
【注意】肺虚のものや妊婦には使用を避ける。
〈現代薬理〉現代の研究によると，葶藶子には強心利尿作用があるとのことである。葶藶子末1〜2gを1日3回食後に服用して，慢性肺性心で心不全を併発したものに有効であったという報告もあるので，参考にしていただきたい。

> **使い分けのポイント**
>
> ①葶藶子は別名**苦葶藶**（くていれき）といい，力が峻で性は急であり，瀉肺して胃を傷めやすいため，常に大棗を配合して中気を護る。また，**甜葶藶**というものもあり，効能は**苦葶藶**と似ているが，薬力は緩やかで，瀉肺するが胃を傷めず，虚した人や老人に適している。
>
> ②**大黄**は血閉を瀉し，あわせて腸胃結熱を瀉して一掃する。**葶藶子**は気閉を瀉し，あわせて膀胱停水を消除する。

第7講 温熱薬

　本講では，温性あるいは熱性をもち，寒邪を除去することのできる薬物を紹介する。先人には「寒者温之」という治療経験があり，これはつまり，温熱薬を用いて寒証を治療するということである。寒邪が表にあるときには辛温解表薬を用いることはすでに第2講の「発散薬」中で述べた。寒邪が裏にあるときには，本講の「温熱薬」を用いて治療する。寒邪を除去する薬はまた，人体の陽気を扶助することもできるため，「扶正」の角度からみてみると，温熱薬にはまた補陽の効能もあり，かつ常に補薬とともに用いられるので，「第4講・補益薬」を相互に参照されたい。

　本講には，薬性は温熱であるが寒証には用いられないいくつかの薬物も含まれている。

附子(ぶし)

【別名】四川産のものの効力が最も高いので，別名「川附子(せんぶし)」ともいわれる。
【性味】味は辛・甘，性は熱で，有毒である。
【効能】附子は回陽救逆・逐寒燥湿・温助腎陽の効能がある。
　その性質は走きて守らず，内にも外へも達し，昇ることも降りることもでき，一切の凝寒痼冷（「痼冷」とは，寒気が，ある経絡や臓腑に長いこと伏し，局部に寒証を形成してなかなか治らないものを指す。脾胃虚

弱で，内に寒飲がある，あるいは寒湿久痺の患者に多くみられる），臓腑・筋骨・経絡・血脈に痺結のあるものに対して，開・通・温・散することができる。

　陽気が脱しようとする・四肢厥逆で氷のように冷たい・冷汗が滴り落ちる，あるいは脱汗して油の球のような汗となるものすべてに対して，回陽救逆・立挽危亡できる。

①**回陽救逆**　心腎陽虚で絶えそうなもの，あるいは大吐・大下・大汗ののちに脱しそうなほどの陽虚となり，脈が絶えそうなほど微・四肢厥逆・手足が氷のように冷たいなどの虚寒の危険な証が現れたものには，附子（9～15 g）を急いで用いることで回陽逐寒し，身体の陽気を鼓舞して，人体の生命力を増強することができる。乾姜（9 g）・炙甘草（6 g）（四逆湯），あるいは人参（9～15 g，多いときには 30 g）（参附湯）を配合して，回陽救逆する。

　通常は，内寒によって起こるものには四逆湯，気血両虚によって起こるものには参附湯を用いる。大汗が滴り落ちる症状を伴うものには，麦門冬・五味子を各 9 g 加えるとよい。私がこの薬をショックの救急治療に用いるときは，通常，人参・麦門冬・五味子を配合し，わりあい理想的な結果を得ているので，参考にして試していただきたい。

　内服できないときには，経鼻栄養〔チューブで鼻から胃に流す〕の方法を用いることができる。「人参」と「乾姜」の項も参照していただきたい。ショックの治療の際には，「弁証」に注意が必要である。

②**逐寒燥湿**　風・寒・湿の3邪が身体に侵入することにより，気血が凝滞・閉塞して，関節・筋肉の疼痛，筋骨の麻痺・沈重，膝や肘の屈伸不利，曇や雨の日に疼痛が悪化などの症状が現れたものに対して，附子で逐寒燥湿することができる。羌活・独活・威霊仙・桑寄生・秦艽・赤芍・炙穿山甲・松節・蒼朮・当帰などを配合して用いる。

　脾に寒の侵入を受け，腹痛・腹瀉・大便が薄い・手足が冷たくなる・腹部が冷えるなどの症状がみられるものにも，附子で逐寒燥湿できる。乾姜・白朮・党参・茯苓・炙甘草などと一緒に用いる。

③**温助腎陽**　腎陽が虚衰すると，生殖機能が低下し，男子では陽痿*〔インポテンス〕，女子では宮寒による不妊となる。附子は補腎助陽の作

用があり，生殖機能を増強することができる。鹿角膠・熟地黄・肉桂・菟絲子・枸杞子・当帰・巴戟天・生艾葉・陽起石・茯苓などと一緒に用いる。

　中医学では腎陽は人体の「元陽」（あらゆる生命活動の原動力）であると考えるため，温助腎陽するということは元陽を補う効果も含んでいる。このため腎陽虚衰で，腰膝の冷痛・陽痿精寒・臍腹の疼痛・夜間多尿・足が冷え膝に力が入らない・食欲不振・五更泄瀉〔明け方の下痢〕・元気がなく冷えるのを嫌がる・右尺脈弱などの症状がみられるものに用いることができる。

　補腎陽を目的に用いるときには，熟地黄・山茱萸・山薬・肉桂などと一緒に用いる，例えば八味地黄丸（熟地黄・山薬・山茱萸・丹皮・茯苓・沢瀉・附子・肉桂）・右帰飲（熟地黄・山茱萸・山薬・枸杞子・杜仲・附子・肉桂・甘草）などがある。

④その他　附子に人参・山茱萸を配合して，汗脱亡陽を治療する。
　　熟地黄・当帰を配合すると，生血の力を助けることができる。
　　肉桂を配合すると，腎陽を補助することができる。
　　桂枝・白芍・黄耆皮を配合して，陽虚自汗を治療する。

【用量】通常は，1.5〜9gである。
【注意】
　①虚寒証・寒湿証でないものにはすべて使用を避ける。
　②熱厥〔熱による厥証〕のものに飲ませると，即，死に至る。
　③妊婦は服用を避ける。
　④通常は，半夏・栝楼・貝母・白芨・白蘞と一緒に用いてはいけない。

〈参考〉私は近年，痺証の治療に，附子に防風を配合して用いることが多く，この場合それぞれ12gずつ用いている。防風には「殺附子毒」作用があるが，この方法はやむを得ない場合にだけ用いる。附子は必ず気をつけて用いなければならず，用量に関してもやはり細心の注意が必要である。

　附子は加工方法の違いにより，**炮附子・淡附片・黒（烏）附片・白附片**などに分けられる。効能主治はだいたい同じであるが，もしこれを細かく使い分けるならば，炮附子（黒附片ともいう）が最もよく用いられ，薬力も十分で，効果が現れるのが速い。淡附片（白附片ともいう）は薬

力が比較的穏やかである．それ以外に**川烏**があるが，附子と同一植物で，性味効能も似ており，現在薬局では区別していないところもある．先人は経験的に，温腎助陽には**附子**を，痛痺祛風には**川烏**を用いるとした．「烏頭」の項も参照されたい．

〈現代薬理〉近代の研究により，附子には強心作用のあることが報告されている．

> **使い分けのポイント**
>
> ①**肉桂**は腎陽を助け，下焦を温め，上浮の火を下して腎に帰すことができる（引火帰原）．**附子**は陽気を挽回し，十二経を通行し，散失して絶えようとしている元陽（腎陽）を回復することができる．
>
> ②**白附子**は別の品種であり，白色で小さめだが形が附子に似ているので，白附子と呼ばれる．上行の性質があり，祛風燥痰することができるので，例えば吊綫風（顔面神経麻痺の口眼歪斜*）など，おもに頭面風痰の疾病に用いられる．**川附子**は回陽逐寒し，あわせて腎陽を助けることができるが，白附子には助腎陽の効能はない．

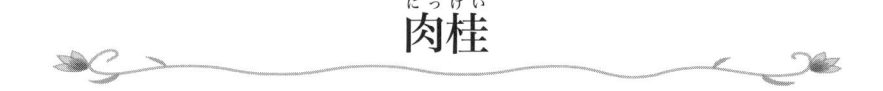

肉桂
にっけい

【性味】味は辛・甘，性は熱である．

【効能】肉桂は温補腎陽・温中逐寒・宣導血脈・引火帰原の効能をもつ．

　その性は渾厚凝降で，守って走らず，下焦を温め，腎中の陽気（古くは「命門の火」と称した）を助け，あわせて納気帰腎・引火帰原することができる．

①**温補腎陽**　腎陽不足は，男性では陽痿・精冷，女性ではなかなか妊娠しないなどの症状が発生する．男性には，鹿茸・熟地黄・菟絲子・枸杞子・沙苑子・山茱萸・附子・肉蓯蓉・巴戟天・山薬・茯苓・沢瀉などを配合して用いる．女性には，当帰・熟地黄・白芍・川芎・香附子・生艾葉・附子・紫石英・呉茱萸・烏薬などを配合して用いる．

　腎陽虚によって小便不利にもなり，ひどければ水腫となるようなも

のには，熟地黄・山薬・牛膝・山茱萸・茯苓・丹皮・沢瀉・附子・車前子（済生腎気丸）などと一緒に用いるとよい。「附子」の項の「③温助腎陽」を参照されたい。

②**温中逐寒**　寒冷の気を受けることにより，心腹疼痛・腹脹・少腹冷痛・寒疝・月経痛などとなるものに，高良姜・香附子・呉茱萸・小茴香・烏薬・丁香・沈香などを配合して用いることができる。

脾腎陽虚の影響により中焦の運化が失調して虚寒性の泄瀉となり，大便が薄く，ひどければ完穀不化などとなるものには，党参・白朮・茯苓・木香・炙甘草・乾姜・附子・補骨脂・肉豆蔲・訶子・五味子などと一緒に用いるとよい。

私はよく，肉桂に附子・党参・白朮・茯苓・木香・補骨脂・呉茱萸・肉豆蔲・五味子・訶子・炒山薬・灶心土（灶心土を煎じた湯でほかの薬を煎じる）などを随証加減して配合し，慢性痢疾・慢性腸炎などで，虚寒泄瀉の状態のものに用いて一定の効果を得ているので参考にして試していただきたい。

近年の研究により，肉桂に含まれている揮発油には，刺激緩和作用があり，消化機能を増強し，消化管の積気を排除して，胃腸の痙攣性疼痛を緩和させる作用があることがわかっている。

③**宣導血脈**　脈中を流れる血は，寒であれば凝渋し，温であれば流通する。もし気血虚弱で，寒邪が阻滞し，気血の流行がスムーズでなくなると，陰疽[*]，手足の指が冷たくなって痛む，あるいは指関節が黒くただれる，ひどければ指関節の腐乱脱落（脱骨疽，現代でいう閉塞性脈管炎）などを生じる。肉桂で温通血脈することができ，熟地黄・麻黄（熟地黄と一緒に搗く）・白芥子・鹿角膠・附片・紅花・乾姜・細辛・桂枝尖などと一緒に用いる。

気血虚弱の人で癰疽潰爛後に長いこと傷口が塞がらないものには，党参・黄耆・白朮・茯苓・当帰・白芍・川芎・熟地黄・炙甘草（十全大補湯）などと一緒に用いるとよい。

現代の研究により，肉桂には中枢性・末梢性の血管拡張作用があり，血液循環を増強することがわかっている。

④**引火帰原**　腎陽虚衰で虚陽上越となり，顔色が赤い・虚喘・汗が油の

球のように出る・足膝が冷える・脈虚無根・尺脈微弱などの症状が現れたものは，真寒仮熱の戴陽証であり，急いで肉桂を用いて引火帰原し，腎に納気するべきである。熟地黄・山茱萸・五味子・人参・附子・煅竜骨・煅牡蛎などを配合して用いる。

腎火上浮で上熱（口乾・喉痛・歯痛があり，赤みや腫れはなく，夜間に悪化し，歯から頬に痛みが連なる），下寒（腰痛・足が冷たくなる・大便溏軟・尺脈弱）の証が現れたものには，肉桂で引火帰原することができる。玄参・川続断・牛膝・熟地黄・知母・細辛・桑寄生などと一緒に用いる（このとき肉桂は0.9～2.5ｇ用いるとよい）。

【用量】通常は0.6～4.5ｇで，重症時には9～15ｇ用いることもできる。

【注意】
①肉桂は陰虚火旺や熱病傷津のものには使用を避ける。
②妊婦には用いてはならない。
③赤石脂と一緒に用いるべきではない。

〈参考〉私はよく，六味地黄湯（熟地黄60ｇあるいは生・熟地黄各30ｇ，山薬60ｇ，山茱萸9ｇ，茯苓9ｇ，丹皮9ｇ，沢瀉6ｇ）中に肉桂（紫油桂が最もよい）0.9～2ｇを加え（さらに五味子6～9ｇを加える場合もある），煎じて2～5Lとして，ぬるくなるまで冷まし，糖尿病で口渇引飲のものに，のどが渇いたらこれを茶の代わりに飲むようにさせている。症状が次第に軽減し，水分を摂る量も日に日に減少して，煎薬を用いる量も次第に減少し，正常な人とほとんど差がなくなるまでになったところで，1日1剤の湯薬の服用に変える。この方法でいつも良い結果を収めているので参考までに供する。

> **使い分けのポイント**
>
> ①**附子**の作用は迅速急烈であり，陰寒証において散失しそうな陽気を挽回する（回陽救逆）ことができるため，先人はこれを「陰中の陽を救う」ことができると称した。**肉桂**の作用は和緩渾厚で，下焦の腎中に不足する真火を補い（温補腎陽），さらに引火帰原して無根の火を消すことができるので，先人はこれを「陽中の陽を救う」ことができると称した。救急の薬方中では**附子**が多用され，補益の薬方中では**肉桂**が多用される。
>
> ②**乾姜**は温中逐寒の作用があり，おもに脾経気分に入り，回陽通脈し，通心

陽を兼ねる。**肉桂**は温中逐寒の作用があり，おもに腎経血分に入り，抑肝扶脾し，交心腎を兼ねる。

③品質がよく，薬力が十分な肉桂を**紫油桂**という。外側の粗皮を削り落とした内側の薄皮のことを**桂心**といい，燥しすぎない性質であり，助心陽・交心腎に用いられる。若い桂の木の皮のことを**官桂**といい，薬力は弱く燥性があり，温中燥湿に用いられる。通常は，通称で肉桂と呼ばれる。

乾姜（かんきょう）　関連生薬　炮姜（ほうきょう）

【性味】味は辛，性は熱である。
【効能】乾姜のおもな効能は**温中散寒・回陽通脈**である。血分薬を血中気分に引導して生血し，附子を腎に引導して祛寒回陽し，あわせて心肺陽気を温助する。

以下の各種の状況でよく用いられる。

①**腹痛・腹瀉**　脾胃虚寒あるいは寒邪により，脾胃の運化機能に影響が及び，脘腹が冷痛し，温めたり按じたりするのを好み，吐いたり下したりし，吐瀉物が薄いなどの症状のあるものに対して，乾姜で温中散寒することができる。党参・白朮・炙甘草・藿香・呉茱萸・茯苓・陳皮などと一緒に用いる。

胸腹ともに冷痛しておおいに冷え，嘔吐して食べることができず，腹中の寒気が上衝して上下に痛むものには，花椒・人参（あるいは党参）・膠飴を配合して用いるとよい（大建中湯）。

②**亡陽虚脱**　身体が弱く陽虚で抵抗力の弱ったものがもし強い寒邪に遇えば，臓腑に侵入して，脈が絶えそうなほど微・四肢逆冷・冷汗をびっしょりかく・大便が薄く完穀不化などの症状が現れる。あるいは発散薬を使いすぎて，大汗が滴り落ちる・四肢厥冷・体温低下などの症状が現れる。これらは，寒邪傷陽あるいは大汗亡陽によって陽気が脱しようとする証候である。急いで乾姜を用いることで回陽通脈でき，附子・甘草と一緒に用いる（四逆湯）。虚した人や老人には，さらに党

参（あるいは人参）を加えるとよく，冷汗が止まらないものには，さらに麦門冬・五味子・山茱肉などを加えるとよい。

③**寒痰咳喘**　陽気虚によって水湿不化となり，聚まって飲となり，水飲寒痰が肺に上犯して，咳嗽し，白色で薄い泡沫状の痰を吐き，気喘・冷えを畏れる・頭眩・飲みたがらない・冬季に起こりやすいなどの症状のあるものに，乾姜に細辛・五味子を配合して用いるとよい。「姜辛味」法といって，温肺・開肺・合肺の効能がある。証に応じた湯液に加えて用い，例えば小青竜湯（麻黄・桂枝・白芍・甘草・半夏・乾姜・五味子）などがある。

④**その他**　乾姜に麻黄を配合すると，肌腠中に伏した寒邪を除去することができる。私はよく麻黄6gに乾姜9〜12gを配合して用いているが，効果が高く，悪い反応はいまだ見たことがない。ただし，必ず詳細に弁証しなければならず，確実に寒邪があると診断された場合にだけ，これを用いることができる。

【用量】通常は，0.9〜6gである。炮姜炭は0.6〜3gである。
【注意】精血不足および内に熱邪のあるものには，用いるべきではない。

使い分けのポイント

①**薤白**は辛苦温滑で心経に入り，気滞を通じ，胸陽を助けて胸痺（心・胸および背の疼痛）を治す。**乾姜**は辛温で脾経に入り，あわせて心肺に入り，助陽して心気を補う。

②**炮姜炭**はおもに温経止血に用いられ，小腹・脾腎の寒を治す。**乾姜**はおもに胃脘・臍腹・心肺の寒を治すのに用いられる。

烏頭（うず）

【性味】烏頭は2種類に分けられ，四川省で栽培されたものを「川烏（せんう）」（その側根がすなわち附子である）という。野生品で，全国のそのほかの地区で産生したものはみな，「草烏（そうう）」という。川烏も草烏も，味は辛，性は

大熱で，大毒がある。

【効能】川烏の効能主治は基本的に附子と同じで，禁忌もまた同じである。ここでは繰り返し述べないので，「附子」の項を参照されたい。

草烏のおもな効能は搜風勝湿・除寒開痹・破積散結であり，あわせて開頑痰・治頑瘡および麻酔止痛の効能があり，以毒攻毒〔毒をもって毒を攻める〕の作用は川烏や附子に勝る。

①搜風勝湿・除寒開痹　草烏に桑寄生・独活・続断・牛膝・威霊仙・伸筋草・千年健・製附片・骨砕補などを配合して，風寒を受けたことによって起こる足腰の関節や筋肉の疼痛・歩行困難などがなかなか治りにくいなどの症状に用いる。

　草烏に川烏・乳香・没薬・桑枝・桂枝・防風・川芎・紅花・地竜・炙穿山甲・大黒豆などを配合して，中風による半身不随・手足の震え・言語不利などの症状に用いることができる。

②麻酔止痛　長く治療しても治りにくい偏正頭風・頭痛・風痰頭痛に対しては，草烏・川烏・赤小豆・蒼朮・川芎・生姜・藿香・乳香・麝香（少量）・佩蘭を等量配合し，ともに細かい粉末にして，生の葱を煎じた液で緑豆大の丸剤とし，1回1.5～3 gを，薄荷を煎じた液で1日2回食後に服用するとよい。同時にその丸薬数粒を湯で溶き，両側の太陽穴と前額部（薬が眼に入らないように注意する）に塗ってもよい。往々にして有効であるので，参考に供する。

【用量】通常は0.6～3 gで，重症時には少し多めにすることができる。

【注意】禁忌および注意事項は附子と同じなので，参照されたい。

〈参考〉私が烏頭をがんの治療に用いるときには，烏頭を含有する古方成薬「小金丹」を，弁証による湯薬で内服してもらうことが多い。「小金丹」の薬方と製法をここに紹介する。

　草烏46 g（甘草と金銀花を煎じた液で炙す），白膠香46 g，五霊脂（酢炙）46 g，地竜46 g，木鼈子（皮を去る）46 g，乳香（酢炙）23 g，没薬（酢炙）23 g，当帰23 g，香墨3.7 gをともに細かい粉末とし，さらに麝香9.4 gをすって入れ，ともにすり合わせて均一の状態にする。その後，小麦粉100 gを糊状にして冷まし，薬の粉と混ぜ合わせて丸剤を作り，陰干しして，乾燥後の重さを1丸0.63 gとし，1回2丸を1日2回，温

めた黄酒か湯で服用する。この丸剤は，瘰癧結核・乳瘡・乳癰・腫塊堅硬疼痛など，あらゆる陰疽の初期に用いることができる。

　私はかつて，弁証論治したうえで，証に応じた湯薬で小金丹2〜3丸（1丸が1.5gの場合は1丸）を服用（あるいは別服）するという方法で，頸部リンパ肉芽腫・乳がん（早期）・胃がんなどの治療に用い，みな一定の効果を得ている。自覚症状が軽減するのと同時に，硬結が軟らかくなったり縮小したりし，完全に消えてしまうこともある。病例がたいへん少なく治療期間もまだ浅く，専門的・系統的に診られないために，結論を出すことができないのが残念であるが，参考のために提供する。

〈現代薬理〉近年の研究によると，川烏・草烏はどちらもアコニチンを含有し，一定の抗がん作用をもつことがわかっているので，抗がん薬のなかで用いられる場合もある。

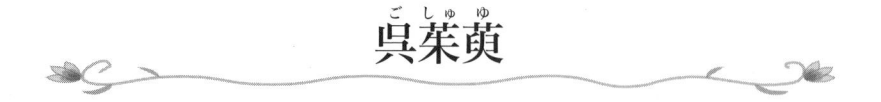

呉茱萸
（ごしゅゆ）

【性味】味は辛・苦，性は熱である。

【効能】呉茱萸には**温胃散寒・疏肝燥脾・暖腎治疝**の効能がある。

　以下の治療によく用いられる。

①**胃痛吐酸**　胃寒疼痛・呑酸・嘔吐・胸満などの症状に対して，呉茱萸で温胃散寒・降逆止嘔することができる。生姜・半夏・高良姜・藿香・縮砂などを配合して用いる。

　肝気が鬱して熱となり，肝熱犯胃して吐酸・胃痛となったものには，呉茱萸の疏肝の働きにより，黄連を配合して（黄連の用量は呉茱萸の6倍）用いることができる（左金丸）。

②**脾腎虚泄**　脾腎虚寒により引き起こされる泄瀉は，夜明け近くに腹鳴・腹痛がしてたちどころに下し，あるいは腰がだるく足が冷える・腹部を温めるのを好むなどの症状を伴う。

　呉茱萸は辛温で腎に入り，下腹部の寒気を散じることができ，補骨脂・五味子・肉豆蔲（四神丸方）などと一緒に用いる。この4味の薬

物を主として，さらに証に応じたいくつかの薬物を適切に配合すると，確実に効果がある。

　私はよく，四神丸方に炒白朮・茯苓・党参・木香・土炒白芍・檳榔子・炒黄柏・灶心土（灶心土を煎じた湯でほかの薬を煎じる）などを配合し随証加減して，慢性腸炎・腸機能紊乱などに用いて，確かな効果を得ているので，参考に供する。

③**疝痛**　肝腎の寒気により，疝気疼痛・睾丸痛などが現れたものには，烏薬・青皮・川楝子・橘核・小茴香・肉桂・荔枝核などと一緒に用いるとよい。

④**痛経**　子宮寒冷により，月経後期・経血量は少なく黒っぽい・月経痛などがあるものに，川芎・当帰・紅花・桃仁・香附子・小茴香・牛膝・熟地黄・肉桂などと一緒に用いるとよい。

　近年の研究により，呉茱萸には子宮収縮作用のあることがわかっている。

⑤**その他**　これ以外にも，呉茱萸にはまた一定の下気作用があり，寇宗奭はかつて「此物の下気は甚だ速い」と述べた。李東垣はこれを用いて，「濁陰が降りずに……膈塞〔噎膈〕脹満するもの」を治した。私は，呉茱萸に牛膝・木瓜・猪苓・沢瀉などを配合して，膝から下の浮腫に用いている。『方剤心得十講』〔人民衛生出版社，1995 年〕の「足胕消腫湯」を参考にしていただきたい。

【**用量**】通常は 0.9〜6 g で，特に重症の場合には 9 g 用いることもできる。
【**注意**】燥熱証のものには使用を避ける。

使い分けのポイント

①**半夏**は胃気不和・中焦有湿の嘔吐を止める。**呉茱萸**は脾胃虚寒・厥気上逆の嘔吐を止める。

②**花椒**はおもに腎火衰微・腎経冷気上逆を治す。**呉茱萸**はおもに濁陰不降・肝経厥陰の気の上逆を治し，あわせて引熱下行する（虚火上炎の口内炎に用いられる）。

③**山茱萸**は，肝経の陰液を滋し，温肝補腎して，収虚汗・止遺精する。**呉茱萸**は，厥陰の気鬱を開き，温肝暖脾して，下逆気・止寒嘔する。

花椒（かしょう）

関連生薬 椒目（しょうもく）

【性味】味は辛，性は熱である。

【効能】花椒には温中祛寒・下気・殺虫などの効能がある。

①温中祛寒　寒によって起こる胃痛・腹痛・腹中冷気攻脹などの症状に，乾姜・党参（人参）・膠飴（大建中湯）・高良姜・香附子などと一緒に用いることができる。動物実験により，花椒に含まれる揮発油は，少量では生体から取り出した〔in vitro〕腸管の，蠕動の持続性を増強し，大量ではこれを抑制するという働きがあることがわかっている。

②殺虫　蛔虫によって引き起こされる脘腹部痛・嘔吐などに対して，花椒のに烏梅・黄連・黄柏・細辛・桂枝・附子・乾姜・当帰などを配合（烏梅丸）して用いる。

③その他　花椒を煎じて外洗剤とし，皮膚湿疹・四肢の風湿疼痛などに用いることができる。

【用量】通常は，1.5～4.5ｇである。

【注意】陰虚火旺のものには使用を避ける。

【関連生薬】椒目

　　椒目（花椒の種子）は，味が辛・苦，性は寒，入腎行水の効能があり，利小便・消水腫・除水飲の働きがある。茯苓皮・大腹皮・檳榔子・赤小豆・沢瀉・木通などと一緒に用いる。用量は花椒よりも少し多めに用いる。

　　私はかつて，椒目栝楼湯（『医醇賸義』）を随証加減して用い，滲出性胸膜炎・胸水を数例治療し，みな良好な結果を得た。私がよく用いる処方を参考までに供する。

　　椒目9ｇ，全栝楼30ｇ，桑白皮12ｇ，葶藶子9ｇ，沢瀉12ｇ，猪苓15ｇ，茯苓15ｇ，車前子12ｇ（布包），杏仁9ｇ，白蒺藜9ｇ，枳殻9ｇ，冬瓜皮30ｇ，桂枝4.5ｇの随証加減。

　　花椒は，薬局では四川省産のものがよく用いられるため，処方上で習慣的に「川椒」，椒目は「川椒目」と書かれる。

小茴香
しょうういきょう

【性味】味は辛，性は温である。

【効能】小茴香には温腎祛寒・行気開胃の効能があり，疝気*疼痛の要薬である。

①疝気疼痛の要薬　下焦に寒邪があり，肝腎虚寒気逆となって，小腸疝気・少腹部痛・小腹の堕脹・睾丸の腫脹疼痛あるいは睾丸偏堕〔片方の睾丸が腫れて下がる〕の引っ張られるような疼痛などが現れたものに，小茴香に烏薬・橘核・呉茱萸・青皮・炒川楝子・荔枝核・木香・胡芦巴などを配合して用いることができる。私はかつてこの方を随証加減して，睾丸結核・慢性睾丸炎などを治療し，良い効果を得ているので，参考までに供する。

②温腎祛寒　小茴香は下焦に入って温経散寒するので，胞宮虚寒による月経後期・月経痛・腹部を温めるのを好む・経血が黒っぽく血塊があるなどの症状にも用いることができる。当帰・熟地黄・川芎・白芍・炒川楝子・元胡・五霊脂・南紅花などと一緒に用いる。

③行気開胃　小茴香にはまた，行気開胃の働きがあるため，胃中寒気疼痛・気逆嘔吐などに対し，半夏・生姜・呉茱萸・茯苓・木香などを配合して用いるとよい。

　　胃寒により，消化不良・食欲不振・食後の脹満が消化しにくいなどの症状があるものには，麦芽・陳皮・香稲芽・炒神麴・縮砂・木香などと一緒に用いるとよい。

【用量】通常は，0.25～9gである。

【注意】陰虚有熱のものには使用を避ける。

〈現代薬理〉近年の研究により，小茴香に含まれるアニスアルデヒドは，実験的に結核を起こしたモルモットの治療において，ストレプトマイシンの効力を増強することがわかっている。

> **使い分けのポイント**
>
> ①胡芦巴・小茴香はどちらも温腎・散寒・治疝するが，**胡芦巴**はおもに古くて長い痼寒に用いることが多く，**小茴香**はおもに日の浅い新寒に用いることが多い。
>
> ②呉茱萸と小茴香はともに寒疝を治すが，**呉茱萸**は温肝に優れ，**小茴香**は温腎に優れる。
>
> ③小茴香は**生で用いる**と理気に優れ，**塩水で炒して用いる**と温腎に優れる。

丁香
ちょうこう

【性味】味は辛，性は温であり，強烈な芳香気味を有する。

【効能】丁香のおもな効能は3つある。

①**暖胃**　寒証の胃脘痛，寒性の腹痛・腹脹，冷気による呑酸などの症状に対して，丁香で温暖脾胃・理気降逆することができる。木香・縮砂・陳皮・藿香・高良姜・檳榔子などと一緒に用いる。

②**降逆**　寒邪犯胃で胃気不降となり，呃逆や嘔吐が起こるものに対し，丁香は胃を温めて逆気を降ろすことができ，寒証の呃逆や嘔吐の治療の要薬とされる。

　呃逆の治療には，柿蒂・旋覆花・呉茱萸・藿梗などと一緒に用いる。老人や久病のものが寒に中り呃逆となった場合，人参（党参）・橘皮・竹筎・生姜を加えることができる。

　寒証の嘔吐には，呉茱萸・半夏・生姜・高良姜・陳皮などと一緒に用いるとよい。

③**温腎**　腎陽不足により，陰部寒冷・陽痿などの症状が現れたものに，丁香で温腎助陽することができる。熟地黄・山茱萸・肉桂・附子・山薬・巴戟天・茯苓・淫羊藿などと一緒に用いる。

【用量】通常は0.9〜3gで，特に重症のときには多めに用いることもできる。

【注意】胃津不足・中焦燥熱のものには用いるべきではない。

> **使い分けのポイント**
>
> ①丁香には公丁香・母丁香があり，性味と効能はほぼ同じである。ただし，**公丁香**は効果が迅速に現れ，**母丁香**は効果が長く続くため，両者を一緒に用いることも多い。
> ②柿蒂・丁香はどちらも呃逆を治すが，**柿蒂**は苦温降気であり，**丁香**は辛香暖胃で降逆する。
> ③**丁皮**とは丁香の樹皮のことで，おもに心腹冷痛を治し，丁香の代用とすることができる。

高良姜（こうりょうきょう）

関連生薬 紅豆蔲（こうずく）

【性味】味は辛，性は熱である。
【効能】高良姜には**温胃散寒・消食**の効能がある。

胃脘冷痛・胃寒嘔吐・中焦の寒性腹痛・脾胃虚寒により泄瀉・胃寒食滞などが現れたものに対して，応用することができる。

寒性胃痛には，香附子・呉茱萸・縮砂・藿香・神麹などと一緒に用いる。
寒性嘔吐には，半夏・生姜・丁香・茯苓・紫蘇子などと一緒に用いる。
寒性腹痛には，当帰・炒白芍・桂枝・炮姜などと一緒に用いるとよい。
寒性泄瀉には，木香・茯苓・沢瀉・肉桂・炒山薬・芡実などと一緒に用いるとよい。
胃寒食滞には，縮砂・焦三仙・炒檳榔子・草豆蔲・炒鶏内金などと一緒に用いるとよい。

先人の経験方に，良附丸（高良姜・香附子，胃痛を治す），高良姜湯（高良姜・厚朴・当帰・桂心・生姜，胃腸絞痛を治す）があり，どちらも臨床でよく用いられる，有効な方剤である。

【用量】通常は，2.5〜9gである。
【注意】熱による吐瀉・胃痛には用いてはならない。

【関連生薬】紅豆蔲

　高良姜の実を**紅豆蔲**といい，温肺散寒・醒脾燥湿・消食解酒の効能をもつ。

　私はかつて，紅豆蔲に乾姜・甘草・款冬花・紫菀・紫蘇子・呉茱萸・杏仁・茯苓・香附子・半夏などを配合して，矽肺病〔珪性肺塵症〕の患者で肺胃俱寒により咳嗽・白痰・胃寒痛などが現れるものに用い，一定の効果を得ているので，参考に供する。

> **使い分けのポイント**
>
> ①**乾姜**の温中は，おもに脾に働いて脾寒を温め，臍腹部の寒痛によく用いられる。**高良姜**の温中は，おもに胃に働いて胃寒を散じ，脘腹部の寒痛によく用いられる。
>
> ②**生姜**は温より辛が勝り，外達走表に優れ，外寒を祛い，嘔吐を止める。**高良姜**は辛より温が勝り，温中走裏に優れ，内寒を散じ，疼痛を止める。

艾葉（がいよう）

【性味】味は苦・辛，性は温である。

【効能】艾葉は臨床で応用する場合，2種類に分けられる。

①**艾葉**　**温中祛寒・温暖子宮・調経・安胎**などの効能がある。腹部の冷痛・小腹部の寒痛・子宮寒冷による不妊・虚寒性の月経痛などがあるものに対して，当帰・乾姜・炒白芍・肉桂・小茴香・呉茱萸・香附子などと一緒に用いることができる。

②**艾葉炭**　艾葉を炒炭したものは，おもに**止血**に用いられる。下元虚寒による月経過多・崩漏*（子宮出血），および妊婦が寒を受けて腹痛・胎動不安*などの症状となったものには，当帰・白芍・熟地黄・阿膠・棕櫚炭・益母草・桑寄生・続断炭などを配合して用いるとよい。

【用量】通常は2.5～6gで，止血には艾葉炭を15～30g用いる。

【注意】陰虚で血熱のあるものには用いるべきではない。

〈参考〉艾葉を搗いて綿毛状にしたものを**艾絨**といい，効能は艾葉と同じであるが，艾葉よりやや優れている。艾絨はまた，艾巻や艾炷（がいしゅ）（針灸に用いる）の原料となる。

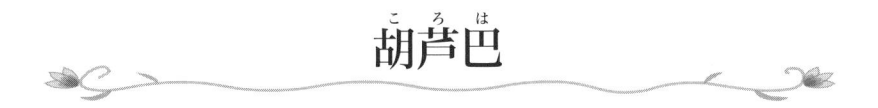

胡芦巴（ころは）

【性味】味は苦，性は大温である。
【効能】胡芦巴は**温補腎陽・散寒除湿**の効能がある。疝気寒痛の治療に最もよく用いられる。

　肝腎虚寒で疝気疼痛・睾丸痛・小腹疝瘕*・睾丸の腫痛寒冷などの症状となったものに対して，胡芦巴に小茴香・呉茱萸・炒橘核・烏薬・川楝子・肉桂・青皮などを配合して用いることができる。私はかつてこれらを随証加減して，睾丸結核・慢性睾丸炎・副睾丸炎など，睾丸痛で紅腫熱痛のないものに用い，比較的良い結果を得ているので，参考にして試していただきたい。

　寒涼を受けたことにより引き起こされる腸胃の痙攣疼痛には，高良姜・香附子・木香・乾姜・呉茱萸などと一緒に用いるとよい。
【用量】通常は，3～9ｇである。
【注意】陰虚陽亢のものには使用を避ける。

> **使い分けのポイント**
> **小茴香**はおもに行気散寒して疝を治し，**胡芦巴**はおもに温腎散寒して疝を治す。

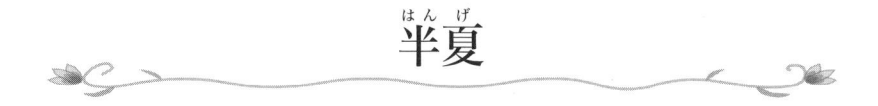

半夏（はんげ）

【性味】味は辛，性は温で，有毒である。
【効能】半夏には**燥湿化痰・健脾胃・和中降逆・止嘔吐**の効能がある。

①燥湿化痰　脾は水湿の運化を主り，湿が運化されないと痰が生じるので，先人は「脾は生痰の源」と考えた。

湿盛で痰が多く肺失粛降となり，咳嗽・胸悶・白く薄く喀出しやすい痰・痰の量は多くあまり粘稠ではない・白厚膩苔・脈滑などの症状が現れたものに，半夏に橘紅・茯苓・紫蘇子・胆南星・炒萊菔子・杏仁などを配合して用いることができる。

中焦虚寒で水飲不化となり，水飲が肺に上犯して，咳嗽・薄くて水状か泡沫状の痰・胸背が冷えるのを畏れるなどの症状が現れたものには，紫蘇子・橘紅・桂枝・猪苓・茯苓・白朮・乾姜・細辛・五味子などと一緒に用いるとよい。

脾は湿を嫌い，半夏は燥湿化痰するので，健脾胃することができるのである。

生姜・乾姜・附子・蒼朮・橘紅などを配合して，寒痰を治療できる。

皂角・天麻・天南星などを配合して，風痰を治療できる。

竹瀝・白芥子などを配合して，経絡・四肢・皮里膜外の痰を治療でき，中風・半身不随に用いる。

②和中降逆　中焦の湿濁が盛んになり，脘腹満悶・気逆嘔吐となったものに，半夏に姜竹茹・丁香・呉茱萸・藿香・生姜・陳皮・茯苓などを配合して用いることができる。

私はかつて，半夏に生赭石・旋覆花・生大黄・生甘草・栝楼・檳榔子・桃仁泥などを随証加減して用い，難治性の神経性嘔吐を治療して，良い結果を得たことがある。参考にして試していただきたい。

【用量】通常は，3〜9gである。

【注意】

①陰虚血少・津液不足・舌赤無苔のもの，および妊娠後期には用いてはならない。

②烏頭と一緒に用いてはならない。

〈現代薬理〉近年の研究により，半夏には嘔吐中枢を抑制して止嘔する作用および鎮咳作用があるということが報告されている。

> **使い分けのポイント**
>
> **姜半夏**はおもに嘔吐の治療に用いられる。**清半夏**・**法半夏**はおもに化痰燥湿・健脾胃に用いられる。**半夏麹**は化痰に助消化の作用を兼ねる。

天南星（てんなんしょう）

関連生薬 胆南星（たんなんしょう）

【性味】味は苦・辛，性は温で，有毒である。
【効能】天南星のおもな効能は**祛風痰**である。

　臨床で応用する際には，2種の異なる炮製方法によって治療する症状も異なるので，以下に分けて述べる。

①**製南星（生姜で炮製したもの）**　おもに，風痰上擾により起こる眩暈，中風による突然の昏倒・口眼歪斜・舌がこわばり話すことができない・ゴロゴロと痰鳴がするなどの症状，および驚風*・癲癇*・破傷風などに用いられる。製南星は**燥痰**し，**経絡中の風痰を祛う**ことができる。

　天麻・白朮・半夏・茯苓・菊花・白蒺藜を配合して眩暈を治す。

　桑枝・紅花・桃仁・赤芍・炙穿山甲・地竜・栝楼・釣藤鈎・陳皮を配合して中風を治す。

　鬱金・全蝎・天竺黄・遠志・菖蒲・朱砂・白僵蚕を配合して驚風・癲癇を治す。

　白附子・羌活・防風・蜈蚣を配合して破傷風を治す。

　私はよく，製南星に半夏・茯苓・栝楼・天竺黄・竹瀝・桑枝・遠志・桃仁・紅花・釣藤鈎・菊花・赤芍・地竜・炙穿山甲などを随証加減して配合し，脳血栓症・脳塞栓症などで痰盛のものの治療に用いている。

②**胆南星（牛胆汁で炮製したもの）**　天南星を牛胆汁で炮製すると，その性は寒涼に変わり，**豁痰**だけでなく**清熱**の効果が出るので，痰熱によって起こる癲癇・小児の驚風・大人の中風などの症状（身熱・舌苔黄・便秘・痰が黄色く濃い・脈滑数）に適する。栝楼・天竺黄・鬱金・菖蒲・遠志・黄連・牛黄・雄黄・朱砂・生大黄・竹瀝などを配合して用いる。

私はよく，胆南星に鬱金・白朮・半夏・黄連・全蠍・天竺黄・菖蒲・遠志・化橘紅・茯苓・蜈蚣・白僵蚕・香附子などを随証加減して配合し，癲癇・小児驚風などの治療に用いて比較的良い結果を得ている。
　　また，胆南星に天竺黄・鬱金・生明礬（少量）・遠志・菖蒲を配合して，痰熱迷心によって精神状態が活発でない・言語異常などの症状がみられるものの治療に用いている。

【用量】通常は3～6g，病の重いものには9gまで用いることもできる。胆南星の用量はいくらか少なめだが，製南星と同じくらいでも構わない。

【注意】陰虚で燥痰のあるものおよび妊婦には使用を避ける。

〈現代薬理〉近年の研究により，動物実験で顕著な去痰作用，あわせて鎮痛・鎮痙・鎮静作用のあることが証明されている。

> **使い分けのポイント**
>
> 　**半夏**の化痰は辛で守り，おもに燥湿痰・健脾胃し，止嘔を兼ねる。**製南星**の化痰は辛で守らず，おもに経絡風痰を化し，中風・破傷風などに用いられる。

白芥子
（はくがいし）

【性味】味は辛，性は温である。

【効能】白芥子のおもな効能は利気豁痰・消腫散結である。

①**利気豁痰**　白芥子は肺気を利し，寒痰・水飲を化すことができ，寒痰水飲が胸脇に結聚し，肺失宣粛・気逆不降となって，気喘咳逆・胸悶脇痛などの症状が現れたものには，炒萊菔子・炒紫蘇子・葶藶子・半夏・陳皮・茯苓などと一緒に用いるとよい。

　　また，『三因方』の控涎丹（甘遂・大戟各3g，白芥子6gをともに細かい粉末とし，水でアオギリの実の大きさの丸剤を作り，1回10丸を服用する。それぞれの状況によって用量は増減する）は，気喘で両脇が痛むものを治療することができる。

②**消腫散結**　白芥子は皮裏膜外や脇のあたりの寒痰結聚を祛うことがで

きる。

　寒痰結滞によって起こる腫塊で，色は変わらず，熱や痛みはなく，容易に移動しないものは，陰疽である。白芥子6g，肉桂3g，熟地黄30g，麻黄1.5g（熟地黄とともに搗く），炮姜1.5g，鹿角膠9g，生甘草3g（陽和湯）を水で煎じたあと，白酒を少し加えて服用するとよい。私はかつてこの方の加減で下肢閉塞性脈管炎を治療し効果を得たことがあるので，参考までに供する。

　脇肋部に痰濁水飲が停聚し，咳嗽して痛みが脇まで牽引する，息切れ，ひどければ横になることができないものに，白芥子に栝楼・椒目・半夏・陳皮・桑白皮・猪苓・茯苓・杏仁・紫蘇子・白蒺藜・葶藶子・桂枝などを配合して用いることができる。

③**その他**　白芥子を粉末にし，外用の塗布剤とすることもできる。

　私はかつて，末梢性顔面神経麻痺の治療に適量の芥子末を濃い茶で薄い糊状にし，患部の大きさに合わせて切った布に塗って患部に貼り（4〜8時間ではずす），同時に証に応じた湯薬（「白附子」の項を参照）も用いて，有効であったので，試してみていただきたい（湯薬は1日1剤，白芥子末の貼付は1〜2日あるいは3日おきに1回。毎回貼るのと同時に，針で患側の頰の内側の粘膜を8〜9カ所軽く刺してわずかに出血させると，効果はさらに良い）。

【用量】通常は，3〜9gである。

【注意】肺虚有熱の咳嗽および陰虚内熱の各証には使用を避ける。

〈現代薬理〉近年の研究により，芥子を外用すると，皮膚を刺激し，毛細血管を拡張することがわかっており，皮膚粘膜刺激薬として用いられる。また，大量の芥子を食べると，心容量と心拍数を低下させるとのことである。

使い分けのポイント

①**蘇子**は降気化痰，**莱菔子**は行気消痰，**白芥子**は温肺豁痰の作用がある。

②**葶藶子**は苦寒で瀉肺行水し，おもに痰水が胸膈にあるものを治す。**白芥子**は辛温で利気豁痰し，おもに皮裏膜外や脇のあたりにある痰を除く。

皂角(そうかく)

関連生薬 皂角刺(そうかくし)

【性味】味は辛・鹹，性は温で，小毒がある。

【効能】皂角は強烈な祛痰薬で，あわせて開竅捜風の効能をもつ。

①**開竅捜風**　中風で意識不明・口噤不開〔顎関節が緊張して閉じ，口を開けられない状態〕のものに，皂角（あるいは同量の細辛を配合）を粉末にし，鼻に吹き入れてくしゃみをさせるとよい。くしゃみをすると肺竅が通じ，気血は通暢しやすくなる。その後針灸治療を行って薬を用いると，比較的治りやすい。もし，鼻に吹き入れてもくしゃみをしなければ，気血が閉塞して通じていないということであり，治りにくい。

　体質壮実で，痰涎が詰まって喉でゴロゴロと痰鳴がするものに対しては，皂角末30ｇと白礬末15ｇを混合して，毎回３ｇずつ服用させるとよく，稀涎降痰作用がある。あるいはわずかな薄い涎を吐出したあとに再び弁証して薬を用いる。

②**祛痰**　皂角は内服で用いると，痰積を消し，癥結を破り，風秘（中風の人の大便秘結）を下すという効能がある。

　痰が多く気道を塞ぐ・咳嗽多痰・白く粘る痰で喀出しにくいものなどに対しては，本品（酥炙）を粉末にして蜜でアオギリの実の大きさの丸剤とし，１回３丸を１日３～４回服用するとよい（『金匱要略』皂莢丸）。また，皂角に紫蘇子・半夏・橘紅・茯苓・莱菔子・杏仁などを配合して用いてもよい。

　腹中に痰積結聚し塊となって癥癖が生じたものに対しては，枳実・白朮・生牡蛎・炙鼈甲・桃仁・紅花・三稜・莪朮・山楂核・炙穿山甲などと一緒に用いるとよい。

　中風で，痰盛かつ大便秘結して数日間通じないものには，皂角に栝楼・桃仁泥などを配合し，煎じて服用するとよい。

【用量】通常は0.9～３ｇで，皂角刺は３～９ｇ用いられる。

【注意】虚証で痰のあるもの，癰*瘡がすでに破れたもの，および妊婦には使用を避ける。

【関連生薬】皂角刺

　皂角刺の効能は皂角とほぼ同じであるが，皂角刺は活血・散結に優れ，癰疽がまだ潰れていないものによく用いられ，当帰尾・赤芍・紅花・天花粉・金銀花・連翹・陳皮・炙穿山甲などと一緒に用いる。

　私はいつも，皂角刺に白蒺藜を配合して（皂角刺は活血・化痰・散結，白蒺藜は肝経に入り，肝気をめぐらせ，皂角刺を肝経に引き入れる），さらに調肝理気・和胃助消化・活瘀の薬，例えば柴胡・黄芩・半夏・川楝子・五霊脂・紅花・焦三仙・劉寄奴・焦檳榔子などを随証加減し，流行性肝炎で脇痛・肝腫大・腹脹のあるものの治療に用いて（20〜50剤服用する），比較的良い効果を得ているので，参考にして試していただきたい。

> **使い分けのポイント**
>
> 　白芥子は辛竄*で，おもに皮裏膜外や胸脇肋付近に入り，温化痰結する。
> 　皂角は辛鹹で痰結を消し，おもに痰盛咳逆・中風痰盛および腹中の痰積結塊に用いられる。

白附子
びゃくぶし

【性味】味は辛，性は温で，有毒である。

【効能】白附子には**祛風化痰・逐寒湿**の効能がある。風痰を治すのによく用いられる。

①**中風口眼歪斜**　頭面部が風寒の侵襲を受け，経脈が拘急し，風痰が経絡に阻滞し，口眼歪斜などの症状となったものに，白附子に白僵蚕・全蝎（牽正散）などを配合して用いることができる。

　私はよく，牽正散に白芷・荊芥・防風・紅花・製南星・白芥子・皂角刺・桃仁・蘇木などを配合し，顔面神経麻痺の治療に用いる。湯薬を内服するほかに，湯薬の残渣を布袋に入れて熱いうちに患部に当てることで，いつも理想的な結果を収めているので，参考までに供する。

②**破傷風**　外傷により，後頸部のこわばり・四肢硬直・痙攣・角弓反張＊・牙関緊閉＊などが引き起こされるものを，破傷風と呼ぶ。白附子に白芷・天南星・天麻・羌活・防風・蝉退・全蝎・蜈蚣・釣藤鈎などと一緒に用いるとよい。

③**風痰・寒湿による頭痛・偏頭痛などの症状**　白附子は辛熱昇散で，上行の性質があり，陽明経に入って頭面部に行き，袪風痰・逐寒湿する。白芷・川芎・半夏・天麻・蔓荊子・防風などと一緒に用いる。

【用量】通常は2.5〜6gで，重症のものには9gまで用いることもある。

【注意】実熱中風・火熱上犯の諸証には，用いてはならない。

> **使い分けのポイント**
>
> ①**川附子**は風寒湿冷を逐い，おもに腎経に入り，温助腎陽する。**白附子**は風痰寒湿を袪い，おもに胃経に入り，上部頭面の遊風を治す。
>
> ②**白僵蚕**はおもに風熱痰結・喉痺咽腫を治す。**白附子**はおもに風痰寒湿によって起こる頭面の諸病を治す。

硫黄（いおう）

【性味】味は酸，性は熱で，有毒である。

【効能】硫黄は大補腎陽，熱性ではあるが燥さず，疏利大腸の働きもあるので，老人の虚秘（陽虚で大便秘結）を治す。

①**大補腎陽**　内服では，腎陽虚衰で，両脚が冷えて力が入らない・陽痿・陰部が冷える，および陽気暴絶で危篤状態のものに，熟地黄・山茱萸・巴戟天・淫羊藿・肉蓯蓉・補骨脂・肉桂・附子・人参などと一緒に用いることができる。

②**疏利大腸**　老人あるいは久虚のものの下焦陽虚で，二便の開闔〔開閉〕を司ることができない状態となり，大腸の伝導が無力となって大便が秘結して通じないものに，半夏・肉蓯蓉・当帰・熟地黄などと一緒に用いることで，助陽通便の効能を有する。

先人の処方に，老人の虚秘をもっぱら治療する半硫丸（半夏・硫黄）というものがある。

　私はかつて，硫黄0.9〜1.5ｇを1日2回，湯薬での服用で，慢性脊髄炎で両足の麻痺があり，排便をみずから行うことができないものに用い，満足のいく結果を得たことがある。当時用いた湯薬の処方を参考に供する。

　熟地黄30〜45ｇ，山茱萸9ｇ，当帰12ｇ，肉蓯蓉15〜25ｇ，桃仁泥12ｇ，巴戟天12ｇ，淫羊藿12ｇ，肉桂6〜9ｇ，半夏9ｇ，生大黄9ｇ（以前は大黄を用いても大便が通じなかった），檳榔子9ｇを煎じる。硫黄は1.8〜3ｇを2回に分けて湯薬で服用する。これらは随証加減することができる。

③**その他**　硫黄を外用して，疥*癬*湿瘡などの皮膚病を治療することができる。通常，軟膏や外洗剤，塗り薬などとして用いる。

【用量・用法】通常は，0.6〜2.5ｇである。通常丸剤を作って服用するか，粉末にして湯薬で服用する。

【注意】硫黄は有毒であり，用量が多すぎてはならず，また服用が長すぎてもいけない。

第8講 活血化瘀薬

　一般的に活血化瘀薬は，瘀血停滞や血行失暢によって起こる各種の証候や疾病の治療に用いられる。活血化瘀の薬物を運用する場合，瘀血が産生した原因と各方面の要因を，必ず考慮しなければならない。したがって，弁証論治の原則と密接に結びつけ，全体を考慮し，全面的に分析して，それぞれの病状に合わせ，証に応じた薬物を用いて，臨機応変に運用する必要がある。

　そのほか，活血化瘀薬で同時に止血作用をもつものも少なくなく，それらの炮製と配合にも，注意を払わなければならない。また，第9講の止血作用をもつ薬物とも互いに参照するべきである。なぜなら，一部の止血の薬物は行血作用も兼ねるためである。

　活血化瘀薬は，瘀血以外の疾病に用いられることもある。これは，この類の薬物のもつ気血の流れを増強する働きを利用して，疾病治療の目的を達成することができるからである。例えば先人には，「風を治すにはまず血を治し，血が行(めぐ)れば風はおのずから滅ぶ」「活血透疹」「活血解毒」などの貴重な経験がある。したがって活血化瘀薬に対しては，型どおりに理解するだけではいけない。

川芎
せんきゅう

【性味】味は辛，性は温である。

【効能】川芎は辛温走竄*で，血中の気薬として，上は頭目・下は血海にまっすぐに走って守ることがない。効能は行気活血・捜風・開鬱などである。

①**行気活血** 血中気滞で血行が悪くなると，月経不調・月経痛・経閉*・難産・胎盤残留などが起きる。川芎は血に入って行気し，気がめぐればすなわち血も活するので，これらの病証の治療に用いることができる。当帰・芍薬・紅花・益母草・熟地黄・香附子・艾葉などを配合して用いることが多い。

　川芎は，産前・分娩直前・産後にかかわらず，証にあわせて応用することができ，婦人科で常用される薬物である。私はよく，産後の血瘀気滞で小腹痛が起こったものや，産後から現れた小腹あるいは少腹疼痛・月経不調などの症状が産後長く経ってもあるものに対して，川芎6～9gに，当帰9g，紅花3g，桃仁3g，炮姜1.5～2.5g（生化湯），さらに益母草9～15g，五霊脂9g，延胡索6gなどを随証加減して配合し，確実に良い効果を得ているので参考までに供する。

　内科では，血瘀気滞によって起こる，固定して移動しない各種の疼痛に，紅花・桃仁・五霊脂・乳香・没薬などを証に随って選び，配合して用いる。

②**燥湿捜風** 血中に風寒湿が凝阻することにより，血滞して運行が失暢し，肢体の関節痛・麻痺して感覚がない・手足の拘攣などの症状が起こる。これに対し，川芎は血に入って行気するため，気がめぐることで血が活し，血がめぐることで風寒は散じ，また血中の湿邪も燥することができるので，風寒湿による痺証にみな応用することができる。

　例えば三痺湯（党参・黄耆・川芎・当帰・白芍・生地黄・杜仲・牛膝・桂心・細辛・秦艽・独活・防風。清の張石頑は，生地黄・杜仲・牛膝・秦艽・独活を去り，防已・白朮・烏頭を加え，三痺湯としている。証に随って選用するべきである）がある。

また，頭部に風寒を受け，血滞気阻となって頭痛や偏頭痛が起こったものに対して，本品は頭目に上行し，散風疏表することができ，白芷・羌活・防風・細辛・薄荷（例えば川芎茶調散）などと一緒に用いられる。風熱を兼ねるものには，菊花・蔓荊子・荊芥・薄荷・黄芩・金銀花などと一緒に用いるとよい。
　川芎は肝・胆経に入るので，偏頭痛治療の引経薬としても用いられる。
③ **開鬱調肝**　肝は蔵血を主り，気をもって用をなすので，血鬱・気鬱はどちらも肝経の気血の調暢に影響して，胸悶・脇痛・偏頭脹痛・月経失調などの症状を引き起こす。川芎で辛散（肝は辛散をもって順と為す）解鬱することができ，香附子・柴胡・白芍・川楝子・当帰・紫蘇梗・枳殻などと一緒に用いる。
④ **その他**　川芎を補血剤のなかに加えると，血滞をめぐらせ，あわせて血中の湿気をめぐらせることができる。例えば四物湯（熟地黄・白芍・当帰・川芎）のなかでは，川芎の行血散湿気の働きを利用して，熟地黄・白芍による粘膩滞の弊害を防止し，補血薬がその作用をより発揮できるよう促している。ただし，用量は証に随って増減する必要がある。

【用量】通常は，1.5〜9 g である。
【注意】陰虚火旺証のものには用いるべきではない。
〈参考〉川芎とは四川省で産生する芎窮のことで，その性味は辛温走竄で，走きて守らず，燥烈なため，先人は単用あるいは単味で長く飲むことはないよう主張し，長く服用すれば身体に害があると考えていた。『本草従新』中にも，「（川芎は）単服久服すれば，人をして暴に亡せしむ」との記載があり，注意して用いる必要がある。
〈現代薬理〉現代の動物実験により，川芎には降圧作用があり，また少量では受胎した動物の子宮収縮を増強させるが，大量ではかえって収縮を抑制させるということが報告されている。

使い分けのポイント

　白芷はおもに陽明経（前頭部）の風湿頭痛を治療する。**川芎**はおもに少陽経（両側頭部）の血鬱気滞頭痛を治療する。

丹参
たんじん

【性味】味は苦，性は微寒である。
【効能】丹参は活瘀血・生新血・涼血・安神の効能がある。
 ①活瘀血　一切の気血瘀滞によって起こる各種の疾病に，証にあわせて用いることができる。例えば，
　　1）月経不調あるいは経閉　当帰・赤芍・熟地黄・川芎・桃仁・紅花・香附子・生蒲黄・牛膝・茜草などと一緒に用いることができる。
　　2）癥瘕*積聚（肝脾腫大・腹部嚢腫・腫塊などを含む）　炙鼈甲・生牡蠣・枳実・当帰尾・桃仁・紅花・白朮・茯苓・三稜・莪朮・山楂核・蒼朮・香附子・桂枝などと一緒に用いることができる。
　　　先人には，丹参単味の長期の服用で腹中の病塊を治療した経験があり，例えば『沈氏尊生』の丹参散がある。
　　3）瘀血腹痛（痛む場所が比較的固定しており，病程は長く，舌に瘀斑がある，あるいは打撲したことがあるなど）　当帰・赤芍・白芍・紅花・桃仁・木香・烏薬・呉茱萸・五霊脂・生蒲黄・劉寄奴などと一緒に用いる。
　　　病程の長い（久病は血分に入る）胃脘痛（潰瘍病を含む）では，往々にして虚実があわせみられ，寒熱が交錯して現れる。私はよく，丹参飲（丹参30ｇ，檀香6ｇ（後下），砂仁3ｇ）を用いて活瘀調気し，良附丸（高良姜9ｇ，香附子9ｇ），百合湯（百合30ｇ，烏薬9ｇ）を配合して用い，瘀血が明らかなものには失笑散（五霊脂・蒲黄）も加え，さらに具体的な病状に合わせて2～3味を加減し，多くは良好な結果を得ている。記憶しやすいよう，三合湯あるいは四合湯と名付けている。
　　4）関節腫痛　風・寒・湿邪が経絡に痺阻し，鬱して化熱し，関節腫痛で赤みや熱感のみられるものには，忍冬藤・秦艽・威霊仙・薏苡仁・紅花・赤芍・黄柏・羌活・独活・桑枝・蚕沙などと一緒に用いるとよい。

5）**丹毒・癰*腫**　牡丹皮・赤芍・天花粉・金銀花・連翹・蒲公英などと一緒に用いることができる。

②**生新血**　丹参はもっぱら血分を走し，祛瘀生新の作用がある。

先人の経験には，「丹参飲は1味で四物湯と同じ効果をもつ」とある。血虚でわずかに熱象のあるものに対して最適であり，新血を生じて血虚を補う働きがある。当帰・生地黄・白芍・川芎・党参・白朮・茯苓などと一緒に用いるとよい。

近年，各種の貧血および血小板減少性紫斑病（血熱の状態のもの）などに使用し，一定の効果を得ている。

丹参の性は微寒であり，気血両虚で熱象のないものには炒丹参を用いることで，その微寒の性質が改善される。

③**涼血・安神**　温病で熱が営血に入り，血熱で心煩*となる・夜になると煩躁状態となる，あるいは斑疹が出現するなどの症状のものに，生地黄・玄参・赤芍・牡丹皮・地骨皮などと一緒に用いることができる。

血虚有熱で煩躁不眠のものには，生地黄・黄連・鬱金・遠志・酸棗仁・珍珠母・麦門冬などと一緒に用いるとよい。

【用量】通常は，9～30gである。

【注意】月経過多および咳血・血尿のものには，慎重に用いる。

〈現代薬理〉現代の動物実験により，丹参には血圧降下作用があると報告されている。また，末期の肝炎や住血吸虫病の肝脾腫大に対し，肝臓の生理機能の好転を促進し，腫大した肝脾を縮小して軟化させる作用があるという報告もある。また，ヨウ素を含有するので，ヨウ素欠乏により起こる甲状腺腫大に一定の効果があるということである。

使い分けのポイント

①**当帰**の性は温で，祛瘀よりも補血作用のほうが優れている。**丹参**の性は微寒で，補血よりも祛瘀の力のほうが優れているが，祛瘀生新するので新血を生ずる作用ももっている。ただし補う力は当帰ほどではない。

②**紫丹参**は破血通経して，九竅を通じ，二便を利し，おもに肝経に入る。**丹参**は祛瘀生新して，養血安神し，おもに心経に入る。

延胡索
えんごさく

【別名】元胡
げんこ

【性味】味は辛・微苦，性は温である。

【効能】延胡索のおもな効能は**活血行気**である。

　先人は，延胡索が「行血中気滞，気中血滞〔血中の気滞と，気中の血滞を行らす〕」ことができると認識していた。活血行気を通して，全身の上から下まで，心腹・腰膝・内外の各種疼痛を治すことができる。

　以下の状況によく用いられる。

①**治諸痛**　延胡索は辛温善走で，活血利気し，血気を通じさせて痛みを取る。

　例えば熱性の胃脘痛（口乾・黄苔・痛みがあったり止んだりする・冷たい飲食物を好む・脈数）には，金鈴子（金鈴子散）・黄連・香附子・炒山梔子などを配合して用いるとよい。

　腹部の冷痛（温めるのを好む・白苔・熱い飲食物を好む・脈弦）には，高良姜・肉桂・乾姜・附子などを配合して用いるとよい。

　気滞による痛み（激しい刺痛，怒ると悪化する）には，香附子・青皮・木香・砂仁・沈香などと一緒に用いるとよい。

　瘀血による痛み（痛みは移動しない，病程が長い，あるいは舌に瘀斑がある，あるいは打撲したことがあるなど）には，五霊脂・乳香・没薬・桃仁・紅花などと一緒に用いるとよい。

　睾丸偏堕〔片方の睾丸が腫れて下がる〕疼痛あるいは少腹まで痛みが牽引する疝痛には，小茴香・橘核・茘枝核・烏薬・川楝子・呉茱萸などと一緒に用いるとよい。

　月経痛には，香附子・当帰・白芍・川芎・熟地黄などと一緒に用いるとよい。

　上肢の疼痛には，桂枝・桑枝・羌活・片姜黄などと一緒に用いるとよい。

　下肢の疼痛には，桑寄生・牛膝・川続断・独活などと一緒に用いるとよい。

打撲傷の疼痛には，乳香・没薬・血竭・蘇木・骨砕補などと一緒に用いるとよい。

以上は，同時に弁証論治に留意して随証加減する必要があり，型どおりに当てはめてはならない。

②除癥瘕　腹中（特に下腹部）に血凝気聚し，すじ状や塊状のものができてそれが長期に存在し，固定して移らないものを，癥と呼ぶ。発病すれば現れ発病しなければ現れず，大きかったり小さかったりし，現れたり消えたりするものを，瘕と呼ぶ。

延胡索は血分を走り，散瘀利気して，消積除癥することができ，当帰・赤芍・紅花・桃仁・牛膝・沢蘭・炙穿山甲・莪朮・三稜・大黄・烏薬・青皮などと一緒に用いるとよい。

【用量・用法】通常は，2.5～9gである。現在では細かい粉末として湯薬で服用することが多く，1回0.9～2.5gを1日2回服用する。

【注意】血熱気虚のものには用いない。妊婦には使用を避ける。

〈現代薬理〉現代の研究により，延胡索に含まれる延胡索素は，鎮痛作用を有し，あわせて鎮静・鎮吐・催眠などの作用もあることが報告されている。また，胃腸系の疾病にみられる鈍痛および末梢神経痛・肢体痛などにも有効であり，一時的な不眠に対しても一定の効果があるとのことである。

> **使い分けのポイント**
>
> ①**胡芦巴**は，おもに腹痛で温めたり按じたりすることを好むものに用いられ，**延胡索**は，おもに腹痛筋急で按じるのを嫌がるものに用いられる。
>
> ②**香附子**と**延胡索**はどちらも気血薬であるが，香附子はおもに気分に入り，十二経八脈の諸気をよく理し，行気に兼ねて気中の血滞もめぐらせる。延胡索はおもに血分に入り，全身の上下内外の諸痛をよく理し，行血に兼ねて血中の気滞もめぐらせる。
>
> ③**小茴香**はおもに理気によって疝瘕*疼痛を治す。**延胡索**はおもに活血によって疝瘕疼痛を治す。
>
> ④延胡索は**生**で用いると活血の効果に優れ，**酢炒**すると止血に用いることができる。

姜黄
きょうおう

【性味】 味は辛・苦，性は温である。

【効能】 姜黄のおもな効能は**破血・行気**である。

姜黄は，破血に兼ねて血中の気滞を理し，肝脾2経に入ってこれらの経の血瘀気結をよく破り，活血化瘀・行気止痛の効能をもつ。

血瘀気滞によって起こる胸脇部痛に対し，枳殻・紫蘇梗・桔梗・川楝子・香附子・延胡索・桂心などと一緒に用いることができる。

胃脘痛・腹痛の治療には，高良姜・香附子・砂仁・木香・乾姜・烏薬・延胡索などと一緒に用いるとよい。

月経痛には，当帰・白芍・艾葉・香附子・五霊脂などと一緒に用いるとよい。

私はよく，片姜黄あるいは姜黄に枳殻・白蒺藜・川楝子を配合して証に応じた湯薬に加え，肝炎の患者で肝臓の場所が明らかに痛むものに用いている。これは疼痛に対してだけでなくそのほかの肝機能の回復にも一定の働きをするので，参考までに供する。

現代の研究により，姜黄は肝炎ウイルスに対する抑制作用，肝細胞の損傷を改善する作用があるということが報告されている。

【用量】 通常は，2.5〜9gである。

【注意】 瘀血のないものおよび身体が虚弱なものには慎重に用いる。

〈参考〉片姜黄の効用は姜黄とだいたい同じであるが，肩・背・腕などに入り活血祛風して風湿痺痛を治すという特徴があり，桂枝・羌活・当帰尾・紅花・防風・秦艽などを配合して，風寒湿痺の疼痛が上肢および肩関節に現れるものの治療によく用いられる。私はよく，片姜黄に桂枝を配合して，風湿の肩痛および上肢や手指の関節痛に用いる。

〈現代薬理〉現代の研究により以下のことが報告されている。姜黄には子宮平滑筋興奮作用があり，子宮に陣発性収縮を起こさせる。また，麻酔をかけたイヌの胆汁分泌を促進させるがその作用は比較的弱く，持久性がある。

> **使い分けのポイント**
>
> ①鬱金・姜黄はともに破血活瘀するが，鬱金は苦寒で心に入り，活血に優れ，姜黄は辛温で肝脾に入り，あわせて血中の気を理す。
>
> ②莪朮は苦温で，おもに肝経気分に入り，あわせて気中の血を破る。姜黄は辛温で，おもに肝経血分に入り，あわせて血中の気をめぐらす。

鬱金(うこん)

【性味】味は辛・苦，性は寒である。

【効能】鬱金のおもな効能は，**活瘀・涼血・行気・解鬱**である。

以下の各種の状況でよく用いられる。

①**吐血・衄血** 鬱怒による傷肝で肝気鬱結となり，気鬱が火を生じ血熱血瘀となって肝火上逆し，血を夾んで上犯するために，吐血・咳血・衄血，胸脇刺痛，吐血に血塊が混じる，および倒経（毎回月経期になると鼻出血が起こる）などの症状が起こるものに対して，鬱金は涼血散瘀・解鬱行気として働くため，生地黄・丹参・牡丹皮・炒山梔子・三七・藕節・牛膝・沢蘭などを配合して用いることができる。

②**血熱による意識不明・癲狂*驚癇*** 邪熱が心に入ることにより，血熱痰濁が心に蒙蔽して，意識が朦朧となる，および驚狂・癲癇*などの症状となるものに，鬱金で心熱を清して心竅を開き，瘀血を活して痰濁を化すことができる。朱砂・黄連・天竺黄・牛黄・遠志・菖蒲などと一緒に用いる。

鬱金に白礬を配合したものを「白金丸」といい，癲癇・驚狂の治療に用いることができる。

私はよく，鬱金に生香附子・生白芍・生代赭石・珍珠母・天竺黄・胆南星・遠志・菖蒲・半夏・茯苓・黄連・生鉄落・生大黄などを随証加減して配合し，統合失調症やヒステリーで，狂躁状態で眠れなかったり，絶えず笑ったり罵ったりするものの治療に用いて一定の効果を

得ているので，参考までに供する。
③**脇肋脹悶・胸腹疼痛**　鬱金は辛散苦降で，肝肺の2経に入り，気鬱を解し血瘀を散するので，気滞血瘀により起こる胸脇の脹悶刺痛・腹痛などに，柴胡・赤芍・香附子・枳殻・青皮・陳皮（胸脇脹痛を治す），当帰・白芍・延胡索・桃仁・木香（腹痛を治す）などと一緒に用いることができる。
④**胆熱黄疸**　肝胆鬱熱により胆熱液溢となって黄疸が生じたものに，鬱金で肝鬱を散し，肝血を涼し，活血散瘀し，健胃利胆（現代の研究により，鬱金には胆汁分泌促進作用があることがわかっている）することができる。茵蔯蒿・山梔子・生大黄・車前子・黄柏・沢瀉・焦三仙・枳実などを配合して用いる。

【用量】通常は，3～9gである。
【注意】血虚で瘀滞のないものおよび妊婦には使用を避ける。
〈現代薬理〉現代では，鬱金に含まれる精油は，コレステロールを溶解し，胆汁分泌と胆嚢収縮を促進するという報告もあり，胆石・胆嚢炎および黄疸などの治療に用いられる。

使い分けのポイント

①**川鬱金**は活血化瘀の作用が理気よりも優れ，**広鬱金**は行気解鬱の作用が活血より優れている。

②**香附子**は行気において理血を兼ね，**鬱金**は破血において理気を兼ねる。

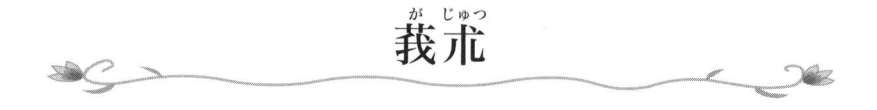

莪朮（がじゅつ）

【性味】味は辛・苦，性は温である。
【効能】莪朮は**行気破血消積**薬としてよく用いられ，あわせて消化を助ける作用もある。
　以下の状況でよく用いられる。
①**痃癖*癥瘕*の消除**　腹中に気血が凝滞し，長期間ののちに結聚して塊

となり，それが脘腹の中央（あるいはやや右寄り）に偏在するものを，痞と呼ぶ。また，両脇に偏在するものを，癖*と呼ぶ。臍側・臍下にできる，すじ状で弓の弦のように張り，あるいは小児の腕のような状態ものを，痃*と呼ぶ。下腹部に偏在するものを，癥（現れたり消えたりするものは瘕）と呼ぶ。これらはみな，莪朮に桃仁・紅花・三稜・赤芍・檳榔子・山楂核・炙穿山甲・当帰などを配合して用いる。

一般的に，痞塊の治療には，神麴・麦芽・莱菔子・半夏・黄連・枳実の類を適宜加えるとよい。

癖塊が右脇にあるものには，柴胡・枳殻・生牡蛎・片姜黄の類を適宜加えるとよい。

癖塊が左脇にあるものには，柴胡・炙鼈甲・蛤粉・射干の類を適宜加えるとよい。

痃積の治療には，香附子・青皮・丹参・鬱金・桂枝の類を適宜加えるとよい。

癥塊がみられるものには，牽牛子・牛膝・沢蘭・五霊脂・䗪虫の類を適宜加えるとよい。

要するに，弁証論治と結びつけて随証加減すべきであり，扶正と祛邪の弁証関係に留意し，単純に積塊を攻撃してはならず，全面的に考えるべきである。

②**助消化・消脹痛**　莪朮には行気活瘀・消化を助ける・積滞を消す，などの作用がある。

飲食の偏り・食傷脾胃によって脾胃の機能が失調し，脘腹脹痛・消化不良・飲食積滞不化などの症状が現れたものに対して，穀芽・檳榔子・枳実・木香・炒山楂・縮砂・香附子・大腹皮などと一緒に用いるとよい。

【**用量**】通常は，3～9gである。

【**注意**】気血虚弱のものおよび妊婦には使用を避ける。

〈**参考**〉私ががんの治療に莪朮を加えて用いる際，患部の疼痛が出現することが往々にしてある。用量を減らして，再度少しずつ増やしていくと（3gから次第に9gまで），痛みが出ない。このことから，いきなり大量に用いるべきではないと提案したい。

〈**現代薬理**〉現代の研究により，莪朮には一定の抗がん作用があるという

ことが報告されており，ここ数年，抗がん薬として用いられている。

> **使い分けのポイント**
>
> ①**三稜**は苦平で，血中の気を破り，破血の力が破気よりも優れている。**莪朮**は辛温で，気中の血を破り，破気の力が破血より優れている。両者を合わせて用いると，あらゆる血瘀気結を散ずることができる。
>
> ②**香附子**は行気して活血し，十二経を通行し，行気が主である。**莪朮**は行気破血し，おもに肝経に入り，肝経の気滞血結を散ずるのが主である。**香附子**の作用は穏やかで，**莪朮**の作用は峻である。
>
> ③**延胡索・鬱金・姜黄**はみな，血中の気薬である（活血行気）。**莪朮**は，気中の血薬である（行気破血）。

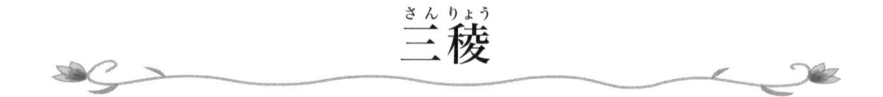

三稜（さんりょう）

【性味】味は苦，性は平である。

【効能】三稜のおもな効能は**散血行気・軟堅消積**である。莪朮と一緒に用いられることが多い。

　血瘀気滞によって引き起こされる腹中の硬塊（肝脾腫大などを含む）・食積・痰滞および婦人の血瘀経閉などの症状は，三稜で活血化瘀・行気消積・通経散結することができる。

　一般的に，腹中硬塊に対しては，莪朮・生牡蛎・炙鼈甲・炙穿山甲・焦山楂・神麴・牽牛子・紅花・桃仁・当帰などと一緒に用いる。

　食積痰積・消化不良に対しては，木香・縮砂・麦芽・穀芽・半夏・莱菔子・陳皮・茯苓などと一緒に用いる。

　血瘀経閉に対しては，当帰・赤芍・桃仁・紅花・牛膝・香附子・茜草などと一緒に用いる。

【用量】通常は，3～9gである。

【注意】脾胃虚弱のものおよび妊婦には使用を避ける。

第8講　活血化瘀薬

> **使い分けのポイント**
>
> ①**莪朮**は，行気破血・散瘀消積の効力が三稜より優れている。**三稜**は，軟堅散結・削除老塊堅積の効力が莪朮より優れている。
>
> ②**三稜**・**莪朮**は通常，消積除癥に用いられるが，実証に用いるべきである。中気不運で積塊ができたものには健運中焦が必要で，積塊を除く薬は佐薬として用いて次第に消積するべきで，けっして正気に配慮せずもっぱら攻撃のみ行うようなことをしてはいけない。

乳香
にゅうこう

【性味】味は辛・苦，性は微温である。

【効能】乳香のおもな効能は2つある。

①**行気活血**　乳香の気は香で香竄調気し，味は辛で散瘀活血し，性は温で通経絡する。

気滞血瘀による凝渋不通で，心腹痛・打撲による腫痛・癰腫疼痛などが現れたものには，証にあわせて乳香を用いることができる。例えば，

- 心腹痛の治療には，延胡索・五霊脂・草豆蔲・没薬を各等分ずつ細かい粉末にして，毎服3～6g，酒で溶いて服用するか湯で服用するとよい。先人はこの方剤を「手拈散」と呼び，この名には，すぐに止痛できるという意味がある〔拈：ひねり取るの意〕。

- 打撲傷の青紫の腫痛の治療には，当帰尾・紅花・川芎・牛膝・続断・骨砕補・没薬などと一緒に用いるとよい。

- 癰疽瘡毒の初期で，赤く大きく腫れて痛むものの治療には，金銀花・連翹・赤芍・紅花・天花粉・皂角刺・炙穿山甲・白芷・防風などと一緒に用いるとよい。

すでに潰爛破口したものには乳香を用いるべきではなく，あわせて皂角刺・穿山甲も去る。

膿がすでに排出したものには，乳香・没薬に煅竜骨・血竭・児茶・

氷片などを加え，細かい粉末にして外敷剤（膏薬にして貼付する）として用いると，生肌して傷口を塞ぐことができる。

癰疽の初期で，平らに凹み，痛みも赤みもないものに対しては，当帰・黄耆・連翹・木香・没薬・桂心・桔梗・党参・甘草などと一緒に用いることで，托裏通経・活瘀消腫作用を有する。

乳香にはまた，托裏護心し，毒気を外に出して内攻させない作用があり，**外科の常用薬**として用いられる。

②**伸筋舒絡**　乳香は温通経脈して，伸筋舒絡することができる。

風寒湿痺や中風偏枯などで，気血が通暢できないために肢体筋脈が拘攣して伸ばしにくいなどの症状となったものに，羌活・独活・防風・川芎・当帰・没薬・紅花・地竜・炙穿山甲・薏苡仁などと一緒に用いるとよい。

③**その他**　そのほかに，乳香は心に入るので，朱砂・酸棗仁・遠志などと一緒に用いて，癲狂などの症状に用いることもある。

【用量】通常は，1.5〜9gである。

【注意】

①気血瘀滞のないものおよび妊婦には使用を避ける。

②癰疽が破潰したあとは内服で用いるべきではない。

没薬
もつやく

【性味】味は苦・辛，性は平である。

【効能】没薬には**散瘀血・通結滞・消腫定痛**の効能がある。

以下の各種の状況でよく用いられる。

①**癰瘍*腫毒**　癰瘍の初期で，紅腫熱痛があるものに，没薬を用いて活瘀散結・消腫定痛することができる。金銀花・連翹・赤芍・紅花・防風・白芷・当帰尾・炙穿山甲・皂角刺などと一緒に用いる。

②**打撲傷**　打撲により青紫の瘀血・筋骨肌肉の腫痛となったものには，当帰・川芎・牛膝・紅花・続断・骨砕補・乳香などと一緒に用いると

よい。
③**経閉癥瘕・産後腹痛**　血凝気滞により，月経が長く閉止した状態で，腹中の凝血が日増しに大きくなってまるで妊娠したかのようになり，按ずると塊があり，あるいは激烈な疼痛があって按ずるのを嫌がるなどの症状となったものに，当帰・桃仁・紅花・川芎・三稜・莪朮・乳香・延胡索・水蛭・虻虫・生大黄などと一緒に用いることができる。

婦人で産後の瘀血がいまだに尽きず，下腹部の疼痛があるものには，当帰・紅花・川芎・延胡索・炮姜・益母草などと一緒に用いるとよい。

④**風湿痺痛**　没薬は十二経に入り，滞血を通じ，結気を散じ，消腫定痛することができる。

風寒湿痺の引き起こす肢体関節痛に対して，羌活・独活・防風・桑寄生・威霊仙・細辛・当帰・赤芍・紅花・炙穿山甲・製附片などと一緒に用いるとよい。

【用量】通常は，1.5～9gである。
【注意】没薬には活血散瘀作用があるので，妊婦には用いるべきではない。

> **使い分けのポイント**
>
> **乳香・没薬**はどちらも活血止痛することができる。乳香は行気して活血し，あわせて伸筋・通経舒絡して止痛する。没薬は散瘀して活血し，消腫定痛する。両者は，一方は気に，一方は血に傾き，合わせて用いることで互いに補い合って効果を発揮するので，臨床では一緒に用いられることが多い。
>
> 乳香・没薬を用いると止痛することができるが，疼痛の原因を詳しく調べ，もし風があれば祛風し，熱があれば清熱し，というように原因に応じて対応すべきであり，そのうえでさらに乳香・没薬を定痛に用いるとよい。たんに乳香・没薬だけで止痛しようとするならば，それは弁証論治の精神と符合しないことになる。
>
> なお，乳香・没薬は，瘡瘍の破潰後には内服すべきでなく，ともに酢製して用いると治療効果がさらに強まる。

紅花(こうか)

関連生薬 西蔵紅花(せいぞうこうか)

【性味】 味は辛・甘・苦，性は温である。

【効能】 紅花には活瘀血・生新血の効能がある。少量で用いると**活血養血**作用となり，多量に用いると**破血行瘀**作用として働く。

①**活瘀血** 紅花は最もよく用いられる活血化瘀薬で，婦人科で一番多く使用されている。

　血瘀経閉，あるいは月経過少で経血に塊がある，あるいは月経後期などの症状に，用いることができる。当帰・川芎・白芍・熟地黄・桃仁・茜草・香附子・牛膝などと一緒に用いられ，月経痛のものには，さらに五霊脂・延胡索・蒲黄・川楝子・呉茱萸・小茴香などを適宜加える。

　子宮内胎児死亡による死産の場合には，当帰・川芎・牛膝・肉桂・車前子・生大黄・芒硝・桂枝・桃仁などと一緒に用いるとよい。

　内科の疾病において，瘀血阻滞により生じる胃脘痛・腹痛・腹中積塊などに，常に応用することができる。例えば，胃脘痛の場合，高良姜・香附子・五霊脂・蒲黄・縮砂などと一緒に用いるとよい。

　腹痛には，当帰・白芍・丹参・延胡索・桂枝・呉茱萸・木香などと一緒に用いるとよい。

　腹中に積塊がある場合は，さらに三稜・莪朮・炙鼈甲・生牡蛎・桃仁・炙穿山甲・海藻などを適宜加えるとよい。

②**生新血** 瘀血が除かれず新血が生じないために気血両虚となったものには，紅花（量は多くてはいけない）に当帰・丹参・白芍・生地黄・熟地黄・白朮・党参・茯苓・陳皮・炙甘草などを配合することで，瘀血を取り除き，新血を生じる働きをする。

③**その他** 紅花は心経とともに肺経にも入り，血瘀気滞あるいは気血が通暢しないことによって起こる胸痺心痛に対して，栝楼・薤白・桂枝・五霊脂・枳殻・紫蘇梗・檀香などと一緒に用いることができる。

　私はよく，栝楼30ｇ，薤白9ｇ，桂枝3〜6ｇ，檀香6ｇ（後下），製乳香3ｇ，紅花9ｇ，五霊脂9〜12ｇ，蒲黄9ｇ，檳榔子6〜9ｇ，

ことが報告されており，ここ数年，抗がん薬として用いられている。

> **使い分けのポイント**
>
> ①**三稜**は苦平で，血中の気を破り，破血の力が破気よりも優れている。**莪朮**は辛温で，気中の血を破り，破気の力が破血より優れている。両者を合わせて用いると，あらゆる血瘀気結を散ずることができる。
>
> ②**香附子**は行気して活血し，十二経を通行し，行気が主である。**莪朮**は行気破血し，おもに肝経に入り，肝経の気滞血結を散ずるのが主である。**香附子**の作用は穏やかで，**莪朮**の作用は峻である。
>
> ③**延胡索**・**鬱金**・**姜黄**はみな，血中の気薬である（活血行気）。**莪朮**は，気中の血薬である（行気破血）。

三稜（さんりょう）

【性味】味は苦，性は平である。

【効能】三稜のおもな効能は**散血行気・軟堅消積**である。莪朮と一緒に用いられることが多い。

　血瘀気滞によって引き起こされる腹中の硬塊（肝脾腫大などを含む）・食積・痰滞および婦人の血瘀経閉などの症状は，三稜で活血化瘀・行気消積・通経散結することができる。

　一般的に，腹中硬塊に対しては，莪朮・生牡蛎・炙鼈甲・炙穿山甲・焦山楂・神麴・牽牛子・紅花・桃仁・当帰などと一緒に用いる。

　食積痰積・消化不良に対しては，木香・縮砂・麦芽・穀芽・半夏・莱菔子・陳皮・茯苓などと一緒に用いる。

　血瘀経閉に対しては，当帰・赤芍・桃仁・紅花・牛膝・香附子・茜草などと一緒に用いる。

【用量】通常は，3〜9gである。

【注意】脾胃虚弱のものおよび妊婦には使用を避ける。

となり，それが脘腹の中央（あるいはやや右寄り）に偏在するものを，痞と呼ぶ。また，両脇に偏在するものを，癖*と呼ぶ。臍側・臍下にできる，すじ状で弓の弦のように張り，あるいは小児の腕のような状態ものを，痃*と呼ぶ。下腹部に偏在するものを，癥（現れたり消えたりするものは瘕）と呼ぶ。これらはみな，莪朮に桃仁・紅花・三稜・赤芍・檳榔子・山楂核・炙穿山甲・当帰などを配合して用いる。

一般的に，痞塊の治療には，神麯・麦芽・莱菔子・半夏・黄連・枳実の類を適宜加えるとよい。

癖塊が右脇にあるものには，柴胡・枳殻・生牡蛎・片姜黄の類を適宜加えるとよい。

癖塊が左脇にあるものには，柴胡・炙鼈甲・蛤粉・射干の類を適宜加えるとよい。

痃積の治療には，香附子・青皮・丹参・鬱金・桂枝の類を適宜加えるとよい。

癥塊がみられるものには，牽牛子・牛膝・沢蘭・五霊脂・䗪虫の類を適宜加えるとよい。

要するに，弁証論治と結びつけて随証加減すべきであり，扶正と祛邪の弁証関係に留意し，単純に積塊を攻撃してはならず，全面的に考えるべきである。

②**助消化・消脹痛**　莪朮には行気活瘀・消化を助ける・積滞を消す，などの作用がある。

飲食の偏り・食傷脾胃によって脾胃の機能が失調し，脘腹脹痛・消化不良・飲食積滞不化などの症状が現れたものに対して，穀芽・檳榔子・枳実・木香・炒山楂・縮砂・香附子・大腹皮などと一緒に用いるとよい。

【用量】通常は，3〜9gである。

【注意】気血虚弱のものおよび妊婦には使用を避ける。

〈参考〉私ががんの治療に莪朮を加えて用いる際，患部の疼痛が出現することが往々にしてある。用量を減らして，再度少しずつ増やしていくと（3gから次第に9gまで），痛みが出ない。このことから，いきなり大量に用いるべきではないと提案したい。

〈現代薬理〉現代の研究により，莪朮には一定の抗がん作用があるという

蒲黄
ほおう

【性味】味は甘，性は平である。
【効能】蒲黄は生で用いると活血祛瘀・涼血・利小便として働き，炒して用いると性は渋となり，止血作用を有する。

① **活血祛瘀涼血・止血** 血瘀化熱によって起こる各種出血に用いることができる。

　　吐血には，生地黄・阿膠・側柏葉・白芨などと一緒に用いるとよい。

　　衄血には，大薊・小薊・芦根・玄参・青黛・生地黄などと一緒に用いるとよい。

　　血尿には，白茅根・生地黄・冬葵子・黄柏炭などと一緒に用いるとよい。

　　血便には，槐花炭・防風・地楡炭・槐角などと一緒に用いるとよい。

② **利小便** 利小便・通淋の作用があるため，小便渋痛不利・尿に血が混じるものに対して，滑石・猪苓・黄柏・車前子・沢瀉・萹蓄・瞿麦・大薊・小薊・白茅根などと一緒に用いることができる。

③ **その他** 蒲黄には活血化瘀して止痛する作用があるので，瘀血によって起こる疼痛に用いることができる。

　　月経痛には，当帰・川芎・五霊脂・紅花・白芍・香附子・延胡索などと一緒に用いるとよい。

　　産後の腹部攻痛〔突くような痛み〕で，按ずると瘀塊があるものを「児枕痛」といい，当帰・川芎・紅花・炮姜・桃仁・五霊脂などと一緒に用いるとよい。

　　心腹痛には，五霊脂・高良姜・香附子・延胡索・乳香・没薬などと一緒に用いるとよい。

　　現代の薬理研究において，蒲黄には子宮平滑筋収縮作用のあることが報告されている。

　　蒲黄は黄色い粉末状で，これを外傷出血の傷口につけると，止血することができる。口内炎・皮膚湿疹には，煮詰めたラードか蜜で蒲黄

を軟膏状に調整し，患部に塗って用いると，滋潤・涼血・消腫効果がある。
【用量】通常は，3～9ｇである。
【注意】血虚で瘀滞のないものには慎重に用いる。

> 使い分けのポイント
>
> **五霊脂**は活血散瘀して，温散に優れる。**蒲黄**は活血化瘀して，あわせて涼血・止血する。

穿山甲
せんざんこう

【性味】味は鹹，性は微寒である。
【効能】穿山甲のおもな効能は，通経絡・活瘀血・消癰腫・下乳汁〔乳汁分泌〕である。走竄の性質をもち，病所に直接達する。

①**活瘀血**　血瘀気滞によって起こる脇肋の疼痛に，白蒺藜・片姜黄・延胡索・香附子・川楝子などと一緒に用いることができる。

瘀血による月経閉止には，桃仁・紅花・当帰・白芍・川芎・茜草・牛膝・沢蘭などと一緒に用いるとよい。

②**通経絡**　風寒湿痺によって起こる手足の麻痺・四肢の疼痛・拘攣などの症状に対して，穿山甲で通経絡・活気血することができ，羌活・防風・天麻・川芎・当帰・独活・桂枝・伸筋草・威霊仙・絡石藤などと一緒に用いる。

③**消癰腫**　癰腫毒瘡の発症は，多くは気血凝聚により血脈が塞がれ，気血の運行に影響して，熱毒が内聚するために起こる。穿山甲に皂角刺・当帰尾・赤芍・紅花・乳香・没薬・金銀花・天花粉・貝母・防風・白芷・陳皮（『外科正宗』仙方活命飲）などを配合して用いるとよい。

穿山甲は癰腫瘡毒を治し，まだ膿んでいないものは消散し，すでに膿んだものは破潰することができる。すでに破潰したものには用いない。

④**下乳汁**　産後の気血瘀滞による，乳房が硬く脹る・乳汁が出ないなど

の症状に対して，王不留行・通草・路路通などと一緒に用いることができる。

　私は通常，当帰9～12ｇ，天花粉12ｇ，党参9ｇ，炙穿山甲9ｇ，王不留行12ｇ，通草9ｇ，路路通9ｇを煎じたものを，産後に乳汁が出なかったり少なかったりするものの治療に用いている。

　乳房が脹痛して硬くなり，乳汁が出ない（乳汁が少ないのではなく，通じない）ものには，党参・天花粉を去って，漏芦9～12ｇを加え，炙穿山甲と王不留行の用量をいくらか多めにするとよい。

　乳房が軟らかく，乳汁が少なくて出ないものには，党参・天花粉・当帰を適宜増量し，そのうえに猪蹄湯をあわせて服用するか，または黄耆と生白朮を加えるとよい。

【用量】通常は，1.5～9ｇである。

【注意】経絡瘀滞がないものおよび癰瘡がすでに破潰したものには，用いるべきではない。

〈参考〉私は，病程が長く病状の重い，風湿性〔リウマチ性〕関節炎・中風の半身不随・類風湿性関節炎などの疾病を治療する際に，証に応じた湯液（あるいは丸・散剤）中に，適当量の炙穿山甲を加えることが多い。通活血脈作用以外に，引薬して「病所に直接達する」作用ももち合わせるので，治療効果を高めるのに役立つ。

使い分けのポイント

①**地竜**は通経活絡し，下行しやすく，足腰の疾病の治療に優れている。**穿山甲**は通経活絡し，作用は全身に及び，身体のいかなる部位の不通や疼痛にも用いることができる。

②**王不留行**はおもに血脈不通により乳汁が出ないものの治療に用いられる。**穿山甲**はおもに経絡阻滞により乳汁が出ないものの治療に用いられる。

③**皂角刺**と**穿山甲**は，どちらも癰腫瘡瘍を破潰するが，皂角刺は搜風・消痰結を兼ね，穿山甲は通経活絡・消腫排膿に優れる。

王不留行
おうふるぎょう

【性味】味は苦・甘，性は平で，その走きて停まらない性質のために，「不留」という名が付いている。

【効能】王不留行は通血脈・除風痺・下乳汁〔乳汁分泌〕の効能がある。

①**通血脈** 血脈の不通により気血が閉塞して，月経閉止・癥瘕腫痛などとなったものに対して，みな証に合わせて用いることができる。

例えば経閉には，桃仁・紅花・当帰・川芎・熟地黄・白芍・茜草・牛膝・沢蘭・香附子などと一緒に用いるとよい。

癥腫には，当帰尾・赤芍・連翹・皂角刺・炙穿山甲・紅花・白芷などと一緒に用いるとよい。

②**除風痺** 先人には，「風を治すにはまず血を治し，血が行れば風はおのずから滅ぶ」という経験と理論があった。

王不留行は通経活血し，血を暢行させる。血がめぐれば風は自然に消滅するので，風・寒・湿・瘀血などが引き起こす肢体関節痺痛に用いることができる。風邪がより盛んな証（疼痛は遊走性が顕著で，上肢の関節が痛むこともあれば下肢の関節が痛むこともあり，大きな関節が痛むこともあれば，小さな関節が痛むこともある。腫脹のあるものは疼痛の遊走に従って，腫れたり引いたりする）には，羌活・独活・防風・桂枝・紅花・威霊仙・赤芍・炙穿山甲・鶏血藤などと一緒に用いる。

③**下乳汁** 王不留行は下乳に最もよく用いられる。「穿山甲と王不留を婦人が飲めば，乳汁がたくさん出る」という民間で広く用いられている経験方がある。産後で乳汁が出ないものに対し，王不留行に穿山甲・路路通・沙参・麦門冬・通草などを配合して用いることができる（「穿山甲」の項を参照）。

【用量】通常は1.5～9gで，特に重症のときには，15～30g用いることもできる。

【注意】妊婦および血脈瘀滞のないものには使用を避ける。

> **使い分けのポイント**
>
> **通草・王不留行**はどちらも下乳の効能をもつが，通草は，淡味で軽く，陽明経の精気を昇発上達させて下乳させ，王不留行は，陽明・衝・任経の血分に入り，通血脈して下乳させる。

沢蘭
（たくらん）

【性味】味は苦・甘・辛，性は微温である。

【効能】沢蘭のおもな効能は，**行血・利水**である。補うが滞らず，めぐらせるが峻烈でなく，その性質は穏やかである。

以下の状況によく用いられる。

① **月経不調**　宿血瘀滞により，月経後期あるいは2〜3カ月に1回しか月経が来ないものに対して，沢蘭で宿血を破り月経を調えることができる。当帰・川芎・牛膝・赤芍・紅花・桃仁・香附子などを配合して用いるとよい。

② **産後腹痛**　産後の瘀血がいまだ尽きず，小腹が痛むものに，当帰・川芎・桃仁・炮姜・紅花・益母草などと一緒に用いることができる。

③ **産後水腫**　沢蘭は，利尿して水腫を除くことができ，防已・茯苓・沢瀉・車前子・川芎などと一緒に用いる。

④ **その他**　私はよく，沢蘭に牛膝を加えて証に応じた湯薬中に入れ，瘀血の腰痛（痛む場所は固定，あるいは打撲したことがある，舌に瘀斑があるなど）の治療に用いて効果を得ている。

先人の経験に，牛膝と沢蘭の組み合わせで，腰膝間の死血を利すというものがあり，臨床で試してみても確かに一定の効果があり，私はよくこの2つを硬直性脊椎炎の治療に用いている。

早期の肝硬変で腹水が少し溜まっているものに対して，私は沢蘭に水紅花子・防已・葫芦などを配合して，証に応じた湯薬中に加えて用いており，腹水を除くのに役立っている。

【用量】通常は3～9gで，重症時にはさらに多めに用いることができる。

> **使い分けのポイント**
>
> 益母草・沢蘭はどちらも行血利水するが，益母草は行血し月経を調える作用に優れる。沢蘭は行血通経のほかに消水の作用もあり，特に血分と関連のある水腫に対して効果が高く，例えば血瘀で腹部が大きく脹り腹水のあるものには，証に随ってよく用いられる。

益母草
（やくもそう）

【性味】味は辛・苦，性は微寒である。
【効能】益母草には行瘀血・生新血の効能がある。もっぱら血分に入り，瘀血をめぐらせるが新血を傷めず，新血を養うが瘀血を滞らせない。あわせて，利水消腫の働きもある。

①行瘀血・生新血　益母草は産科・婦人科で最もよく用いられる薬であり，産前・産後にかかわらず，証に随って用いることができるので，先人はこれを経産の良薬と称した。例えば月経不調には，川芎・当帰・白芍・丹参・白朮・香附子・茺蔚子（例えば益母勝金丹）などと一緒に用いることができる。難産あるいは胎盤残留には，麝香・当帰・川芎・乳香・没薬・黒荊芥などと一緒に用いるとよい。

　益母草膏には，和血順気・養肝益心・調理月経の作用があり，産前・産後の諸疾病において服用することができる。薬局で市販品が売られている。

②利水消腫　益母草にはまた利水作用があり，腎虚の気化不利により尿が少なくなり，慢性水腫・足腰がだるくて重い・食後の腹部脹満・顔色が蒼黄・動作が困難・精神疲労などとなったものに対し，茯苓皮・冬瓜皮・車前子・茯苓・沢瀉・桂枝・淫羊藿などと一緒に用いることができる。あるいは毎日，益母草125gを煎じて300mLとし，3回に分けて服用する。

益母草には利尿作用があり，近年，急性・慢性腎炎の水腫の治療に用いられているとの報告がある。
【用量】通常は 6 〜 9 ｇで，特別な状況では 30 〜 60 ｇまで用いることもある。
〈参考〉益母草子（やくもそうし）は茺蔚子（じゅういし）といい，作用は益母草と似ているが，明目益精を兼ね，行の中に補を有する。肝熱により目の充血や腫痛・目のくらみならびに眩暈・頭痛・心煩などの症状が現れたものによく用いられる。用量は通常 3 〜 9 ｇである。瞳孔散大のものには使用を避ける。
〈現代薬理〉現代の実験研究により，益母草には子宮収縮を増強させる作用があり，その作用は，下垂体後葉ホルモンや麦角と似ているとの報告がある。また，益母草子には，ビタミンＡ類似物質が含まれるとのことである。

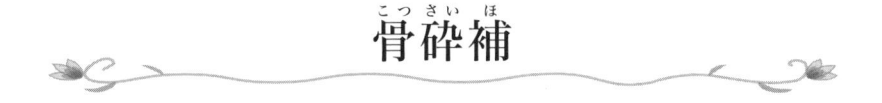

骨砕補（こっさいほ）

【性味】味は苦，性は温である。
【効能】骨砕補のおもな効能は，**活血・止血・補腎接骨**で，骨風を袪い，歯痛を治す働きも兼ねる。
　　　外傷骨折・腎虚久瀉・骨痛・歯痛などの症状によく用いられる。
①**外傷骨折**　骨砕補は肝腎に入って，活血祛瘀・止血・骨や筋をつなぐなどの働きをし，外傷骨折に当帰・紅花・桃仁・蘇木・続断・自然銅・䗪虫・乳香・没薬などと一緒に用いられる。
②**腎虚久瀉**　骨砕補は腎に入り，腎は二便を司る。久瀉の多くは腎虚に属し，脾胃だけの問題ではない。補骨脂・肉豆蔲・呉茱萸・五味子・炒山薬・茯苓・赤石脂・製附片などと一緒に用いるとよい。
③**腎虚歯痛**　歯は骨の余であり，腎経に属する。腎虚の腎陽浮動によって歯痛が起こったものには，地黄・山茱萸・山薬・茯苓・沢瀉・牡丹皮・牛膝・細辛・独活などと一緒に用いるとよい。
④**その他**　骨砕補には補腎・祛骨風の作用があるため，私は類風湿なら

びに硬直性脊椎炎の薬方中に，よくこれを用いる。
【用量】通常は，3～9gである。
【注意】胃火が盛んな歯痛のものには使用を避ける。

> **使い分けのポイント**
> ①補骨脂・骨砕補はともに補腎するが，補骨脂は温補腎陽に用いられることが多く，五更泄を治す。骨砕補は骨中毒風を祛うのに用いられることが多く，痿証骨折を治し，あわせて堅腎固歯する。
> ②続断はおもに筋において折傷を治療し，骨砕補はおもに骨において折傷を治療する。
> ③尋骨風は風寒湿痺の骨痛を治し，骨砕補は毒風瘀血の骨痛を治す。

劉寄奴
りゅうきど

【性味】味は苦，性は温である。
【効能】劉寄奴はもっぱら血分に入り，通行走散する。おもな効能は破血通経である。
　①破血・通経止痛　劉寄奴は内服では，血瘀経閉・産後の瘀血による痛み・打撲傷などに用いられる。当帰・川芎・桃仁・紅花・牛膝・沢蘭・乳香・没薬・延胡索などと一緒に用いる。
　②活瘀止血・療傷　外用では，打撲傷あるいは金瘡に用いることができる。外傷に対する活瘀止血作用もある。
　③その他　私はよく，劉寄奴の通行走散を利用し，柴胡・黄芩・皂角刺・白蒺藜・紅花・沢瀉・焦三仙・檳榔子・茜草などを配合して慢性肝炎に用い，肝機能を回復して症状を除き，肝腫大の解消などにも役立てているので，参考までに供する。
【用量】通常は，3～9gである。頑固な重病にはさらに多く用いることができる。
【注意】瘀血のないものには慎重に用いる。

> **使い分けのポイント**
>
> **骨砕補**は破血し，さらに補腎もするので，骨折の治療に優れている。**劉寄奴**は破血し，通行走散し，補う力はないが，外用において活瘀止血作用があるので，金瘡破傷の治療に優れている。

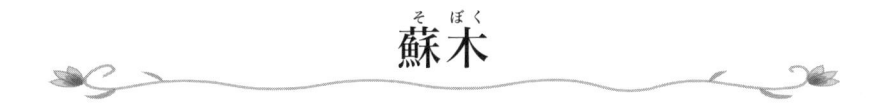

蘇木（そぼく）

【性味】味は甘・鹹，性は平である。三陰経（少陰・太陰・厥陰）の血分に入る。

【効能】蘇木のおもな効能は，**活血化瘀・行血祛風**である。

以下の各種の状況でよく用いられる。

①**中風** 中風の言語障害や半身不随に対して，先人には「風を治すにはまず血を治す，血が行れば風はおのずから滅ぶ」という経験と理論があった。

蘇木は行血するだけでなく表裏風邪を祛うこともでき，「血行風自滅」の意義に符合し，そのため中風によく用いられる。防風・桑枝・紅花・赤芍・桃仁・地竜・片姜黄・胆南星・茯苓・半夏・竹瀝などと一緒に用いることができる。

②**瘀血心腹痛** 瘀血により起こる胃脘痛には，五霊脂・蒲黄・香附子・高良姜・紫蘇梗などと一緒に用いるとよい。

腹部の絞痛・刺痛には，当帰・赤芍・白芍・丹参・延胡索・呉茱萸・五霊脂・烏薬・木香などと一緒に用いるとよい。

③**産後腹痛・脹悶** 産後の瘀血がいまだ尽きず，腹痛・腹脹・ひどい悶痛などの症状となったものには，当帰・紅花・桃仁・炮姜・川芎・益母草・延胡索・紫蘇などと一緒に用いるとよい。

④**転倒による挫傷** 乳香・没薬・骨砕補・続断・当帰・紅花・牛膝などと一緒に用いるとよい。

⑤**その他** 先人は経験的に，蘇木には「心腹絞痛」を治す作用があるこ

とを認識していた。この経験により私は，蘇木15～30ｇに栝楼30ｇ，薤白9ｇ，檀香6ｇ（後下），五霊脂9ｇ，紅花9ｇ，蒲黄9ｇ，檳榔子9ｇ，遠志9ｇ，茯神木15ｇを随証加減して配合し，狭心痛の治療に用いて一定の効果を得ているので，参考までに提供する。

【用量】 通常は3～9ｇで，特別な状況では15～30ｇ用いることもできる。

使い分けのポイント

①**紅花**は行血し，破瘀に優れ，多量で破血に少量で養血に用いられる。**蘇木**は行血し，祛風に優れ，多量で破血に少量で和血に用いられ，あわせて祛風する。

②**茜草**は行血通経し，あわせて止血する（炒用）。**蘇木**は行血通経し，あわせて消腫止痛することができる。

茜草
せんそう

【別名】 紅茜草
こうせんそう

【性味】 味は苦・微酸，性は微寒である。

【効能】 茜草は生では**行血活血・消瘀通経**として働き，炒炭したものは**止血**作用がある。

以下の状況でよく用いられる。

①**月経閉止** 月経不通に，茜草31ｇを黄酒で煎じて服用することで，行血通経として働く。

『黄帝内経』に，四烏賊骨一蘆茹丸（蘆茹とは茜草のこと）という方剤がある。烏賊骨125ｇ，茜草31ｇを細かい粉末とし，雀の卵で丸剤にして1回3～6ｇを1日2回，鮑魚〔干魚〕のスープで服用し，女子の血枯による月経が次第に減って来なくなるものを治す。

私はかつて，若い女子で月経が1年半近く止まり，骨蒸盗汗，瘦せて顴紅*，息切れして疲労し，動作に力がなく，いくつかの病院の検査を受けてもはっきりした原因がみつからないものに，滋陰清熱・養

血舒鬱などの証に応じた湯薬と同時に上述の丸薬を用いた。約3カ月治療を行ったところで月経が次第に通じ，諸症状も徐々に消失して治癒した。現在この患者は40歳近くで，健康な状態で工場の仕事に就いている。

②**打撲傷・血瘀腫痛**　茜草に紅花・赤芍・蘇木・乳香・没薬・骨砕補などを配合して用いることができる。

③**吐血・咳血**　血熱あるいは血瘀により吐血・咳血・衄血などの失血症となったものに対し，茜草を炒炭して用いることで，止血するだけでなく瘀血が発生しないようにすることができる。生地黄・阿膠・三七・藕節・白芨などと一緒に用いる。

　現代の研究において，茜草炭にはウサギの出血・血液凝固時間を短縮する作用があるということが報告がされている。

④**婦女崩漏**　子宮出血（突然の大量出血を崩と呼び，少量の出血が持続するものを漏と呼ぶ）に対し，桑寄生・川続断炭・炒白朮・阿膠珠・棕櫚炭・艾葉炭・当帰・益母草・菟絲子・赤石脂などと一緒に用いることができる。

⑤**その他**　茜草には「風痺・黄疸」を治す作用があるため，羌活・独活・防風・威霊仙・穿山竜などを配合して，関節炎の疼痛に用いることができる。

　また，茵蔯蒿・山梔子・黄柏・車前子・沢瀉などを配合して，黄疸型流行性肝炎の黄疸や，胆道閉塞による黄疸などに用いられる。

【用量】通常は6〜9gで，特別な状況では30gまで用いることができる。

【注意】血虚・血少のものには用いるべきではない。

> **使い分けのポイント**
>
> 　**紫草・茜草**はともに行血活血するが，紫草は透発斑疹に用いられることが多く，あわせて二便を通じる。茜草は通経活血に用いられることが多く，あわせて崩漏・血便を治し，**炒炭したもの**は止血作用が紫草に勝る。

赤芍
（せきしゃく）

【性味】味は辛・苦で，性は微寒である。

【効能】赤芍は白芍と作用が似ているが，赤芍は**活血散瘀・涼血・消癰腫**に優れる。

一切の血瘀・血熱によって引き起こされる疼痛・紅腫・出血・斑疹などに，証に随って用いることができ，以下の状況によく用いられる。

①**血熱吐衄**　生地黄・牡丹皮・玄参・白茅根などと一緒に用いる。

②**血瘀経閉**　当帰・川芎・桃仁・紅花・香附子・牛膝・茜草などと一緒に用いる。

③**打撲傷・血瘀による疼痛**　桃仁・紅花・乳香・没薬・続断・骨砕補などと一緒に用いることができる。

④**脇肋疼痛**　脇肋部は肝経に属し，赤芍は肝経に入って活血通絡・涼肝清熱する。柴胡・香附子・鬱金・枳殻・片姜黄・川楝子などと一緒に用いるとよい。

⑤**癰腫瘡毒**　血中の毒熱の鬱壅瘀滞によって癰腫瘡毒が生じたものに，赤芍で涼血活血・散瘀消腫して止痛することができる。金銀花・連翹・白芷・天花粉・蒲公英・野菊花・紫花地丁・炙穿山甲などと一緒に用いる。

【用量】通常は，4.5〜10 gである。

【注意】

①赤芍は藜芦と一緒には用いない〔十八反〕。

②腹中冷痛・腹瀉のもの，および瘀血のないものには使用を避ける。

> **使い分けのポイント**
>
> ①**白芍**は養血柔肝に優れ，収・補の性質があり，よく血虚の疼痛を治す。**赤芍**は行血活血に優れ，散・瀉の性質があり，よく血瘀の疼痛を治す。
>
> ②**牡丹皮**は心経の火を瀉し，血中の伏熱を除いて涼血和血する。**赤芍**は肝経の火を瀉し，血中の瘀滞をめぐらせて活血散瘀する。

血竭
けつけつ

【性味】味は甘・鹹，性は平である。
【効能】血竭は内服では，活血散瘀・止痛の効能があり，外用では，祛腐生肌・収瘡口の効能がある。

①**活血散瘀・止痛**　血瘀・血聚によって引き起こされる疼痛・瘀腫などに，用いることができる。

例えば瘀血による心痛には，栝楼・薤白・五霊脂・紅花・細辛・桂枝などと一緒に用いることができる。

瘀血積滞による腹痛には，当帰・紅花・延胡索・炮姜などと一緒に用いるとよい。

打撲傷・骨折・瘀血による疼痛には，蘇木・続断・乳香・没薬・骨砕補などと一緒に用いるとよい。

打撲傷の疼痛に最も用いられている中成薬に，例えば七厘散（血竭・乳香・没薬・紅花・児茶・麝香・氷片・朱砂）などがあり，これにも血竭が含まれている。

私は，狭心痛あるいは心筋梗塞の疼痛で瘀血証のもの（疼痛は比較的固定し，刺痛であり，舌質は青紫あるいは明らかな瘀斑があり，脈渋）に，血竭粉0.6〜1.5 gをカプセルに入れ，湯薬で服用させる。あるいはさらに三七粉0.3〜0.6 gを加える。これは活血止痛に対して役に立つ。

そのほか，明らかな血瘀の証候のものに使用することがある。例えば七厘散（服用方法は上に同じ）などを用いれば，効果はさらに高い。

②**祛腐生肌・収瘡口**　外科ではよく血竭を外用し，生肌散の類の方剤中に配合されることが多い。

【用量・用法】内服での用量は通常は1回0.6〜2.5 gで，1日2回，丸剤にするかカプセルに入れて服用する。外用では適量を用いる。
【注意】血竭は血分に入り，もっぱら活血に働き，単用・多用すると気血の失調を引き起こす。したがって，多く用いたり長く用いたりしてはならない。

水蛭
すいてつ

【性味】味は苦・鹹，性は平で，有毒である。
【効能】水蛭のおもな効能は**破血活瘀・散結**である。
　　血瘀によって起こる経閉・癥瘕に対し，当帰・桃仁・紅花・三稜・莪朮・黄耆・知母・沢蘭・牛膝などと一緒に用いることができる。
　　傷寒病で6〜7日経ち，なお表証がある（悪寒・発熱・頭痛など），あるいはすでに表証はなく，脈沈・小腹硬満・按ずるのを嫌がる・小便自利（小便不利の場合は蓄血証ではないことに注意）で，健忘あるいは狂躁がみられ，大便が黒色のものは，蓄血証であり抵当湯を応用できる。
　　抵当湯は，水蛭20個（ラードで黒く炒す），虻虫20個，桃仁15個，大黄9g（具体的な状況をみて増減する）を煎じ，2回に分けて服用する。これにより瘀血が下って治癒する。
【用量・用法】通常は1.5〜3gで，煎じて服用する。あるいは0.6〜1.8gを細かい粉末とし，カプセルに入れて服用する。
【注意】水蛭の破血の力は猛峻なので，妊婦および瘀血がひどくないものには使用を避ける。
〈現代薬理〉現代の研究により，水蛭には水蛭素〔hirudin〕が含まれ，これは血液凝固を遅らせ阻害させるため，抗凝血作用を有するということが報告されている。

虻虫
ぼうちゅう

【性味】味は苦，性は微寒で，有毒である。
【効能】虻虫の効能は，**破血逐瘀・消癥通経**である。
　　「真気の運行が到達しないところの血を攻めることができる」といわれ，よく水蛭とともに用いられる。

例えば，腹中に瘀血積塊（癥塊）があり，月経が閉止して来ないものには，䗪虫に，水蛭・桃仁・紅花・川芎・三稜・莪朮・当帰・赤芍などを配合して用いるとよい。

打撲傷・瘀血の腫痛を治すには，牡丹皮・骨砕補・続断・乳香・没薬などと一緒に用いるとよい。

【用量】通常は１～３ｇで，煎じるか粉末にして服用する。

【注意】妊婦および瘀血のないものには使用を避け，身体の弱いものには慎重に用いる。

> **使い分けのポイント**
>
> **水蛭**と**䗪虫**はともに破血逐瘀作用があるが，水蛭の薬力はより穏やかで，作用が長く続き，肝経・膀胱経に入りやすく，逐瘀の効果が比較的高い。䗪虫の破血の力は水蛭よりもさらに猛峻で，経絡をくまなくめぐり，通利血脈し，服用後にはすぐに瀉となり（薬効が過ぎたあとにはすぐに止まる），逐瘀の効果は水蛭には及ばずより穏やかである。両者はよく組み合わせて用いられ，互いに補い合って効果を発揮する。

䗪虫
しゃちゅう

【別名】土鼈虫（どべっちゅう）

【性味】味は鹹，性は寒である。

【効能】䗪虫の効能は，破瘀血・消癥瘕・続筋接骨である。

① 消癥瘕　臨床で活血通経・消癥瘕に用いられる薬方として，大黄䗪虫丸がある。大黄・䗪虫・乾漆・蠐螬・赤芍・甘草・桃仁・生地黄・虻虫・水蛭・黄芩・杏仁を蜜で丸薬とし，１つ３ｇあまりとする（製品となったものも市販されている）。おもに，血瘀不通により引き起こされる，月経不順・経閉して通じない・積聚痞塊・血瘀による腹痛・身体痩弱・午後の発熱・肌膚甲錯（ひどく乾燥して潤いがない）・乾血癆症〔「大黄」の項参照〕などを治療する。これらの諸症状に遭遇したとき，私はよくこの丸剤を１回１丸，１日２回，湯または温かい酒で服用させ

る。重病の場合は，証に応じた湯薬を組み合わせて服用することもできる。効果は確実で，そのうえ穏やかである。

②**破瘀血**　猩紅熱・丹毒などの急性熱病において，あるいはそのほかの熱毒瘀血が舌部に壅滞して，舌の一部分あるいは全体が腫大し硬くなり，激しい疼痛があり，口から唾液が流れ，咀嚼・嚥下がともに困難と感じるものを，先人は「木舌」と称した。これには，䗪虫6g，食塩3gを粉末にして1日2回，そのままかあるいは粉末を煎じて服用するとよい。同時に，䗪虫の煎湯でうがいをしてもよい。

③**続筋接骨**　䗪虫には，活瘀血・続筋骨の特殊な作用があり，打撲傷・骨折筋断などの症状にはみな，乳香・没薬・竜骨・自然銅・三七・海風藤・骨砕補・川続断などを配合して細かい粉末にし，麝香を少し入れ，温酒で服用するとよい。䗪虫は外科の接骨方剤中でよく用いられる。

　　閃腰岔気〔ぎっくり腰などで腰のすじを違えること〕で，疼痛して寝返りをうつことができないものは，䗪虫9個を黄色くなるまで焙って粉末とし，1日2回に分けて服用するとよい。あるいは，牛膝・沢蘭・続断・狗脊・桃仁・赤芍などと煎じて服用するとよい。

【**用量・用法**】通常は，1.5〜4.5gである。湯剤に入れる場合はやや多め，丸・散剤に入れる場合はやや少なめにする。

【**注意**】妊婦および瘀血のないものには使用を避ける。

〈**参考**〉以前は市場では竜蝨〔ゲンゴロウ〕が䗪虫であるとみなされていたが，これは土鱉虫とは別のものである。文献の記載および現在の市場での販売状況などにより，現在では土鱉虫が䗪虫のことであり，竜蝨を䗪虫と呼ぶことはない。

> **使い分けのポイント**
>
> 　**虻虫**は破血し，おもに経絡をくまなくめぐり，真気の運行が届きにくいところの瘀血を取り除く働きがある。**䗪虫**は破血し，血積を搜（さく）り出し，筋骨折衝をつなぐ専用薬とされる。

第9講 その他の薬物

これまでの8つの講で，すでに200種以上の薬物を紹介したが，これらの各講の分類では，まだ一部の薬物が含まれていない。例えば止咳化痰薬・祛風湿薬・熄風止痙平肝薬・止血薬・芳香開竅薬・消食導滞薬・殺虫薬・截瘧*薬・抗腫瘤薬などの薬物はすべて，本講中で紹介する。これらの薬物の性味・効能・主治などからみて，1つの種類に帰属させることができないので，本講は「その他の薬物」とした。

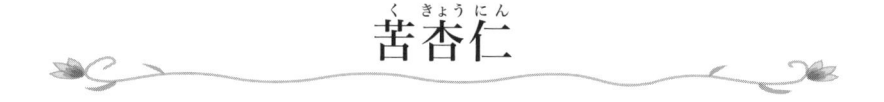

苦杏仁
（く きょうにん）

【性味】味は苦・辛・微甘，性は温で，小毒がある。

【効能】苦杏仁はおもに肺経に入り，降気行痰・除風散湿・潤燥通腸の効能がある。

以下の各種の状況でよく用いられる。

① 治咳嗽　風寒犯肺により肺が宣発粛降の機能を失い，肺気不利となることにより起こる咳嗽で，常に悪寒発熱・頭痛・喀痰・胸悶などの症状を伴うものに，苦杏仁を用いて風寒を散じ，肺気を降ろし，化痰利肺して止咳平喘することができる。桔梗・前胡・紫蘇葉・陳皮・半夏・炙甘草（例えば杏蘇散）などと一緒に用いる。

風熱犯肺により肺失清粛となって，発熱・口渇・咳嗽があり悪寒の

しないものには，桑葉・菊花・桔梗・薄荷・牛蒡子（桑菊飲）などと一緒に用いるとよい。

　肺気は上逆を嫌い，苦杏仁はおもに肺気を降ろす作用がある。このため，風寒の外感がないとしても，肺気上逆により咳嗽となったものにはすべて応用できる。このような状況では，旋覆花・紫蘇子・白前・炒萊菔子・枇杷葉などと一緒に用いる。

②平喘促　肺は嬌臓であり，外感・内傷の邪（例えば，風寒・風熱・痰・飲・火・熱など）が肺に影響し，肺失粛降することで，肺気不利となって上逆し，呼吸喘促が発生する。

　苦杏仁はもっぱら降利肺気して平喘し，麻黄と一緒に用いた場合（麻黄は宣肺し，苦杏仁は降気する）にその定喘作用はさらに強められる。したがって先人は「杏仁は麻黄の助手である」と述べている。

　治喘の方剤中に麻黄・杏仁はよく用いられており，例えば三拗湯（麻黄・杏仁・甘草）は寒喘を治し，麻杏甘石湯（麻黄・杏仁・甘草・生石膏）は肺に鬱熱があり風寒を外受して起こる喘を治す。定喘湯（麻黄・杏仁・白果・款冬花・桑白皮・紫蘇子・黄芩・半夏・甘草・生姜）は肺虚で風寒を感受し，気逆膈熱で哮喘＊するものを治す。

③潤燥通腸　肺と大腸は互いに表裏の関係にあり，肺気不降によって大腸気秘・大便乾結となったものに，苦杏仁を用いて肺気を降ろし，腸燥を潤し，気秘を開いて潤腸通便することができる。栝楼・桃仁泥・檳榔子・枳実などと一緒に用いられる。

　苦杏仁は豊富な脂肪油を含み，老人（あるいは久病で身体の弱ったもの）の，腸管の津液不足で大便が燥結して下りにくいものに対し，麻子仁・郁李仁・桃仁・松子仁・柏子仁などと一緒に用いられる。

【用量】通常は，3～9gである。児童に対する用量には注意が必要である。
【注意】
①長い咳で肺気虚のものには慎重に用いる。
②苦杏仁には小毒があり，小児に使用するときには多く用いすぎないよう注意しなければならない。中毒となって呼吸麻痺を起こすことがある。
③苦杏仁の中毒時には，軽いものは杏樹皮60gを煎じて服用し，重いものは病院で救急措置をとるべきである。

> **使い分けのポイント**
>
> ①**桃仁泥**（搗き砕いたものを「泥」と呼ぶ）はおもに大腸血秘を治し，**杏仁泥**はおもに大腸気秘を治す。どちらも少量の陳皮を加えて行気するべきである。
>
> ②咳・喘の治療には**杏仁**を用い，便秘を兼ねるものには**杏仁泥**を用いる。
>
> ③杏仁には**苦杏仁**・**甜杏仁**の2種がある。処方上でたんに杏仁と書くと，薬局では苦杏仁を用いることとなるので，甜杏仁を用いたいときにははっきりと記さなくてはならない。苦杏仁の力はより急で，丈夫な人や実証に用いる。甜杏仁は味は甘，性は平，薬力は穏やかで，老人や身体の虚した人，および虚労喘咳の人に用いる。

桔梗（き きょう）

【**性味**】味は苦・辛，性は平である。

【**効能**】桔梗のおもな効能は宣通肺気・疏風解表・祛痰排膿・利咽・昇提である。

　以下に分けて述べる。

①**宣通肺気・疏風解表**　肺は皮毛を主るが，もし風寒を外感して邪束皮毛となれば，肺気不宣となるために，外感咳嗽が発生して，悪寒・発熱・頭痛・鼻塞・咳嗽・胸悶して白痰を吐くなどの症状が現れる。桔梗で宣通肺気・疏散風寒することができ，苦杏仁・紫蘇葉・前胡・陳皮・荊芥・防風・炙甘草などと一緒に用いる。

　風熱が皮毛・口鼻から肺を犯し，風熱咳嗽となったもの（発熱が多く悪寒が少ない，あるいは悪寒がない，頭痛・口渇・脈数・咳嗽・黄白痰あるいは黄痰を吐く）には，桔梗で宣肺疏表して風熱を散じることができる。桑葉・菊花・苦杏仁・牛蒡子・芦根・荊芥・薄荷などと一緒に用いる。

　肝気鬱滞・気機不暢の影響により肺気失宣となったもの（胸悶・脇

脹・よくため息をつく・イライラする・怒ると咳嗽が悪化するなど）には，桔梗で宣散肺鬱することができる。厚朴・苦杏仁・枳殻・紫蘇梗・香附子などと一緒に用いる。

②**祛痰・排膿**　肺失宣暢で気機不利となるために，肺に痰が阻滞し，咳嗽・多痰あるいは痰が多く喀出しにくいなどの症状が現れたものに，桔梗で宣暢肺気・祛痰止咳することができる。半夏・橘紅・茯苓・紫蘇子・栝楼・苦杏仁などと一緒に用いる。

　風寒束肺で，あわせて内熱がありすぐに宣発疏散できずに，邪が鬱して熱となり，壅滞して散じず，蘊して癰*を生じ，肺癰（咳嗽音が重い，脇肋部がシクシク痛む，あるいは中府穴の部位に現れる疼痛，膿・血状または粥状の膿痰を吐き，痰が生臭い）が発生したものには，桔梗で祛痰排膿し，痰濁膿汁を体外に排出させることができる。生甘草・生薏苡仁・冬瓜子・金銀花・貝母・桃仁・芦根などと一緒に用いられる。

　現代の実験研究でも，桔梗に祛痰作用のあることが明らかにされている。

③**利咽**　咽喉は肺胃の門戸であり，肺に火熱があって咽喉の紅腫疼痛・口渇・冷たいものを飲みたがるなどの症状となったものに，桔梗で肺熱を宣散して咽喉を利し，疼痛を止めることができる。生甘草・山豆根・薄荷・射干・牛蒡子などと一緒に用いられる。

　もし，陰虚火旺・虚火上炎で咽喉痛（明らかな紅腫はない）・夜間の口渇・手足心熱などの症状がみられるものには，麦門冬・生地黄・玄参・炙鼈甲などと一緒に用いるとよい。

④**昇提**　桔梗には上へと引薬して肺に入る作用があり，引経薬としてよく用いられる。

　また，肺気を昇提する作用もある。肺は通調水道を主るので，肺気が宣通せず気化できないことにより起こる全身水腫・尿少に，桔梗を証に応じた湯薬および利水薬（桑白皮・冬瓜皮・陳皮・大腹皮・茯苓など）に加えることで，肺気を昇提して利尿する働きをもつ（この方法を先人は提壺掲蓋法と称した）。桑白皮・紫蘇葉・苦杏仁・枳殻などと一緒に用いられる。

　このほか，炙黄耆・柴胡・升麻などと一緒に用いて陽気を上昇させ

ることができ，証に応じた湯薬に配合することで，中気下陥・胃下垂・子宮脱・脱肛などの症状に用いることができる。

【用量】 通常は，3～6 g である。肺癰破潰後の排膿に用いるときは，用量をやや多めにする。量が多すぎると，嘔吐を引き起こす恐れがある。

【注意】 虚証の咳嗽および乾咳で無痰のものには用いない。

使い分けのポイント

①**苦杏仁**は肺気を降ろして痰濁を化し，**桔梗**は肺気を昇宣して，祛痰排膿する。

②**生薏苡仁**は利湿排膿して肺癰を治し，**桔梗**は宣肺・祛痰・排膿して肺癰を治す。

白前
（びゃくぜん）

【性味】 味は辛・甘，性は微寒である。

【効能】 白前は**下気降痰**の効能がある。およそ肺気不降や肺気上逆によって起こる胸膈逆満・肺気壅実・痰濁不下のものにはみな，白前を用いることができる。

例えば，外感風寒で肺気上逆となり，咳喘して痰の多いものには，苦杏仁・紫蘇葉・紫蘇子・荊芥・前胡・生姜などと一緒に用いるとよい。

肺熱で，咳嗽・気逆・痰の多いものには，桑白皮・地骨皮・黄芩・栝楼・知母などと一緒に用いるとよい。

久嗽上気・浮腫・息切れ・胸悶脹満・昼夜通して横になることができない・痰鳴があるなどに，先人には白前湯（白前・紫菀・半夏・大戟）という処方があり，随証加減して用いることができる。

【用量】 通常は，3～10 g である。

【注意】 虚証の咳嗽および身体の弱いものには慎重に用いる。

> **使い分けのポイント**
>
> ①**前胡**は宣暢肺気の作用があり，おもに外感の咳嗽に用いられる。**白前**は瀉肺降痰の作用があり，おもに痰実気逆で咳喘となったものに用いられる。
>
> ②**旋覆花**は下気行水の作用があり，おもに胸膈の痰結堅痞で，痰唾が膠漆のように粘るものに用いられる。**白前**は下気降痰の作用があり，おもに胸脇逆気で肺中痰実の喘嗽に用いられる。

貝母 (ばいも)

関連生薬 土貝母 (どばいも)

【性味】貝母は一般的に川貝母と浙貝母の２種に分けられる。

川貝母の味は苦・甘，性は平で，浙貝母の味は辛・苦，性は微寒である。

【効能】

◆**川貝母**　川貝母のおもな効能は，潤肺化痰・解鬱寧心である。

①**潤肺化痰**　潤肺化痰の働きにより，陰虚労熱によって起こる咳嗽に，百合・沙参・麦門冬・玄参・蜜紫菀・石斛・蜜枇杷葉などと一緒に用いることができる。肺癰が潰れたのち，すでに膿を吐ききって，なお咳嗽・吐痰・息切れ・午後の煩熱・口咽の乾燥があるものには，桔梗・当帰・生黄耆・甘草・麦門冬・天花粉などと一緒に用いるとよい。

②**解鬱寧心**　心経気鬱を開散する働きにより，心胸の気機が鬱結して，胸悶・胸痛・心悸*・よく眠れない・健忘・気分が塞いで楽しめないなどの症状が現れているものに，遠志・茯苓・香附子・紅花・鬱金・石菖蒲・栝楼・枳殻などと一緒に用いることができる。

私は，川貝母に珍珠母・生赭石・遠志・茯苓を配合して，心悸の治療に用いることがあり，効果が得られている。川貝母には，引薬して心に入る作用もある。

◆**浙貝母**　浙貝母の効能は川貝母とほぼ同じであるが，辛散清熱の力は川貝母より優れる。

①**清熱化痰**　外感咳嗽に桑葉・菊花・苦杏仁・桔梗・前胡・牛蒡子など

と一緒に用いられる。
②**散結** 痰火鬱結（気が有余であれば火が生じる）で瘰癧*・腫大疼痛が，頸部の片側もしくは両側に，1つあるいはいくつか連なってできるものに対し，浙貝母で散鬱清熱・消痰散結することができる。生牡蛎・玄参（消瘰丸）・夏枯草・白芍・香附子・海藻などと一緒に用いる。

瘡瘍*腫毒などの初期で，局部が硬結腫痛のものに，浙貝母で散結解鬱して瘡毒の消散を助けることができ，金銀花・連翹・赤芍・紅花・炙穿山甲・地竜・天花粉・陳皮などと一緒に用いる。

【用量・用法】通常は，3〜9gである。川貝母は細かい粉末にして湯液で服用することができる。毎回0.9〜1.5g用いる。

【注意】湿滞・食停・脾胃虚寒のものには使用を避ける。

【関連生薬】土貝母

土貝母は，散結解毒薬として外科で多く用いられる。川貝母・浙貝母と混同してはならない。

〈現代薬理〉現代の研究において，川貝母アルカロイドは in vitro で子宮の収縮を増強し，腸管の蠕動を抑制するという報告がある。また，大量の川貝母アルカロイドは中枢神経系統を麻痺させ，呼吸運動を抑制し，あわせて末梢血管を拡張して，血圧を降下させ心拍を下げるとのことである。浙貝母アルカロイドには明らかな鎮咳作用がある。

> 使い分けのポイント
>
> **半夏**は温燥で，おもに脾経湿痰に用いられる。**貝母**は涼潤で，おもに肺経燥痰に用いられる。

紫菀（しおん）

【性味】味は苦・辛，性は微温である。
【効能】紫菀の効能は，**化痰降気・清肺泄熱・通調水道**で，常用される治咳薬である。

例えば，紫菀湯（紫菀・知母・貝母・阿膠・党参あるいは人参・茯苓・甘草・桔梗・五味子・蓮子肉）は，労熱咳嗽・肺癰（後期）・肺痿・吐血などの症状に適している。

紫菀丸（紫菀・五味子）は，咳嗽が長く続き，痰に血が混じるものに適している。

止嗽散（紫菀・白前・荊芥・桔梗・百部・陳皮・甘草）は，傷風の咳嗽に適している。

紫菀散（紫菀・款冬花・百部をともに細かい粉末とし，毎回 9 g ずつを，烏梅 1 個と生姜 3 片を煎じたもので服用する）は，咳が長く続きなかなか治らないものに用いられる。紫菀は「血痰」に対しても比較的有効である。

先人は紫菀を「上炎の火を泄し，結滞の気を散ずる」ことができると認識していた。参考にしていただきたい。

【用量】通常は，3～10 g である。

【注意】陰虚の咳嗽に用いるときには，滋陰薬と一緒に用いるべきである。

〈参考〉紫菀の苦味は降気して下部に達し，辛味は益肺するので，膀胱まで気化下達させて利小便することができる。肺経に邪があるために肺気壅滞し，気が膀胱まで達しないことにより，小便不利・尿量が少なく色が濃いという症状のものに，茯苓・通草を配合して用いることができる。

紫菀は辛であるが燥さず，潤であるが寒ではなく，補するが滞らず，したがって内傷・外感にかかわらず，咳嗽となったものに，随証加減して用いることができる。

〈現代薬理〉現代の研究により，紫菀は実験動物に対して，祛痰作用を有し，あわせて一定の細菌抑制作用，インフルエンザウイルス抑制作用があるという報告がされている。

> **使い分けのポイント**
>
> ①紫菀を蜜炙すると，その潤肺止咳作用が増強する。肺痨＊〔肺の慢性衰弱性病証〕の咳嗽・痰に血が混じるもの，あるいは肺燥・咽痒・乾咳のものには，みな**蜜炙紫菀**を用いるべきである。
>
> ②**款冬花**は温肺に優れ，寒性痰飲による咳嗽に多く用いられる。**紫菀**は肺気鬱滞の開散に優れ，風熱鬱肺の咳嗽に多く用いられる。

款冬花
かんとうか

【性味】味は辛・微苦，性は温である。
【効能】款冬花のおもな効能は温肺化痰・止咳平喘で，蜜炙したものは潤肺の働きもある。

　咳嗽の治療によく用いられる薬物である。款冬花を焼いて煙を出し，それを紙筒で吸うことで，咳嗽を治療することもできる。

①温肺化痰　外感風寒で，咳嗽・気喘・喉中に蛙の声のような痰鳴がするものに対し，款冬花の辛温で散寒化痰し，微苦で降気平喘することができる。射干・麻黄・半夏・細辛・紫菀・苦杏仁・甘草などと一緒に用いる。

②止咳平喘　久咳や虚労による咳嗽に対して，款冬花で潤肺止咳することができ，川貝母・甜杏仁・紫菀・麦門冬・沙参・玄参などと一緒に用いる。

　久咳で痰に血が混じるものには，百合・藕節を加えるとよい。
　肺中に熱があるものには，桑白皮・知母・黄芩などを加えるとよい。

【用量】通常は，3～9gである。
【注意】火熱咳嗽には使用を避ける。

使い分けのポイント

①**款冬花**はおもに寒性の咳嗽を治し，火熱性の咳嗽には用いるべきではない。
　馬兜鈴はおもに火熱の咳嗽を治し，寒涼の咳嗽には用いるべきではない。

②**百部**は新旧の咳嗽に証に随って用いることができ，**款冬花**はおもに月日の経った咳嗽に用いられる。

③**紫菀**はおもに宣肺化痰して治咳し，**款冬花**はおもに温肺化痰して治咳する。両者を合わせて用いると止咳作用が増強する。現代の研究によると，**紫菀**には顕著な鎮咳作用はないが，明らかな祛痰作用がある。**款冬花**は祛痰作用は明らかではないが，顕著な鎮咳作用がある。

百部
びゃくぶ

【性味】味は甘・苦，性は微温で，小毒がある。

【効能】百部は潤肺して止咳する働きがある。百部は温であるが燥でなく，潤であるが膩さず，新旧の咳嗽に対してみな用いることができる。

①止咳　傷風感冒の咳嗽に対し，荊芥・桔梗・紫菀・白前・陳皮・甘草・紫蘇葉・苦杏仁などと一緒に用いる。

　肺癆の咳嗽に対し，沙参・貝母・知母・麦門冬・百合・阿膠・甜杏仁などと一緒に用いる。もし，潮熱・盗汗・午後の顴紅*・五心煩熱*などの症状があわせてみられるならば，炙鼈甲・牡丹皮・地骨皮・生地黄・玄参・秦艽などを加えることができる。現代の研究により，百部はヒト型結核菌を完全に抑制する作用があるという報告がされている。各型の肺結核に対して，みな，弁証論治のうえで運用することができる。百部を単独で長く服用することによって，肺結核に対する治療効果があるという報告もある。

　小児の百日咳の痙攣性咳嗽に対しては，細辛・生姜・五味子・麻黄・白朮・紫菀などと一緒に用いるとよい。百部単品をシロップにしたものを百日咳の治療に用いても，一定の効果が得られる。百部にはまた，百日咳に対する予防効果もある。現代の研究により，百部には鎮咳作用があり，実験的に起こさせたインフルエンザに対して予防・治療作用があることが報告されている。

②殺虫　百部には，蛔虫・蟯虫・ハエ・シラミおよびあらゆる樹木につく虫に対し，殺虫作用がある。

　単品を煎剤，粉剤，あるいは浣腸として用いると，蟯虫の治療に一定の効果がある。また，使君子・大黄・鶴虱・檳榔子・苦楝皮などと一緒に用いて，煎じて服用することで，蛔虫に対しても一定の効果がある。

　百部を焼いた煙は，シラミ（アタマジラミ・コロモジラミ・ケジラミ）に対して効果がある。あるいは煎じて洗用する。

　樹木につく虫に対しては，燻煙するか煎じて吹きかけるとよい。

百部を煎じて洗用することで，疥*癬*にも有効である。
【用量】通常は，3〜9gである。外用には適量を用いる。
【注意】消化不良および大便溏泄のものには，用いるべきではない。

馬兜鈴
ばとうれい

【性味】味は苦・辛，性は寒である。
【効能】馬兜鈴のおもな効能は，清肺熱・降気止咳で，あわせて大腸の熱を瀉し痔瘡腫痛を治すことができる。以下の各種の状況で用いられる。
 ①肺熱咳嗽　馬兜鈴はおもに肺熱咳嗽を治し，涼肺降気の働きがある。桑白皮・山梔子・黄芩・貝母・苦杏仁・甘草などと一緒に用いられる。咳血があわせてみられるものには，阿膠・白芨・藕節・白茅根などを加えることができる。
 ②痔瘡腫痛　肺と大腸は互いに表裏の関係にあり，肺熱が大腸に移って，痔瘡血便となる可能性がある。馬兜鈴は大腸の熱邪を清瀉することができ，痔瘡の腫痛に対して，地楡・槐花・槐角・枳殻・黄芩・連翹などと一緒に用いる。
 ③梅核気　咽に梅核のようなものを自覚し，喀出することも飲み下すこともできないものを梅核気という。これに対して馬兜鈴15〜30gを煎服で用いることができ，私はよく，旋覆花（包煎）・生赭石・黄芩・香附子・紫蘇梗・半夏・茯苓・烏梅炭・金果欖などを配合する。
【用量】通常は，3〜6gである。
【注意】風寒咳嗽の初期には用いるべきではない。
〈参考〉先人は馬兜鈴に対し，「湯剤中でこれを用いると，吐くことが多い」との記載をしている。私が臨床において生馬兜鈴を用いる場合，確かに多くの人に嘔吐が発生し，なかには激しく吐く人もみられる。蜜炙馬兜鈴を用いれば，嘔吐の発生は非常に少なくなる。
　馬兜鈴の根を**青木香**といい，清熱解毒・消腫止痛の効能があり，おもに外科で用いられるが，胸・腹・胃痛にも使用される。現代の研究によ

り，青木香と馬兜鈴はどちらも血圧降下作用があることが報告されており，高血圧の治療に用いることができる。

〈現代薬理〉現代の研究において，馬兜鈴には祛痰と気管支拡張作用があるという報告がある。

近年の報告によると，馬兜鈴はアリストロキア酸を含有し，長くあるいは多く服用すると人体に害を与えるということなので，単用・久服するべきではない。中国の先人たちは蜜炙馬兜鈴を多く用いており，蜜炙後にアリストロキア酸の影響があるのかどうかは不明である。現代の中薬研究の面から，さらに深く掘り下げる必要があると思われる。

> **使い分けのポイント**
>
> ①**桔梗**の治咳は，開宣疏通に優れ，感冒外邪による新たに起こった咳嗽に用いられる。**馬兜鈴**の治咳は，清降涼肺に優れ，長く続く咳で肺熱咳嗽となったものに用いられる。
>
> ②**前胡**は外感風熱を宣散し，祛痰降気して止咳する。**馬兜鈴**は久嗽により生じた肺熱を清瀉し，涼肺降気して止咳する。

桑白皮
（そうはくひ）

【性味】味は甘・辛，性は寒である。

【効能】桑白皮のおもな効能は，瀉肺火・降肺気・利小便で，以下に分けて述べる。

①**瀉肺火・降肺気による清肺止咳** 肺に火熱があり，咳嗽・黄痰や粘稠痰を吐く・口渇・気喘・咳血などの症状が現れたものに，地骨皮・黄芩・生石膏・知母・甘草・川貝母・栝楼・芦根などと一緒に用いることができる。

②**利水消腫** 肺失粛降により，水分の正常な排泄が影響を受け，肌膚に水停することで，水腫・脹満・呼吸喘促・頭顔面部や四肢の腫れ・小便不利などの症状が現れたものに，桑白皮で肺熱を清して利水するこ

とができ，大腹皮・茯苓皮・陳皮・生姜皮・冬瓜皮・車前子などと一緒に用いる。
【用量】通常は，3～9gである。
【注意】肺気虚および風寒咳嗽のものには慎重に用いる。
〈現代薬理〉現代の研究において，桑白皮には顕著な利尿作用があるとの報告がある。

> **使い分けのポイント**
>
> ①**桑葉**は，涼血・祛風・清熱する。**桑枝**は，関節を通じ，四肢に達し，風湿を治し，痺痛を治療する。
>
> ②**地骨皮**・**桑白皮**はともに，肺中の火熱を清することができる。そのうち地骨皮は，肺経血分に入り，肺中の伏火を降ろし，あわせて益腎して虚熱を除く。桑白皮は，肺経気分に入り，肺中の実火を瀉し，あわせて利水消腫する。
>
> ③**車前子**は下竅の利水に優れ，**桑白皮**は上源の利水に優れる。
>
> ④桑白皮を**蜜炙**して用いると，その寒性が少し減り，あわせていくらか潤肺の働きをするようになる。利水には**生**桑白皮を用いるべきである。

枇杷葉
びわよう

【性味】味は苦，性は平である。
【効能】枇杷葉の効能は，**瀉肺降火・清熱化痰・和胃降気**である。枇杷葉の最大の特徴は「**下気**」で，痰熱咳嗽・嘔逆噦*吐などの症状によく用いられる。

①**痰熱咳嗽** 肺気不降で，気鬱が熱と化し，肺熱となって痰が生じ，痰熱咳嗽（咳逆上気・喀出しにくい粘稠痰あるいは黄痰・口渇・脈滑数・舌苔黄膩）となったものに，枇杷葉で清肺降気することができる。気が下ればすなわち火も降り，火が降りればすなわち痰が消える。黄芩・山梔子・沙参・栝楼・知母・苦杏仁などと一緒に用いる。

枇杷葉を蜜炙すると，潤肺作用が増し，肺熱傷津あるいは肺燥気逆

によって起こる咳嗽によく用いられる。

②嘔逆・噦・吐　胃気が和降できないと，気逆して嘔となる。あるいは胃熱火逆して，乾噦・熱臭酸腐のものを吐瀉・口渇などとなる。枇杷葉は，清熱和胃・降気止嘔の効能をあわせもち，竹筎・茯苓・檳榔子・生姜・半夏・佩蘭・紫蘇子などと一緒に用いることができる。

　枇杷葉を姜汁で炙すると，降逆止嘔の作用が強まり，胃気上逆で嘔吐となるものに用いることができる。

【用量・用法】通常は 6 ～ 12 g で，新鮮なものは 15 ～ 30 g 用いることができる。用いるときには絨毛を除く。

使い分けのポイント

①**桑白皮**と**枇杷葉**は，ともに肺熱咳嗽を治すことができるが，桑白皮は瀉肺行水を兼ね，枇杷葉は降気和胃を兼ねる。

②**馬兜鈴**と**枇杷葉**は，ともに肺熱を清することができるが，馬兜鈴はあわせて大腸の熱を清して痔瘡を治し，枇杷葉はあわせて胃熱を清して降逆止嘔する。

独活(どっかつ)

【性味】味は辛，性は温である。

【効能】独活は**捜風祛湿・発散風寒**の効能がある。傷風による頭痛・歯痛，風寒湿痺が引き起こす腰や足の痛みなどによく用いられる。

　以下に分けて述べる。

①**傷風頭痛・歯痛**　独活は風寒を発散し，そのうえ腎経の伏風をよく捜(さぐ)る。傷風寒による頭痛が歯や頬に及んで痛むものは，風邪が腎経に波及して起こったものであり，細辛・防風・白附子・荊芥・川芎などと一緒に用いる。

②**風湿痺痛**　風・寒・湿の 3 邪が侵入して気血の流行が悪くなり，腰・膝・足・脛の筋骨疼痛が生じたものに，独活で捜風・祛湿・散寒すること

ができる。桑寄生・杜仲・細辛・牛膝・当帰・威霊仙・続断・製附片・地竜などと一緒に用いる。
【用量】通常は，3～9gである。
【注意】陰虚のものには用いるべきではない。

> **使い分けのポイント**
>
> ①**羌活**・**独活**はどちらも祛風湿することができる。そのうち，羌活は薬力が十分で，比較的猛峻で，おもに足太陽（膀胱）経に入り，風湿相搏の頭痛（後頭部の痛みがより重いものには，さらに有効）・肢痛・全身すべての痛みをよく治す。独活は羌活より薬力が穏やかで，おもに足少陰（腎経）経に入り，少陰経の伏風をよく捜り，腰・膝・足・脛の筋骨の痹痛に多く用いられる。羌活は遊風を治すのに優れ，独活は伏風を治すのに優れる。
>
> ②**威霊仙**は祛風湿し，十二経に達することができ，あわせて痰水積聚を祛い，性質はきわめて快利である。**独活**は祛風湿し，おもに腎経伏風・寒湿を捜り，あわせて奔豚（昔の病名で，その証候からみると，胃腸神経症に似ており，腸管の積聚と蠕動が，亢進あるいは痙攣状態となるものである。発作時には子豚が突進するような感じなので，この名が付いた）・疝瘕*を治す。
>
> ③**細辛**はおもに肝腎2経の血分に入り，風寒・風湿をよく治し，あわせて九竅を通じる。**独活**はおもに腎経気分に入り，伏風・寒湿をよく治し，あわせて歯痛も治す。

五加皮（ごかひ）

【性味】味は辛・苦，性は温である。
【効能】五加皮のおもな効能は，**祛風湿・壮筋骨・消水腫**である。足腰の筋骨疼痛・両脚の軟弱無力などに最もよく用いられる。
　①**風湿痹痛・腰膝軟弱**　五加皮は祛風湿だけではなく益肝腎・壮筋骨・強腰膝することができる。腎は骨を主り，肝は筋を主るため，肝腎両虚のところに風寒湿が筋骨に侵入して，足腰の疼痛・関節拘攣となったものに，蒼朮・薏苡仁・牛膝・萆薢・木瓜・威霊仙・独活などと一

緒に用いることができる。

　小児で脚が弱く歩行の遅れがみられるものには，牛膝・木瓜・蒼朮などと一緒に用いるとよい。

②**陰部湿痒・全身水腫**　風湿邪気によって起こる陰部湿痒には，黄柏・石菖蒲・蛇床子・苦参・防風・荊芥・生艾葉などと一緒に煎じて外洗するとよい。

　腎虚による腰痛・全身浮腫に対しては，猪苓・茯苓・車前子・続断・冬瓜皮・葶藶子・沢瀉・大腹皮などと一緒に用いるとよい。

③**その他**　五加皮には南・北の区別がある。**南五加皮**は祛風湿・壮筋骨の力に優れ，おもに脚が弱って力が入らないものに用いられ，**北五加皮**は消水腫の力が比較的強く，おもに脚の浮腫に用いられる。

　現代の研究により，以下のことが報告されている。南五加皮には豊富なビタミンＡ・Ｂおよび精油が含まれており，ビタミンＢ不足による脚気を治療する働きがある。北五加皮には強心配糖体が含まれ，Ｋ-ストロファンチン類似作用がある。一般的に，南五加皮の効果がより高く，補益肝腎作用があり，正品とされている。北五加皮には一定の毒性があり，大量に用いないよう，注意するべきである。

【用量】通常は南五加皮は4.5〜9ｇ，北五加皮は3〜6ｇである。

【注意】北五加皮を多めに用いると，嘔吐する恐れがあり，あわせて心拍を低下させるので，細心の注意を払うべきである。

> 使い分けのポイント
>
> ①**白鮮皮**は祛風湿し，寒性でよくめぐり，おもに風瘡疥癬・諸黄風痺に用いられる。**五加皮**は祛風湿し，あわせて肝腎を益し，おもに筋骨の弱いものに用いられる。
>
> ②**木瓜**は筋病を理し，おもに筋急・筋軟に用いられる。**五加皮**は筋骨を壮し，筋骨が弱くて無力のものにおもに用いられ，筋急を緩める作用は木瓜ほどではない。

威霊仙
（いれいせん）

【性味】 味は辛・鹹，性は温である。

【効能】 威霊仙のおもな効能は**袪風湿**で，よく走って到達しないところはなく，五臓・十二経絡を宣通し，あわせて除痰消積することができる。

おもに，全身の関節痛・屈伸不利に用いられる。足腰の疼痛に対する効果はさらに高い。羌活・独活・桑寄生・桂枝・続断・当帰・紅花・防已・薏苡仁・炙穿山甲・製附片などと一緒に用いられる。

このほか，癥瘕*積聚・黄疸浮腫・風湿痰気・冷気による痛みなどに対して，証に応じた薬物と組み合わせて，威霊仙を加えることができる。走竄*快利の性質なので，すばやく効果を収めることができる。

【用量】 通常は，3〜12gである。

【注意】
①体虚気弱のものには慎重に用いる。
②血虚で筋骨の拘攣疼痛があるものには使用を避ける。

〈参考〉先人の経験に，威霊仙37.5g，縮砂31g，砂糖1匙を煎じて頻繁に服用することで，魚の骨が咽に刺さったものを治療するというものがある。かつてある医院で，威霊仙で魚の骨が咽に刺さったものを10数例治療し，たしかに良い効果があったという報告がされていたので参考までに供する。

使い分けのポイント

①**豨薟草**は，おもに湿が重い関節痛に用いられ，**威霊仙**は，おもに風が重い関節痛に用いられる。

②**秦艽**は，おもに陽明経にある風湿痺痛を治し，**威霊仙**は，おもに太陽経にある風湿痺痛を治す。

③**老鸛草**は袪風湿・健筋骨し，おもに筋骨肌肉の損傷・麻痺・風湿痺痛に用いられる。**威霊仙**は袪風湿し，おもに風寒湿が経絡に留滞した痺痛に用いられる。

秦艽
じんぎょう

【性味】味は苦・辛，性は平である。

【効能】秦艽のおもな効能は，**祛風利湿・退骨蒸労熱**＊である。

以下の状況によく用いられる。

①**風寒湿痺・全身および関節の拘攣疼痛**　風寒湿の3種の邪気が身体に侵入し，それが一緒になると，気血の正常な運行に影響して気血痺阻を生じ，全身の筋肉や関節の疼痛，あるいは筋肉の拘攣疼痛，あるいはあわせて発熱・関節腫脹などの症状が現れる。

秦艽には祛風利湿・退熱・拘攣緩解の作用があり，独活・桑寄生・威霊仙・当帰・紅花・防已・牛膝・薏苡仁などと一緒に用いられる。

寒が重いものには，製附片・桂枝を加えるとよい。

湿が重いものには，蒼朮・白朮を加えるとよい。

風が盛んなものには，防風・羌活を加えるとよい。

筋脈拘攣のひどいものには，木瓜・白芍・伸筋草・炙穿山甲などを加えるとよい。

現代の研究により，秦艽に含まれるアルカロイドAは，神経系を通じて脳下垂体に間接的に影響し，副腎皮質の機能を亢進させ，関節炎に対する治療効果を有するとの報告があるので参考にしていただきたい。

②**陰虚労熱**　陰虚により起こる骨蒸労熱（午後の潮熱・両顴発紅・肌肉が痩せている・盗汗・夜間の口乾口渇・舌紅・脈細数）に対し，秦艽で虚熱を退かせることができ，銀柴胡・地骨皮・白薇・青蒿などと一緒に用いる。

例えば，秦艽鼈甲散（秦艽15ｇ，鼈甲・柴胡・地骨皮各30ｇ，当帰・知母各15ｇを粗い粉末とし，1剤15ｇにつき，烏梅1個，青蒿1.5ｇを加え，水で煎じて朝晩1剤ずつ服用する）は，臨床で骨蒸労熱の治療によく用いられる方剤であり，この方をもとにして随証加減することができる。

③**黄疸**　秦艽には，通便利水・退黄疸の作用もあり，先人は，本品で「黄

疸・酒疸」「全身の黄疸が金の如きもの」を治すとしている。湿邪が鬱蒸して発黄するものに，茵蔯蒿・黄柏・車前子・山梔子・茯苓などと一緒に用いることができる。

　1971年に，私は1人の黄疸型流行性肝炎の患者を診たが，病院にて大量の茵蔯蒿・山梔子・黄柏・板藍根・蒲公英などを種々用いても，黄疸は長いこと退かず，実に全身が金の如くであった。当時私は，すでに茵蔯蒿などを服用して無効であったため，茵蔯蒿剤を用いたところで意味がないと考えた。そこで，秦艽・白鮮皮に退黄疸作用のあることに気がつき，弁証により方剤を組み立て，処方中の秦艽と白鮮皮を多めに用いた結果，黄疸は次第に退いていった。そのときの処方は，柴胡12ｇ，黄芩9ｇ，車前子15ｇ，黄柏12ｇ，秦艽12ｇ，白鮮皮30ｇ，茯苓12ｇ，沢瀉12ｇ，焦三仙各9ｇ，檳榔子9ｇ，蒺藜12ｇ，草豆蔲9ｇである。随証加減して，約20剤の服用で，次第に治癒した。この例からみると，秦艽にはたしかに退黄作用があると思われる。私の愚見であるが，参考のために供する。

　④その他　このほか，秦艽は大腸経に入り，通便作用・下歯の腫痛や口眼喎斜*を治すなどの作用もあり，証にあわせて用いることができる。

【用量】通常は，3～9ｇである。

【注意】脾胃虚寒・大便泄瀉のものには用いてはならない。

〈現代薬理〉現代の研究により，秦艽アルカロイドA〔Gentianine〕の抗リウマチ作用はコルチゾンと近似していることが動物実験において証明されたと報告されている。また，一定の抗アナフィラキシーショック作用および抗ヒスタミン作用を有し，さらに動物の血糖を上げる作用があり，肝臓のグリコーゲンを明らかに下降させるということである。

> **使い分けのポイント**
>
> ①**銀柴胡**は虚労を治し，おもに寒熱交錯があるものに用いられる。**秦艽**も虚労を治すが，おもに骨蒸潮熱があるものに用いられる。
>
> ②**独活**と**秦艽**は，どちらも身体下部の風湿疼痛を治すが，独活は風湿寒痛に用いられ，秦艽は風湿熱痛に用いられる。

豨薟草
（きれんそう）

【性味】豨薟草は，生で用いると，味は苦・辛，性は寒，蒸したものの，味は甘，性は温である。

【効能】豨薟草のおもな効能は**祛風湿**で，蒸したものは益肝腎を兼ね，肝腎風気を去る。筋骨・関節の疼痛，四肢麻痺，足腰に力が入らないなどの症状によく用いられる。

以下に，いくつかの常用される方剤をあげる。

◆豨薟丸（『済生方』）　中風で，口眼喎斜・涎沫を吐く・スムーズにしゃべることができない・手足がだるくて力が入らないなどとなったものを治す。

豨薟草500 g（新鮮なものを洗い，蜜と酒を混ぜる。約30分蒸してから晒し，それを9回繰り返す），赤芍31 g，白芍31 g，熟地黄62.5 g，川烏18 g，羌活31 g，防風31 gをともに細かい粉末とし，煉蜜で丸剤を作り，アオギリの実の大きさにして，1回100丸，毎朝空腹時に温酒か重湯で服用する。

豨薟丸という製品も市販されており，本方とは少し違いがあるが，関節炎・坐骨神経痛などに用いることができる。

◆豨桐丸（経験方）　感受した風湿が四肢経絡に伝わり，両脚がだるくて力が入らない，両手が上がらないなどの症状となったものを治す。

豨薟草（炒）250 g，臭悟桐（花・葉・茎・種みな使用し，スライスしたものを晒し，炒して用いる）62.5 gをともに細かい粉末にし，煉蜜で丸剤を作り，アオギリの実の大きさにして，1回12.5 gを，朝晩白湯で服用する。服用期間中は豚の肝，羊の血を食べてはならない。

別の方剤として，豨薟草31 g，臭悟桐93 gをともに細かい粉末にし，1回6〜9 g，あるいは徐々に12〜15 gまで増やして，1日2回服用するというのもある。

【用量】通常は6〜13 gで，重症時には15〜31 gまで用いることができる。

〈参考〉湿邪が比較的強い関節痛や，両足が重だるくて力の入らないもの

に対して，私はよく豨薟草15〜31gに，独活・桑寄生・続断・南五加皮・牛膝・威霊仙・薏苡仁・防已などを配合して用いている。

あわせて寒も強く，疼痛が明らかな場合には，さらに製附片・補骨脂などを加えると，理想的な効果を得られる。参考にして試していただきたい。

〈現代薬理〉現代の研究により，豨薟草には血圧降下作用のあることがわかっている。

海風藤（かいふうとう）

【性味】味は辛・苦，性は微温である。
【効能】海風藤のおもな効能は**祛風湿・通経絡**である。

風寒湿痺による関節・筋肉の疼痛，屈伸不利，四肢拘攣あるいは麻痺して感覚がない，曇や雨の日に悪化するなどの症状に，よく用いられる。羌活・独活・秦艽・当帰・桂枝・川芎・桑枝・乳香・木香・青風藤・豨薟草などと一緒に用いることができる。

【用量】通常は6〜15gで，重症時には30gまで用いることができる。
【注意】血虚・陰虚および腎虚（風寒湿邪のないもの）の足腰の痛みには用いるべきではない。

> **使い分けのポイント**
>
> **青風藤**は祛風に行痰を兼ね，おもに風湿流注*・歴節（関節の紅腫・大小関節の遊走性の激しい疼痛が特徴）・鶴膝（関節の腫大疼痛があり，大腿・下腿の筋肉が痩せ細るのが特徴で，形が鶴の脚のようなので，この名が付いた）に用いられる。**海風藤**は祛風・通経絡の作用があり，おもに風寒湿による関節・筋肉の疼痛に用いられる。

絡石藤
らくせきとう

【性味】味は苦，性は微寒である。
【効能】絡石藤の効能は，**通経絡・利血脈・祛風湿**である。

　関節痛・肌肉酸楚〔だるく痛む〕・筋脈拘急・屈伸不利で，風寒湿邪が長く鬱して癒えずに化熱し，あるいは身体が陽盛で，陽が化熱することで正邪が相搏し，関節の痛むところが発熱して，身体に微熱があり，患部の四肢に夜間布団をたくさんかけるのを嫌がるなどの熱象のものに用いられる。桑枝・防風・紅花・赤芍・忍冬藤・当帰・乳香・没薬・豨薟草・伸筋草などと一緒に用いる。

　私は，風湿性〔リウマチ性〕関節炎で発熱がみられるものによく用いている。

【用量】通常は 6〜15 g で，重症時には 30 g 用いられることもある。

> **使い分けのポイント**
>
> ① **海風藤**は風湿痺痛を治し，おもに風・寒・湿が比較的重く熱象のないものに用いられる。**絡石藤**は風湿痺痛を治し，おもにあわせて熱象のあるものに用いられる。
>
> ② **豨薟草**は湿邪が重く，足腰が痛み力が入らないものに用いられ，あわせて益肝腎作用もある。**絡石藤**は風湿化熱で，筋脈が拘急して痛むものに用いられる。よく経絡を通し，補益作用はない。

海桐皮
かいとうひ

【性味】味は苦，性は平である。
【効能】海桐皮のおもな効能は**祛風湿**で，足腰の疼痛・四肢の筋肉の疼痛を治す。

風湿痺痛が明らかなものに対し，証に随って加え，疼痛を軽減することができる。羌活・独活・威霊仙・当帰・防風・海風藤・桂枝・桑枝・紅花・製附片などを配合して応用する。

比較的難治で再発しやすい皮膚痒瘡・痒疹・蕁麻疹などに対し，私はよく海桐皮に，証に随って防風・荊芥・紅花・赤芍・丹参・白鮮皮・炙穿山甲・皂角刺・苦参・連翹・蛇退皮（0.3〜0.6ｇ）などを配合して用いており，常に効果を得ることができるので，参考までに供する。

海桐皮を酒に浸して外用し，疥癬などの皮膚科・外科疾患に用いることができる。

【用量】通常は，内服で３〜９ｇ，外用では適量を酒に浸して用いる。

【注意】海桐皮にはまた蓄積作用があり，その毒性はおもに心筋および心臓系統の抑制として現れ，大量に使用すると，明らかな心拍紊乱や低血圧を引き起こす恐れがある。

〈現代薬理〉現代の研究により，海桐皮に含まれるアルカロイドは横紋筋に対する弛緩作用があり，また中枢神経に対する鎮静作用があるとの報告がされている。

> **使い分けのポイント**
>
> **五加皮**（南五加皮）は壮骨舒筋に優れ，足腰に力が入らず，筋脈が拘攣疼痛するものに用いられる。**海桐皮**は祛風湿・通経絡に優れ，風湿性の疼痛に用いられ，止痛の効果がより明らかで，あわせて疥癬の治療に外用することができる。

千年健
せんねんけん

【性味】味は辛・甘・苦，性は温である。

【効能】千年健の効能は，**壮筋骨・祛風気・活血通絡**で，老人の筋骨無力・手足の麻痺などの症状に適する。青壮年の風湿疼痛・手足拘攣・筋骨屈伸不利などの症状に対して，証に随ってよく用いられる。

老人には，熟地黄・当帰・枸杞子・南五加皮・続断・桂心・独活・羌活・紅花・山薬・党参・白朮・山茱萸・川芎などと一緒に用いるとよい。
　いくつかの壮筋骨の薬酒中に，千年健が用いられている。
　臨床では，当帰・紅花・独活・桑寄生・続断・炙穿山甲・透骨草・骨砕補・絡石藤・海桐皮などと一緒に用いられる。
　千年健には濃厚な香気があり，胃痛に用いて良い効果が得られる。一般的には，香附子・高良姜・木香・縮砂・丹参などと一緒に用いることができる。老人の胃痛には，さらに適している。
【用量】通常は6～12gで，重症時には30gまで用いることができる。

> **使い分けのポイント**
> ①**絡石藤**は通経絡に優れ，**千年健**は壮筋骨に優れる。
> ②**豨薟草**は祛湿邪に優れ，**千年健**は祛風気に優れる（風気の痛みを治療する）。

老鸛草（ろうかんそう）

【性味】味は苦・辛，性は温である。
【効能】老鸛草のおもな効能は，**祛風湿・疏通経絡・活血・健筋骨**である。
　風・寒・湿の3邪が身体に侵入することにより起こる，関節痺痛・肢体の麻痺・皮膚がピリピリして痒いなどの症状に対し，当帰・桂枝・赤芍・紅花・羌活・独活・防風・海風藤などと一緒に用いることができる。
　私は風湿性〔リウマチ性〕関節炎の患者で，関節屈伸不利・血脈不通のものに対してよく老鸛草30gを加えて用い，一定の効果を得ているので，参考までに供する。
　老鸛草を単用するには，酒に浸して飲用するか，流浸膏〔軟稠エキス〕を作って服用することもできる。
【用量】通常は9～15gで，特別な状況では30gまで用いることができる。

伸筋草
しんきんそう

【性味】 味は苦・辛，性は温である。

【効能】 伸筋草のおもな効能は**舒筋活絡**で，あわせて**祛風湿**の働きもある。

風湿痹痛で，関節屈伸不利・筋脈拘急でまっすぐ伸ばしにくいなどの状況に対し，証に応じた湯薬中に伸筋草を15〜30ｇ加えて，舒筋活絡を助けることができる。羌活・独活・当帰・白芍・木瓜・生薏苡仁・紅花・桃仁・桂枝・鶏血藤・海風藤などと一緒に用いられる。

肝腎不足で筋が養われず，筋骨屈伸不利となったものに対し，熟地黄・山薬・山茱萸・枸杞子・潼蒺藜・当帰・白芍・千年健・紅花・南五加皮などと一緒に用いる。

【用量】 通常は9〜15ｇで，重症時には30ｇまで用いることができる。

> **使い分けのポイント**
>
> **絡石藤**はおもに通経活絡に用いられ，**伸筋草**はおもに舒筋活血に用いられる。

透骨草
とうこつそう

【性味】 味は辛，性は温である。

【効能】 透骨草のおもな効能は**祛風湿・活血止痛**である。

風湿疼痛・筋骨拘攣・肢体麻痺などの症状に対し，みな，透骨草に独活・羌活・附子・伸筋草・千年健・海桐皮・紅花などを配合して用いることができる。

透骨草単品を煎じ，燻洗に用いることもできる。

透骨草は外洗で用いても，引薬して経絡・血脈に透入し，祛風・活血・止痛の働きをするのが，その特徴である。瘡瘍腫毒・陰嚢湿疹などに対し，

生艾葉・白鮮皮・蛇床子・忍冬藤などと煎じて，外洗で用いることができる。

　比較的ひどくて頑固な風湿疼痛・筋骨拘攣・屈伸不利のものに，私はよく証に応じた湯薬のなかに，透骨草15～30ｇ，川烏6～9ｇ，伸筋草25～30ｇ，骨砕補9～12ｇを加え，しばしば高い効果を得ているので，参考までに供する。

【用量】通常は9～15ｇで，特別な状況では30ｇまで用いることができる。外用では，適宜増やすことができる。

【注意】透骨草には活血作用があるので，妊婦には使用を避ける。

〈参考〉ここ数年，私は痺証の治療の際に，透骨草15ｇ，自然銅6ｇ（先煎），焦神麴12ｇの3薬を一緒に用いることで虎骨の代わりとしており，強骨壮筋の効能を得ている。

追地風
（ついじふう）

【性味】味は酸・渋，性は温である。

【効能】追地風は祛風湿の効能があり，風湿痺痛・筋骨がだるく痛む・足膝がだるくて力なく麻痺するなどの症状によく用いられ，独活・桑寄生・細辛・威霊仙・製附片・紅花・透骨草・薏苡仁などと一緒に用いる。

　追地風は，肝腎の2経以外に大腸経にも入ることができ，風湿化熱が大腸経まで及び，上攻して歯痛・咽喉痛となったものに，玄参・生地黄・地骨皮・丹参・山豆根などと一緒に用いることができる。

　下注して下痢に血や膿が混じるもの，大便に血が混じるものなどには，地楡・槐花・黄柏・黄連・木香・防風などと一緒に用いるとよい。

【用量】通常は6～12ｇで，特別な状況では15～30ｇまで用いることができる。

桑枝
そうし

【性味】味は苦，性は平である。
【効能】桑枝には**祛風除湿・利関節**の効能がある。

　風湿によって起こる肩腕膝足の疼痛・全身の関節痛・屈伸不利などの症状に対し，片姜黄・防已・海桐皮・絡石藤・豨薟草・独活・桑寄生・続断・牛膝・威霊仙などと一緒に用いることができる。

　中風の半身不随・四肢拘攣不利などの症状に対しては，防風・菊花・蒺藜・半夏・陳皮・竹瀝・胆南星・紅花・桃仁・赤芍・地竜などと一緒に用いるとよい。

　桑枝に萆薢・茯苓・薏苡仁・牛膝・沢瀉・蒼朮・秦艽などを配合して，湿熱下注の脚気に用いることができる。

【用量】通常は，10～30 g である。

〈現代薬理〉現代の研究により，桑枝には顕著な血圧降下作用があり，またビタミンB_1を含有するという報告がされている。

> **使い分けのポイント**
>
> 　**桂枝**は辛温で，陽気を四肢に通達する作用があり，おもに風寒痺痛に用いられる。**桑枝**は苦平で，四肢の関節を利し，風気を祛う作用があり，おもに風邪化熱の四肢関節痺痛および中風の半身不随（熱象のあるもの）に用いられる。

松節
しょうせつ

【性味】味は苦，性は温である。
【効能】松節には**祛風湿・活経絡・利関節**の効能がある。

　風湿痺痛（風湿性〔リウマチ性〕関節炎を含む）が比較的長く，関節・

筋骨の拘攣疼痛，あるいは関節の脹痛・屈伸不利のものによく用いられる。桂枝・伸筋草・透骨草・木瓜・防已・紅花・威霊仙・羌活・独活・炙穿山甲などと一緒に用いるとよい。

寒湿が比較的重いものには，製附片・細辛・桂心などを加えることができる。

松節は，膝関節の寒湿疼痛に対して効果がより高く，牛膝・木瓜・海桐皮などと一緒に用いることができる。

【用量】通常は9～15ｇで，重症時には30ｇまで用いることができる。

> **使い分けのポイント**
>
> **伸筋草・透骨草**は，おもに筋骨拘攣のある風湿痺痛に用いられる。**松節**は，おもに関節屈伸不利あるいは関節腫脹のある寒湿痺痛に用いられる。

絲瓜絡
（しからく）

【性味】味は甘，性は平である。

【効能】絲瓜絡には清熱涼血・理気・通経絡の効能がある。

①**清熱涼血・理気・通経絡**　胸脇部の攻竄疼痛に対し，香附子・鬱金・枳殻などと一緒に用いることができる。

胸脇部の打撲の疼痛に対しては，紅花・桃仁・桔梗・片姜黄などと一緒に用いるとよい。

閃腰岔気〔ぎっくり腰などで腰のすじを違えること〕の疼痛には，乳香・没薬・荔枝核・延胡索などと一緒に用いるとよい。

風湿性〔リウマチ性〕関節炎の関節痛には，独活・羌活・松節・威霊仙などと一緒に用いるとよい。

②**涼血・止血**　絲瓜絡にはまた涼血・止血作用があり，崩漏＊・大便に血が混じる・痔瘡出血などに対しては，絲瓜絡を炒炭したものを粉末とし，1回3ｇを1日2～3回服用するとよい。あるいは，続断炭・艾葉炭・阿膠珠・棕櫚炭（崩漏を治す）・地楡・槐花炭・防風・炙槐角・

黄芩炭（血便・痔出血を治す）などを配合して用いる。
【用量】通常は，6〜12 g である。

白花蛇
びゃっかだ

【別名】蘄蛇
きんだ
【性味】味は甘・鹹，性は温で，有毒である。
【効能】白花蛇のおもな効能は搜風活絡で，一切の風を治す。「内は臓腑に走き，外は皮膚へと貫き，骨を透って風を搜り，驚を截って搐を定する」との先人の経験の記載がある。

以下の各種の状況でよく用いられる。

①**中風・口面歪斜*・半身不随**　成人の中風で，風痰瘀血が経絡を阻塞し，血脈の流れが悪くなって口面歪斜・半身不随などの症状が現れたものに，桑枝・防風・胆南星・天竺黄・竹瀝・蒺藜・当帰・紅花・赤芍・炙穿山甲・地竜・桃仁などと一緒に用いることができる。

②**小児の風熱・急慢驚風*・ひきつけ・驚癇***　小児の臓腑は華奢なので，風熱が盛んになると突然怯えて，ひきつけ・驚風および下肢の不随などを起こしやすく，白花蛇に朱砂・石菖蒲・鬱金・胆南星・天竺黄・遠志・全蝎・蜈蚣・羚羊角・牛黄などを配合して用いるとよい。通常は丸剤を作って使用する。

③**比較的重い骨節疼痛・肢体麻痺**　風・寒・湿の3邪が経脈を痺阻することにより，骨節の疼痛・肢体が麻痺して感覚がないなどの状態となったものに対して，独活・羌活・荊芥・防風・威霊仙・薏苡仁・防已・秦艽・附子・紅花・当帰などと一緒に用いることができる。

④**全身の疥*癩〔疥癬・しらくも〕・白癜風・痒疹・癬*瘡**　白花蛇は搜風し，内は臓腑，外は皮膚まで達し，あらゆる皮膚の風症に，白鮮皮・苦参・連翹・海桐皮・紅花・丹参・蝉退・薄荷・皂角刺などと一緒に用いることができる。

【用量・用法】通常は0.9〜3 g で，煎じて服用する。また，炒して細か

い粉末とし，1回 0.3〜0.9 g を 1 日 2〜3 回，湯薬で服用するか湯で服用する。
【注意】風邪のないもの，あるいは血虚生風に属するものには，使用を避ける。

> **使い分けのポイント**
>
> **烏梢蛇**の性味は甘平，無毒で，効能効果は白花蛇と似ている。一般的には，**烏梢蛇**はおもに皮膚の感覚がないもの・大風（麻風〔癩菌を感受したために皮膚が麻痺して変形する伝染病〕）・疥癬などに用いられ，**白花蛇**はおもに成人の中風・小児の驚癇などの症状に用いるといわれる。

白僵蚕
びゃくきょうさん

【性味】味は鹹・辛，性は平である。
【効能】白僵蚕のおもな効能は，袪風解痙・消痰散結である。
　以下の状況によく用いられる。
①小児のひきつけ・驚癇夜啼　白僵蚕に防風・全蠍・蜈蚣・胆南星・釣藤鉤・天竺黄・蟬退・焦三仙などを配合して用いるとよい。
②肝風上擾による頭痛・頭暈*　天麻・菊花・釣藤鉤・蒺藜・白芍などと一緒に用いるとよい。
③頭面受風・口面歪斜　蜈蚣・全蠍・白芷・白附子などと一緒に用いるとよい。
④頸部瘰癧・乳蛾*（扁桃腺炎）・痄腮（耳下腺炎）など　桔梗・生甘草・錦灯篭・山豆根・射干（乳蛾を治す），板藍根・牛蒡子・馬勃・青黛（痄腮を治す），玄参・生牡蛎・貝母（瘰癧を治す）などと一緒に用いるとよい。
【用量】通常は，3〜9 g である。

全蝎
ぜんかつ

【性味】味は甘・辛，性は平で，有毒である。

【効能】全蝎は**熄風・止痙攣**の効能があり，各種の風薬を病所に直接引導する働きがある。

　各種の痙攣・驚風・驚厥*に対し，蜈蚣・天麻・釣藤鈎などと一緒に用いることができる。例えば小児の慢脾風（嘔吐瀉痢ののち，慢驚風が出現する）には，全蝎9 g，白朮9 g，麻黄9 gをともに細かい粉末として用いる。2歳以下には1回0.6～0.9 g，3歳以上には1.5 gを，薄荷湯で服用させる。

　成人の中風・口眼喎斜・半身不随などに対しては，白僵蚕・白附子（牽正散。顔面受風・口眼喎斜を治す），桑枝・防風・半夏・陳皮・紅花・桃仁・赤芍・炙穿山甲・地竜（中風の半身不随を治す）などと一緒に用いるとよい。

【用量】通常は，1.5～9 gである。特に病の重いものには，さらに増やすことができる。蝎尾のみを用いる場合は，通常は1回3～8条である。

〈参考〉全蝎は防風と一緒に用いると，熄風・止痙・定搐の作用が増強する。蝎尾は祛風止痙の効果に優れ，小児のひきつけに多く用いられる。

> **使い分けのポイント**
>
> **蜈蚣**は祛風鎮痙し，角弓反張*・痙攣強直に対して効果が高い。**全蝎**は熄風鎮痙し，頻繁に起こる痙攣・手足の震顫・頭部の動揺に対して効果が高い。両者を合わせると，互いに治療効果を高めあうことができるので，よく一緒に用いられる。

蜈蚣
ごしょう

【性味】味は辛，性は温で，有毒である。

【効能】蜈蚣のおもな効能は，止痙熄風・解毒である。よく全蝎と一緒に用いられる。

①止痙熄風　癲癇*に対して，天麻・釣藤鈎・全蝎・天竺黄・胆南星・半夏・朱砂・遠志・石菖蒲・川貝母などと一緒に用いる。

　高熱動風で，意識が朦朧となる・四肢の痙攣・頸項の硬直・ひきつけ・牙関緊閉*などの症状が現れたものには，黄連・鬱金・天竺黄・羚羊角・全蝎・白僵蚕・釣藤鈎・防風・蒺藜などと一緒に用いるとよい。

　破傷風で，牙関緊閉・頸項の強直・四肢の痙攣などの症状となったものには，防風・天南星・全蝎・白附子・白僵蚕・釣藤鈎などと一緒に用いるとい。

　このほかに，蜈蚣は風寒湿痺による筋肉の疼痛・麻痺・こわばって弾力性がないものなどに対しても用いることができ，羌活・独活・秦艽・防風・威霊仙などと一緒に用いられる。

②解毒　蜈蚣は瘡毒・やけど・瘰癧などに対して，解毒作用もある。乳香・没薬・児茶・雄黄などを配合して外用する。

【用量】通常は1～3条，あるいは1.5～4.5 gである。

> 使い分けのポイント
>
> ①**蜈蚣**と**全蝎**は，鎮痙熄風の作用にあまり違いはないが，蜈蚣は，熄風・止痙・止痛の作用が全蝎に比べて優れ，全蝎は，舌のこわばり・言語不利・震顫・痙攣を治療する働きが，蜈蚣に比べて優れている。
>
> ②**全蝎**はおもに定風に用いられ，**蜈蚣**は熄風以外に，解毒にも用いられる（毒をもって毒を攻める）。

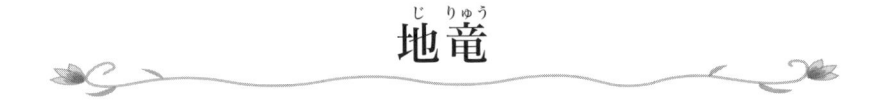

地竜
じりゅう

【性味】味は鹹，性は寒である。

【効能】地竜には清熱熄風利水・通経絡の効能がある。

①清熱熄風　温熱病で，高熱が出て狂言語乱，ひどければ痙攣となるも

のに対して，地竜で清熱して安神・止痙することができる。黄連・鬱金・遠志・大青葉・石菖蒲・天竺黄・連翹・釣藤鉤などと一緒に用いる。

②清熱利水　湿熱の積蓄により，中焦・下焦の２焦に腹水・下肢浮腫・小便不利が現れたものに対して，地竜で清熱利水することができる。猪苓・茯苓・車前子・大腹皮・冬瓜皮・沢瀉・川木通などと一緒に用いる。

③利水湿　地竜にはよく下行する性質があり水湿を利すので，脚気による足の甲の浮腫・足の指間の湿痒・難治性の麻痺で脚に力が入らないなどの症状によく用いられる。木瓜・防已・呉茱萸・檳榔子・紫蘇などと一緒に用いる。

④通経活絡　四肢の麻痺・疼痛・屈伸不利などの症状に対して，地竜には通経活絡作用があり，桑枝・桂枝・絡石藤・紅花・炙穿山甲・伸筋草などと一緒に用いることができる。

【用量】通常は，３〜９ｇである。

〈参考〉近年，地竜を気管支喘息に用いて効果を得ている。粉剤での内服や，注射薬にして用いる。

〈現代薬理〉現代の研究により，地竜には気管支拡張・解熱・抗ヒスタミン・血圧降下の作用があることが報告されている。

> **使い分けのポイント**
>
> **穿山甲**・**地竜**はともに通経活絡，直接病位に引薬するという働きがあるが，穿山甲はおもに全身に走ってあらゆるところに達し，地竜はおもに下行に優れるのでよく脚気の治療に用いられ，あわせて水湿を利し水腫を除く。

蒺藜（しつり）

【別名】蒺藜の本来の名称は**白蒺藜**（びゃくしつり）で，**刺蒺藜**（ししつり）のことである。

【性味】味は辛・苦，性は微温である。

【効能】蒺藜には**疏肝鬱・散肝風・瀉肺気・明目**の効能がある。

以下の各種の状況でよく用いられる。

①**頭痛・頭暈・目眩**[*]　肝風上擾により，頭暈・頭痛・目眩・口が苦い・目やにが多いなどの症状となったものに，蒺藜で疏肝鬱・散肝風・平肝して，頭痛・眩暈を治すことができる。菊花・桑葉・天麻・釣藤鈎・白芍・生牡蛎・羚羊角などと一緒に用いる。

②**目の充血・目痛・多涙**　外感風熱，あるいは肝鬱化熱による生風などで，目の充血や痛み・流涙・目のかすみ・光をまぶしく感じる・目やにが多いなどの症状となったものに，蒺藜で散風清熱・平肝することができる。山梔子・黄芩・木賊草・荊芥・桑葉・菊花・草決明・石決明・密蒙花などと一緒に用いる。

③**胸脇脹痛**　肝気鬱結あるいは肺気失宣によって，胸脇の脹満疼痛となったものに，蒺藜で疏散肝鬱・宣瀉肺鬱することができる。柴胡・枳殻・香附子・鬱金・片姜黄・川楝子・延胡索・皂角刺などと一緒に用いる。

　　肝炎患者の脇痛に対して，私はよく弁証論治による湯薬中に，蒺藜9～12gに皂角刺4.5gあるいは片姜黄6～9gを配合したものを加えて用い，毎回良い効果を収めている。参考にして試していただきたい。

④**癖**[*]**塊積聚**　気血瘀滞で気血の流通に影響が及ぶことにより，積滞が長く続いて塊が左または右にできたものに対し，蒺藜で疏肝気・散肝鬱して行血散結することができる。延胡索・当帰尾・紅花・桃仁・皂角刺・炙穿山甲・炙鼈甲・生牡蛎などと一緒に用いられる。

【**用量**】通常は，6～9gである。

【**注意**】血虚気弱のものおよび妊婦には，慎重に用いる。

使い分けのポイント

①**潼蒺藜**は平補肝腎に優れ，**蒺藜**は通散肝鬱に優れる。

②**釣藤鈎**は肝熱を清して熄風し，**蒺藜**は肝鬱を散じて熄風する。

天麻(てんま)

【性味】味は辛, 性は平である。
【効能】天麻には**熄風・祛痰・止痙**の効能がある。虚風内動・風痰上擾による眩暈・四肢麻痺・痙攣などの症状に最もよく用いられる。

以下の各種の状況でよく用いられる。

①**頭痛・眩暈**　天麻は辛味で散風することができ, 肝経に入ってよく内風(肝風)を熄ませ, 内から外へ達する効能がある。あわせて祛痰作用もあるので, 天麻1味で, 熄風だけでなく祛痰もできる。

一般的に, 祛風・化痰薬はみな燥性があるが, 天麻のみ辛潤不燥で, 血脈を通和し筋骨に有益で, 先人は天麻を「風薬中の潤剤」と称した。

肝風内動・風痰上擾によって, 頭痛・眩暈・眼黒〔視野欠損〕・足のふらつき・手足の麻痺などの症状となったものに, 釣藤鈎・蒺藜・菊花・川芎・赤芍・胆南星・桑葉・生地黄・沢瀉などと一緒に用いることができる。

中風による口眼喎斜, 口から涎が垂れるのものには, 白僵蚕・全蠍・白附子・荊芥・白芷・天南星・半夏・蘇木などと一緒に用いるとよい。

②**中風**　中風の半身不随・言語不利・半身麻痺などには, 桑枝・半夏・製南星・紅花・防風・桃仁・赤芍・地竜・蒺藜・釣藤鈎・鶏血藤・川芎などと一緒に用いるとよい。

③**驚風・癲癇**　小児の驚風・大人の癲癇などで, 痙攣・牙関緊閉・吊眼・煩躁不安などの症状となったものには, 全蠍・蜈蚣・釣藤鈎・天竺黄・黄連・黄芩・鬱金・石菖蒲・遠志・香附子・陳皮などと一緒に用いるとよい。

現代の研究により, 天麻には実験的に癲癇を起こした動物に対し, 癲癇反応を制止する作用があるとの報告がされている。

④**その他**　このほか, 天麻に羌活・独活・防風・秦艽・威霊仙・桑枝・当帰・陳皮などを配合して, 風湿痺痛(風湿性〔リウマチ性〕関節炎・風湿痛〔リウマチ痛〕などを含む)・肢体が麻痺して感覚がないなどの

症状にも用いることができる。
【用量】通常は，3～9gである。
【注意】血虚のものには慎重に用いる。

> **使い分けのポイント**
> ①**蒼耳子**は発汗して風湿を散じ，頭痛・眩暈を治し，よく外風を捜る。**天麻**は祛痰熄風・定驚癇し，眩暈・頭痛を治し，おもに内風を治す。
> ②**蔓荊子**は上部の風熱を散じ，おもに外感実邪の頭痛を治し，内傷虚性の頭痛には慎重に用いる。**天麻**はおもに内風挾痰に属する頭痛眩暈を治し，外風頭痛にはあまり用いられない。

釣藤鈎（ちょうとうこう）

【性味】味は甘，性は微寒である。
【効能】釣藤鈎には**清心熱・熄肝風・定驚癇・止痙攣**の効能がある。成人の頭旋*目眩，小児の驚風（けいしょう）による瘛瘲（手足の痙攣）をよく治す。

以下の各種の状況でよく用いられる。

①**頭重眩暈**　肝風内動により，頭旋・目眩・耳鳴り・不眠・頭が重く脚は軽く感じる・筋肉が痙攣してピクピクするなどの症状が起こる。菊花・天麻・防風・半夏・茯苓・蒺藜・沢瀉・生石決明・生赭石などと一緒に用いることができる。

現代の研究により，釣藤鈎には血圧降下作用のあることが報告されており，高血圧に用いることができる。

②**小児の発熱痙攣**　小児の高熱が退かず，熱極生風となり，歯ぎしり・後頸部のこわばり・吊眼・四肢の痙攣・煩躁不安などの症状が現れたものに対して，釣藤鈎で心熱を清し，肝風を熄して，解痙鎮静することができる。菊花・全蝎・蜈蚣・黄連・鬱金・天竺黄・桑葉・連翹・胆南星などと一緒に用いる。

③**中風**　肝風内動・風痰上擾により，突然の昏倒・口面歪斜・半身不随・

言語不利などの症状となるものを，中風という。釣藤鈎には熄肝風作用，また一定の舒筋活絡作用があり，半夏・陳皮・茯苓・菊花・桑枝・桑葉・蒺藜・紅花・赤芍・地竜・炙穿山甲などと一緒に用いる。

【用量】通常は6〜15gで，特に重症の場合には，30gまで用いることができる。

〈参考〉先人は，釣藤鈎を熄風に用いる際には「後下」とするとの考えをもっており，後下にすると作用が強く，長く煎じると力が落ちることを認識していた。実験研究により，釣藤鈎を20分以上煎じると，その血圧を下げる成分が一部破壊されることが証明されている。

〈現代薬理〉現代の研究により，釣藤鈎には血圧降下作用のほかに，鎮静作用もあるが，安眠作用はないとの報告がある。

> **使い分けのポイント**
>
> ①**忍冬藤**はおもに，経絡中の風熱を清し，経絡の疼痛を治す。**釣藤鈎**はおもに，熄肝風・清肝熱して，筋肉がピクピクするものや手足の痙攣を治す。
>
> ②**絡石藤**は舒筋活絡して，筋脈の抗攣・屈伸しづらいものを治し，**釣藤鈎**は熄風鎮痙して，筋脈痹瘀痰・手足の攣急を治す。
>
> ③**白僵蚕**は祛風して，おもに驚癇・中風を治し，あわせて化痰散結に働く。**釣藤鈎**は熄風して，旋暈・痙攣を止め，あわせて肝心の熱邪を清することができる。

石決明
(せっけつめい)

【性味】味は鹹，性は涼である。

【効能】石決明のおもな効能は，**平肝潜陽・益陰明目**である。肝陰不足・肝陽上亢の治療に，最もよく用いられる薬物である。

以下の各種の状況で多く用いられる。

①**頭痛・眩暈** 肝腎陰虚により肝陽上亢となり，頭痛・偏頭痛・頭暈・目眩・イライラして怒りっぽい・不眠・熱が突然上がるなどの症状が

現れたもの（高血圧でこれらが現れるものを含む）に，石決明で養平肝陰・潜鎮肝陽することができる。生赭石・生地黄・白芍・黄芩・香附子・夏枯草・菊花・天麻・釣藤鈎・桑寄生・牛膝・沢瀉・蒺藜などと一緒に用いる。

神経衰弱で上述の症状が現れるものに，私はよく，生石決明15～45ｇ（先煎），生代赭石25～45ｇ（先煎），生地黄12ｇ，生白芍12ｇ，香附子9ｇ，黄芩9ｇ，蒺藜12ｇ，菊花9ｇ，遠志9ｇ，首烏藤15～30ｇ（とりあえず挹神湯と名付ける）を基本に随証加減して用い，かつて55例を統計観察したところ，全快8例，ほぼ全快8例，顕著に有効17例，有効19例，無効3例と，一定の効果がみられたので参考までに供する。本方はまた更年期障害にもよく用いられるので，試していただきたい。

②**視力障害**　肝経に熱があることにより，目の充血や腫痛・光をまぶしく感じるあるいは目翳*などとなったものに，石決明で清肝熱・明目することができ，桑葉・菊花・蔓荊子・黄芩・生地黄・木賊草・決明子などと一緒に用いる。

肝腎陰虚・肝陽上亢により頭脹・目の痛み・視力減退，あるいは目の内障・青光眼〔緑内障〕などの症状があるものに対して，石決明で養肝陰・清肝熱して明目することができる。生地黄・熟地黄・地骨皮・石斛・菟絲子・山茱肉・五味子・枸杞子・菊花・夜明砂・知母などと一緒に用いる。

夜盲・物がはっきり見えないものには，猪肝・羊肝・蒼朮・決明子などと一緒に用いるとよい。

【**用量**】通常は生のものは9～45ｇ，煅用では9～20ｇである。

> **使い分けのポイント**
>
> ①石決明は**生**で用いると，養肝陰・清肝熱・潜降肝陽の力が比較的強い。**煅熟**すると，潜降清熱の力は比較的穏やかになる。臨床では，生石決明を用いることが比較的多い。
>
> ②**牡蛎**は潜陽し，あわせて腎経に入り，おもに浮陽外越を治す。**石決明**は潜陽し，おもに肝経に入って，肝陽上擾を潜降する。**牡蛎**はおもに收，**石決明**はおもに降として働く。

③**珍珠母**の潜陽は，養心安神に優れる。**石決明**の潜陽は，養肝潜降に優れ，降ろす力は珍珠母より優れる。

代赭石
（たいしゃせき）

【別名】赭石（しゃせき）
【性味】味は苦・甘，性は寒である。
【効能】代赭石には鎮逆・降火・平肝・養血の効能がある。

以下に分けて述べる。

①**鎮逆** 胃気上逆により，嘔吐・噯気（あいき）（呃逆*より軽く，噯気*より重いもの）・胃満して気逆上衝・脘間が痞えて下がらない・ひどければ反胃*・噎膈*などとなったものに対し，旋覆花・半夏・生姜・大棗・檳榔子・公丁香・紫蘇梗などと一緒に用いることができる。

老齢，久病あるいは胃気が比較的弱いものには，檳榔子を去って党参を加えるとよい。

噎膈には，沙参・貝母・山慈菇・杵頭糠〔細糠〕などを加えるとよい。

反胃には，附子・肉桂・刀豆子などを加えるとよい。

②**降火** 代赭石には，降火涼血・止血作用がある。

火熱迫血妄行で，鼻衄・吐血・咳血および血便・子宮出血などの症状が出たものには，生地黄・牡丹皮・山梔子・玄参・阿膠・白茅根・大薊・小薊などと一緒に用いるとよい。

血便には槐花炭・地楡炭を加えるとよい。

子宮出血には棕櫚炭・艾葉炭・続断炭などを適宜加えるとよい。

③**平肝** 肝陽上亢により，頭痛・眩暈があるものに，菊花・蒺藜・釣藤鈎・黄芩・天麻などと一緒に用いることができる。

肝火上衝，あるいは肝気鬱滞で長く鬱して化熱となることにより，イライラして怒りっぽい・頭脹胸悶・不眠，ひどければわめきたてたり，罵倒したり，人を叩いたりなどの症状となるものに，代赭石を多

めに用いることで重鎮・平肝・清熱することができる。黄芩・黄連・天竺黄・胆南星・生香附子・生牡蛎・生鉄落などと一緒に用いる。

驚癇による痙攣などの症状には，証に応じた湯薬のなかに加えることができ，平肝・重鎮して，良い効果を得られる。

現代の研究により，代赭石は中枢神経に対して鎮静作用を有することが報告されている。

④**養血**　本品は肝経（肝は蔵血する）・心包経（心は血を主る）の血分に入り，性味が甘苦で寒なので，清熱して養血することができる。

血熱により吐血・衄血・咳血となり，血虚心慌*・顔色が黄色いなどの症状が現れたものに対して，白芍・当帰・生地黄・熟地黄・沙参・玉竹・竜眼肉・陳皮などと一緒に用いると，養血生血に働く。この場合，用量は多すぎてはいけない。

現代の研究により，代赭石は鉄分を含有し，内服後は胃壁を収斂して粘膜を保護し，血液に吸収されたのちは，赤血球とヘモグロビンの新生を促進する作用があるとの報告がされている。

【用量】通常生のものは9〜30gで，重症時には60gあるいは90gまで用いることができる。煅用では6g〜15gである。

【注意】腸胃虚寒のものおよび妊婦には使用を避ける。

使い分けのポイント

①**旋覆花**は気分に入り，肺胃の気を降ろし，痰濁を除き，嘔逆を止める。**代赭石**は血分に入り，肝胃気逆を鎮降し，清熱養血し，吐衄を止める。

②**赤石脂**は温渋で，久痢・血便・崩漏を止め，おもに下部の出血に用いられる。**代赭石**は苦寒重鎮で，吐衄を止め，崩漏を治療し，上部・下部の出血にみな用いることができる。

③**磁石**は少陰（腎経）炎上の火を堕ろし，肺気を腎に引き，補腎納気の品とされる。**代赭石**は厥陰（肝経）の逆を鎮め，血脈の熱を除き，養血鎮肝の品とされる。

④**代赭石**は**生**で用いると，降火・平肝・鎮逆・涼血・清熱の効果が高い。**煅**用では収斂の性質を兼ね，止血・止瀉に用いることができる。現在臨床では，生赭石が多く用いられ，もしこれを用いるべき患者に大便溏軟がみられるならば，煅赭石を用いることができる。生赭石の用量は多めにできるが，

煅赭石は少なめに用いるべきである。

夜明砂(やみょうしゃ)

【性味】味は辛，性は寒である。
【効能】夜明砂は肝経血分の熱を清し，**瘀血を散ずる**効能があり，**明目・消翳の常用薬**である。

　肝熱によって起こる目のくらみ・夜盲・青光眼〔緑内障〕などの症状に，決明子・生地黄・枸杞子・菊花・穀精草・密蒙花・生石決明・蒺藜・黄芩などと一緒に用いることができる。

　夜明砂には**散瘀血・消疳積**の作用があり，目の内障・外翳により，失明・光をまぶしく感じるのがなかなか治らない，および小児の疳気攻眼などとなったものに，朱砂・密蒙花・決明子・望月砂・木賊草・蕤仁・羊肝・鶏肝などと一緒に用いることができる。

【用量】通常は，2.5～9gである。

大薊(たいけい) 関連生薬 小薊(しょうけい)

【性味】味は甘・酸，性は涼である。
【効能】大薊のおもな効能は**涼血・止血**で，**散瘀消腫**も兼ねる。
　以下の状況でよく用いられる。

① **衄血・咳血・吐血・血尿**　これらの出血は，往々にして血熱妄行と関係がある。大薊は，涼血清熱して止血することができる。

　側柏葉・茜草根・小薊・白茅根・山梔子・大黄・牡丹皮・棕櫚皮・薄荷をともに焼いて炭とし（紙に包んで地上に一晩置き，火毒を放出させる），細かい粉末にして，1回6～9gを，生藕汁あるいは墨汁で服用

する（この方剤は十灰散といい，咳血・吐血などによく用いられる）。

②**子宮出血** 子宮の大量出血を「崩」と呼び，少量の出血が持続して止まらないものを「漏」と呼ぶ。崩漏に対して，棕櫚炭・艾葉炭・阿膠・桑寄生・続断炭・白朮・仙鶴草・当帰炭・蒲黄炭などと一緒に用いられる。

③**瘡毒癰腫** 本病の多くは，血熱・毒火が壅結して散じないために起こり，大薊で涼血・散瘀して消腫することができる。金銀花・連翹・赤芍・蒲公英・降火・野菊花・牡丹皮などと一緒に用いる。

　　鮮大薊の絞り汁を，1日2回，毎回1～2匙を服用して，腸癰（急性闌尾炎〔直腸炎〕）の治療に用いることができる。

【用量】通常は，3～15gである。新鮮なものは60～90g用いられる。特に重病のものには，乾燥したものを30gまで用いることができる。炒炭したものはやや少なめに用いる。

〈現代薬理〉現代の研究により，大薊には血圧降下作用，炒炭したものには出血時間を短縮して止血する作用があるとの報告がされている。

【関連生薬】小薊

　　大薊とは別に小薊という種類があり，その性味と効能は大薊と基本的に同じで，かつ一緒に用いられることが多い。ただし詳しくみてみると異なる点もいくつかある。

　　両者は，涼血止血の面では効果が似ているが，大薊には散瘀消腫の作用もあり，内服・外用にかかわらず，疔*毒癰瘡に対して有効である。小薊にはこの作用はなく，血尿の治療には大薊より効果が高い。

　　例えば小薊飲（小薊15～30g，生地黄30～60g，滑石15g，通草6g，蒲黄9g，藕節9～15g，竹葉6g，当帰6g，生山梔子9g，甘草4.5g）は，下焦結熱・血淋*の有名な方剤である。本方にさらに川木通・車前草・猪苓・萹蓄などを加えて，急性泌尿器系感染に用いることができる。

　　現代の研究によると，小薊は生で用いると止血作用に優れ，血管を収縮し，あわせて血液凝固時間とプロトロンビン時間を短縮し，炒炭したものには生のような効果はなく，利胆作用をもち，血中コレステロール低下，あわせて血圧降下作用を有するということである。

地楡
　　ちゆ

【性味】味は酸・苦,性は微温である。
【効能】地楡は**下焦の血熱**を清し,大小便の出血を治すことができる。酸渋の性質により,**止瀉**作用も有する。生で用いると**涼血清熱**の効果が高く,炒炭して用いると**止血**の効果に優れる。

　地楡は,清熱・涼血して止血し,各種の出血に用いることができるが,特に下部の出血に対して効果が高い。

　例えば血便には,黄芩・槐角・槐花炭・当帰・白芍・阿膠・黄柏炭などと一緒に用いるとよい。

　血尿には,川木通・生地黄・沢瀉・猪苓・茯苓・瞿麦・黄柏炭・白茅根炭・小薊などと一緒に用いるとよい。

　地楡は酸寒涼血で,癰腫瘡瘍およびやけどに外用することができる。

　単品を細かい粉末にして,胡麻油で調整し患部に塗ることで,止痛して癒合を早めることができる。あるいは生地楡 62.5 g,氷片 0.6 g,麝香少々をともに細かい粉末とし,傷の表面が破れているものに撒くとよい。まだ破れていないものには,胡麻油で調整して患部に塗るとよい。

　また,地楡末と黄連素〔黄連単味あるいは黄連・黄柏を含む中成薬〕をともに均一な細かい粉末とし,燙傷や焼傷〔熱湯や火によるやけど〕に用いると,良い効果が得られる。

【用量・用法】通常は 6 〜 15 g で,重病にはさらに多めに用いることができる。

　止血には炒炭して用いるとよく,癰腫・焼傷には生で用いるとよい。
【注意】虚寒性出血のものには慎重に用いる。
〈**現代薬理**〉現代の研究では,地楡には抗菌作用があるが,高圧滅菌の後は抗菌力が低下し,はなはだしければ消失するという報告がある。また地楡は,出血時間を短縮でき,小血管の出血に対し止血作用があり,その稀釈溶液の作用はさらに顕著であるとのことである。また,潰瘍の大出血および焼傷に対して比較的高い効果があり,感染を抑制し敗血症を

防止して，滲出液を減少し，新皮の生長を促進する働きがあるということである。

> **使い分けのポイント**
> ①**白芨**は，おもに上焦の出血を止血し，**地楡**は，おもに下焦の出血を止血する。
> ②**棕櫚炭・地楡炭**はともに止血するが，棕櫚炭は，寒熱にかかわらずいずれの出血にも応用でき，地楡炭は，おもに下焦湿熱の血便に用いられる。

側柏葉
そくはくよう

【性味】味は苦・渋，性は微寒である。

【効能】側柏葉のおもな効能は，**益陰・涼血・止血**で，各種の出血によく用いられる。

　側柏葉は性が微寒なので，熱性の出血によく用いられる。

　例えば衄血には，生地黄・大薊・小薊・白茅根などと一緒に用いるとい。

　咳血には，生藕節・白芨・苦杏仁・炒山梔子などと一緒に用いるとよい。

　吐血には，白芨・地楡・生赭石・旋覆花・烏賊骨・茜根炭などと一緒に用いるとよい。

　血尿には，生地黄・川木通・小薊・黄柏・知母・白茅根などと一緒に用いるとよい。

　崩漏には，桑寄生・続断炭・益母草・仙鶴草・艾葉炭・棕櫚炭などと一緒に用いるとよい。

　炮姜炭・艾葉炭などを配合すれば，寒証の出血にも用いることができる。

【用量】通常は6〜12gで，重症時には15〜30g用いることができる。

〈参考〉

①側柏葉は生で用いると，涼血・止血のほかに益陰清熱することもできる。炒炭したものは止血にのみ用いられる。実際には，涼血・止血で用いられることが最も多く，生で用いる機会が多い。

　例えば四生丸（生側柏・生地黄・生艾葉・生荷葉）は，各種の熱性出

血によく用いられる。これは，先人の習慣的・経験的な使用方法である。現代の研究では，側柏葉を生で用いると出血および血液凝固時間を短縮し，炒炭後の凝血作用は生のものに比べて劣るとの報告がある。

　私は倒経（毎月の月経期に衄血があるもの）に対し，証に応じた湯薬中に生側柏15～30ｇ，大薊・小薊各15ｇを加え，良い効果を得ているので，参考までに供する。

②側柏葉は性がやや寒涼で，長くあるいは多く服用すると中焦の温運機能に影響を与え，胃部不快感や食欲減退などを引き起こす。したがって，側柏葉を使用する際には，中焦を強める薬物，例えば陳皮・生姜・焦神麹・炒穀芽・炒麦芽などを少量用いるとよい。

> **使い分けのポイント**
>
> ①**白茅根**は甘寒で，涼血止血に瀉火を兼ねる。**側柏葉**は苦渋微寒で，涼血止血に養陰を兼ねる（肺陰虚の咳嗽，痰に血が混じるものに有効である）。
>
> ②**地楡**は酸寒収斂して止血し，おもに下部の出血を治す。**側柏葉**は益陰涼血して止血し，おもに上部の出血を治す。
>
> ③**艾葉**は温通理血して止血し，**側柏葉**は血中湿熱を清して止血する。

白茅根（はくぼうこん）

関連生薬 白茅針（はくぼうしん）・白茅花（はくぼうか）

【性味】味は甘，性は寒である。

【効能】白茅根のおもな効能は，涼血止血・清熱利水である。白茅根は甘味だが膩胃せず，寒性だが傷胃せず，利水するが陰津を傷めず，清熱止血薬として常用される。

①**涼血止血**　衄血・咳血・吐血・血尿など各種の出血性疾病に対し，小薊・藕節・芦根・黄芩炭・牡丹皮炭・生地黄炭などと一緒に用いられる。白茅根は，血尿の治療に最も効果があるということが，１つの特徴である。

②**清熱利水**　白茅根には清熱利水の作用があり，湿熱淋*（泌尿器系感染を含む）・水腫などに対して，車前子・川木通・萹蓄・瞿麦・猪苓・茯苓・

黄柏などと一緒に用いることができる。

　私はよく，証に応じた湯薬のなかに白茅根炭30 g，黄柏炭12 g，小薊15 gを加え，尿中に赤血球が視野一面あるいは数十個みられ，なかなか治らないものに用い，毎回理想的な効果を得ている。久病で虚となり腰痛を兼ねるものには，続断あるいは続断炭・桑寄生を適宜加えることができる。

【用量】通常は，6～18 gである。新鮮なものは30～60 g用いることができる。単味で使用するときは，100 gあるいは200 g以上用いることもできる。

〈参考〉白茅針（茅根の生えたばかりの新芽）は外科で用いることができ，潰膿破腫の作用がある。

　白茅花（白茅根の花）の，吐血・衄血など上焦の血熱による出血に対する治療効果は白茅根よりも優れる。白茅根の，血尿に対する治療効果は白茅花より優れる。現代の研究により，白茅根には顕著な利尿作用があること，白茅花には出血と凝血の時間を短縮し，あわせて血管透過性を低下し，それによって止血作用をもつことが，報告されている。白茅花・白茅針の用量は通常3～9 gである。

> **使い分けのポイント**
>
> ①**側柏葉**は血中の湿熱を清し，苦渋により止血する。**白茅根**は血中の伏熱を清し，甘寒により止血する。
>
> ②**白茅根炭**はおもに止血に用いられ，**生白茅根**はおもに清熱利尿・涼血に用いられる。**鮮茅根**は清熱涼血の効果がさらに高い。
>
> ③**芦根**・**白茅根**はどちらも清熱するが，芦根はおもに気分の熱を清し，生津止渇する。白茅根はおもに血分の熱を清し，益胃止渇する。

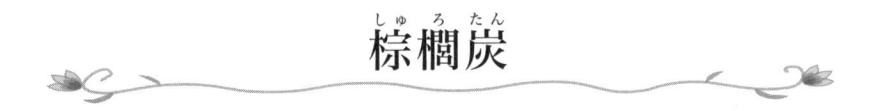

棕櫚炭
（しゅろたん）

【性味】味は苦・渋，性は平である。

【効能】棕櫚炭は**収渋止血**薬の一種である。

　衄血・咳血・吐血・血尿・血便・血崩などの各種出血に対して，みな収渋止血として働く。側柏葉・大薊・小薊・白茅根・茜草炭・牡丹皮炭・荷葉炭・阿膠などと一緒に用いる。

【用量】通常は 6～12 g で，特に重症のものには 30～60 g まで用いることができる。

【注意】血証の初期には早すぎるため用いない。留瘀の弊害が発生する恐れがある。

> **使い分けのポイント**
>
> ①**艾葉炭**・**棕櫚炭**は，止血に対してよく一緒に用いられる。ただし艾葉炭は，暖子宮・逐寒湿・理気止血し，おもに崩漏帯下に用いられる。棕櫚炭は，苦渋収斂して止血し，おもに下部の大出血に用いられ，「渋可固脱」の効力がある。艾葉炭には収渋瘀滞の欠点がなく，棕櫚炭は瘀血のあるものや瘀阻が尽きていないものには用いられない。
>
> ②**側柏葉**は益陰涼血して止血し，血証の初・中・後期の3期にみな使用することができる。**棕櫚炭**は収渋して止血するので，血証の初期でまだ瘀阻が尽きていないものには使用するべきではない。
>
> ③**花蕊石**は渋性で止血するが，瘀血を化し，死胎を下すことができる。**棕櫚炭**には瘀血を化す作用はない。

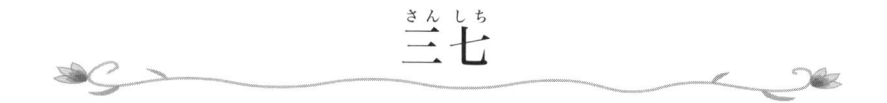

三七(さんしち)

【性味】味は甘・微苦，性は温である。

【効能】三七は止血・散瘀消腫して定痛するのがおもな効能である。

　①**止血**　三七は，各種の出血によく用いられる。

　例えば，沙参・炒山梔子・黄芩・白芨・苦杏仁・生藕節・枇杷葉などを配合して，咳血に用いることができる。

　生赭石・竹茹・黄芩炭・白芨・焦神麴・烏賊骨・仙鶴草・灶心土などを配合して，吐血に用いることができる。

白茅根・大薊・小薊・炒山梔子・荷葉炭・血余炭・金銀花炭などを配合して，鼻衄血に用いることができる。

　　黄柏炭・瞿麦・白茅根炭・小薊炭・灯心草炭・生地黄などを配合して，血尿に用いることができる。

　　防風・地楡炭・赤石脂・槐花炭などを配合して，血便に用いることができる。

　　阿膠・艾葉炭・棕櫚炭・蓮房炭・当帰炭・続断炭・桑寄生などを配合して，子宮出血あるいは月経過多に用いることができる。

　　三七単品を細かい粉末にし，0.9～2.5gを1日2～3回湯で服用して，止血効果を得ることができる。ただし，証に応じた湯薬と組み合わせたほうがさらによい。

②**散瘀消腫**　三七は止血作用だけでなく，散瘀血・消腫定痛の作用もある。

　　乳香・没薬・骨砕補・続断・血竭などを配合して，打撲傷・瘀血青腫などに用い，内服だけでなく外用することもできる。

　　三七を粉末にして傷口に撒くか，あるいは搗いて軟らかくし傷めたところに塗布すると，止血だけでなく散瘀消腫して定痛することができる。

③**その他**　三七に，金銀花・連翹・赤芍・紅花・当帰尾・天花粉・乳香・没薬などを配合して，癰腫瘡瘍の腫痛に用いることができる。

　　近年，三七は活血化瘀薬としてよく配合され，各種の瘀血証および血瘀気滞証に用いられている。例えば，紫斑病・心筋梗塞・潰瘍病の慢性穿孔などである。

　　心筋梗塞で，舌質紫黯あるいは舌上に瘀斑があり，痛むところが固定して移動しないものに対して，弁証論治による湯薬を服用する以外に，三七粉0.9～1.5gに人参粉0.9～1.5gを配合したものを，湯で1日2回，2～4週間あるいはそれ以上服用すると，治療の助けとなるので，参考にして試していただきたい。頻繁に狭心痛発作を起こす患者にも応用できるが，この場合用量をやや少なめにする。

【**用量・用法**】1回0.6～3g（止血），あるいは3～6g（外傷・筋骨折傷などの治療）で，1日2回服用する。先人の経験に，少量あるいは中等量では止血・活瘀に働き，大量では破血するとあるので参考にしていただきたい。

三七は一般的に煎剤には用いず，粉末にして湯で服用するか，湯薬に溶かして服用する。

〈現代薬理〉現代の研究において，三七に含まれる三七サポニンを用いて動物実験を行ったところ，強心作用を有し，低濃度では血管収縮作用を現し，高濃度では血管拡張作用を現すと報告されている。また，三七の温浸液を用いて動物実験を行ったところ，ウサギの血液凝固時間を短縮し，止血作用を有するということである。

使い分けのポイント

①**白芨**・**三七**はともに止血するが，白芨はおもに咳血・吐血などの肺胃の出血に用いられ，三七はあらゆる出血に用いることができる。

②**烏賊骨**を粉末にして傷口に撒くと，止血することができ，その作用は斂渋による止血である。**三七**を粉末にして傷口に撒く（あるいは搗いて軟らかくし塗布する）と，傷口を塞いで，散瘀消腫して止血し，同時に止痛することができる。

白芨
（びゃっきゅう）

【性味】味は苦・甘・渋，性は微温である。

【効能】白芨のおもな効能は，止血・消腫・祛腐・生肌で，あわせて補肺・収斂の作用もある。

①**止血** 白芨は，肺胃の出血に最もよく用いられる。

例えば，生藕節・黒山梔子・苦杏仁・沙参・生地黄・百合・玄参などを配合して，咳血に用いることができる。

黄芩・知母・烏賊骨・蒲黄炭・茜草炭などを配合して，吐血に用いることができる。近年，白芨に烏賊骨・貝母・甘草を配合してともに細かい粉末とし，1回3～6gを1日2～3回湯で服用，あるいは白芨粉3gに三七粉0.9～1.5gを配合して，1日2～3回服用する方法を用いて，潰瘍病の出血に比較的良い効果を得ている。

私はよく，白芨に杏仁・百部・紫菀・麦門冬・百合・栝楼・生地黄・黄芩・生藕節などを配合して，肺結核の咳血に用い，いつも良い効果が得られる。

②消腫・袪腐・生肌　白芨にはまた，逐瘀生新・袪腐生肌・収斂瘡口の作用があるため，外科において，癰腫・疔毒・瘡瘍などの治療によく用いられる。内服と外用，どちらも効果がある。

③その他　先人の用薬経験により，白芨には補肺作用があると考え，私はかつて，肺結核で空洞のあるものに，白芨粉を1回3〜6g，1日3回，海苔（約1.5〜3g）を煎じた液で服用させるとともに，海苔も食べさせる方法を用いて，しばしば比較的満足できる効果を得た（症状が多種みられるものには，随時弁証論治にもとづいて湯薬と併用し，症状の少ないものには，イソニアジドの内服と組み合わせるとよい）。

【用量】通常は，3〜9gを煎じて服用する。粉末を服用する場合，1回1.5〜4.5gを1日2〜3回用いる。

【注意】附子・烏頭と一緒に用いてはならない〔十八反〕。

〈現代薬理〉現代の研究により，白芨は試験管内でヒト型結核菌の生長に対し顕著な抑制作用があると報告されている。

使い分けのポイント

①**荷葉炭・棕櫚炭**などを止血に用いる場合，収渋の働きが強いため，よく血瘀・結滞を引き起こす。**白芨**を止血に用いる場合は，同時にまた袪瘀生新の作用があるので，長く用いても瘀血を生じない。

②**三七**は一切の出血を止め，**白芨**はおもに肺胃の出血を止める。三七は散瘀定痛し，白芨は袪腐生肌する。

③**生藕節**は止血のなかに養陰生津を兼ね，**白芨**は止血のなかに補肺収斂を兼ねる。この2つは止血に用いても瘀血を生じない。

仙鶴草
せんかくそう

【性味】味は苦，性は涼である。

【効能】仙鶴草はおもに**止血**薬として用いられる。あわせて，熱痢を治す働きもある。

咳血には，白芨・生藕節・黄芩・炒山梔子・阿膠珠などと一緒に用いるとよい。

吐血には，炒黄芩・知母・白芨・烏賊骨・焦三仙・焦檳榔子・茜草炭などと一緒に用いるとよい。

崩漏には，益母草・桑寄生・当帰炭・生地黄炭・白芍・阿膠・艾葉炭などと一緒に用いるとよい。

熱痢血便には，地楡・槐花炭・白芍・木香・黄連・黄柏・白頭翁・馬歯莧などと一緒に用いるとよい。

【用量】通常は，15～30gである。

〈現代薬理〉現代の研究により，仙鶴草には仙鶴草素（agrimonine）・ビタミンKが含まれるという報告がある。仙鶴草素は血小板を増加させ，血液凝固時間を短縮する。私はかつて，仙鶴草30～60gに，生地黄・玄参・白芍・当帰・白茅根・阿膠・茜草炭・鬼箭羽・牡丹皮炭などを随証加減して配合し，血小板減少性紫斑病に用いて一定の効果を得ているので，参考にして試していただきたい。

> **使い分けのポイント**
>
> **益母草**は崩漏に用いることができ，活血祛瘀を兼ねる。**仙鶴草**も崩漏に用いることができるが，活瘀作用はないため，いくらかの活瘀薬を配合すべきである。

藕節
ぐうせつ

【性味】味は甘・渋，性は平である。

【効能】藕節は新鮮なものは**涼血止血**，乾燥した生品は**収渋止血**に働き，炒炭したものは**止血**の力がさらに強くなる。藕節は，収渋止血のなかに**活瘀血**の作用を兼ねるので，止血しても留瘀の弊害がなく，各種の出血の治療において良い補助薬となる。

咳血・吐血・衄血などの症状によく用いられ，多くの場合，白芨・側柏葉・大薊・茜草炭・棕櫚炭などと一緒に用いられる。

【用量】通常は9〜15gで，鮮藕節は30〜60gまで用いることができる。

〈現代薬理〉現代の実験において，藕節は出血時間を短縮し，炒炭後にはその作用がさらに顕著となることが証明されている。

> **使い分けのポイント**
>
> ①熱証出血には**生のもの**がよく，**新鮮なもの**を購入して絞り汁を服用すればさらに効果が高い。虚寒証の出血には**炒炭したもの**がよい。
>
> ②**棕櫚炭**は収渋止血の品で，もっぱら急場を処置する場合に使用され，早期の使用・多用・単用は，血瘀渋滞の弊害を引き起こすので，同時に活血化瘀薬を加えたほうがよい。**藕節**は活血化瘀の作用を兼ねるので，単独で用いるだけでなく，棕櫚炭と一緒に用いることで，棕櫚炭により生じる留瘀の弊害を防ぐことができる。

石菖蒲
せきしょうぶ

【性味】味は辛，性は温である。

【効能】石菖蒲のおもな効能は，開通心竅・宣気除痰・聡耳目・発声音である。

①開通心竅・宣気除痰　熱入心包・痰迷心竅により，意識不明・精神状態の異常・ぼんやりしてしゃべれない・ひどければ痙攣などの症状となるものに，石菖蒲で心竅を開通し，宣気除痰して醒脳清神することができる。遠志・胆南星・天麻・全蝎・蜈蚣・天竺黄・鬱金・茯苓・朱砂・川貝母などと一緒に用いるとよい。

　痰濁・気鬱が心神に影響することにより起こる，心悸*・健忘・驚恐・精神不安，および癇証*・癲狂*などの症状に，石菖蒲で宣気除痰・開心竅して心神を安ずることができる。遠志・香附子・鬱金・琥珀・朱砂・白僵蚕・全蝎・胆南星・防風・竜歯・茯苓などと一緒に用いる。

②聡耳目・発声音　痰気上昇による痰迷心竅，あるいは中風卒倒のため，耳がよく聞こえない・物がはっきり見えない・目がかすむ・舌がこわばって話しづらい，あるいは言語不利などの症状となったものに対して，石菖蒲は九竅を通じ，声を出させる作用をもつ。遠志・天竺黄・半夏・蟬退・細辛・陳皮・茯苓・香附子・生赭石・檳榔子・磁石などと一緒に用いるとよい。

③その他　このほか石菖蒲は，中焦の湿濁阻滞や気鬱が中焦を妨げることによって起こる，胸腹脹悶・腹痛吐瀉・食欲不振などの症状に対して，藿香・厚朴・紫蘇・半夏・陳皮・茯苓・焦神麹などと一緒に用いると，腸胃を温め，宣気消脹し，心腹痛を治す働きをもつ。

　胸膈の間の気閉による胸悶脹痛などには，石菖蒲を用いての開通がたいへん有効である。この経験をもとに，私は狭心痛で気閉不通に偏るものに，証に応じた湯薬のなかに石菖蒲6〜9gを加えることが多く，除悶止痛に対して役立っているので，参考までに供する。

【用量】通常は，3〜9gである。

【注意】心気の散じたものには使用を避ける。

〈参考〉地黄・玉竹・麦門冬・山薬などを使用する際に，少量の菖蒲を加えると，それを宣導させ滞らせない。

> **使い分けのポイント**
>
> **遠志・石菖蒲**は，どちらも心に入って開竅する。そのうち遠志は，心腎を交通させ補心益腎する作用があり，おもに驚悸*・健忘・不眠・失神に用

いられる。石菖蒲は，開竅・宣気・除痰して益心肝する作用があり，おもに痰気迷心（意識不明）による，耳がよく聞こえない・物がはっきり見えない・言語障害などの症状に用いられる。

麝香
じゃこう

【性味】味は辛，性は温である。

【効能】麝香には**開心竅・通経絡**の効能があり，十二経を上下に通行し，内は骨髄，外は皮毛まで達し，芳香走竄の品で，**開関利竅**に優れている。以下の状況によく用いられる。

①神志昏迷〔意識不明〕　中風・熱入心包・痰迷心竅などにより起こる，意識不明・牙関緊閉などの症状に対し，麝香で開心竅・醒心神することができる。蘇合香・檀香・丁香・石菖蒲・朱砂・鬱金・牛黄・珍珠・犀角（現在は使用禁止）などと一緒に用いられ，例えば蘇合香丸（散）・安宮牛黄丸（散）などがある。

②経絡気血阻滞　経絡に気血が阻滞して，疼痛・癰腫・結核・癥瘕・痃癖*などが生じた場合，通気活血の薬方中に麝香を少し加えると，通経活絡の作用が増強し，止痛・癰腫を消す・癥瘕を除くなどの働きをする。

　一般的には丸（散）剤として使用する。麝香を含む常用される丸薬には，西黄丸・醒消丸・小金丹・化癥回生丹などがある。

③打撲傷　傷めた部位の気血が壅塞瘀滞したため青腫疼痛となったものに，活血化瘀薬のなかに麝香を加えることで，行気・通経絡し，消腫止痛の作用を増強することができる。

　例えば七厘散（血竭・乳香・没薬・紅花・児茶・麝香・氷片・朱砂）は打撲傷を治療し，内服（1回0.2〜0.9 g）だけでなく，外用することもできる（皮肉の破れていないものに用いる）。

【用量・用法】通常は0.06〜0.1 g，あるいは0.6〜1 gまで用いられる。湯薬と一緒にはあまり用いられない。多くの場合，すって丸剤や散剤に

入れて使用し，特に必要な場合には湯薬とともに服用する。丸剤や散剤で用いる際の用量は，往々にしてたいへん少ないが，その性質は飛揚走竄で，そのほかの薬物が効能を発揮するのを助け，働きを増強することができる。

【注意】
①麝香は芳香走竄であり，不適切な使い方をしたり使いすぎたりすると，人体の正気を耗散する恐れがある。
②また，気血を宣散する力が迅速で猛烈なので，妊婦は服用を避ける。

〈現代薬理〉現代の研究により，麝香には人体の諸腺の分泌を促進し，呼吸心拍を増やし，血球を増加する働きのあることが報告されている。

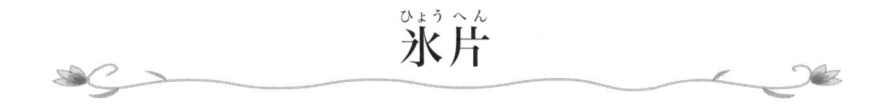

氷片 (ひょうへん)

【別名】梅片 (ばいへん)
【性味】味は辛・苦，性は微寒である。
【効能】氷片は香竄善走で，あらゆるところに到達する。鬱火を散じ，諸竅を通じる作用があり，清心醒脳し，目の充血や雲翳*を去る働きもある。以下の状況でよく用いられる。

①**風痰急閉・驚癇卒倒**　風痰上擾・痰熱迷心・小児の熱病による急驚風・癲癇・中風卒倒により，意識不明・吊眼・痙攣・言語障害などの症状が生じたものにはみな，氷片で心竅を開き心熱を清して醒脳安神することができる。牛黄・胆南星・雄黄・麝香・天竺黄・全蝎・蜈蚣・防風・黄連・鬱金・石菖蒲・遠志などを配合して，丸剤にして服用する。例えば，牛黄清心丸・鎮驚丸（中成薬）などがある。

②**咽喉腫痛・口内炎・歯痛**　火熱鬱閉・火熱上攻により，咽喉痛・口内炎・歯齦の腫痛などの症状となったものに，黄連・黄芩・牛黄・生大黄・玄参・生地黄・連翹・防風・山豆根などと一緒に用いることができる。よく用いられている中成薬に，牛黄上清丸などがある。

また，外用薬にすることもでき，例えば，灯心草3 g，黄柏1.5 gを

ともに焼存性〔外部が黒く焦げ内部は焦黄になるように，部分的に炭化させる方法〕にして細かい粉末とし，さらに枯白礬2g，氷片0.9gをすって加え，1回0.3～0.6gを喉に吹き付ける方法で，風熱上壅・咽喉腫痛・喉閉痰壅の症候に用いることができる。

また，歯痛のときに氷片3g，朱砂3gを細かい粉末とし，塗ることで，止痛作用が得られる。

③**瘡瘍癰腫・目の充血や雲翳**　各種の瘡瘍腫毒に外用して消腫止痛することができ，すでに潰れたものに対しては袪毒生肌・除臭することもできる。例えば，『重楼玉鑰』の生肌散（赤石脂・乳香・没薬・軽粉・硼砂・煅竜骨・孩児茶・梅花氷片）などがある。

風火が頭目に上攻すると，目の充血や疼痛・雲翳などの症状が現れる。氷片に炉甘石・朱砂・硇砂〔天然の塩化アンモニウム〕・麝香・珍珠・熊胆などを配合して（精製が必要），点眼剤とし，充血や目翳をとって明目止痛することができる。市販されている明目の目薬や眼軟膏にはみな氷片が含まれている。

【用量】通常は，0.09～0.3gである。湯薬ではあまり用いられず，多くは丸剤や散剤で使用される。

〈参考〉病が深いところにあるものに氷片を用いると，引薬して病位まで深く入らせることができる。病邪がまだ浅いところにあるものには，かえって病を深く引き込んでしまう恐れがある。

使い分けのポイント

①**樟脳**は辛熱除湿し，あまり走竄せず，外用で殺虫防腐剤としてよく用いられる。**氷片**は辛苦微寒で，走竄甚速で達しないところはなく，骨髄まで透ることができ，散邪外出する。

②**麝香**は走竄飛揚で，その性は温であり，通経活絡の効力が氷片より強く，妊婦には使用を避ける。**氷片**は走竄開竅で，その性は涼であり，清熱解毒の効力が麝香より優れ，また醒脳提神の働きもあり，妊婦にも用いることができる。

神麴（しんきく）

【性味】味は甘・辛，性は温である。

【効能】神麴はおもに消化を助ける薬として用いられ，**開胃健脾・化食消積**の働きがある。

　　飲食積滞により，胃脹・腹痛・食欲不振などの症状がみられるものには，麦芽・山楂子・炒萊菔子・藿香・陳皮・枳実などと一緒に用いるとよい。

　　飲食久積・痰食互結により癖塊癥瘕などを生じたものには，山楂核・蒼朮・白朮・三稜・莪朮・麦芽・紅花・桃仁・生牡蛎・炙鼈甲などと一緒に用いるとよい。

　　脾胃虚弱・食欲不振・消化不良などの症状には，党参・白朮・茯苓・炙甘草・陳皮・穀芽・麦芽などと一緒に用いるとよい。

【用量】通常は，3～9gである。

〈参考〉神麴には鉱物薬の消化を助け，吸収させる作用があるので，磁石・代赭石などの鉱物薬を使用するときに少量の神麴を加えると，運化吸収を助けるだけでなく，消化機能を保護する働きをする。例えば古方の「磁朱丸」は，磁石・朱砂を細かい粉末にして，神麴糊で丸剤としており，この種の配合方法はたいへん効果的である。

> **使い分けのポイント**
>
> 　　神麴を炒焦して用いると，消食の効力が増強するので，消導薬のなかでは**焦神麴**がよく用いられる。**生**で用いると，健脾開胃のほかに，いくらか発散の力もあわせもつので，停食に外感発熱を兼ねるものには生で用いるとよい。

麦芽（ばくが）

【性味】味は甘，性は微温である。

【効能】麦芽は消食開胃の効能があり，あらゆる米・麺類・果実の積滞を化すことができる。胃気上行を助け資脾健運し，濁気を下降させて除脹寛腸する。大量に用いると回乳の働きも兼ねる。
①**消食開胃**　飲食積滞（米・麺類・果実や芋類に対して，より効果が高い）には，神麴・半夏・炒萊菔子・炒鶏内金・焦山楂・檳榔子・枳実・蒼朮などと一緒に用いるとよい。
②**回乳〔断乳〕**　産婦で回乳を望むものは，炒麦芽60gを煎じ，1日1剤を数剤続けて服用することで，乳汁が次第に減少して回乳することができる。
【用量】通常は，3～9gである。
【注意】積滞のないものが長く服用すると，かえって正気を傷める。

> **使い分けのポイント**
> 　麦芽は**生**で用いると，胃気を鼓舞して消化を助け，開胃〔食欲を増す〕する作用があり，胃がもたれて少食のものや食滞に胃熱を兼ねるものに用いることができ，あわせていくらかの舒肝調気作用ももつ。**炒したもの**は，おもに食滞に胃寒を兼ねるものに用いられる。**炒焦したもの**は，消食化積の作用が最大となる。それぞれの状況によって選ぶことができる。

山楂子（さんざし）

【性味】味は甘・酸，性は微温である。
【効能】山楂子のおもな効能は，消積化瘀・行気活瘀である。小児痘疹を外発させる働きもある。
①**消積化瘀**　肉類の積滞に対して効果が高く，炒鶏内金・神麴・麦芽・炒檳榔子・萊菔子などと一緒に用いる。
　中焦の痰湿阻滞で，長期のうちに積塊となったものに対し，山楂子で化瘀消積することができ，白朮・枳実・半夏・陳皮・神麴・麦芽・三稜・莪朮・紅花・桃仁・炙穿山甲などと一緒に用いる。

②**行気活瘀**　山楂子は血分に入り，行気だけでなく活瘀することもできる。産後の下腹部瘀血疼痛（俗に児枕痛という）・悪露不尽などに対しては，桃仁・紅花・炮姜・川芎・当帰などと一緒に用いるとよい。

　私は，胸痺疼痛（狭心痛を含む）のものに対し，証に応じた湯薬中に生山楂を15gくらい加えることが多く，活血止痛の働きがある。

③**発痘疹**　小児痘疹〔小児の発疹性疾患。はしか・風疹・水疱瘡など〕で，発疹がいつまでもすっきりと出にくいものには，山楂子6〜9gを煎服で用いるとよい。

〈参考〉焦神麴・焦麦芽・焦山楂の3つを合せたものを「焦三仙」といい，互いにその消食導滞の能力を増強しあう。さらに焦檳榔子を加えたものを「焦四仙」といい，下気消積の効力がさらに強くなる。これらの薬はよく一緒に用いられる。

　50％の山楂子酒を毎回10〜20mL飲むことで，狭心痛を止めることができるとの報告がある。

【用量】通常は，3〜15gである。

【注意】山楂子を多くあるいは長く服用すると，かえって脾胃から生まれる気を伐つことになるので，脾胃虚弱で積滞のないものには慎重に用いる。

使い分けのポイント

①山楂子を**生**で用いると，開胃消食・活血活瘀に適する。**炒焦**すると，消食導滞に適する。**山楂炭**は，消食止瀉に適する。

②**神麴**は穀積の消化に優れ，あわせて化痰導滞して鉱物薬を消化しやすくする働きもある。**麦芽**は麵積の消化に優れ，あわせて胃気を助ける。**山楂子**は肉積の消化に優れ，癥塊を消し，あわせて行気活血する。

③**山楂核**は消食磨積し，あわせて疝気*（鼠蹊部および少腹部の疝気攻竄の痛みあるいは睾丸腫痛を指す）疼痛を治す。

④**烏梅・山楂子**はどちらも酸味であるが，烏梅は酸で収渋し，斂肺渋腸する。山楂子は酸で破泄し，消積散瘀する。

鶏内金
けいないきん

【性味】味は甘，性は平である。

【効能】鶏内金のおもな効能は消食開胃で，通淋化石，小児の遺尿を止める作用をあわせもつ。

以下に分けて述べる。

①消食開胃　大人や小児で消化力が不足し，飲食が停滞して，脘腹の脹り・嘔吐・泄瀉・消化不良などの症状となったものに，鶏内金で健脾開胃し，水穀を消化し，運化を助けることができる。藿香・紫蘇・焦神麹・焦山楂・焦麦芽・枳実・半夏・陳皮などを配合して用いる。

小児の疳積・消化不良・顔色が黄色く痩せている・午後の微熱などに対しては，藿香を去って，胡黄連・銀柴胡・使君子・焦檳榔子などを加えて用いるとよい。

②通淋消石　尿がポタポタ滴って痛み，尿中に砂石のあるもの（泌尿器結石）に対しては，冬葵子・車前子・瞿麦・萹蓄・茯苓・猪苓・牛膝・沢蘭・金銭草・川木通などと一緒に用いるとよい。

胆石の疼痛には，枳実・半夏・川楝子・柴胡・白芍・鬱金・川木通・生大黄・金銭草などと一緒に用いるとよい。

③止遺尿　小児および大人の遺尿に対して，鶏内金は遺尿を止め小便を収斂し，証に応じた湯薬のなかに加えることができる。

【用量】通常は，3〜9gである。

> **使い分けのポイント**
>
> 鶏内金は**生**で用いると通淋化石に適し，**炒**して用いると消食開胃に適する。

昆布(こんぶ)

【性味】味は鹹，性は寒である。

【効能】昆布には**軟堅散結・化痰消積**の効能がある。

痰気の結聚により瘰癧・癭瘤*(頸部リンパ節結核・甲状腺腫などを含む)が生じたものに対し，玄参・生牡蛎・夏枯草・貝母・黄芩・赤芍・紅花・百部・海藻などと一緒に用いることができる。

腹中に痰食・瘀血が長く積滞して塊となり，痞・癖・癥瘕(肝脾腫大・腹腔嚢腫腫塊などを含む)が生じたものに対し，炙鼈甲・生牡蛎・生香附子・草紅花・炙穿山甲・焦神麹・山楂核・当帰・桃仁・三稜・莪朮などと一緒に用い，消散積塊することができる。

【用量】通常は，6〜9gである。

【注意】脾胃虚寒および寒痰積聚のものには用いるべきではない。

〈参考〉海藻と昆布は作用が似ているが，海藻は薬力がより穏やかで，昆布の薬力はより強くて滑利である。先人には，海藻・昆布の類を多く摂れば痩せることができるとの見解があり，私は，肥満・動脈硬化・高脂血症のものに対し，食用の昆布をたくさん摂るように言うことがあり，それが一定の治療の助けとなっているように思うので，参考までに供する。

〈現代薬理〉現代の研究により，昆布を甲状腺機能亢進症およびヨード欠乏性甲状腺腫に用いることができるという報告がある。

海藻(かいそう)

【性味】味は苦・鹹，性は寒である。

【効能】海藻の効能は昆布とほぼ同じであるが，海藻のほうが薬力が穏やかで，**利水作用を兼ねる**。

瘰癧を除くのに用いられることが多く，連翹・陳皮・青皮・半夏・夏

枯草・胆南星・黄芩・玄参・生牡蛎・牛蒡子などと一緒に用いる。

またえい瘤に対しては，昆布・川芎・夏枯草・当帰・白芷・細辛・官桂・生牡蛎・香附子・胆南星などと一緒に用いる。

【用量】通常は，6～12ｇである。

【注意】
①脾胃虚寒のものには用いるべきではない。
②甘草と一緒に用いてはならない〔十八反〕。

> 使い分けのポイント
>
> 食用の昆布にも軟堅消瘰の働きがあるが，その薬力は**海藻**や**昆布**ほどではない。

使君子
しくんし

【性味】味は甘，性は温である。

【効能】使君子は**健脾胃・除虚熱・消積殺虫**の効能があり，小児の脾胃不健によって起こる各種の疾病によく用いられる。

小児で脾胃虚弱のものは，停乳〔乳が消化されないこと〕・食滞・湿熱鬱阻になりやすく，消化不良となって疳疾・虫積・痞疾などが起こる。一般的に現れる状態として，顔色が黄色く痩せている・毛髪がパサついて脆くなる・消化不良・便泄・腹部が大きく脹り青筋が浮き出る・微熱・食欲不振・泥土を食べたがる・肝脾大・倦怠・すぐに泣くなどがある。

使君子で健脾胃・除虚熱・消積殺虫することができ，胡黄連・焦三仙・鶏内金・檳榔子・白朮・茯苓などと一緒に用いる。例えば加味肥児丸（麦芽・神麴・白朮・山楂子・使君子・胡黄連・檳榔子・木香・枳実・鶏内金・陳皮を粉末にし，蜜で丸剤にする），健脾肥児散（使君子・鶏内金・白朮・山薬・甘草・茯苓・山楂子をともに細かい粉末とする）などがある。

使君子には駆蛔虫作用がある。実験により，その水溶性成分（使君子酸カリウム）は，豚の蛔虫の頭部を麻痺させて排出させることが証明さ

れている。使君子単独で（毎日3～15ｇを煎じる。あるいは外皮を除いて仁を烤熟し，噛み砕いて服用する），あるいは苦棟子・蕪荑・甘草・猪胆汁などを配合して用いることができる。

このほか，鉤虫・蟯虫に対しても有効である。鉤虫の治療には，榧子と一緒に用いる。蟯虫の治療には，百部・大黄と一緒に用いる（使君子・大黄を煎じて服用し，さらに百部を煎じた液を加えて浣腸する）。

【用量】通常は，3～9ｇである。
【注意】大量に服用すると，呃逆・腹脹・頭暈・悪心などの副作用を引き起こす。

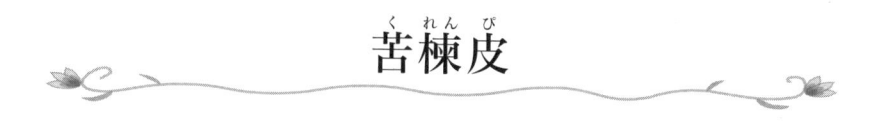

苦楝皮
（くれんぴ）

【性味】味は苦，性は寒で，有毒である。
【効能】苦楝皮はおもに**駆蛔虫**に用いられる。その苦寒の性により，湿熱を瀉すこともできる。

一般的に，煎剤で駆蛔虫に用いられることが多く，苦楝皮で作った100％の濃度の湯液（成人で毎日5～10mL）を内服して用いる。また，乾燥粉末で作った丸剤を服用することもできる。

かつて，苦楝樹根皮を煎じて作った50％の濃度の湯液を，6～12歳の児童30人あまりに用いたところ（毎日5～10mLを1回服用），圧倒的多数が蛔虫を下し，瀉薬を用いる必要がなかった。

苦楝皮は単味で使用できる。また，蕪荑・雷丸・鶴虱などを配合して使用することもできる。

【用量】通常は3～9ｇで，新鮮な根皮は25ｇまで用いることができる。
【注意】
①身体虚弱および心臓病・活動性肺結核のものには慎重に用いる。
②妊婦には用いない。

〈現代薬理〉現代の研究により，苦楝皮の作用はサントニンと似ているが，作用が比較的緩慢で，毒性はサントニンより少ないという報告がされて

いる。

　苦棟皮の毒性反応は，頭暈・頭痛・悪心・嘔吐・顔色が赤くなる・腹痛・腹瀉・四肢の麻痺などの形で現れ，ひどい場合は痙攣や心拍紊乱となる恐れがある。

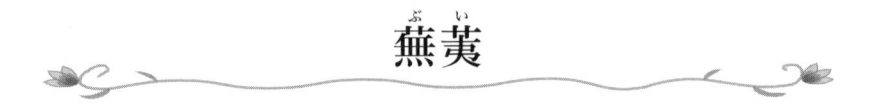

蕪荑（ぶい）

【性味】味は辛・苦，性は温である。
【効能】蕪荑はおもに腸寄生虫症に用いられ，あわせて**燥湿・化食**の作用もある。
　蛔虫・条虫などにより，顔色が黄色く痩せている・腹痛・脹痛・泄瀉・微熱などの症状があるものに，蕪荑に大黄・鶴虱・檳榔子・訶子・木香・乾姜・附子・烏梅・神麴・麦芽などを配合して用いることができる。
　蕪荑はまた，心腹寒湿疼痛および冷痢などの症状にも用いられ，肉豆蔲・高良姜・縮砂・訶子などと一緒に用いる。
【用量】通常は，4.5～6gである。
【注意】脾胃虚弱のものには用いてはならない。

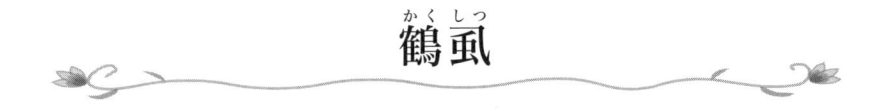

鶴虱（かくしつ）

【性味】味は苦・辛，性は平で，小毒がある。
【効能】鶴虱はおもに，各種の腸寄生虫症に用いられる。
　腸寄生虫により，腹痛・腹脹（顔面に白斑，唇に虫疹斑点〔寄生虫によって現れる白い円形または楕円形の粃糠疹〕があり，腹痛は起こったり止んだりし，生米や泥土を食べたがる）などの症状となったものには，鶴虱を粉末にし，肉のスープで服用するとよい。あるいは，苦棟皮・檳榔子・使君子などと一緒に用いる。

例えば化虫丸（蕪荑・鶴虱・苦楝皮・檳榔子・枯礬・使君子・木香・雷丸を粉末にし，煉蜜で丸剤とする）は，虫積・食積・乳積によって，肚腹部の膨脹・疼痛，嘔吐嘈雑*・飲食が進まないなどの症状となったものに用いることができる。
【用量】通常は，2.5～6gである。

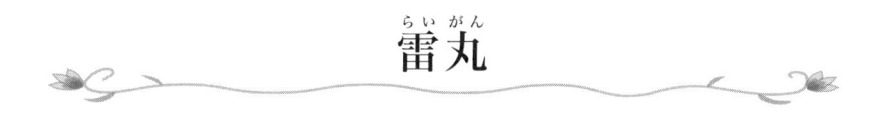

雷丸
らいがん

【性味】味は苦，性は寒で，小毒がある。
【効能】雷丸はおもに駆虫薬として用いられ，条虫・嚢虫病・鉤虫・蛔虫・絲虫〔フィラリア〕に対して，みな有効である。
　特に，条虫・嚢虫病に最もよく用いられる。虫の卵がついた豚肉や牛肉を火を通さないで食べたり，不潔なものを飲食したりすることにより起こり，下痢・腹痛・腹部の脹り・食欲不振・悪心・嘔吐・糞便中に虫体の節片がみられるなどの臨床症状が現れる。嚢虫病では，皮下に大豆や蚕豆（そらまめ）くらいの大きさの小結節がみられ（生体組織検査では嚢虫が確認される），もし嚢虫が脳にいれば，癲癇様発作を起こす可能性がある。
　雷丸は，腸内の条虫虫節および嚢虫を破壊することで，駆虫として働く。単味で用いる場合は，1日60gを2日続けて服用する。雷丸に乾漆・雄黄・炙穿山甲などを配合して作られた丸剤を，比較的長時間服用することで，脳嚢虫病に対して一定の効果があるという報告もある。
　雷丸は絲虫に対しても有効である（雷丸約30gの煎液を7日連続服用する）が，煎服では蛔虫に対しては無効である。
　雷丸125gを粉末にして3包に分け，1日1包，3日を1クールとして，鉤虫に対して有効であったという報告もある。
【用量・用法】通常は，9～20gである。
　丸剤や散剤で服用したほうが，効果が高い。実験により，雷丸を60℃で30分加熱するとほとんど失効し，1時間加熱するとすべて失効したとの報告がある。したがって煎服には適さない。

紫硇砂
しのうさ

【性味】 味は鹹・苦・辛，性は熱で，有毒がある。

【効能】 紫硇砂のおもな効能は，消積・破結・軟堅・散瘀消腫で，以下の状況に用いることができる。

① 消肉積　肉類を過食すると脾胃を傷め，中焦の運化に影響して，気血瘀滞，痰食互結し，次第に痞癖癥塊が生じてくる。この場合，紫硇砂に，阿魏・焦山楂・焦神麯・白朮・牽牛子・丹参・炙鼈甲・莪朮などを配合して，丸薬にして服用するとよい。

② 治噎膈　先人の多くは，紫硇砂に檳榔子・丁香・厚朴・蒼朮・黄丹などを配合して丸剤・散剤とし，噎膈・反胃などの治療に用いた。

　現代の研究により，紫硇砂はマウスの肉腫180，ウォーカー腫瘍256，および腹水がんに対し，みな一定の抑制作用をもつとの報告がある。私はかつて，先人が紫硇砂を噎膈の治療に用いた経験をもとに，抗がん作用を有するという現代の科学的研究の成果を結びつけて，紫硇砂を食道がん（X線検査により診断されたもの）数例に内服で用いた。治療後に麺類や餃子を食べることができ，精神・体力・食欲がみな明らかに好転し，自覚症状が大いに軽減した患者もおり，一定の治療効果を得られたと思われる。以下に，私の使用した方法を紹介する。治療期間が3〜5カ月と短く，その後継続して経過をみることもできず，結論を出すことができないのが残念であるが，参考までに供する。

　紫硇砂12g，蕎麦粉適量。蕎麦粉を餃子の皮を作るときのように水で調整して，このなかに硇砂を入れ，元宵団子くらいの大きさ（皮の厚さは1〜1.3cm）にする。これを炭火で焦黄色になるまで煨き，冷ましてからそれを割り，中心にある湿った硇砂を取り出して，焙って乾燥させる。それを6g取って，さらに鶏心檳榔子12g，公丁香4個（さらに沈香粉3gを加えることもある）を磨り潰して入れ，ともに細かい粉末とする。1回0.2〜0.3gを1日3回，食事の1時間前に，湯か温かい黄酒で服用する。同時に証に応じた湯薬を服用するのだが，

私はよく以下の方剤の加減を用いている。

　生赭石 30 g（先下），旋覆花 10 g（布包），半夏 10 g，党参 9 g，縮砂 10 g，丹参 15 g，川貝母 6 g，焦三仙各 9 g，生大黄 2 ～ 10 g，甘草 2 ～ 6 g，刀豆子 10 g，杵頭糠（「細糠」のこと）ひとつまみ，栝楼 30 gを煎じ，1日1剤を2回に分けて服用。

【用量】通常は，0.2 ～ 1 gである。

【注意】服薬時には羊血を摂ってはならない。

〈参考〉

①紫硇砂はまた腐食悪肉の外用薬中でも用いられ，現代では皮膚がんの治療にも使われている。眼科でも目翳胬肉〔胬肉：眼球の結膜の増殖によりできた肉状の突起〕の点眼薬中に用いられるが，加工炮製するべきであり，経験のないものは軽率に用いてはいけない。

②白硇砂には化痰作用があり，咳嗽して，痰が多く粘稠で喀出しにくいものに用いることができるが，抗がん剤としては用いない。処方上でたんに「硇砂」と書くと，薬局では紫硇砂を用いることになるので，処方時にははっきりと記したほうがよい。

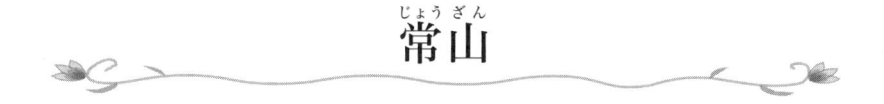

常山
じょうざん

【性味】味は苦・辛，性は寒で，有毒である。

【効能】常山には**消痰・引吐**および**截瘧**の効能がある。

　常山には強烈な催吐作用があり，先人は胸膈間の痰濁・痰飲の停留結滞を嘔吐させるためにこれを用いることがあり，甘草を配合して内服させて，痰涎水飲などを吐き出させ，胸膈間が寛がるようにした。しかし現在では吐法にはほとんど用いられず，いまではおもに瘧疾の治療に用いられている。

　常山を瘧疾の治療に用いる場合，先人は「截瘧」と称したが，これは常山が瘧疾の発作を強力に止めることを意味する。しかし，弁証論治をもとにそのほかの薬物を用いて全体を調整することが必要で，各種の病

因を取り除くことではじめて，より全面的な治療となる。

このため，常山を截瘧に用いるときは，まず，和解表裏・提邪外出・解散表邪・除痰消積・清解肝胆・調理脾胃などの薬物を用い，治療を始めて何日か経ち，瘧邪を陽分まで出させたところで，証に応じた湯薬中に常山を加えて截瘧する。先人は，これらの経験を，後の人の参考のために提供している。私が常山を瘧疾の治療に用いるときは，よく以下のように組み合わせる。

柴胡9～30ｇ，黄芩9～12ｇ，半夏10ｇ，常山6～9ｇ，草果9ｇ，檳榔子9ｇ，烏梅3～4.5ｇ，生姜3片，大棗3～5枚，炙甘草3～6ｇを煎じて服用（必ず，1回は発作の3～4時間前に服用しなければならない。したがって服用時間はその状況によって定める）。

大便乾秘のものには，生大黄3～9ｇを加えるとよい。

発作時に発熱が多くて悪寒が少なく，はなはだしいものでは発熱のみで悪寒がなく，大汗が出て，口渇して冷たいものを飲みたがるものには，生石膏30～60ｇ，知母9～12ｇを加えるとよい。

発作時におもに悪寒がして発熱を自覚しない，あるいは悪寒の時間が長くて発熱時間がきわめて短くかつ軽いものには，桂枝9～15ｇ，白芍9～15ｇ，呉茱萸6～9ｇを加えるとよい。

経過が長く，いろいろな方法で治療したが癒えず，身体が次第に虚弱となるもの，あるいは老人で虚したものには，党参15～30ｇ，何首烏15～30ｇを加えるとよい。

以上は私の体得したものであり，参考までに供する。

【用量】通常は3～6ｇで，重症時には9ｇ用いることもできる。
【注意】虚弱な患者には慎重に用いる。
〈参考〉常山を服用すると，胸胃の気を上逆させて嘔吐となるので，檳榔子で降気，半夏で和胃して，嘔吐の副作用を防止することができる。
〈現代薬理〉現代の研究により，常山は間日瘧の治療において，キニーネよりも効果が高いという報告がある。また，常山には解熱作用があるとの報告もある。

> **使い分けのポイント**
>
> **草果**は瘴癘湿気を除き，おもに瘴瘧（山嵐瘴気*〔熱病を起こさせる山川の悪気〕を感受することにより発生する一種の瘧疾で，悪性瘧疾に属する）を治す。**常山**は痰積を祛い，おもに間日瘧*・久瘧を治す。証に応じた湯薬に入れることで，各種の瘧疾に用いることができる。

草果（そうか）

【性味】味は辛，性は温である。
【効能】草果は芳香燥湿・辛温祛寒し，あわせて截瘧〔「常山」の項参照〕の働きもある。

①**芳香燥湿・辛温祛寒** 寒湿の邪が腸胃に停滞し，中焦の運化に影響を与え，胃痛・腹脹・腹痛・嘔吐・泄瀉・中焦満悶・食欲不振などの症状となったものに，草果で芳香燥湿・祛寒温中することができる。藿香・縮砂・木香・生姜・半夏・呉茱萸・高良姜・香附子などと一緒に用いる。

中焦が寒湿太盛となり，胸脘痞悶・食欲不振のものには，厚朴・陳皮・草豆蔲・麦芽・茯苓・蒼朮・縮砂などと一緒に用いるとよい。

②**截瘧** 湿邪が盛んで瘧疾となったもの，あるいは瘧疾に中焦の寒湿阻滞を兼ねるものには，柴胡・黄芩・半夏・蒼朮・佩蘭・草豆蔲・檳榔子・常山・厚朴などと一緒に用いるとよい。山嵐瘴気・穢濁*湿邪によって瘧疾となったものに対し，効果が比較的高い。

【用量】通常は2〜6gで，重症には9gまで用いることができる。
【注意】脾胃に寒湿のないものには使用を避ける。

> **使い分けのポイント**
>
> **草豆蔲**は温中調胃に優れ，止嘔消脹する。**草果**は燥湿祛寒に優れ，除瘴截瘧する。

山慈菇(さんじこ)

【性味】味は甘・微辛，性は寒で，小毒がある。

【効能】山慈菇の効能は，**清熱解毒・消癰散結**である。

　　山慈菇はおもに，疔瘡悪瘡・瘰癧結核・蠍や虫に刺されたものなどの治療に用いられる。金銀花・連翹・蒲公英・紫花地丁・蒼耳子（あるいは茎葉）・五倍子・朱砂などと一緒に用いる。臨床上では，その複方製剤である「紫金錠」が最もよく用いられており，その処方と製法は，以下の通りである。

　　山慈菇60ｇ，紅芽大戟（酢炙）45ｇ，千金子霜30ｇ，五倍子30ｇをともに細かい粉末とし，さらに朱砂粉9ｇ，雄黄粉9ｇ，麝香9ｇを磨って入れ，別に糯米粉96ｇを適量の水で調整して蒸して糊状にし，これと薬粉を均一に混ぜて1粒3ｇの錠剤（湿った状態では約3.5ｇ）を作る。これを砕いて1回1.5ｇを1日2回，湯で服用する。同時に，これをさらに酢を加えて磨り潰したものを患部に塗る。あらゆる臓腑の毒熱・時疫*瘟邪〔「板藍根」の項参照〕・腮項部の紅腫・疔毒悪瘡・結核瘰癧・蠍や虫に刺されたもの・無名腫毒〔適当な病名のない紅腫熱痛を伴う腫れ物〕などの症状を治療する。

　　以上の薬粉で製造された錠剤は「玉枢丹」とも呼ばれ，臨床上ではよく湯薬に溶かして服用される。玉枢丹には解毒止嘔作用があり，腎炎の尿毒症で吐き気が顕著なものに対し，私は証に応じた湯薬に玉枢丹を2ｇ加え，2回に分けて湯薬で服用させることがある。

【用量】通常は，3〜9ｇである。

〈参考〉現代の研究により，山慈菇には一定の抗がん作用のあることが報告されている。私は，食道がん・胃がん・肝臓がん・膵臓がんなどの治療の際に，弁証論治にもとづいて，玉枢丹0.7〜1.5ｇを1日2回，湯薬で服用させる。あるいは，処方中に山慈菇を6〜9ｇ加える。あるいは紫硇砂で作った粉剤（「紫硇砂」の項を参照）を湯や水に溶かして服用させる。

病例には末期の患者および外来患者が多く，症状がいったん軽減して精神や体力がある程度好転しても，系統的に診ることができず，かつ治療例が少ないため，治療効果の結論を出すことは難しいが，参考までに供する。

半枝蓮
はんしれん

【性味】味は苦，性は涼である。
【効能】半枝蓮は**清熱解毒・活瘀消腫**の効能があり，現代では，抗がん薬として使用されることが多い。

ここ数年の文献による報告で，半枝蓮60ｇ，山豆根30ｇ，露蜂房30ｇ，山慈菇30ｇをともに細かい粉末にして，水で緑豆大の丸剤とし，1回15丸を1日2～3回，食後に湯で服用することにより，各種腫瘤の治療に用いることができるとある。

また，「複方半枝蓮抗がん注射液」という製剤（半枝蓮・白花蛇舌草・半辺蓮・猪殃殃〔八重葎〕・白英・竜葵からなる）もあり，1回2～4mLを筋肉あるいは穴位に注射すると，直腸がん・胃がん・食道がん・子宮頸がんなどに一定の効果がある。

私は各種のがんを治療する際に，弁証論治にもとづいて，証に応じた湯薬中に半枝蓮を用いることが多く，半枝蓮15～30ｇ，あるいは半辺蓮・山慈菇なども加える。

【用量】通常は，15～50ｇである。

白花蛇舌草
びゃっかじゃせっそう

【性味】味は甘・淡，性は涼である。
【効能】白花蛇舌草には**清熱解毒・活血消腫・利尿**の効能がある。近年，

抗がん薬として使用されることが多い。

　白花蛇舌草に，紫花地丁・野菊花・蒲公英などを配合して，腸癰に用いることができる。

　白茅根・海金沙・川黄柏などを配合して，湿熱淋（急性泌尿器系感染を含む）に用いることができる。

　玄参・錦灯篭・金銀花・黄芩・射干などを配合して，咽喉の腫痛・急性扁桃腺炎などに用いることができる。

　私は各種のがんを治療する際に，弁証論治したうえで，証に応じた湯薬中に白花蛇舌草を30～40ｇ，あるいは同時にそのほかの抗がん作用をもつ中草薬，例えば山慈菇・半枝蓮・莪朮・山豆根などを加えて用いることが多い。随証加減が重要であり，単用されることはあまりない。

【用量】通常は，20～50ｇである。

〈現代薬理〉現代の研究により，栝楼・射干・猪苓・夏枯草・黄薬子・䗪虫・全蝎・蜈蚣・水蛭・蟾酥・丹参・赤芍・三七・大薊・小薊・鴉胆子・紫草・補骨脂・白朮・雄黄・山茱萸・淫羊藿・皂角刺・苦杏仁・浙貝母・萊菔子・莪朮・海藻・昆布・麝香・威霊仙・烏頭などの薬にはみな，一定の抗がん作用があると報告されている。弁証論治を基本としたうえで，それぞれの薬の働きおよび病証の特徴を結びつけて，治法に照らして処方し，随証加減して応用することができる。

第10講
薬方の組成について

　医師が薬方を組み立てることを，俗に「開薬方児」あるいは「開方児」という。薬方は，「処方」あるいは「方剤」とも呼ばれる。これは，医師が患者に対して，弁証・立法を行ったのち，立法の意図にもとづき，具体的な病状に合わせて適する薬物を選び出し，薬方組成の原則と薬物の配合変化に照らし合わせて，適する量を定め，組み合わせて作りあげるものである。これはまた，治療法則の具体的な運用であり，医師が治療を行う際の重要な措置のひとつであり，中医学の弁証論治医療体系における理・法・方・薬の重要な構成部分である。

　先人は長期にわたって医療を実践し，疾病との闘いの経験を絶えずまとめてきた。その過程で次第に，数種類の単味薬から薬方を組成して用いると諸薬の特長を集中させることができ，薬物の配合変化による作用を発揮させることで新たな効能を生み出し，治療効果を高められることを発見していった。あわせて，組成の過程で，それぞれの薬がその特長をより発揮できるよう，その欠点と弊害を修正していった。薬を組み合わせて薬方を作りあげるということは，随証加減が可能であるということであり，その柔軟な変化により応用範囲をおおいに拡げることができるということである。そこで，先人たちは薬方を組成して用いるようになり，長期にわたる実践のなかで豊富な経験を積み重ねていった。薬方の誕生は，薬を使用するうえでのおおいなる進歩だといえる。以下に，私が学んで会得してきた，薬方の組成に関するいくつかの事柄を述べるので，みなさんの参考にしていただきたい。

薬方の配合原則

　薬方の治療効果をより高めるためには，それぞれの薬すべてにその作用を十分に発揮させると同時に，薬物相互間の相助・相畏・相須・相使などの作用を利用して，不足を補い行きすぎを抑える必要がある。したがって薬方を構成する薬物は，ただ無造作に均一に寄せ集められたのではなく，治法と具体的な状況の必要性にもとづき，それぞれが偏重・主副・分量の違いをもって対応している。一般的に，薬方中の薬物には，主薬・輔薬・佐薬・使薬という区別がある。

　主薬：方剤において，病状あるいは病因に合わせて，主証の治療と主な問題点の解決を行ううえで，その薬の薬力が最も存分に発揮されるものを，主薬と呼ぶ。

　輔薬：方剤において，主薬を補助あるいはコントロールし，主薬が治療効果をより一層発揮できるようにするものを，輔薬と呼ぶ。

　佐薬：方剤において，兼証の治療，あるいは主薬・輔薬がその薬力をより一層発揮できるための有利な条件を作り出し，主薬・輔薬の効力を増強させるものを，佐薬と呼ぶ。

　使薬：方剤において，薬力が病位に到達するように導引する，あるいは薬を上昇・下降させたり表や裏に導く，あるいは諸薬の調和，あるいは矯味・賦形を行うものを，使薬と呼ぶ。

　これ以外にも，熱薬中に少量の寒薬を加えたり，寒薬中に少量の熱薬を加えたりすることで，治療効果を高めるものを，**反佐薬**と呼ぶ。反佐薬は一般の状況ではあまり用いられない。

　以上が薬方を組み立てる際の一般原則である。例をあげると，麻黄湯（麻黄・桂枝・杏仁・甘草）は，傷寒太陽病・表実証（頭痛・悪寒・発熱・無汗・気喘・全身肢体のだるい痛み・脈浮緊など）のおもな方剤である。このなかの麻黄は，辛温発汗・解表散寒作用をもち，主薬とされる。桂枝は辛温通陽して麻黄の発汗・散寒作用を増強し，輔薬とされる。杏仁は苦平で，肺気を利して兼証である気喘を治し，同時にその苦降の性質で主薬

の辛散が行きすぎるのを防ぎ，佐薬とされる。甘草は甘緩和中であり，諸薬を調和させ，使薬とされる。この４つの薬の組み合わせにより，辛温発汗・解表散寒の効果を得ることができるのである。

　上にあげた例は，一般的な組成について述べただけであり，病態が複雑であったり重かったりする場合には，２～３味の主薬，２～４味の輔薬，３～５味，あるいは６～７味の佐使薬を用いることもできる。しかし，１味の主薬，２～３味の輔薬だけで組成される場合もあり，輔薬を用いずに主薬と２～３味の佐使薬のみで組成されることもある。また主薬と使薬だけで薬方を組成することもできる。つまり，すべての薬方に主薬・輔薬・佐薬・使薬および反佐薬が備わっているとは限らず，大切なのは，治法の意図と具体的な状況の必要性にもとづいて決めるということであり，形式にこだわってはならない。

薬方を柔軟に変化させる

　薬方を組み立てる場合，決まった原則に従うだけでなく，組成と剤型を柔軟に変化させることも必要である。そうすることではじめて中医弁証論治の精神を真に体現することができ，それぞれの患者の実際の病証に対して，的確に治療を行うことができるのである。よくみられる薬方の変化の方法を，以下にいくつか概括する。

①**薬味の増減による変化**　例えば四君子湯は，党参（あるいは人参）・白朮・茯苓・甘草の４味からなる方剤である。脾胃が虚していても補剤を受け入れることができない人（四君子湯の服用後に胃脹・胸悶・腹脹・食欲不振などが起こる）の場合，これに陳皮を加えて行気調胃することで，服用後の副作用を予防することができる。これは異功散といって脾気虚弱の治療によく用いられる薬方である。もし，患者が脾胃虚弱に比較的ひどい痰湿を兼ね，舌苔は白厚で膩，悪心嘔逆がみられる場合，半夏・陳皮を加えることができ，これを六君子湯という。もし，中焦気滞を兼ねて胃満・腹脹がみられる場合，さらに木香・縮砂を加えて行気・

消脹・和中することができ，これを香砂六君子湯という。また，小柴胡湯（柴胡・黄芩・半夏・党参・甘草・生姜・大棗）を用いる場合，口渇がひどいものには半夏を去って天花粉を加えるが，もし身体が丈夫で病に罹ったばかりであり，正気が虚していなければ，党参を去るとよい。

②**薬の分量による変化**　例えば枳朮湯（枳実 24 g，白朮 12 g）は，枳実の量が白朮より多く，おもに脘腹積滞・堅満，痞塊があるなどの症状を治療する。枳朮丸（枳実 30 g，白朮 60 g）は，白朮の量が枳実より多く，健脾和中・扶助中焦の作用をもつ方剤である。この 2 つの薬方は，ただ薬の分量が違うだけで作用も主治も異なっている（第 1 講参照）。

③**気味の組み合わせによる変化**　例えば小建中湯（桂枝・白芍・炙甘草・生姜・大棗・膠飴）は酸甘の組み合わせ（白芍・膠飴）で陰を生じ，辛甘の組み合わせ（桂枝・甘草）で陽を生じ，これを合わせた薬方全体の性味は甘緩で温がおもであり，虚労裏急・腹部の痛みに対する有効な方剤となっている。烏梅丸（烏梅・細辛・桂枝・附子・党参・黄柏・乾姜・黄連・川椒・当帰）は，酸・辛・温・苦（蛔虫は酸に遇うと軟化し，辛に遇うと伏し，温に遇うと穏やかになり，苦に遇うと下る）が一緒になった特長を利用した蛔虫病に対する有効な方剤であり，虫積腹痛で蛔虫を吐くものに対して効果がある。近年，よくこの方剤を随証加減して胆道蛔虫症などに用い，毎回良い効果を得ている。また，清熱瀉火には苦寒薬を多く用いたり，滋陰降火には甘寒の薬を用いたりすることなどがあげられる。

④**配合による効能の変化**　例えば黄連という薬に，呉茱萸を配合すれば左金丸となり，おもに寒鬱化熱が胃を犯すことにより呑酸嘈雑*がみられるものを治療する。木香を配合すれば香連丸となり，おもに湿熱痢疾・裏急後重を治療する。肉桂を配合すれば交泰丸となり，おもに心腎不交による不眠を治療する。半夏・栝楼を配合すれば小陥胸湯となり，おもに心下の痞悶疼痛を治療する。また別の例として，芍薬甘草湯で実験を行ったところ，芍薬は腸管の運動に対して促進・興奮作用があり，甘草はこれに相反して抑制作用があった。しかし，この 2 味を配合して応用すると，かえって明らかな抑制作用をもち，特に腸管運動の異常興奮がある疾病に対し，顕著な抑制作用を示すことがわかった。さらに，近年

の研究では，補中益気湯（黄耆・党参・白朮・当帰・陳皮・甘草・升麻・柴胡）を用いて動物実験を行ったところ，升麻・柴胡の2味は，薬方において明らかに協力作用をもつと同時にそのほかの薬物の作用を強める働きももち，それは特に腸蠕動において明確であった。この2薬を除いた場合，腸蠕動に対する作用はすぐに減弱してしまい，また，升麻・柴胡を単独で用いても，その作用はまったくみられなかった。

配合による効能変化が，薬方を組成するうえで重要な位置を占めることは明らかであり（第1講参照），具体的な証や症状と結びつけて選択し，用いるべきである。

⑤**剤型の違いによる変化**　剤型の違いは，治療作用に違いをもたらし，その薬方の組成もまた違ってくる。

一般的に，急病・重病には「湯」剤が用いられることが多い。湯剤の薬方を組成する薬味は多すぎないほうがよく，通常は9～12味を超えない程度である。例えば当帰補血湯（黄耆・当帰），四物湯（熟地黄・当帰・白朮・川芎），八珍湯（党参・白朮・茯苓・甘草・熟地黄・当帰・白芍・川芎），十全大補湯（八珍湯加黄耆・肉桂）などがある。

慢性病や疾病の回復段階では「丸」剤が用いられる。一般的に，丸剤は長期服用のためによく用いられる剤型といわれ，そのため丸剤の薬方を組成する薬味は多めであり，その配合はさらに万全に考慮されている。例えば人参再造丸・鼈甲煎丸・安坤賛育丸などは，30～40味にもなる。

虚証ではまた，「膏」剤を用いることができる。膏剤の薬方では，製剤を作りやすくするために水分が比較的豊富な薬味，例えば，生地黄・麦門冬・天門冬・鮮石斛・梨汁・蜂蜜・氷砂糖などがよく用いられる。

鬱証・急症には，「散」剤が用いられることもある。例えば逍遙散（柴胡・白芍・当帰・陳皮・白朮・煨姜・茯苓・甘草・薄荷），四逆散（柴胡・枳実・白芍・甘草），六一散（滑石・甘草），開関散（皂角・細辛）などである。また，散剤には粗い粉末を作って水で煎じて（散を煮る）服用するものと，細かい粉末にして湯や酒などで服用するものとがある。

そのほかの剤型として，現在では顆粒剤・内服液・噴霧剤・洗浄剤・注射剤などがあり，薬方を組み立てる際にはこれらの特徴に留意する必要がある。

以上で述べたことから，薬方の柔軟な変化が非常に重要であるということがわかる。

薬方と治法の関係

　薬方の構成は，治法（立法）にもとづいて行う必要がある。先人はこの段階を「以法統方（法を以って方を統める）」と称した。これは，薬方の作用は治法の意図と符合し，法と方は一致しなければならないという意味である。例えば，治法が補気ならば，薬方を組み立てる際には，四君子湯・補中益気湯などの類の方剤を随証加減して用いることができる。
　治法が補血ならば，薬方を組み立てる際に，四物湯・人参養栄湯の類の方剤を随証加減して用いることができる。
　治法が補腎陰なら，六味地黄湯の類の方剤の加減を用いることができる。
　治法が補腎陽なら，八味地黄湯の類の方剤の加減を用いることができる。
　治法が瀉下なら，大承気湯・小承気湯の類の方剤の加減を用いることができる。
　また，「1つの法のなかにいくつかの方があり，1つの方のなかにいくつかの法がある」という相互関係にも目を向けるべきである。例えば，下法のなかには，大承気湯（急下法）・調胃承気湯（緩下法）・増液承気湯（潤下法）・大黄附子湯（温下法）などの違いがあり，このことから「1つの法のなかにいくつかの方がある」ということがわかる。また，防風通聖散（防風・川芎・当帰・赤芍・大黄・薄荷・麻黄・連翹・芒硝・生石膏・黄芩・桔梗・滑石・甘草・荊芥・白朮・山梔子・生姜）という方剤のなかには，汗法（解表）だけでなく，清法（清熱）もあり，さらに下法（瀉火）や活血などの法もあり，これは「1つの方のなかにいくつかの法がある」例である。
　したがって，薬方を組み立てるときには，まず「以法統方」が必要であり，同時に法のなかに方があり，方のなかに法があることを念頭に置き，薬方と治法を一致させる必要がある。

有効な方剤を取り入れる

　薬方を組み立てるには，先人の，あるいは近代・現代の有効な方剤を選ぶことに留意し，あわせてこれらの方剤のうえに，患者の具体的な病状および年齢・気候・地理条件などを考え合わせて加減を行う。

　例えば，温病気分熾熱証と弁証されれば，治法は清気分熱であり，白虎湯（生石膏・知母・甘草・粳米）の随証加減を用いることができる。もし患者が，高熱が何日も続き，津液を消耗してしまっているなら，鮮芦根・天花粉などの類の薬を加えることができる。もし患者の身体が平素より弱かったり老齢であるところに，高熱が数日続き，正気不足となった場合には，いくらかの党参や白参の類を加えることができる。

　患者の高熱がすでに数日続き，もともとは口渇がひどく水分もたくさん摂っていたのに，今はかえってあまり渇かず，舌質も紅色に変わり，午後と晩に発熱がひどくなり，脈象が以前よりも細となったものは，温熱の病邪が気分から営分に入ろうとしている状態を反映している。この場合の治法は清気分熱だけではなく，清営分熱も必要である。したがって，白虎湯中の甘草を去り，生地黄・玄参などを加えることで清営熱を兼ね，さらに金銀花・連翹を加えて透営清気することで，邪熱を営分から気分に引導して外透することができる。この薬方は，『傷寒論』の白虎湯と『温病条弁』の清営湯から関連する部分を取り入れ，加減して作られたものであるが，依然として清気分熱が主となっている。

　もし，温熱の病邪が次第に営分に入っていった場合には，身熱が退かず，夜に重く昼は軽くなり，舌色は絳紅で，口渇せず，身体あるいは胸や背などに斑疹がかすかに現れようとし，脈象は細数という症状となる。このときの治法は清営分熱を主とするべきであり，上述の方剤に，さらに丹参・麦門冬・黄連・竹葉・水牛角などを加え，清営分熱の作用を強める。邪熱はすでに気分にはないので，生石膏・知母などは除くことができる。この薬方は，清営湯を随証加減したものである。

　もし，患者に気分証がまだみられるようならば，治法も気営両清とする

べきなので，生石膏と知母は除かなくてよい。これはまた「玉女煎」方の意味ももち，これを随証加減することもできる。

　もし，舌苔が黄厚少津となり，便秘となって数日間出ず，夜間にうわごとを言う・意識朦朧・腹満して食べたがらない・脈沈実有力などの症状が現れた場合，これは陽明温病に転化して熱結腸胃となったものなので，治法としては下法を用いるべきであり，上述の方剤から丹参・黄連・水牛角・竹葉・生石膏・知母などを去って，生大黄と芒硝を加え，腸胃結熱を瀉す。これはまた，増液承気湯が変化してできた薬方でもある。この病人が西洋医の診断でB型日本脳炎と診断された場合には，私たちは現代の科学研究の成果も合わせて，大青葉・板藍根などを加えたり，清熱解毒効果のある注射液を併用したりすることもできる。

　このことからわかるように，病証が変化すれば治法もまた変更しなければならず，治法を変更したら，薬方の組み合わせもまた必ずそれに従って変更しなければならない。この変化の過程で薬方を組み立てる際，先人や現代の人の確実で有効な経験方があれば，それを取り入れて用いることができ，あわせて随証加減することにも留意しなければならない。

先人の経験および現代科学の成果と合わせて，新方を組み立てる

　薬方を組み立てる際，もしも先人や近代の方剤のなかにちょうどよいものを見つけられなければ，前述した原則と方法に照らし合わせ，現代の科学研究の成果も組み合わせて，みずから薬を選び薬方を組み立てることもできる。例えば，治法が辛温解表なら，荊芥・防風・蘇葉・羌活・生姜などの薬を選び，薬方を組み立てることができ，治法が辛涼解表ならば，桑葉・菊花・金銀花・薄荷・連翹・淡豆豉などを用いることができる。治法が養陰潜陽なら，生地黄・白芍・玄参・麦門冬・石斛(養陰)，生石決明・生牡蛎・珍珠母(潜陽)などを，治法が鎮肝熄風なら，生赭石・黄芩・生鉄落・白蒺藜・釣藤鈎・全蝎・羚羊角などを用いる。『医林改錯』の補陽還五湯・

膈下逐瘀湯や，『医学衷中参西録』の鎮肝熄風湯などはみな，その著者が，先人の薬方組成の原則と用薬経験にもとづき，本人が体得した用薬方法と合わせて作り上げた有効な方剤である。

先人の薬方組成と用薬の経験を取り入れると同時に，現代における科学研究の成果も随時組み合わせ，それによって治療効果を高め，医学の発展を促進する必要がある。例えば，急性虫垂炎の治療に用いられる闌尾化瘀湯（川楝子・延胡索・牡丹皮・桃仁・木香・金銀花・生大黄），闌尾清化湯（金銀花・蒲公英・牡丹皮・大黄・川楝子・赤芍・桃仁・生甘草），急性膵炎の治療に用いられる清胰湯（柴胡・黄芩・胡黄連・白芍・木香・延胡索・生大黄・芒硝），腸閉塞の治療に用いられる甘遂通結湯（甘遂末・桃仁・赤芍・牛膝・厚朴・大黄・木香），子宮外妊娠の治療に用いられる活絡効霊丹（丹参・赤芍・桃仁・乳香・没薬），および清開霊注射液・参附注射液・生脈注射液・複方丹参注射液・醒脳静注射液・麝香噴霧剤・熱参噴霧剤などの方剤は，先人の薬方組成と用薬の貴重な経験を採り入れるだけでなく，現代の科学研究の成果も組み合わせて，その治療効果をさらに高めている。私たちも随時，このように中西医を結合し，新しい方剤をみずから創ってみるべきである。

これまでに紹介した薬方組成の原則と随証加減，柔軟な変化および有効な方剤の採用などに，さらにそれぞれの実際の病例を結びつけて，私個人の薬方組成の考え方を，皆さんの参考になるよう，以下に少しだけ述べたいと思う。

病例1 董××，男，22歳，1975年11月27日，病例No.C98224（会診〔数人の医師が共同で難病の診断に当たること〕病例）

病歴の概略：昨年より歯齦からしばしば出血し，発病のたびに口腔科の医師に止血してもらいようやく緩解していた。今回の出血は口腔科での止血も効果がなく，救急診察室にて11月19日に左上の門歯を2本抜歯し小動脈を結紮縫合したが，術後もなお出血し，さらに多種大量の止血剤を注射，止血用の粉剤を内服および局部に使用し，雲南白薬も内服したが，止血することができなかった。私は11月27日に診察を

求められ，中西医結合治療を行った。
現症：門歯・歯齦からの出血，血色は鮮紅・口いっぱいに歯齦の腫脹感がある・動悸を自覚・左後頭部にも動悸に伴って拍動が上に衝きあがる感覚がある・口渇してよく飲む・大便秘結・舌苔老黄・脈象数・左手弦滑有力・右手弦細やや滑。
弁証：陽明経の経脈は歯中に入り，歯齦もまた陽明経に属する。この患者は年も若く身体も丈夫で，脈象も弦滑有力であることからみて，実証であることがわかる。口渇してよく飲む・歯齦腫脹・舌苔黄・脈数から，胃経実熱といえる。大便秘結・舌苔老黄・脈象滑数有力は，大腸熱結の象である。歯齦の出血が止まらず，血色が鮮紅・脈象弦数有力なのは，血熱妄行だとわかる。動悸および後頭部の拍動上衝感は，熱が積して火となり，血が気に随って昇り，気が血に随って上がったことによる。これらの脈象と症状により，陽明経（胃と大腸）の火熱熾盛で，血熱妄行により歯衄が起こった証だと診断できる。
治法：清瀉陽明・涼血止血

　この症例の治法においては清瀉陽明がカギであり，この病のおもな問題点（出血）の重要なポイント（陽明熱盛）である。このため必ず陽明経に入ってその火熱を清瀉する方剤を選ばなければならない。そこで思い浮かぶのが，白虎湯は陽明経気分の邪熱を清すことができ，承気湯類は陽明経の火熱結滞を瀉すことができるということである。生石膏で陽明気分の邪熱を清し，生大黄で大腸結熱を瀉し，これらを主薬とする。また，知母・黄芩を配合して清熱瀉火を助け，これらを輔薬とする。つぎに，治法において涼血が求められているのは，患者は陽明経の火熱熾盛で，気血がみな熱であり，血が火熱煎迫を受けて，血熱妄行となって歯齦の出血が止まないため，清熱涼血しなければ止血の目的を達成できないからである。これに対し，生地黄・玄参を用いて涼血降火する。また，すでに10日以上経っており，出血もたいへん多いため，便秘には熱結の要素以外に津傷もからんでいる。そこで麦門冬を加えて滋陰涼血し（生地黄・玄参・生大黄との配合で，増液承気湯の作用としても働く），これを佐薬とする。また，「急は則ち其の標を治す」の原則により，白茅根・大薊・小薊・生藕節を加えて涼血止血し，これを使薬とする。以上により，下記の処方を組み立てた。

処方：生石膏 47 g（先下），生大黄 6 g，知母 9 g，黄芩 12 g，生地黄 25 g，玄参 30 g，麦門冬 9 g，白茅根 30 g，大薊・小薊各 15 g，生藕節 30 g。水煎服，4 剤。

1 剤を服薬し，当日の晩には出血が止まった。それ以降もこの方剤のまま，生赭石・地骨皮・玄明粉・牡丹皮・茜草炭などを少しずつ随証加減し，全部で 13 剤服用したところで完治して退院した。退院後も上記の加減方を 10 剤あまり服用してもらい，治療効果を固めた。1977 年 1 月 25 日に再度調べたところ，服薬後はずっと仕事に就いており，歯衄は再発していなかった。

症例 2 曹××，男，18 歳，農民，1970 年 6 月 10 日。

現病歴と現在の症状：10 日以上咳嗽・息切れが続き，咳をすると胸脇に引っ張られる痛みがあり，特に左脇がひどい。横になるときは片側を下にすることしかできず，仰向けになれない。少し動くだけで息切れして喘息となる。口は渇くが飲みたがらない・食欲不振・二便の状態はまだ良い・舌苔は薄で明るい黄色・脈象沈細数。

検査の摘要：発育正常，栄養状態は一般的，重病のような顔色，意識ははっきりしている，話すと息切れする。胸部打診：左脇部の上・中・下はみな濁音を呈し，心濁音界は消失している。聴診：肺部左側呼吸音消失，心臓は右側に移動し，右胸部に心音が聴かれる，雑音は聴かれない。胸部 X 線：「左側滲出性胸膜炎，縦隔が圧迫され右へ移動」。

弁証：咳嗽・胸脇痛・息切れ・咳をすると痛みがある・のどは渇くがたくさん飲みたがらない・片側を向いてしか横になれないということから，胸・肺の気機不暢で，胸脇に水飲が停積した証であることがわかる。脈・証から総合的にみて，懸飲と診断される。

治法：逐水消飲

治法にもとづき，発病の機序も考え合わせ，懸飲は胸脇に水飲が停積して起こるということを考慮する。この患者は水飲停積がひどく，急いで逐水消飲するべきである。『金匱要略』中に懸飲の治療に用いられる十棗湯という処方があるが，これには毒性があって効力も猛峻であるため，発病から半月以上経ち，飲食も進まず，少し動くとすぐ喘息になり，正気がす

でに虚しているこの患者には適さない。したがって,『医醇賸義』中の懸飲治療に用いられる椒目栝楼湯を随証加減して使用する。水飲の治療には,肺（水は必ず高いところから源へと導かれる）・脾（防波堤を築く）・腎（水をその谷に帰す）の3経に手をつける必要があるので,消水逐飲の川椒目,寛胸化痰の栝楼により肺気を利し,これらを主薬とする。さらに,葶藶子・桑白皮・杏仁・枳殻で肺中の痰水を瀉し,順気降逆し,椒目・栝楼の降瀉淡水の力を助け,これらを輔薬とする。茯苓・猪苓・冬瓜皮で利湿して健脾し,佐薬とする。また,沢瀉・車前子で水を下行して尿を出させ,さらに桂枝を加えることで腎と膀胱の陽気を温助し,膀胱の気化機能を強めて利水し,これらは使薬となる。以上の薬で下記の処方を組み立てた。

処方：川椒目9ｇ,栝楼30ｇ,桑白皮12ｇ,葶藶子9ｇ,杏仁9ｇ,枳殻9ｇ,猪苓・茯苓・冬瓜皮各30ｇ,沢瀉12ｇ,車前子12ｇ（布包）,桂枝4.5ｇ。水煎服,5剤。

毎日イソニアジド300mg,PAS 8ｇを併用。

上記の薬を服用後,咳嗽・息切れ・疼痛は明らかに軽減し,尿量は明らかに増加していった。15剤服用したところで,自由に両側とも下にして横になることができ,心臓は左胸部に戻った。全部で29剤服用したところで,一般の労働に就くことができ,胸部レントゲンでも胸水はみられず,完治した。

症例3 柴××,男,44歳,病例No.1163261（会診病例）

現病歴と現在の症状：2日間右少腹部の激烈な疼痛がある。痛みは右腰部まで及び,尿道にも放散している。排尿後,尿道に灼痛感がある。頻繁に尿意があり,尿は少なく色が濃い。某医院の外科にて診察を受けたところ,泌尿器系結石と診断され,モルヒネを1回注射し,中薬を3服処方されて,帰宅後1服飲んだところ,直ちに吐いてしまった。急に腹痛が起こったので来院して診察を受け,すぐさま救急診察室に移された。主訴は前と同じで,のどは渇くがたくさん飲みたがらず,大便は乾燥して2日間出ておらず,舌苔黄・脈象左手弦数・右手滑数である。

弁証：排尿後の灼痛と頻繁に尿意があるのは,淋病である。その発病は急で,尿量が少なくて色が濃い・舌苔黄・脈滑数であることにより,湿熱蓄

結下焦の証に属するとわかる。さらに，右少腹および右腰部に放散するような疼痛がみられ，脈が弦数であることから，湿熱久蘊で津液を煎灼し，熱結して石となり，それが経絡に滞塞し気血が不通となってズキズキ痛み，石淋*になったと考えられる。某医院で泌尿器系結石だと診断されたという状況と，脈象と症状を総合的にみると，湿熱淋*に砂石淋*を兼ねていると弁証できる。

治法：清利湿熱・行気活血・佐として化石。

立法にもとづき，膀胱湿熱・熱結為石などの病機と現証を結びつけて，黄柏で堅腎清熱し，茯苓・猪苓で淡滲利湿して，主薬とする。黄芩であわせて中焦湿熱を清し，萹蓄・瞿麦で利湿通淋し，冬葵子で滑竅し，金銭草で排石し，これらを輔薬とする。烏薬は膀胱の逆気を順とし，牛膝・沢蘭は腰膝間の瘀血を活し，延胡索は血中の気をめぐらす。これら4つは行気活血して痛みを鎮め，あわせて結石の排除に有利に働くので，佐薬とする。さらに，生大黄を加え，瀉熱活瘀し，積滞を下行して一掃し，排石と清熱を助け，使薬とする。以上により，下記のように薬方を組み立てた。

処方：黄柏12 g，猪苓15 g，茯苓15 g，黄芩9 g，萹蓄12 g，瞿麦12 g，冬葵子15 g，金銭草30 g，烏薬9 g，沢蘭12 g，牛膝15 g，生大黄9 g。

上記の方剤を全部で2服服用したところ（2服目は生大黄を6 gとした），尿中に結石を3個（米粒よりもやや小さいもの）排出して諸症状も消失し，完治して退院した。

以上の3つの症例の，薬方組成の方法を見てみると，症例1は白虎湯と増液承気湯を用いて，涼血・止血薬を加え，随証加減して作られている。症例2は，椒目栝楼湯の方意に，先人の飲病の治療における「温薬をもってこれを和す」という経験を結合して，具体的な病状を結びつけて随証加減し組み立てられた新しい方剤であり，病状にさらに適合させて，治療効果を高めている。症例3は，立法にもとづいて，先人の薬方組成の原則を取り入れ，現代の科学研究の成果も合わせて排石薬を加え，みずから組み立てた新しい方剤である。この3つの症例の治療結果をみると，治療効果はみな比較的良いようである。

これによって私自身が体得したことは，昔の方剤を採用する・現代の方剤を選ぶ・あるいは自分で新しい方剤を組み立てるのいずれにかかわらず，古いものを今に応用する，広く多くのものを取り入れる，古いものの良さを新しいものに活かす，これらを具体的な状況としっかり結びつけて，臨床における問題を適切に解決することを目的としなければならないということである。

付録　中医用語解説

噯気（あいき）　げっぷのこと。

呃逆（あくぎゃく）　しゃっくりのこと。

噎膈（いっかく）　「噎」は，飲食物を嚥下するときに「つまる」ような感覚があることを指し，「膈」とは，胸膈が閉塞し食物が下らないことを指す。噎は膈の前駆症状である。

陰虚潮熱（いんきょちょうねつ）　両側の手掌・足底と心胸部の煩熱を主とし，午後または夜になると決まって発熱する症状。その発熱が身体の深層部から外に向かって湧き出てくるように感じられることから，骨蒸潮熱（こつじょうちょうねつ）ともいう。

陰疽（いんそ）　毒邪が気血を阻滞させることによって起こる肌肉・筋・骨の化膿性疾患。（「甘草」の項参照）

翳（えい）（目翳（もくえい）・眼生翳膜（がんせいえいまく））　角膜に混濁が生じて視力に障害が現れる症状。病変が初期を過ぎた後，まぶしがる・痛む・涙が流れるなどの症状が消失して，角膜に境界が鮮明で表面が滑らかな瘢痕が残存する証候を雲翳（うんえい）という。

瘿瘤（えいりゅう）　頸部が腫大し瘤状になる一種の疾病。

噦（えつ）　呃逆（あくぎゃく）または乾嘔（かんおう）のこと。

温疫（おんえき）（瘟疫（おんえき））　温熱の毒邪によって起こる流行性・急性の伝染病の総称。

温毒（おんどく）（瘟毒（おんどく））　温熱の毒邪によって起こる急性熱病の総称。

疥（かい）（疥瘡（かいそう））　疥癬虫による伝染性の皮膚病。

牙関緊閉（がかんきんぺい）　歯を食いしばって口が開かない状態。

角弓反張（かくきゅうはんちょう）　項頸部が硬く硬直し，痙攣により腰背部が弓を引いたときのように後方に彎曲した状態。

疳（かん）（疳証（かんしょう））　小児疾患の一種。顔色が黄色い・痩せる・腹部が脹る・頭髪が干からびて薄くなる・元気がない・食欲不振といった症状が現れる慢性の消耗性疾患。

乾嘔（かんおう）　吐物を伴わない嘔吐のこと。

顴紅（かんこう）（両顴発紅（りょうかんはっこう））　顴骨（頬骨）部の発紅。

間日瘧（かんじつぎゃく）　隔日に1回発作が起こる瘧疾。
驚癇（きょうかん）　突然ひどく怯えることによって，意識が朦朧となる・白い泡を吐く・吊眼・痙攣などの症状が起こるもの。（「琥珀」の項参照）
驚悸（きょうき）　驚かされたときのように動悸がして不安になる感覚。
驚厥（きょうけつ）　突然の驚き・恐れ・怒りなどの強い刺激を受けることにより，昏倒して人事不省となる病証。
驚風（きょうふう）　手足のひきつけ・意識の昏迷を主症状とする病証。急激に発病するものを急驚風といい，正気虚弱に起因するものを慢驚風という。
経閉（けいへい）　18歳を過ぎても初潮が来潮しないもの，あるいは月経が3カ月以上連続して中断し，かつ各種の全身症状を伴うもの。
血臌（けっこ）　瘀血が阻滞することにより水湿が運行されなくなって腹部が太鼓のように膨張する病証。
血淋（けつりん）　尿中に血液が混じる淋証。
眩暈（げんうん）（頭眩（ずげん））　めまい。目がまわる症状と目の前が暗くなる症状が同時に出現する病証。
痃癖（げんぺき）（痃・癖）　「痃」とは，臍の両側や臍下にすじ状の筋塊が盛り上がったもののことで，弓弦あるいは小児の腕のような状態で，大きさはふぞろい，痛い場合も痛くない場合もある。「癖」とは，両脇にある隠れて見えない積塊のことで，痛いときにこれに触れてはじめて自覚する。（「檳榔子」「莪朮」の項参照）
哮（こう）（哮喘（こうぜん））　呼吸促迫・呼吸困難でのどに痰鳴のあるもの。
口渇引飲（こうかつえんいん）　のどが渇いてやたらに水を飲むこと。
口眼歪斜（こうがんわいしゃ）　口角が歪み，目を閉じることができない状態。
口面歪斜（こうめんわいしゃ）　口角や顔面が歪んでひきつった状態。
五心煩熱（ごしんはんねつ）　手掌・足底に熱感を覚え，同時に心煩して落ち着かない感じを伴う症状。
骨蒸潮熱（こつじょうちょうねつ）　陰虚潮熱（いんきょちょうねつ）のこと。
骨蒸労熱（こつじょうろうねつ）　陰虚内熱の熱気が，身体の深層部から外に向かって湧き出てくるように感じるもので，肺癆病のおもな症状の1つ。（「秦艽」の項参照）
砂淋（さりん）（石淋・砂石淋）　下焦に湿熱があり，それが尿中の不純物を凝結させて石を形成することによって引き起こされる淋証。
竄（ざん）　逃げ回る，隠れる，逃れるの意。

消渇（しょうかつ）	渇いて多飲・多食・多尿であるがかえって痩せて体重が減少するという「三多一少」と称される一連の症状を伴う病証。（「天花粉」の項参照）
心悸（しんき）	心の拍動が速くなり、動悸が起こって不安になること。
心慌（しんこう）	気持ちが落ち着かず、動悸があること。
心煩（しんはん）	胸中の煩悶。
水臌（すいこ）	水湿が鬱滞することにより腹部が太鼓のように膨張する病証。
頭暈（ずうん）	めまい。目がグルグルまわる状態。
頭旋（ずせん）	めまい。頭がグルグルまわる状態。
癤（せつ）	体表部に発生する、範囲が6cm以下に限定された化膿性疾患。
癬（せん）	表皮・毛髪・指の爪などの人体表層部が、真菌に感染することによって発生する皮膚病。
喘（ぜん）（喘促・喘息・喘逆）	呼吸促迫・呼吸困難。
疝瘕（せんか）	風寒と腹内の気血が相縛して腹部に硬結が生じ、それを推すと移動し痛みが腰背部にまで及ぶもの。
疝気（せんき）	鼠径部および少腹部の疝気攻竄（ざん）の痛みあるいは睾丸腫痛を指す。（「山楂子」の項参照）
瘡（そう）	創傷・損傷の意味があり、一般に各種原因によって皮膚の表層部に発生した丘疹・紅斑・水疱・膿疱・びらん・表皮剥離などの皮膚病変を指す。
嘈雑（そうざつ）	胃の中が空虚で、飢えているようで飢えていない・痛いようで痛くない・ヒリヒリするようでヒリヒリしない・心中懊悩し不安になる・食事を摂るとしばらくは緩解するが、その後また再発するなどの症状を現す病証。
瘡瘍（そうよう）	毒熱邪気を原因とする皮膚の化膿性疾患。
胎動不安（たいどうふあん）	妊娠後、胎動・下墜感を自覚したのちに軽い腰のだるさと腹脹、あるいは膣内の少量の出血などの症状がみられる病証。
痰核（たんかく）	皮下に発生する、患部の範囲が限定された硬結のこと。
疔（ちょう）（疔瘡）	体表部の皮膚に発生する危険な急性の化膿性疾患。損傷範囲は狭いが病邪が深く陥入し、患部は硬化して治りにくく、釘を打ったような硬い状態になる（疔は釘と同義）。
癥瘕（ちょうか）（癥・瘕）	腹部に硬結が出現し、脹満・疼痛を起こすなどの症状を呈する病証。（「莪朮」「延胡索」の項参照）
癲癇（てんかん）（癇証）	発作的に生じる意識障害を指し、発作的な精神恍惚状態・突然の

昏倒・意識障害・口から涎を吐く・両目が反転する・四肢の痙攣・悲鳴をあげるなどの症状が現れる。

癲狂（てんきょう）　「癲」と「狂」はともに精神が錯乱し失調する疾病である。「癲」は抑うつの状態を表し、沈黙・痴呆・言語錯乱・無表情・動作が緩慢などの特徴がある。「狂」は興奮した状態を表し、狂騒・粗暴なふるまい・喧騒・怒りっぽいという症状がみられる。

呑酸（どんさん）　胃酸が胃から咽喉にこみ上がってきて咽喉が苦しくなり、嚥下すると下がる状態。

熱淋（湿熱淋）（ねつりん・しつねつりん）　湿熱が下焦にこもることによって引き起こされる淋証。（「山梔子」の項参照）

肺癆（はいろう）　伝染性の慢性消耗性疾患。肺結核。身体が次第に痩せ、咳嗽・咳血・微熱・盗汗がある。

反胃（はんい）　朝食べたものを晩になって吐き出し、晩食べたものを朝に吐き出すといった状態。吐物はすべて未消化の食物である。

煩乱（はんらん）　胸中が煩悶して不寧であること。

痞（ひ）　腹中に気血が凝滞し、長期間ののちに結聚して塊となり、それが脘腹の中央（あるいはやや右寄り）に偏在するもの。（「莪朮」の項参照）

崩漏（ほうろう）　子宮出血のこと。出血が突然起こり出血量が多いものを崩、少量ずつ持続的に起こる出血を漏と呼ぶ。

目眩（もくげん）　めまい。目がかすんで目の前が暗くなる状態。

癰（癰瘍）（よう・ようよう）　邪気が滞って経脈気血を塞ぎ、局部に腐乱・化膿などの変化が現れる疾患の総称。（「甘草」の項参照）

陽痿（よういん）　性交時に勃起しなかったり、勃起時間が短くなったりする病証。インポテンス。

淋証（りんしょう）　頻尿・尿意逼迫・排尿量が少ない・尿が出渋って排尿痛を伴う・小腹が拘急して疼痛が腰や腹まで達する、といった症状を伴う病証を指す。

瘰癧（るいれき）　頸部に発生する慢性の感染性疾患。多数の硬結が集まって数珠のように繋がるのが特徴。

流注（るちゅう）　毒邪が筋肉深部に入り込んで膿瘍を形成すること。

穢濁（わいだく）　腐敗して汚く混濁した気のこと。

生薬名索引

あ

阿膠 …………… 91, 96
阿膠塊 ……………… 96
阿膠炒珠 …………… 96
鴉胆子 …………… 229

い

硫黄 ……………… 276
郁李仁 ………… 46, 132
威霊仙 ………… 329, 331
茵蔯蒿 ……………… 67
淫羊藿 …………… 116

う

鬱金 …………… 287, 290
烏梢蛇 …………… 344
烏頭 ……………… 260
烏賊骨 ……… 147, 149, 363
烏梅 ………… 151, 155, 373
烏薬 ………… 164, 175
禹余糧 …………… 159

え

延胡索 ……… 149, 284, 290

お

黄耆 ……………… 79, 80
黄耆皮 ……………… 81
黄芩 ………… 201, 205

黄芩炭 …………… 207
黄精 ………… 79, 99, 105
黄柏 … 196, 201, 209, 235
黄柏炭 …………… 210
王不留行 … 50, 61, 301, 302
黄連 ……… 132, 201, 207, 227
遠志 ……… 133, 141, 367

か

海金沙 …………… 56, 58
海蛤粉 …………… 140
懐牛膝 …………… 126
艾絨 ……………… 269
芥穂炭 …………… 17
海藻 ……………… 375
海桐皮 …………… 336
薤白 …………… 179, 260
海螵蛸 …………… 147
海風藤 ………… 335, 336
海浮石 …………… 182
艾葉 …………… 268, 359
艾葉炭 …………… 361
化橘紅 …………… 162
鶴蝨 ……………… 378
霍石斛 …………… 104
夏枯草 …………… 202
訶子 ……………… 153
訶子皮 …………… 155
何首烏 …… 92, 97, 108, 110
莪朮 ……… 287, 288, 291

花椒 …………… 263, 264
花蕊石 ………… 159, 361
滑石 ……………… 55
蝎尾 ……………… 345
荷葉 ……………… 28, 86
荷葉炭 …………… 364
瓦楞子 …………… 148
訶黎勒 …………… 153
栝楼 …………… 230, 244
栝楼仁 ………… 244, 246
栝楼皮 …………… 246
乾姜 ……………… 29, 180,
　　　　　　258, 259, 268
官桂 ……………… 259
甘遂 ………… 69, 70, 71, 73
寒水石 …………… 195
甘草 ……………… 88
款冬花 ………… 322, 323
漢防已 …………… 63
関木通 …………… 48
旱蓮草 …………… 108
乾芦根 …………… 198

き

桔梗 …………… 317, 326
菊花 ……………… 31
枳殻 ……………… 167
枳実 ……… 166, 186, 187
橘核 ……………… 163
亀甲 …………… 110, 112

亀甲膠 …………… 111, 114	苦葶藶 ………………… 251	膠飴 …………… 47, 87
橘紅 ………………… 162	蔲仁 …………… 189, 190	公丁香 ……………… 267
橘葉 ………………… 163	瞿麦 ……………… 57, 59	広陳皮 ……………… 162
橘絡 ………………… 163	瞿麦穂 ………………… 58	香附子 ………… 166, 171,
亀板 …………… 110, 111	苦楝子 ………………… 175	176, 285, 288, 290
芎窮 ………………… 281	苦楝皮 ………………… 377	厚朴 …………… 174, 186
韮菜子 ……………… 127	黒胡麻 …………… 46, 109	厚朴花 ……………… 187
牛皮膠 ………………… 97	**け**	藁本 …………… 24, 33
姜黄 …………… 286, 290	荊芥 ……………… 16, 19	黄明膠 ………………… 97
羌活 …… 20, 22, 25, 329	荊芥穂 ………………… 17	高麗人参 ……………… 77
杏仁 …………… 297, 317	荊芥炭 ………………… 17	高良姜 ……………… 267
杏仁泥 ……………… 317	桂枝 ………… 15, 21, 341	胡黄連 ………… 209, 243
玉竹 …………… 104, 105	桂心 ………………… 259	五加皮 … 65, 73, 329, 337
玉米鬚 ………………… 68	鶏内金 ………………… 374	黒(烏)附片 ………… 255
魚腥草 ……………… 218	血竭 ………………… 311	黒鉛 ………………… 138
豨薟草 … 331, 334, 336, 338	芡実 ………………… 145	黒香附 ……………… 174
金桜子 ………… 129, 143,	決明子 ……………… 203	黒錫 ………………… 138
145, 151, 154	芫花 ……………… 71, 73	黒桑椹 ……………… 109
銀杏 ………………… 155	元胡 ………………… 284	黒白丑 ………………… 72
金銀花 ……… 214, 217, 229	牽牛子 ………… 41, 72, 73	枯芩 ………………… 207
銀柴胡 …………… 38, 242	玄参 …………… 213, 232	牛膝 ………………… 125
金釵石斛 …………… 104	元明粉 ………………… 42	呉茱萸 ………… 262, 266
金銭重楼 …………… 228	玄明粉 ………………… 42	蜈蚣 ………………… 345
金銭草 ………………… 59	**こ**	骨砕補 ………… 305, 307
蘄蛇 ………………… 343	広鬱金 ……………… 288	五倍子 ……………… 154
金灯篭 ……………… 225	香欒 ………………… 178	琥珀 ………………… 135
錦灯篭 ……………… 225	紅花 …………… 294, 308	牛蒡子 ………………… 32
金沸草 ………… 162, 181	合歓花 ……………… 132	五味子 … 107, 129, 149, 156
金鈴子 ……………… 174	紅旱蓮 ……………… 109	五霊脂 ………… 297, 300
く	広橘紅 ……………… 162	葫蘆 ………………… 68
藕節 ………………… 366	降香 …………… 169, 170	胡蘆巴 ………… 266, 269, 285
苦杏仁 ………… 315, 319	香薷 ………………… 28	昆布 …………… 375, 376
枸杞子 …………… 99, 117	紅参 ………………… 77	**さ**
枸杞葉 ……………… 100	紅豆蔲 ……………… 268	犀角 ………………… 238
苦参 …………… 212, 234	紅茜草 ……………… 308	柴胡 ………… 35, 207, 239
狗脊 …………… 123, 124		細生地 ……………… 232

生薬名索引

細辛 … 24, 25, 27, 180, 329	紫檀香 … 170	生瓦楞子 … 148
細木通 … 48	紫丹参 … 283	生甘草 … 90
蚕沙 … 26	七葉一枝花 … 228	生干人参 … 77
山楂核 … 183, 373	蒺藜 … 130, 347	生姜 … 29, 268
山楂子 … 153, 372	柿蒂 … 180, 267	生姜汁 … 29
山楂炭 … 373	紫硇砂 … 380	生姜皮 … 30
山慈菇 … 384	沙苑子 … 130	生藕節 … 364
山梔子 … 200, 207	沙苑蒺藜 … 130	小薊 … 356
山梔子衣 … 201	砂殻 … 189	生牛膝 … 126
山梔子炭 … 201	炙甘草 … 90	条芩 … 207
山梔子仁 … 201	赤石脂 … 157, 354	常山 … 381
三七 … 361, 364	麝香 … 368, 370	生山梔子 … 201
山黄肉 … 129, 151	蛇床子 … 121, 126	炒山梔子 … 201
山茱萸 … 100, 128, 263	沙参 … 100	炒酸棗仁 … 131
山豆根 … 223, 224	赭石 … 137, 353	生酸棗仁 … 131
酸棗仁 … 130, 141	車前子 … 52, 53, 61, 327	生山薬 … 85
山薬 … 84	車前草 … 55	炒山薬 … 85
三稜 … 290	蛇退 … 35	生地 … 232
	䗪虫 … 313	生地黄 … 108, 231, 234

し

	砂仁 … 188	生地炭 … 232
紫苑 … 321, 323	炙麻黄 … 13	生赭石 … 137
紫花地丁 … 218, 229	茺蔚子 … 305	小生地 … 232
紫河車 … 127	首烏藤 … 99, 132, 133, 141	生石膏 … 193
絲瓜絡 … 342	縮砂 … 164, 188	浄小麦 … 142
紫蔻仁 … 190	熟地黄 … 90, 96, 97, 99, 232	焦神麹 … 371
使君子 … 186, 376	熟石膏 … 193	松節 … 341
地骨皮 … 100, 207, 235, 239, 241, 327	紫油桂 … 259	生草梢 … 90
子芩 … 207	朱砂 … 134, 136	生草節 … 90
刺蒺藜 … 347	酒炒白芍 … 95	生鉄落 … 135
磁石 … 136, 354	朱寸冬 … 102	樟脳 … 370
紫石英 … 138	酒当帰 … 94	小麦 … 142, 143
紫蘇 … 19	朱麦冬 … 102	生白茅根 … 360
紫草 … 235, 309	棕櫚炭 … 358, 360, 364, 366	生白芍 … 95
紫蘇梗 … 20	淮小麦 … 142	炒白朮 … 83
紫蘇子 … 20, 182, 184	小茴香 … 176, 265, 285	焦白朮 … 83
紫蘇葉 … 20	生黄柏 … 210	生白朮 … 83
	生何首烏 … 99	生麻黄 … 13

407

椒目	264
生木香	164
生薏苡仁	61, 319
炒薏苡仁	61
商陸	71, 73
生竜骨	138
女貞子	107
地竜	301, 346
辛夷	26
神麴	371, 373
秦艽	331, 332
伸筋草	339, 342
沈香	168, 170
尋骨風	306
真珠母	140
秦皮	211

す

水蛭	312, 313
豆蔲	189

せ

製何首烏	99
生甘遂	69
青蒿	238, 241, 243
製牛膝	126
西蔵紅花	295
青葙子	204
青黛	220
青皮	163, 165, 167, 174, 187
青風藤	335
青木香	325
石葦	56, 58
石斛	103, 199
赤芍	95, 310
石菖蒲	366

赤茯苓	51
石決明	141, 351
石膏	193
浙貝母	320
川烏	256, 260
川鬱金	288
川黄連	207, 209, 244
仙鶴草	365
全蝎	345, 346
全栝楼	246
川芎	25, 280
前胡	38, 320, 326
川牛膝	126
穿山甲	300, 347
川椒	264
鮮生地	232
川椒目	264
川石斛	104
鮮石斛	104
茜草	308
蟬退	34
全当帰	94
千年健	337
川貝母	102, 247, 320
旋覆花	162, 169, 181, 320, 354
川附子	253, 276
仙茅	117
鮮茅根	360
川木通	47, 50, 56, 73
川楝子	174
川楝皮	175
鮮芦根	198

そ

草烏	260
草果	192, 383

皂角	274
皂角刺	275, 301
草河車	228
桑寄生	122
蚤休	228
草紅花	295
蔵紅花	295
桑枝	327, 341
蒼耳子	27, 350
蒼朮	83, 187
桑椹	91, 100, 109
草豆蔲	191, 383
桑白皮	207, 242, 326, 328
桑螵蛸	146, 148
桑葉	31, 327
続断	123, 306
側柏葉	358, 360, 361
蘇子	273
蘇木	307

た

台烏薬	146
大黄	39, 251
大薊	355
大戟	70, 71, 73
太子参	77
代赭石	353
帯心連翹	217
大青葉	195, 219, 221, 224
大棗	47, 87
台党参（台参）	79
大腹皮	186, 187
玳瑁	111
沢瀉	49, 52
沢蘭	53, 303
煅瓦楞子	148
檀香	170

生薬名索引

丹参	282
煅石膏	193
淡竹葉	199, 248
胆南星	271, 247
丹皮	234
淡附片	255
煅竜骨	138

ち

竹筎	248
竹葉柴胡	38
竹瀝	249
知母	195
地楡	357, 359
地楡炭	358
丁香	266
釣藤鈎	348, 350
丁皮	267
猪苓	51
珍珠母	135, 136, 140, 353
陳皮	161, 178

つ

| 追地風 | 340 |
| 通草 | 49, 56, 64, 73, 303 |

て

葶藶子	250, 273
天花粉	198
甜杏仁	317
天竺黄	247, 250
甜葶藶	251
天南星	271
天麻	349
天門冬	102, 103, 105, 199

と

冬瓜子	66
冬瓜皮	66
当帰	91, 92, 95, 283
冬葵子	56, 60
当帰鬚	94
当帰身	94
当帰炭	94
当帰頭	94
当帰尾	94
透骨草	339, 342
潼蒺藜	130, 348
党参	78, 83, 101
糖参	77
灯心草	50, 200
桃仁	296
桃仁泥	317
土牛膝	126
菟絲子	121, 130
土炒当帰	94
土炒白芍	95
土炒白朮	83
杜仲	121, 123
独活	21, 26, 328
土貝母	321
土鱉虫	313

な

南紅花	295
南五加皮	65, 330
南柴胡	38
南沙参	101

に

| 肉蓯蓉 | 116, 119 |
| 肉豆蔻 | 119, 154, 156, 192 |

肉桂	189, 256
乳香	291, 293
人参	75, 83, 101
人参芦	77
忍冬花	214
忍冬藤	215, 351

の

| 野菊花 | 32 |

は

敗醬草	218, 221
梅片	369
貝母	320
白果	155
麦芽	371, 373
柏子仁	132, 141
麦門冬	101, 199, 234
白扁豆	28, 62, 86
巴戟天	115
薄荷	30, 31
白芥子	250, 272, 275
白参	77
白石脂	159
白鮮皮	213, 330
白桑椹	109
白頭翁	212, 227
麦苗	142
白茅花	360
白茅根	359
白茅根炭	360
白茅針	360
破故紙	118
巴豆	41, 44
巴豆霜	45
馬兜鈴	323, 325, 328
馬勃	223, 225, 226

半夏 …………… 248, 263, 269, 272, 321	茯神木 …………… 51	母丁香 ………… 267
番瀉葉 ………… 43	覆盆子 …… 120, 145, 146	牡蠣 …… 112, 139, 352
半枝蓮 ………… 385	茯苓 …………… 50	
板藍根 …… 223, 225	茯苓皮 ………… 51	**ま**
	附子 ……… 253, 258	玫瑰花 ………… 179
ひ	仏手 …………… 178	麻黄 ………… 13, 28
萆薢 …………… 59	仏手花 ………… 178	麻黄根 …… 141, 143
白僵蚕 …… 276, 344, 351	浮小麦 ………… 142	麻子仁 …… 46, 47, 119
白蔲衣 ………… 190	浮萍 …………… 34	蔓荊子 …… 33, 204, 350
白蔲仁 ………… 190	粉甘草 ………… 90	
白蔲皮 ………… 190		**み**
百合 …………… 106	**へ**	蜜灸紫菀 ……… 322
白芷 ……… 23, 33, 281	鼈甲 …………… 112	密蒙花 ………… 205
白蒺藜 …… 33, 347	片姜黄 ………… 286	
白芍 …… 65, 94, 310	片芩 …………… 207	**も**
白朮 …… 79, 82, 85	扁豆衣 ………… 86	木賊草 ………… 204
白豆蔲 …… 189, 192	扁豆花 ………… 86	木防已 ………… 63
白前 …………… 319	萹蓄 ………… 57, 58	木瓜 …… 62, 64, 73, 330
白檀香 ………… 170		木香 …… 163, 167, 174
白硇砂 ………… 381	**ほ**	没薬 …………… 292
白薇 …………… 240	防已 ……… 63, 73	
百部 …… 107, 323, 324	炮姜 …………… 29	**や**
白茯苓 ………… 51	芒硝 …………… 42	射干 …… 222, 225
白附子 …… 256, 275	炮姜炭 ………… 260	益智仁 …… 120, 146, 157
白附片 ………… 255	虻虫 ……… 312, 314	益母草 …… 304, 365
白蔹 …………… 241	防風 …………… 18	益母草子 ……… 305
白花蛇舌草 …… 385	炮附子 ………… 255	夜交藤 …… 99, 133
白花蛇 ………… 343	蜂蜜 …………… 47	野山参 ………… 77
白芨 …… 358, 363	蒲黄 …………… 299	夜明砂 ………… 355
氷片 …………… 369	旱墨蓮 ………… 109	
枇杷葉 …… 248, 327	北五加皮 …… 65, 330	**よ**
檳榔子 …… 164, 169, 184	北柴胡 …… 38, 243	陽起石 ………… 127
	北沙参 ………… 101	薏苡仁 …… 61, 73, 85
ふ	蒲公英 …… 217, 219, 222, 229, 230	
蕪黄 …………… 378	補骨脂 …… 118, 157, 306	**ら**
茯神 …………… 51	牡丹皮 …… 234, 310	雷丸 …………… 379
		萊菔子 …… 182, 184, 273

生薬名索引

| 絡石藤 | … 336, 338, 339, 351 |

り

竜眼肉	87
劉寄奴	306
竜骨	138, 148
竜歯	139, 141
竜胆草	210
緑豆	86
蘆茹	308

れ

| 荔枝核 | 175, 177 |
| 霊磁石 | 137 |

羚羊角	237
連翹	216
連翹心	217
蓮子	144
蓮子心	145
蓮子肉	144, 145
蓮鬚	144, 145
蓮房炭	145

ろ

老鸛草	331, 338
老山参	77
漏芦	230
芦薈	43

鹿茸	111, 113, 128
芦根	197, 360
鹿角	114
鹿角膠	111, 113
鹿角霜	115
鹿角片	114
鹿角鎊	114
潞党参	79

わ

煨甘遂	69
煨姜	29
煨木香	165

411

方剤名索引

あ
安蛔湯 ……………… 152
安宮牛黄丸 ………… 368
安宮牛黄散 ………… 250

う
右帰飲 ……………… 255
右帰丸 ……………… 99
烏梅丸 ………… 152, 264
温胆湯 ……………… 248

え
益胃湯 ………… 102, 231
益元散 ……………… 134
越婢加朮湯 ………… 14

お
黄連素 ……………… 357

か
夏枯草膏 …………… 202
河車大造丸 ………… 128
何人飲 ……………… 98
化虫丸 ……………… 379
化癥回生丹 ………… 368
藿香正気散 ………… 19
化斑湯 …… 194, 220, 231, 233
加味肥児丸 ………… 376
栝楼薤白白酒湯 …… 179

き
甘麦大棗湯 ……… 87, 142
枳実導滞丸 ………… 166
枳朮湯 ……………… 167
橘皮竹筎湯 ………… 248
豨桐丸 ……………… 334
帰脾湯 ………… 78, 131, 164
膠艾四物湯 ………… 95
杏蘇散 ……………… 315
玉鑰匙散 …………… 135
玉紅膏 ……………… 236
玉枢丹 …………… 70, 384
玉屏風散 …………… 80
局方黒錫丹 ………… 169
局方蘇子降気湯 …… 169
挙元煎 ……………… 80
豨薟丸 ……………… 334
亀鹿二仙膠 ………… 111
金桜子膏 …………… 143
銀翹散 ……………… 216
金鈴子散 …………… 284

け
桂枝加桂湯 ………… 177
桂枝加厚朴杏仁湯 … 187
桂枝湯 ……………… 37
鶏鳴散 ……………… 64
牽正散 ………… 275, 345
健脾肥児散 ………… 376

こ
控涎丹 …………… 70, 272
香砂六君子湯 ……… 164
高良姜湯 …………… 267
香連丸 ……………… 163
牛黄上清丸 ………… 369
牛黄清心丸 ………… 369
牛黄鎮驚丸 ………… 247
杞菊地黄丸 ………… 99
固衝湯 ……………… 147
五仁丸 ……………… 297
琥珀鎮驚丸 ………… 136
五味異功散 ……… 54, 78
五味消毒飲 ………… 219

さ
犀角地黄湯 ………… 231
柴胡疏肝散 ………… 37
済生腎気丸 ………… 257
左金丸 ……………… 262
三合湯 ………… 172, 191, 282
三甲復脈湯 ………… 110
三子養親湯 …… 182, 183, 184
酸棗仁湯 …………… 131
三仁湯 ……………… 190
三痺湯 ……………… 280
三妙丸 ……………… 125
三拗湯 ……………… 316

方剤名索引

し

四烏賊骨一蘆茹丸 …… 308
紫菀丸 ……………… 322
紫菀散 ……………… 322
紫菀湯 ……………… 322
四逆湯 ………… 254, 259
紫金錠 ………… 70, 384
四君子湯 ……………… 76
四合湯 ……………… 282
磁朱丸 ……… 134, 137, 371
四神丸 …………… 118, 143,
　　　　　153, 156, 262, 263
四生丸 ……………… 358
紫草膏 ……………… 236
止嗽散 ……………… 322
紫草油 ……………… 236
七厘散 ………… 311, 368
失笑散 ………… 172, 282
四物湯 …30, 90, 92, 281, 283
赤石脂禹余糧湯 ……… 158
炙甘草湯 ……………… 89
芍枳実丸 ……………… 167
芍薬甘草湯 …………… 88
舟車丸 …………… 71, 72
十全大補湯 …………… 257
縮泉丸 ……………… 120
朱砂安神丸 …………… 134
十灰散 ……………… 356
十棗湯 …………… 70, 87
手拈散 ……………… 291
小陥胸湯 ……………… 245
生肌散 ………… 311, 370
小金丹 ……… 261, 262, 368
小薊飲 ……………… 356
小建中湯 ……………… 88
小柴胡湯 ……… 36, 37, 98,
　　　　　　　　166, 206, 238
焦三仙 ……………… 373
焦四仙 ……………… 373
小承気湯 ……… 166, 186
消水丹 ……………… 73
変枢湯 ……………… 38
小青竜湯 ……………… 260
小定風珠 ……………… 110
昇提湯 ……………… 37
生脈散 …………… 76, 102
生脈注射液 …………… 76
椒目栝楼湯 …………… 264
昇陽益胃湯 …………… 37
逍遙散 …………… 30, 37
消瘰丸 ……………… 321
参蚧散 ……………… 76
秦艽鼈甲散 …………… 332
参蘇飲 ……………… 76
人丹 ……………… 135
秦皮散 ……………… 212
参附注射液 …………… 76
参附湯 …………… 75, 254
参苓白朮散 …………… 78

せ

清瘟敗毒飲 …………… 194
清営湯 ………… 231, 233
西黄丸 ……………… 368
生化湯 ……………… 280
青蒿鼈甲湯 …………… 238
清骨散 ……………… 243
醒消丸 ……………… 368
青黛散 ………… 221, 226
石斛明目丸 …………… 104
石斛夜光丸 …………… 104
銭乙瀉白散 …………… 241
川芎茶調散 …………… 281
千金葦茎湯 …………… 296
千金牡丹皮散 ………… 246
旋覆花代赭石湯 ……… 177
仙方活命飲 ……… 23, 300

そ

桑菊飲 …… 197, 216, 316
皂莢丸 ……………… 274
桑椹膏 ……………… 109
足脛消腫湯 …………… 263
蘇合香丸（散） ……… 368
蘇子降気湯 ……… 184, 187

た

大黄甘草湯 …………… 41
大黄䗪虫丸 ……… 40, 313
大黄牡丹皮湯 …40, 235, 296
大建中湯 ………… 259, 264
大承気湯 ………… 166, 186
大青湯 ……………… 219
大定風珠 ……………… 110
大補陰丸 ………… 91, 209
沢瀉湯 ……………… 53
托裏黄耆散 …………… 81
托裏十補散 …………… 81
丹参飲 ……… 172, 282, 283
丹参散 ……………… 282

ち

知柏地黄丸 …………… 209
猪蹄湯 ……………… 301
猪苓湯 ……………… 52
鎮驚丸 ……………… 369
趁痛散 ……………… 180

つ

痛瀉要方 ………… 18, 95

て

定喘湯 …………… 14, 316
抵当湯 …………… 312
葶藶大棗瀉肺湯 …… 87
天台烏薬散 ……… 165, 175

と

桃核承気湯 ……… 296
桃花湯 …………… 158
当帰補血湯 ………… 92
桃紅四物湯 …… 95, 296
導赤散 ……………… 48
独参湯 ………… 75, 79, 83

に

二至丸 …………… 108
二神丸 …………… 118
二仙湯 …………… 117
二陳湯 …………… 183
人参養栄湯 …… 78, 82

は

白果定喘湯 ……… 155
白金丸 …………… 287
八味丸 …………… 153
八味地黄丸 …… 176, 255
薄荷湯 …………… 345
八珍湯 ………… 78, 82
半硫丸 …………… 277

ひ

避瘟散 …………… 135
百合湯 …… 107, 172, 282
白前湯 …………… 319
白虎加人参湯 ……… 76
白虎湯 ……… 37, 98, 194, 196

ふ

複方半枝蓮抗がん注射液
………………… 385
茯苓飲 ……………… 50
普済消毒飲 ……… 226
附子理中湯 ……… 143

へ

鱉甲煎丸 ………… 112

ほ

防已黄耆湯 …… 63, 80
防已茯苓湯 …… 63, 80
抱竜丸 …………… 247
保赤散 ……………… 45
牡丹皮散 ………… 234
補中益気湯 …… 37, 80
補肺湯 ……………… 76
奔豚丸 …………… 177

ま

麻杏甘石湯 … 14, 194, 316

麻杏二三湯 ……… 183

や

益母勝金丹 ……… 304

ゆ

挹神湯 …………… 352

よ

陽和湯 ……… 14, 91, 273

り

竜胆瀉肝湯 ……… 210
鯉魚湯 ……………… 72
苓桂朮甘湯 ………… 50
良附丸 ……… 267, 282
良附散 …………… 172

れ

羚角鈎藤湯 ……… 237

ろ

六一散 ……………… 55
六味丸 …………… 110
六味地黄丸 … 113, 128, 150
六味地黄丸（湯） …… 91
六味地黄湯 … 130, 152, 258

証・症状・病名索引

あ

噯気 ……………… 353
噯気 ……………… 179, 181
噯気嘔逆 ……………… 185
噯気呑酸 ……………… 183
呃逆 ……………… 168, 180,
   182, 248, 266
悪瘡 ……………… 219
脚に力が入らない …22, 65,
   116, 124, 125, 169, 347
足が冷え膝に力が入らない
   ……………… 255
脚が弱い ……………… 330
脚が弱って力が入らない
   ……………… 330
足が攣縮し伸ばしにくい
   ……………… 94
足腰がだるくて重い … 304
足腰に力が入らない … 334
足腰の関節や筋肉の疼痛
   ……………… 261
足腰の疼痛 ……………… 125,
   329, 331, 336
アジソン病 ……………… 90
足の甲の浮腫 ……………… 347
足の指間の湿痒 ……………… 347
脚の風湿疼痛 ……………… 22
脚の浮腫 ……………… 330
足のふらつき ……………… 349

足膝がだるくて力がない
   ……………… 340
汗が出る 131, 195, 197, 207
汗が止まらない ……… 129
あせも ……………… 55
汗をかいても熱が退かない
   ……………… 190
頭が重く脚は軽く感じる
   ……………… 350
アメーバ痢疾 ……………… 229
安眠できない ……………… 233

い

胃火歯痛 ……………… 194
胃下垂 ……………… 319
胃がん …… 262, 384, 385
胃寒嘔吐 ……………… 120, 267
胃寒食滞 ……………… 267
胃脘脹痛 ……………… 156
胃寒痛 …148, 190, 262, 268
胃脘痛 …98, 170, 172, 177,
   178, 179, 191, 266,
   282, 284, 286, 294,
   297, 307
胃脘部の硬脹 ……………… 166
胃脘部の疼痛 ……………… 191
胃脘部の堵悶 ……………… 183
胃脘部の痞硬疼痛 …… 245
胃脘冷痛 ……………… 267
息切れ ……………… 37, 70, 80,

84, 149, 154, 273, 319
息切れして力がない … 106
胃気上逆 ……………… 188
胃酸が上がる 117, 120, 147
胃酸過多 ……………… 148, 208
意識朦朧 … 106, 133, 193,
   199, 207, 223, 287, 346
意識不明 … 219, 220, 237,
   247, 249, 250, 274,
   287, 367, 368, 369
遺精 …… 84, 97, 121, 127,
   128, 130, 138, 143,
   144, 145, 146, 150
胃中寒気疼痛 ……………… 265
胃脹 ……………… 371
胃腸絞痛 ……………… 267
胃腸の平滑筋の痙攣 … 88
胃痛 …… 23, 64, 147, 174,
   262, 264, 338, 383
胃痛嘈雑 ……………… 208
胃痛吐酸 ……………… 262
噎膈 ……… 191, 353, 380
遺尿 …… 118, 120, 138, 143,
   145, 146, 150, 155, 374
胃部不快感 ……………… 19
胃満 ……………… 353
イライラして怒りっぽい
   ……………… 351, 353
イライラする ……………… 318
胃冷 ……………… 168

咽炎 …………………… 32
陰黄 …………………… 67
咽乾 …………………… 214
陰虚肝旺 ……………… 94
陰虚血虧 ……………… 97
陰虚盗汗 ……………… 94
陰虚内熱 …………91, 96,
　　　　　　101, 104, 112
陰虚発熱 ………… 107, 196
陰虚労熱 ………… 244, 332
咽喉が乾いてむせる … 245
咽喉腫痛 …… 30, 42, 89,
　　　　　　135, 216, 219, 222,
　　　　　　223, 225,226, 228,
　　　　　　233, 369, 370, 386
咽喉燥痛 ……………… 231
咽喉痛 …… 200, 318, 340
咽喉の紅腫疼痛 … 224, 318
咽喉の紅腫熱痛 …… 223
飲食が進まない ……… 170
飲食積滞不化 ………… 289
飲食積滞 ……………… 372
飲食物を消化できない 224
陰疽 ………… 14, 88, 91,
　　　　　　113, 257, 273
陰中湿痒 ……………… 214
咽痛 …… 34, 89, 205, 223
陰囊が湿って痒く、
　水の流れるもの …… 126
陰囊湿疹 ………… 213, 339
陰囊湿痒 ……………… 66
陰囊の湿冷 …………… 118
陰部が冷える ………… 276
陰部寒冷 ……………… 266
咽部紅腫痛 …………… 221
陰部湿疹 ……………… 211
陰部湿痒 ………… 214, 330

咽部生瘡 ……………… 221
陰部の湿痒熱痛 …… 211
インフルエンザ ……… 224
陰部冷汗 ……………… 127
インポテンス ………… 254
咽痒 …………………… 32

う

薄くて水状か
　泡沫状の痰 ………… 270
腕や足腰の疼痛 ……… 92
うわごと ………… 39, 186,
　　　　　　199, 207, 223, 231,
　　　　　　233, 237, 247, 250
雲翳 …………… 31, 35, 370

え

翳 ……………………… 205
瘦瘤 ……………… 375, 376
噦 ……………………… 328
嚥下困難 ……………… 224

お

嘔噦 …………………… 180
嘔逆 …… 166, 181, 248, 328
黄帯 ……………… 85, 212
黄痰 ……………… 326, 327
黄疸 …………… 40, 52, 57,
　　　　　　67, 201, 206, 209, 210,
　　　　　　212, 214, 288, 309, 332
黄疸型流行性肝炎 …… 67,
　　　　　　68, 309, 333
黄疸発熱 ……………… 239
黄疸浮腫 ……………… 331
嘔吐 …… 19, 20, 28, 55, 161,
　　　　　　163, 175, 178, 179,
　　　　　　186, 188, 191, 235,
　　　　　　248, 262, 264, 266,
　　　　　　328, 353, 374, 383
嘔吐瀉痢 ……………… 345
嘔吐泄瀉 ………… 120, 168
嘔吐反胃 ……………… 190
悪寒 ……………… 22, 25
悪寒発熱 ………… 28, 191
瘀血 …… 93, 136, 148, 299
瘀血心腹痛 …………… 307
瘀血青腫 ……………… 362
瘀血積塊 ……………… 313
瘀血による痛み ……… 284
瘀血の腫痛 ……… 92, 313
瘀血の腰痛 …………… 303
瘀血腹痛 ……………… 282
怒りっぽい …………… 165
怒ると咳嗽が悪化する 318
瘀腫 …………………… 311
悪心 ……………… 161, 206
悪心嘔吐 ……………… 206
悪阻 …………………… 82
落ち着かずに
　不安感がある ……… 132
驚いて目が覚めやすい 138
驚きやすい …………… 51,
　　　　　　131, 138, 150
瘀肉が盛り上がる …… 211
悪露不尽 ……………… 373
瘟毒 …………………… 218
温熱入血 ……………… 220
温熱病 ………… 103, 105, 110,
　　　　　　197, 198, 216, 346
温病初期 ……………… 34
温病初期の表証 ……… 32
温病発斑 ……………… 194

証・症状・病名索引

か

痩 ……………………… 285
疥（疥瘡）……… 17, 27, 45
外翳 ……………………… 355
外感咳嗽 ………………… 317
外感喘咳 ………………… 13
外寒風熱 ………………… 34
咳逆上気 …………… 25, 327
咳逆喘満 ………………… 71
咳血 ……………… 96, 111,
　200, 220, 227, 234, 242,
　287, 298, 309, 326, 353,
　354, 355, 358, 359, 361,
　363, 365, 366
外傷 ………………… 306, 362
外傷骨折 ………………… 305
外傷出血 …………… 227, 299
疥癬 …… 213, 325, 337, 343
咳喘 ……………… 25, 181,
　184, 247, 251, 319
疥癬湿瘡 ………………… 277
咳嗽 ……… 32, 36, 56, 66,
　89, 96, 102, 105, 106,
　161, 179, 181, 182, 195,
　214, 222, 226, 244, 250,
　260, 268, 270, 273, 274,
　315, 318, 319, 320, 322,
　323, 324, 326, 328
蛔虫 ……………… 324, 376,
　377, 378, 379
蛔虫腹痛 ………………… 175
潰瘍 ……………… 90, 148, 170,
　172, 282, 357, 362, 363
潰瘍性結腸炎 …………… 158
潰瘍癰疽 ………………… 81
疥癩 ……………………… 343

火鬱 ……………………… 171
顔色が赤い ……………… 195
顔色が黄色い …………… 354
顔色が蒼黄 ……………… 304
顔の艶がない …………… 149
顔の腫れ ………………… 33
火眼 ……………………… 208
牙関緊閉 ……… 224, 247,
　249, 346, 349
膈間悶熱 ………………… 205
角弓反張 …………… 18, 276
各種出血 ……… 299, 357, 361
各種腫瘤 ………………… 385
各種疼痛 ……… 280, 284, 297
下腹部の疼痛 …………… 235
霍乱転筋 ………………… 64
霍乱吐瀉 ………………… 30
下肢が萎えて弱る ……… 209
下肢痛 …………………… 63, 284
下歯の腫痛 ……………… 333
下肢の不随 ……………… 343
下肢浮腫 ……… 63, 65, 347
下肢閉塞性脈管炎 ……… 273
下消 ……………………… 84
下焦結熱 ………………… 356
下焦湿熱 ………………… 63
風に当たると涙が出る
　…………………… 25, 31, 211
肩腕膝足の疼痛 ………… 341
肩関節周囲炎 …………… 64
脚気 ……… 19, 330, 341, 347
滑精 ……… 84, 97, 143, 150
滑胎 ……………………… 83
滑脱 ……………………… 157
火毒癤腫 ………………… 200
化膿潰爛 ………………… 215
下半身の水腫 …………… 63

下腹部の虚冷 …………… 118
下部湿瘡 ………………… 125
身体が重い ……………… 190
カリエス ………………… 91
がん ……… 261, 289, 386
肝陰不足 ………………… 351
乾嘔 ……………………… 328
肝炎 ……………… 286, 348
乾咳 … 149, 152, 231, 245
脘間が痞えて下がらない
　………………………… 353
疳気攻眼 …………… 205, 355
肝気脹 …………………… 174
肝気痛 …………………… 174
眼球疼痛 ………………… 202
眼球の痒み ……………… 205
乾血労 …………………… 40
乾血癆症 ………………… 313
肝硬変 …………………… 303
眼黒 ……………………… 349
完穀不化 …………… 257, 259
疳疾 ……………………… 376
間日瘧 …………………… 229
寒湿阻滞 ………………… 383
肝腫大 …140, 275, 295, 306
癇証 ……………………… 367
寒証の出血 ……………… 358
肝腎陰虚証 ……………… 91
寒性胃痛 ………………… 267
寒性嘔吐 ………………… 267
寒性泄瀉 ………………… 267
寒性膿瘍 ………………… 91
寒性腹痛 ………………… 267
疳積 ……………… 243, 374
関節炎 ……… 309, 332, 334
関節・筋骨の拘攣疼痛 341
関節・筋肉の疼痛 …… 335

417

関節屈伸不利 …… 338, 339
関節結核 ……………… 91
関節拘攣 ……………… 329
関節腫脹 ……………… 332
関節腫痛 …… 63, 214, 282, 342
関節痛 …… 16, 116, 254,
           298, 331, 336, 342
関節の痛むところが発熱
…………………………… 336
関節瘁痛 ……………… 338
関節不利 ……………… 48
寒疝 ……………… 115, 257
寒喘 …………………… 316
頑癬 …………………… 126
肝臓がん ……………… 384
汗脱亡陽 ……………… 255
寒痰 …………………… 270
寒痰咳喘 ……………… 260
寒痰積聚 ……………… 44
寒痰喘嗽 ……………… 25
冠動脈疾患 …… 98, 295
冠動脈性心疾患 …… 98
肝熱 …………………… 110
寒熱往来 …… 36, 37, 206
肝熱脇痛 ……………… 175
寒熱発作 ……………… 37
がんの腫瘤 …… 225, 228
肝脾腫大 …… 45, 111,
           282, 283, 290, 375
肝風上擾 ……………… 344
脘腹脹痛 ……………… 289
脘腹脹満 …… 166, 171, 188
脘腹熱痛 ……………… 208
脘腹の脹り ……………… 374
脘腹部痛 ……………… 264
脘腹部の堵悶 ………… 191
脘腹満悶 ……………… 179

脘部痞悶 ……………… 181
感冒 …………………… 18
顔面受風 ……………… 345
顔面神経麻痺 …… 35, 275
脘悶 ……………… 38, 191
肝陽上亢 ……… 202, 351
肝陽頭痛 ……………… 202

き

黄色い痰 ……… 195, 197
気鬱 …………………… 171
記憶力低下 …………… 133
気が違ったようになり
  落ちつかない ……… 194
気管支炎 ……… 102, 128
気管支喘息 …………… 347
気逆 …… 165, 181, 187, 319
気逆嘔吐 ……………… 265
気逆上衝 ……………… 353
気虚 ……………… 76, 78
気虚咳喘 ……………… 79
気虚自汗 ……………… 83
気結 …………………… 166
気血瘀滞 ……………… 180
気血不足 ……………… 92
気血両虚 …… 78, 294
気血両燔 ……………… 194
気聚成塊 ……………… 173
気喘 …… 169, 179, 182,
       222, 260, 272, 323, 326
気喘咳逆 ……………… 272
気滞胃痛 …… 165, 172
気滞による痛み ……… 284
気脱 …………………… 75
ぎっくり腰 …………… 123
危篤状態 ……………… 276
肌肉酸楚 ……………… 336

機能性子宮出血 …… 96,
              108, 121, 158
機能性無月経 ………… 128
肌膚甲錯 ……………… 313
気分が塞いで楽しめない
…………………………… 320
気分高熱 ……………… 76
脚趾湿痒 ……………… 55
瘧疾 …… 37, 98, 153, 381, 383
瘧疾寒熱 ……………… 238
脚腫 …………………… 63
瘧母 ……………… 112, 140
脚攣急 ……………… 88
久咳 …………………… 154
救急虚脱 …… 75, 79
急驚風 ………………… 369
久瀉 …… 151, 153, 157, 187
急性胃腸炎 …………… 19
急性黄疸型流行性肝炎 214
急性関節炎 …………… 215
急性眼病 ……………… 54
急性菌痢 ……………… 215
急性結膜炎 …………… 208
急性腎炎 …… 28, 34
急性虫垂炎 … 62, 235, 296
急性乳腺炎 …… 217, 244
急性熱病 …… 39, 314
急性発熱性疾患 ……… 36
急性泌尿器系感染症 … 36,
              48, 57, 356
急性扁桃腺炎 ……32, 36,
           125, 135, 224, 225, 386
急性蘭尾炎 …………… 356
久泄 … 80, 144, 150, 156, 159
久嗽 …………………… 155
久嗽上気 ……………… 319
休息痢 ………………… 229

証・症状・病名索引

久病 …………… 180
久痢 ……… 138, 150, 152,
　　　153, 156, 157, 159
胸膈逆満 ……………… 319
胸膈脹悶 ……………… 165
胸膈悶脹 ……………… 170
驚癇 … 133, 287, 343, 354
胸脘脇肋部の悶脹 …… 168
凝寒痼冷 ……………… 253
驚癇卒倒 ……………… 369
胸脘痞悶 ……………… 70
胸脘痺悶 ……………… 383
胸脘部の堵悶 ………… 190
胸脘部の満悶疼痛 …… 174
胸脘満悶 ……………… 190
驚癇夜啼 ……………… 344
驚悸 …… 133, 134, 248
驚悸不眠 ……………… 132
驚恐 …………………… 367
胸脇苦満 ………… 36, 206
胸脇刺痛 ……………… 287
胸脇脹痛 ……………… 348
胸脇脹満 ……………… 181
胸脇脹悶 ……………… 251
胸脇部痛 ……………… 286
胸脇部の打撲痛 ……… 342
驚恐不眠 ……………… 137
驚厥 ……………… 35, 345
狂言語乱 ……………… 346
胸腔の積液 ………… 70, 71
狭心症 …………… 16, 98
狭心痛 ……… 51, 170,
　　　179, 295, 308, 311,
　　　362, 367, 373
胸水 ………… 69, 71, 264
狂躁 …………… 219, 287
蟯虫 …………… 324, 377

胸中に気が少ない …… 84
胸脹 …………………… 36
脇脹 …………… 248, 317
胸痛 …………… 245, 320
脇痛 …………… 174, 179,
　　　210, 275, 281, 295
胸背が冷えるのを畏れる
　　　……………… 270
胸痺刺痛 ……………… 179
胸痺心痛 ………… 16, 25,
　　　167, 179, 294
胸痺疼痛 ……………… 373
驚風 …………… 237, 271,
　　　343, 345, 349, 350
胸腹積水 ……………… 70
胸腹脹痛 ……… 161, 175
胸腹脹満 ……………… 187
胸腹脹悶 ……… 185, 367
胸腹疼痛 ……………… 288
胸腹満悶 ……………… 186
胸満 …………………… 262
胸満喘咳 ……………… 187
胸悶 ……… 19, 161, 179,
　　　182, 184, 197, 245,
　　　270, 281, 317, 320
胸悶嘔吐 ……………… 188
胸悶脇脹 ……………… 178
胸悶脇痛 ……………… 272
胸悶してため息を
　　　つきたがる ……… 171
胸悶脹痛 ……………… 367
胸悶脹満 ……………… 319
胸悶痛 ………………… 245
胸肋積水 ……………… 70
胸肋脹痛 ……… 165, 171
脇肋脹悶 ……………… 288
脇肋痛 ………………… 298

脇肋疼痛 ……… 300, 310
胸肋部の停水 ………… 50
虚汗 ……………… 76, 141
虚寒泄瀉 ……………… 257
虚寒腹痛 ……………… 88
虚証便秘 ……………… 98
虚性出血 ……………… 113
虚喘 …………………… 137
虚損 …………………… 128
虚損衰弱 ……………… 113
虚脱 ……… 75, 102, 129
虚熱 ……… 100, 110, 238
虚熱煩躁 ……………… 139
虚煩 …………………… 140
虚煩不眠 ……… 134, 141
虚秘 …………………… 276
筋急拘攣 ……………… 62
筋骨がだるく痛む …… 340
筋骨が萎えて弱る …… 111
筋骨・関節の疼痛 …… 334
筋骨屈伸不利 … 337, 339
筋骨拘攣 ……………… 339
筋骨折傷 ……………… 362
筋骨沈重 ……………… 254
筋骨疼痛 ………… 48, 328
筋骨軟弱 ……………… 97
筋骨の麻痺 …………… 254
筋骨無力 ……………… 337
金瘡 …………… 170, 306
筋軟関節不利 ………… 64
(筋肉が)こわばって弾力
　　　性がないもの ……… 346
筋肉痛 …………… 64, 254
筋肉の痙攣 …………… 350
筋肉の疼痛・麻痺 …… 346
筋肉や皮膚が麻痺して
　　　感覚がない ………… 92

419

筋脈拘急 ………… 336, 339	経閉癥瘕 ……………… 293	月経先期 ……………… 95
菌痢 ………………… 153	経閉不潮 ……………… 15	月経痛 … 15, 64, 173, 176,
く	鶏鳴泄 ………………… 118	257, 263, 265, 268, 280,
空腹だが食べたがらない	経絡気血阻滞 ………… 368	284, 286, 298, 299
…………………… 206	経絡・四肢・	月経停止 ………… 40, 42
口が甘い ……………… 190	皮里膜外の痰 …… 270	月経に紫黒塊が混じる 58
口が苦い ……………206,	痙攣 … 220, 237, 276, 345,	月経による腹痛 ……… 95
210, 248, 348	346, 349, 354, 367, 369	月経不順 ……………… 313
口から涎が垂れる …… 349	痙攣性咳嗽 …………… 324	月経不調 173, 280, 282, 304
唇が乾く ……………… 198	下寒 …………………… 258	月経閉止 ………… 234, 300,
屈伸不利 ……… 331, 335,	血鬱 …………………… 171	302, 308, 313
336, 340, 341, 342, 347	血暈 ……………… 17, 18	血枯経閉 ……………… 147
け	血瘀気滞証 …………… 362	血小板減少性紫斑病
鶏眼〔魚の目〕… 152, 229	血瘀経閉 ……… 290, 294,	………………… 283, 365
経血が黒っぽい ……… 263	296, 306, 310	結石 ……………… 59, 125
経血が黒っぽく	血瘀腫痛 ……………… 309	血栓閉塞性脈管炎 …… 125
血塊がある ……… 265	血瘀による疼痛 ……… 310	血痰 …………………… 322
経血に塊 ……………… 294	血瘀による腹痛 ……… 313	血尿 ……… 56, 57, 58, 108,
経血不行 ……………… 25	結核 …………………… 368	136, 200, 210, 211, 234,
経血量が少ない ……… 263	結核胸痛 ……………… 64	242, 299, 355, 356, 357,
頸項の硬直 …………… 346	結核性の微熱 ………… 244	358, 359, 360, 361, 362
頸項の疼痛 …………… 20	結核瘰癧 ……………… 384	血熱出血 ……………… 242
瘈瘲 …………………… 350	厥逆 …………………… 88	血熱吐衄 ……………… 310
珪性肺塵症 …………… 268	血虚 ……………… 78, 94	血熱妄行 ……………… 200
頸部紅腫 ……………… 226	結胸 …………………… 69	血病 …………………… 17
頸部のこわばり ……… 237	血虚気衰 ……………… 97	血分病 ………………… 92
頸部リンパ節結核 …… 139,	血虚気脱 ……………… 81	血便 …………… 17, 18, 108,
202, 233, 375	血虚証 ………… 90, 92, 96	151, 153, 158, 159,
頸部リンパ節腫大 …… 233	血虚心慌 ……………… 354	208, 213, 227, 299,
頸部リンパ肉芽腫 …… 139,	月経過少 ………… 95, 294	343, 353, 357, 361, 362
233, 262	月経過多 …… 17, 37, 93,	血崩 ……………… 147, 361
頸部瘰癧 ………… 233, 344	95, 96, 111, 124, 128,	血脈不通 ……………… 338
経閉 …… 36, 43, 48, 58, 93,	151, 234, 268, 362	血淋 … 48, 56, 57, 58, 356
125, 210, 234, 280,	月経後期 … 15, 95, 119, 173,	下痢に血や膿が混じる 340
282, 302, 312, 313	263, 265, 294, 303	下痢膿血 ……………… 157
	月経失調 ……………… 281	懸飲 …………………… 50
	月経時の腹痛 ………… 93	眩暈 …………… 119, 140,

420

証・症状・病名索引

202, 203, 204, 237, 271,
305, 349, 350, 351, 353
痃癖 ………………… 222
元気がない ……… 131, 255
言語異常 …………… 272
言語障害 ……249, 307, 369
言語不利 ……………261,
349, 350, 367
堅積 ………………… 166
痃積 ………………… 289
痃痞癥癖の消除 …… 288
痃癖 …………… 185, 368
痃癖癥塊 …………… 380
健忘 … 51, 133, 150, 320, 367
肩腕の疼痛 ……… 15, 16

こ

喉炎 ………………… 32
咬牙 ………………… 249
口渇 ……………… 34, 36,
109, 139, 194, 195, 197,
198, 207, 208, 210, 214,
223, 231, 234, 245, 248,
318, 326, 327, 328
口渇引飲 … 150, 197, 258
口渇煩熱 …………… 233
口乾 … 106, 207, 210, 238
睾丸結核 … 165, 265, 269
睾丸墜脹疼痛 ……… 177
睾丸痛 ………… 263, 269
睾丸の腫脹疼痛 …… 265
睾丸の腫痛寒冷 …… 269
口乾煩躁 …………… 233
睾丸偏墮 …………… 265
睾丸偏墮痛 ………… 284
睾丸冷痛墜脹 ……… 175
口眼歪斜 … 247, 271, 275,

333, 334, 345, 349
降気止咳 …………… 325
口噤不開 …………… 274
口苦 ………………… 36
口腔潰瘍 …………… 205
後頸部のこわばり …… 18,
350, 276
高血圧 ……… 54, 68, 117,
202, 204, 242, 326, 352
高血圧性心疾患 …… 98
攻竄疼痛 …………… 342
高脂血症 …………… 375
紅腫 ………………… 310
口臭 ………………… 19
紅腫熱痛 …………… 214
甲状腺機能亢進症 …… 84,
103, 152, 199, 375
甲状腺腫 ……… 139, 375
甲状腺腫大 …… 233, 283
口舌が乾燥して少津 … 36
口舌の乾燥 ………… 101
哮喘 ………………… 316
哮喘痰嗽 …………… 155
喉中痰声 …………… 222
口中に水を吐く …… 206
鉤虫 …………… 377, 379
鉤虫病 ……………… 153
硬直性脊椎炎 ……… 306
喉痛 ………………… 32
喉頭炎 ……………… 154
後頭部痛 …………… 21
口内炎 …42, 200, 207, 208,
216, 219, 299, 369
高熱 …39, 103, 105, 106,
110, 194, 195, 197,
219, 231, 233, 237,
240, 250, 346

高熱発斑 …………… 194
更年期障害 ………… 352
紅斑 ………………… 194
喉風急症 …………… 224
喉閉痰壅 …………… 370
口面歪斜 … 343, 344, 350
肛門・陰部の生瘡 …… 213
肛門下墜 …………… 37
拘攣 ………………… 300
拘攣疼痛 …………… 332
声が出ない …… 35, 149,
155, 226
声が低い …………… 84
声がれ ………… 154, 226
声のかすれ ………… 34
呼吸困難 …………… 222
呼吸喘促 ……… 316, 326
呼吸促迫 …………… 245
五更泄 …… 118, 156, 255
午後顴紅 …………… 210
午後に身熱がひどくなる
……………………… 186
午後の身熱 ………… 49
午後の潮熱 ………… 142
午後の発熱 …… 39, 313
午後の煩熱 ………… 231
腰・膝・腹部の疼痛 … 25
腰がだるく足が冷える 262
腰がだるく足に力が
入らない ……… 111, 128
腰や足がだるく痛む … 22
腰や脊柱の冷痛 …… 24
腰や腹が重い ……… 37
腰や膝がだるく痛む … 107
腰や膝が冷えて痛む … 117
腰や膝の痛み ……… 121
腰や膝の冷痛 ……… 118

421

五心煩熱 …………… 196	産前・産後の諸疾病 … 304	四肢肌膚のだるい痛み 116
児枕痛 ……………… 373	産前・産後の煩熱 …… 240	四肢逆冷 …………… 259
骨蒸盗汗 …………… 196		四肢厥冷 ……………… 75
骨蒸労熱 ……30, 96, 210,	し	四肢厥逆 …………… 254
231, 234, 238, 241, 332	シーハン症候群 ……… 128	四肢拘急 …………… 237
骨折 ………………… 311	時疫 ………………… 223	四肢硬直 …………… 276
骨節が拘攣して	時疫瘟邪 …………… 384	四肢拘攣 ………… 27, 335
伸ばせない ………… 16	時疫斑疹 …………… 223	四肢拘攣不利 ……… 341
骨折筋断 …………… 314	視覚や聴覚が	四肢疼痛 …………… 300
骨節痛 ………………… 22	はっきりしない … 133	四肢の筋肉の疼痛 …… 336
骨節疼痛 …………… 343	耳下腺炎 ……… 202, 218,	四肢の痙攣 ……… 18, 247,
混濁尿 ……………… 144	219, 221, 344	346, 350
昏倒 …………… 249, 350	子癇 ………………… 237	四肢の疼痛 …………… 16
	自汗 … 80, 138, 141, 142, 150	四肢の麻痺・疼痛 …… 347
さ	指関節が黒くただれる 257	四肢麻痺 ……… 334, 349
再生不良性貧血 … 108, 121	指関節の腐乱脱落 …… 257	痔出血 ……………… 343
臍痛 ………………… 36	子宮萎縮 …………… 128	四肢攣急 ……………… 18
魚の骨が咽に刺さったもの	子宮寒冷 ……… 119, 127	四肢を動かすのがだるい
……………………… 331	子宮筋炎 …………… 128	……………………… 105
坐骨神経痛 ………… 334	子宮頸炎 …………… 236	視神経萎縮 ………… 203
痄腮 ………… 202, 219, 344	子宮頸がん ………… 385	滋腎降火 …………… 232
砂石淋 …………… 56, 58	子宮出血 ……… 22, 122,	自然流産 ……………… 83
蠍や虫に刺されたもの 384	128, 159, 268, 309,	痔瘡 ………………… 42
砂淋 ………………… 57	353, 356, 362	痔瘡下血 …………… 227
産後失血 …………… 17	子宮脱 …………… 37, 319	痔瘡血便 ……… 209, 325
産後に風を受けたもの 17	子宮発育不全 ……… 128	痔瘡腫痛 …………… 325
産後の瘀血による痛み	時行熱疫 …………… 194	痔瘡出血 …………… 298
……………………… 306	歯齦紅腫 …………… 194	痔瘡の出血 …………… 96
産後の下垂体前葉機能低下	衄血 ………… 17, 111, 200,	痔瘡の疼痛 ………… 213
……………………… 128	219, 220, 231, 234, 242,	肢体が麻痺して感覚がない
産後の失血過多 ……… 17	287, 299, 309, 354, 355,	……………………… 349
産後の出血過多 ……… 92	358, 359, 360, 361, 366	肢体関節痛 ………… 293
産後の乳の出が悪いもの	止血 ………………… 366	肢体関節痺痛 ……… 302
……………………… 48	死血 ………………… 125	肢体筋脈の拘攣 …… 292
産後病 ……………… 17	腮項部の紅腫 ……… 384	肢体痛 ……………… 285
産後腹痛 ……………293,	死産 ………………… 294	肢体疼痛 ………… 15, 180
298, 299, 307	四肢が疲れて力がない … 84	肢体の関節痛 ……… 280

証・症状・病名索引

肢体の疼痛 …………… 16
肢体の麻痺 ………… 280, 338
肢体麻痺 ………… 339, 343
肢体攣急 …………… 63
肢体を屈伸できない … 62
舌がこわばって話しづらい
　………………… 367
舌がこわばり話すことが
　できない ……… 271
舌の乾燥 …………… 109
絲虫〔フィラリア〕… 379
歯痛 ………… 23, 194,
　200, 205, 207, 219,
　328, 340, 369
痔痛出血 …………… 225
湿鬱 ………………… 171
湿温 ………… 55, 67, 190
湿脚気 ………… 61, 63, 64
失禁 ………………… 130
失血 ………………… 92, 131
湿疹 ………… 17, 40, 55,
　212, 213, 236
湿盛泄瀉 …………… 52
実喘咳嗽 …………… 169
湿瘡 ………………… 126
湿熱鬱阻 …………… 376
湿熱黄疸 …………… 212
湿熱泄瀉 ……… 206, 209
湿熱痢 ………… 188, 206,
　209, 211, 244
湿熱淋 ………… 201, 206,
　209, 359, 386
湿痺 ………………… 64
失明 ………………… 355
紫斑病 …………… 108, 362
耳鳴 ………………… 128
灼熱痛 ……………… 236

若年性白髪 ………… 107,
　108, 109, 110
視野欠損 …………… 349
瀉痢 ……… 37, 55, 157, 191
習慣性流産 ……… 83, 121
住血吸虫病 ……… 70, 71
十二指腸の潰瘍 ……… 149
周痺（全身疼痛）…… 27
腫塊 ………… 28, 273, 282
腫塊堅硬疼痛 ……… 262
出疹発斑 …………… 234
腫大疼痛 …………… 321
酒疸 ………………… 333
腫脹沈痛 …………… 64
腫脹疼痛 …………… 92
出血 ………………… 17, 310
出血過多 …………… 298
出血性疾病 ………… 359
出疹 ………………… 219, 223
腫毒 ………………… 292
循衣摸床 …………… 39
少陰頭痛 …………… 22
消渇 ………… 84, 99, 150,
　152, 198, 231, 242
消渇引飲 …………… 196
消渇煩熱 …………… 242
消化不良 …… 28, 118, 175,
　188, 190, 265, 289,
　290, 371, 374, 376
傷肝 ………………… 147
傷寒陽明経証 ……… 193
上気道炎 …………… 223
猩紅熱 …………… 219, 314
小産 ………………… 83
上肢痛 ……………… 284
上肢や手指の関節痛 … 286
焼傷 ………………… 357

上消 ………………… 84
少食 ………………… 191
条虫 …………… 378, 379
小腸疝気 …………… 265
小児疳積 …………… 244
小児痘瘡 …………… 373
小児の疳疾 ………… 28
小児の元陽不足 …… 113
小児の泉門の不合 … 111
小児の発育不良 …… 113
小児の麻疹 ……… 32, 34
上熱 ………………… 258
傷風 …………… 194, 322
少腹攻痛 …………… 175
小腹疝瘕 …………… 269
小腹痛 ……………… 280
少腹痛 …… 265, 280, 297
小腹の堕脹 ………… 265
上腹部脹満 ………… 161
上腹部痛 …………… 57
小腹部の寒痛 ……… 268
少腹冷痛 ……… 115, 257
小便黄赤 …………… 200
小便渋痛不利 ……… 299
小便の回数が多い …… 176
小便頻数 … 120, 129, 130,
　146, 155, 201, 211
小便不利 … 28, 48, 49, 52,
　53, 55, 57, 61, 66,
　190, 256, 326, 347
小便癃閉 …………… 54
消癰腫瘡 …………… 70
暑温 ………………… 67
食鬱 ………………… 171
食後の脹満が消化しにくい
　………………… 265
食後の腹部脹満 …… 304

食事がおいしく感じられない ……………… 171	腎虚腰痛 ………… 123, 130	心腹痛 ………… 168, 170, 257, 291, 299, 367
食少軟便 ……………… 115	心筋梗塞 …… 16, 311, 362	心不全 ………… 16, 251
食積 ……………… 290, 379	神経症 ……………… 177	蕁麻疹 ………………34, 35, 212, 213, 337
食積腹脹 ……………… 183	神経衰弱 …… 94, 141, 352	
食滞 ……………… 376	神経性嘔吐 …………… 270	
食道がん … 380, 384, 385	神経痛 ……………… 64	**す**
食物が下らない ……… 166	心下痞 ……………… 208	
食物不化 ……………… 156	心下痞満 …………… 208	水臓 ………… 68, 69, 72
食欲増進 ……………… 170	心慌虚怯 …………… 137	水湿停留 ……………… 50
食欲低下 ……………… 105	神志恍惚 …………… 231	水湿浮腫 ……………… 28
食欲不振 …36, 38, 101, 102, 117, 156, 162, 178, 190, 206, 231, 255, 265, 367, 371, 383	神志昏迷 …………… 368	水瀉 ……………… 50
	滲出性胸膜炎 ………… 264	水腫 …… 14, 34, 52, 54, 61, 65, 66, 68, 69, 71, 72, 80, 185, 256, 305, 326, 359
	心神不安 ………… 137, 144	
	心腎不交 …………… 208	
	心神不寧 …………… 138	水腫脹満 ………… 52, 70
暑湿 ……………… 86	心掣痛 ……………… 51	水泄 ……………… 54
ショック ………… 76, 254	身体が重く痛みがある 49	膵臓がん ……………… 384
ショックによる冷汗 … 129	身体がだるくて力が入らない ……… 149	頭暈 … 30, 31, 109, 128, 130, 210, 344, 348, 351
暑熱 ……………… 55, 239		
しらくも ……………… 343	身体虚弱 …………… 128	頭眩 ……………… 260
シラミ ……………… 324	身体痩弱 …………… 313	頭重 ……………… 350
視力減退 ………… 203, 352	身体痛 ……………… 22, 28	頭旋 ……………… 350
視力障害 ……………… 352	身体の衰弱 …………… 107	頭脹 ……………… 352
視力低下 …… 54, 104, 121	心中煩熱 …………… 206	頭脹胸悶 …………… 353
白く薄く喀出しやすい痰 ……………… 270	心痛 ………… 98, 245, 311	頭脹痛 ……………… 210
	心痛血瘀 …………… 179	頭痛 ……… 22, 23, 25, 28, 30, 31, 33, 34, 36, 137, 190, 200, 203, 204, 219, 223, 237, 261, 276, 281, 305, 328, 344, 348, 349, 351, 353
白く粘る痰 …………… 274	身熱 ………… 207, 223	
心陰虚 …………… 102	身熱驚風 …………… 244	
腎炎 ……… 123, 305, 384	身熱口渇 …………… 235	
心下部の疼痛 ………… 166	身熱頭痛 …………… 214	
心悸 ……… 16, 70, 89, 138, 140, 150, 320, 367	身熱不揚 …………… 190	頭痛如裹 ……………… 21
	心煩 …… 36, 106, 195, 198, 199, 248, 283, 305	頭風頭痛 ……………… 33
心気心陰両虚 ………… 102		スムーズにしゃべることができない ……… 334
腎虚 ……………… 97, 117	心煩盗汗 …………… 142	
心驚 ……………… 131	心煩不眠 ………… 131, 207	頭目眩暈 …………… 138
腎虚久瀉 ……………… 305	心腹寒湿疼痛 ………… 378	
腎虚歯痛 ……………… 305	心腹絞痛 …………… 307	

証・症状・病名索引

せ

性機能低下 118, 119, 126
正虚熱盛 ……………………… 76
精血不足 ……………………… 128
青光眼〔緑内障〕… 352, 355
青腫疼痛 ……………………… 368
精神状態が活発でない 272
精神状態の異常 … 249, 367
精神疲労 ……………… 105, 304
精神不安 ……………………… 367
怔忡 ……………………………… 16
臍腹の疼痛 …………………… 255
青盲 ……………………………… 205
精力を集中できない … 133
精冷 …………………………… 256
積聚痞塊 ……………………… 313
積聚痞満 ……………………… 167
脊髄炎 ………………………… 116
脊髄病 ………………………… 124
脊髄癆 ………………………… 116
赤帯 ……………………………… 85
脊椎圧迫性骨折 …………… 124
脊椎関節炎 ………………… 124
脊椎骨節の疼痛 …………… 20
脊椎の痛み …………………… 18
矽肺病 ………………………… 268
赤白帯下 ……… 147, 159, 214
石淋 ……………………………… 59
泄瀉 ……… 28, 84, 118, 163,
188, 206, 262, 374, 383
癤腫 ……………………… 207, 217
舌腫大 ………………………… 314
癤瘡 …………………………… 199
癤瘡腫毒 ……………………… 28
泄痢下重 ……………………… 179
背中の強痛 …………………… 20

癬 ………………………… 17, 27
喘（喘息） ………………… 149,
181, 250, 316
喘咳 ……………………………… 187
疝気疼痛 ………… 165, 175,
177, 263, 269
閃挫 ……………………………… 64
全身竄痛 ……………………… 134
全身水腫 ……………… 318, 330
全身疼痛 ……………………… 180
全身の関節痛 ……………… 341
全身の骨節疼痛 … 18, 20, 25
全身不随 ……………………… 209
癬瘡 …………………………… 343
喘脹 ……………………………… 72
疝痛 … 165, 174, 263, 284
前庭部胃炎 ………………… 172
涎沫を吐く …………………… 334
閃腰岔気 ……………… 314, 342
前立腺炎 ……………… 165, 240

そ

臓器下垂 ……………………… 37
早泄 … 115, 128, 130, 146
臓躁 …………………… 87, 142
瘡毒 … 28, 215, 216, 321, 346
瘡毒癰腫 ……………………… 356
燥熱口渇 ……………………… 105
瘡病 ……………………………… 17
瘡瘍 …… 23, 207, 214, 364
瘡瘍腫毒 … 32, 114, 321, 339
瘡瘍癰腫 ……………………… 370
足膝腫痛 ……………………… 61
足膝の紅腫 …………………… 211

た

体温低下 ……………………… 259

大汗 ………… 194, 254, 259
帯下 ……………………… 85, 154
胎元不固 ……………………… 83
胎児が動いて
  堕りそうになる …… 154
大頭瘟 …………………… 223, 226
大腸気秘 ……………………… 316
大腸の滑泄 ………………… 151
胎動 ……………………… 122, 123
胎動不安 … 123, 188, 268
胎盤残留 ……… 125, 280, 304
大便が薄い … 254, 257, 259
大便がすっきり出ない … 38
大便がスムーズに出ない
  ……………………………… 166
大便乾結 …………………… 200,
205, 245, 316
大便乾渋 ……………… 109, 235
大便乾燥 …… 66, 203, 245
大便乾秘 … 40, 73, 119, 194
大便虚泄 ……………………… 84
大便渋滞 ……………………… 179
大便燥結 ………… 46, 47, 60
大便に血が混じる … 96, 340
大便に膿血が混じる
  ……………………………… 215, 227
大便秘結 …… 42, 92, 97,
132, 166, 186, 233,
236, 274, 276, 297
太陽穴近くの頭痛 …… 33
戴陽証 ……………………… 258
大葉性肺炎 … 36, 197, 215
胎漏 ……… 122, 123, 154
多飲 ……………………………… 86
多汗 ……………………………… 138
多痰 ……………………… 274, 318
脱汗 …………………………… 254

425

脱肛 …… 80, 151, 157, 319
脱骨疽 ………………… 257
脱疽 ………………… 125
脱毛 ………………… 109
食べたがらない … 161, 165
食べるとすぐ吐く … 181, 248
打撲傷 … 92, 123, 285, 291, 292, 296, 306, 309, 310, 311, 313, 314, 362, 368
打撲傷の疼痛 ………… 285
打撲による腫痛 ……… 291
多夢 ………… 106, 131, 134, 140, 150
ため息 ………………… 318
多涙 ………………… 348
痰飲の停留結滞 ……… 381
痰鬱 ………………… 171
痰涎が詰まる ………… 247
単蛾 ………………… 228
痰が多い … 161, 181, 182, 184, 187, 247, 250, 319
痰が多く気道を塞ぐ … 274
痰が多くて黄粘 ……… 225
痰が多くて黄色い …… 244
痰核 …………… 14, 139
痰が少ない ……… 105, 106
痰湿積滞 ……………… 188
痰食積聚 ……………… 185
痰積 ………………… 274
胆石 …… 59, 68, 288, 374
痰喘咳嗽 ……………… 182
痰阻 ………………… 167
痰嗽 ………………… 20
単双乳蛾 ……………… 223
痰滞 ………………… 290
痰濁 ………………… 381
痰濁不下 ……………… 319

胆道炎 ………………… 166
胆道蛔虫 ……………… 67
胆道感染 ……… 67, 166
胆道閉塞 ……………… 309
丹毒 …………… 219, 283, 314
痰に血が混じる ……… 197, 231, 322
胆熱黄疸 ……………… 288
痰熱咳嗽 ……………… 327
胆嚢炎 ………… 68, 288
痰鳴 …… 222, 249, 250, 251, 271, 274, 319, 323

ち

力がない ……………… 84
蓄血証 ………………… 312
腟炎 ………………… 236
中気下陥 ……………… 319
中耳炎 ………………… 236
中消 ………………… 84
中焦寒湿不化 ………… 191
虫症疳積 ……………… 185
中焦気虚 ……………… 88
中焦気滞 ……………… 162
中焦の痰湿阻滞 ……… 372
中焦煩乱 ……………… 248
中焦満悶 ……………… 383
虫垂炎 …… 40, 66, 221
虫積 …………… 376, 379
虫積疳積 ……………… 185
虫積腹痛 ……………… 73
虫痛 ………………… 152
中風 …… 35, 247, 270, 271, 275, 307, 334, 341, 343, 345, 349, 350
中風卒倒 ……………… 369
中風不語 ……………… 249

癥 ………………… 285
腸胃の痙攣疼痛 ……… 269
腸炎 ………………… 153
癥瘕 …………… 125, 185, 312, 368, 375
癥塊 …………… 112, 289, 313
癥瘕積塊 ……………… 42
癥瘕積聚 ……… 282, 331
癥瘕癖塊 ……………… 111
癥瘕癖痞 ……………… 148
吊眼 …… 18, 237, 249, 349, 350, 369
吊眼直視 ……………… 247
腸間膜リンパ節結核 … 91
腸寄生虫症 …………… 378
腸機能紊乱 … 51, 156, 263
癥結 …………… 14, 274
腸結核 …………… 118, 158
癥結積塊 ……………… 45
癥結癖塊 ……………… 83
潮紅腫脹 ……………… 236
疔瘡 ………………… 217
脹痛 ………………… 117
疔毒 …………… 218, 364
疔毒悪瘡 ……… 228, 384
疔毒瘡瘍 ……………… 228
疔毒癰瘡 ……………… 356
潮熱盗汗 ……………… 141
腸風便血 ……………… 18
癥癖 …………… 140, 274
脹満 ………………… 326
脹悶 ………………… 307
脹悶多噯 ……………… 163
脹悶疼痛 ……………… 163
腸癰 …… 23, 40, 66, 217, 221, 235, 296, 356, 386
疔癰悪瘡 ……………… 384

証・症状・病名索引

直視 ……………… 237
直腸炎 …………… 356
直腸がん ………… 385

つ

痛経 ……………… 263
冷たいものを飲みたがる
　………………… 318

て

手足が氷のように冷たい
　………………… 254
手足がだるくて
　力が入らない …… 334
手足が冷たい …… 254
手足心熱 …… 231, 318
手足の拘攣 … 280, 337
手足の震え ……… 261
手足の麻痺　300, 337, 349
手足の指が冷たくなって
　痛む …………… 257
停乳 ……………… 376
癲癇 ……… 136, 137, 271,
　　　　346, 349, 369
癲癇様発作 ……… 379
癲狂 … 134, 287, 292, 367
転倒による挫傷 … 307

と

吐 ………………… 328
盗汗 …… 132, 138, 139,
　　　142, 150, 210, 231
頭顔面部や四肢の腫れ　326
倒経 …………… 287, 359
統合失調症 …… 134, 287
動作が困難 ……… 304
燙傷 ……………… 357

頭頂部の疼痛 ……… 24
疼痛 ……… 310, 311, 368
糖尿病 … 68, 84, 103, 150,
　152, 199, 232, 242, 258
頭髪が抜ける …… 108
頭部脹痛 ………… 202
頭部の紅腫 ……… 223
動脈硬化 ………… 375
頭面受風 ………… 344
吐噦 ……………… 184
毒瘡 ……………… 219
毒瘡癰腫 ………… 228
毒熱 …………… 40, 384
吐血 … 108, 200, 219, 220,
　231, 234, 242, 287, 299,
　309, 322, 353, 354, 355,
　358, 359, 360, 361, 363,
　365, 366
吐血に血塊が混じる … 287
吐酸 ……………… 262
吐瀉 ……………… 64
突然の昏倒 ……… 271
とびひ ……………… 40
トリコモナス腟炎 …… 126
呑酸 ………… 262, 266

な

なかなか妊娠しない
　…………… 119, 127
涙が多い ………… 205
難産 …………… 280, 304
難聴 ……………… 107

に

肉積 ……………… 380
肉類の積滞 ……… 372
二便のコントロールが

できない ………… 116
二便不利 ………… 72
日本脳炎 … 194, 224, 250
乳蛾 ……………… 344
乳がん …………… 262
乳結痛脹 ………… 25
乳汁が出ない（少ない）
　……… 128, 230, 300, 302
乳汁不通 ………… 60
乳積 ……………… 379
乳癰 ……………… 262
乳房が硬く脹る …… 300
乳房結塊 ………… 202
乳房腫塊 ………… 218
乳房脹痛 ………… 301
乳房の紅腫疼痛 …… 245
乳癧 ……… 23, 60, 199,
　　　217, 230, 244, 262
尿色黄赤 ………… 201
尿黄 ……………… 38
尿が濃い ………… 207
尿が濃く少ない …… 239
尿がポタポタ滴る …… 121
尿がポタポタ漏れる … 54
尿がわずかにしか出ない
　………………… 54
尿黄 ……………… 210
尿失禁 …… 118, 127, 176
尿少 ………… 52, 60,
　　　210, 211, 318
尿道痛 ………… 48, 54,
　　　55, 200, 211
尿毒症 …………… 384
尿に血が混じる …… 299
尿閉 ……………… 54
尿崩症 ……… 84, 103,
　　　152, 199, 232

427

尿癃閉 …………… 56	咽の乾燥と口渇 ……… 101	腓腹筋痙攣 ………… 64, 94
尿量が少なく色が濃い 197	咽や唇が乾く ……… 245	肺癰 …… 61, 66, 197, 251,
妊娠嘔吐 …………… 178	咽や舌の乾燥 ……… 105	296, 318, 320, 322
妊娠悪阻 …………… 248	飲みたがらない ……… 260	肺痨 …………… 96, 324
妊娠しない ………… 256		肺痨咳嗽 …………… 196
	■■■■■■ は ■■■■■■	肺痨傷陰 …………… 101
■■■■■■ ね ■■■■■■	肺痿 …………… 322	吐き気 … 36, 184, 206, 384
猫背 ……………… 111	肺胃の出血 ………… 363	歯ぎしり ………… 18, 237,
熱が突然上がる ……… 351	梅核気 ………… 182, 325	247, 249, 350
熱積痢 ……………… 229	肺がん ……… 103, 246	白喉 ……………… 125
熱邪傷正 …………… 76	肺気失宣 …………… 317	白色で薄い泡沫状の痰 260
熱臭酸腐のものを吐瀉 328	肺気喘逆 …………… 20	白帯 ………… 23, 85, 124,
熱性伝染病 ………… 194	肺気喘急 …………… 179	126, 127, 155, 212
熱性の出血 ………… 358	肺気浮散 …………… 106	白帯過多 … 138, 143, 144
熱性病 ……………… 200	肺気壅実 …………… 319	白痰 ……………… 268
熱毒発斑 …………… 220	肺結核 …… 89, 102, 103,	白癜風 …………… 343
熱入血室 …………… 37	128, 324, 364	白内障 …………… 137
熱入心包 …………… 250	敗血症 …………… 357	はしか …………… 373
熱病後の余熱 ……… 106	敗醬草 …………… 218	破傷風 …… 271, 276, 346
熱病傷陰の微熱 …… 240	肺腎陰虚 …………… 103	発狂 ……………… 237
熱病傷津 …………… 198	肺燥 ……………… 100	発熱 ………… 22, 25, 33, 34,
熱痢 …… 40, 213, 218, 365	背痛 ……………… 245	215, 223, 235, 332
熱痢血便 …………… 365	梅毒悪瘡 …………… 215	発熱痙攣 ………… 350
熱淋 … 48, 56, 57, 58, 206	排尿がスムーズでなく滞る	発熱性疾患 ……… 140
熱淋尿痛 …………… 53	……………… 54	発熱煩躁 ………… 200
粘稠痰 ………… 326, 327	排尿困難 …… 54, 56, 136	発斑 ……… 219, 223, 233
粘稠で多量の痰 …… 181	排尿したくても出ない 54	鳩胸 ……………… 111
	排尿時の熱感 ……… 211	話すことができない … 247
■■■■■■ の ■■■■■■	排尿時の熱痛 …… 201, 216	話すのが億劫 ……… 84
脳血管病 …………… 17	排尿痛 …… 60, 136, 216	鼻づまり …………… 26
脳血栓 ………… 249, 271	肺熱 …………… 103	歯のぐらつき ……… 107
脳塞栓症 …………… 271	肺熱咳喘 ……… 194, 215	反胃 …… 191, 353, 380
囊虫病 …………… 379	肺熱咳嗽 …… 49, 197, 205,	煩渇 ………… 49, 131
脳囊虫病 …………… 379	221, 224, 225, 241, 325	斑疹 … 233, 235, 283, 310
喉が痒い ………… 197	肺熱傷陰 …………… 102	半身不随 …… 247, 249,
のどが渇かない ……… 190	肺熱喘咳 …………… 222	261, 270, 295, 301, 307,
のどが渇く ……… 36, 206	肺膿腫 …… 61, 66, 103, 197	341, 343, 345, 349, 350

428

証・症状・病名索引

半身麻痺 ……………… 349
煩躁 …………… 138, 139,
　　193, 223, 231, 250, 283
煩躁不安 ………… 349, 350
煩躁不寧 …… 197, 207, 233
泛吐酸水 ………… 148, 208
煩熱口渇 ……………… 152
煩悶喘促 ……………… 48

ひ

痞 ……………………… 375
脾胃虚寒 ……………… 115
脾胃虚弱 …… 105, 371, 376
鼻咽がん ……………… 225
鼻咽乾燥 ……………… 226
冷えるのを嫌がる …… 255
冷えを畏れる ………… 260
鼻淵 ……………… 23, 26
鼻炎 …………… 23, 26, 27
非黄疸型肝炎 ………… 224
痞塊 …………………… 289
光がまぶしく涙が出る
　　…………………… 203, 204
光をまぶしく感じる … 211,
　　239, 348, 352, 355
ひきつけ ……… 249, 343,
　　344, 345, 346
鼻衄 ……………………… 26
脾虚 …………………… 144
脾虚気弱 ……………… 50
脾虚湿濁不化 ………… 82
脾虚水腫 ……………… 83
脾虚泄瀉 ……… 61, 82, 86
痞結 …………………… 254
鬚や毛髪が白くなる … 98
膝関節の寒湿疼痛 …… 342
膝に力が入らない …… 119

膝や足に力が入らない 121
鼻衄 …… 223, 227, 353, 362
痞疾 …………………… 376
膝や肘の屈伸不利 …… 254
鼻汁 ……………… 26, 27
脾腫大 …………… 112, 140
痺証 ………… 255, 280, 340
脾腎虚瀉 ……………… 120
脾腎虚泄 ……………… 262
皮水 ……………………… 63
ヒステリー …… 142, 287
鼻瘡 ……………………… 26
鼻塞して匂いがわからない
　　………………… 25, 27
鼻塞不通 ……… 23, 26, 27
ビタミンE欠乏症 …… 93
鼻窒 ……………………… 26
泌尿器系感染 …… 210, 359
泌尿器系結石 ………… 53,
　　59, 60, 374
皮膚がピリピリして痒い
　　……………………… 338
皮膚がん ……………… 381
皮膚湿疹 ……… 57, 66, 299
皮膚湿瘡 ……………… 212
皮膚真菌 ……………… 214
皮膚瘙痒 ……………… 204
皮膚の炎症 …………… 236
皮膚の風症 …………… 343
皮膚病 ……………… 17, 27
皮膚痒疹 ……………… 30
皮膚痒瘡 ………… 213, 337
痞癖癥結 ………………… 44
肥満 …………………… 375
痞悶 …………………… 191
百日咳 …………… 102, 324
病後の虚弱 …………… 97

表湿 ……………………… 67
貧血 …………… 79, 90, 92,
　　96, 97, 128, 283
頻尿 … 37, 60, 118, 124, 216

ふ

風寒咳嗽 ……………… 181
風寒感冒 … 15, 20, 23, 29, 80
風寒湿痺 …………… 18, 92,
　　115, 134, 332
風寒による痺痛 ……… 25
風湿 …………………… 106
風湿性関節炎 …………
風湿性〔リウマチ性〕関節炎
　　……… 16, 20, 22, 212, 301,
　　336, 338, 341, 342, 349
風湿痰気 ……………… 331
風湿痛〔リウマチ痛〕… 21,
　　22, 63, 337, 339, 349
風湿頭痛 ……………… 27
風湿熱〔リウマチ熱〕 20
風湿の肩痛 …………… 286
風湿痺痛 ……… 62, 65,
　　293, 328, 329, 337,
　　339, 340, 341, 349
風疹 ………… 17, 30, 35, 373
風疹瘙痒 ……………… 23
風水 ……………………… 63
風瘡 …………………… 213
風痰 ……………… 270, 275
風痰急閉 ……………… 369
風痰頭痛 ……………… 261
風熱 …………………… 343
風熱癮疹 ……………… 34
風熱咳嗽 ……………… 317
風熱感冒 ……… 30, 31, 32
風熱上壅 ……………… 370

429

風痺 …………………… 309	腹部脹満 ……… 39, 183, 186	便に膿血が混じる …… 208
風秘 …………………… 274	腹部の下墜感 ………… 37	便秘 ………… 43, 46, 72, 96,
風病 ……………………… 17	腹部嚢腫 ……………… 282	102, 110, 195, 207, 223
副睾丸炎 ……………… 269	腹部の硬塊 …………… 221	
腹腔嚢腫腫塊 ………… 375	腹部の沈墜 …………… 80	■■■■■■■■ ほ ■■■■■■■■
腹瀉 ………… 18, 254, 259	腹部の不快感 ………… 206	崩 ……………………… 158
腹水 ……… 46, 58, 68, 69,	腹部の冷痛 ………… 120,	膀胱炎 ………………… 240
70, 71, 72, 303, 347	157, 188, 268, 284	膀胱蓄血 ……………… 296
腹水脹満 ………… 72, 185	腹部痞硬 ……………… 186	膀胱麻痺 ……………… 176
腹中寒痛下痢 ………… 208	腹部を温めるのを好む	泡沫状の痰涎を吐く … 249
腹中結気 ……………… 36	……………… 262, 265	亡陽虚脱 ……………… 259
腹中硬塊 ……………… 290	腹満便難 ……………… 185	崩漏 ………… 17, 80, 93, 96,
腹中積塊 ……………… 294	腹鳴 …………………… 262	108, 111, 138, 154, 268,
腹中癥塊 ……………… 234	浮腫 …………… 16, 48, 50,	309, 342, 356, 358, 365
腹中癥結痃癖 ………… 222	68, 211, 251, 319	崩漏下血 ……………… 298
腹中冷気攻脹 ………… 264	腐食悪肉 ……………… 381	崩漏帯下 ……………… 113
腹脹 ……… 20, 38, 64, 72,	不妊 ………… 126, 254, 268	歩行困難 …………… 22, 261
163, 191, 221, 257,	不眠 ………… 46, 87, 106,	歩行の遅れ …………… 330
266, 275, 307, 383	133, 134, 138, 139, 140,	歩行不能 ………… 111, 125
腹脹腹痛 ……………… 166	150, 199, 248, 283, 285,	奔豚気 ………………… 177
腹脹悶 ………………… 295	350, 351, 353	ぼんやりしてしゃべれない
腹痛 ……… 18, 19, 28, 36, 38,	不眠健忘 ……………… 51	…………………… 367
95, 127, 147, 163, 188,	不眠多夢 ……………… 144	
215, 221, 254, 259, 262,		■■■■■■■■ ま ■■■■■■■■
264, 266, 268, 286, 294,	■■■■■■■■ へ ■■■■■■■■	麻疹 ……… 30, 34, 224, 235
297, 307, 311, 371, 383	閉塞性脈管炎 … 15, 91, 257	末梢神経痛 …………… 285
腹痛吐瀉 ……………… 367	癖 ……………………… 375	末梢性顔面神経麻痺 … 273
腹痛便頻 ……………… 227	癖塊 …………… 222, 289	麻痺 …………………… 209
副鼻腔炎 ……… 23, 26, 27	癖塊積聚 ……………… 348	麻風 …………………… 27
腹部が腫れ黄色くなって	癖塊癥瘕 ……………… 371	まぶしくて光を嫌う … 211
痩せる ……………… 28	偏頭痛 ………… 276, 281, 351	マラリア ……………… 191
腹部が冷える ………… 254	偏正頭風 ……………… 261	慢驚風 ………………… 345
腹部血気凝滞 ………… 177	胼胝〔タコ〕 ………… 152	慢性胃炎 ……………… 172
腹部絞痛 ……………… 307	扁桃腺炎 ………… 218, 344	慢性咽炎 ……………… 154
腹部刺痛 ……………… 307	扁桃腺腫痛 …………… 205	慢性肝炎 ………… 224, 306
腹部癥塊 ……………… 15	扁桃腺の化膿 ………… 226	慢性気管支炎 ………… 183
腹部脹痛 ……………… 190	偏頭脹痛 ……………… 281	慢性虚損 ……………… 107

証・症状・病名索引

慢性下痢 ………………… 23
慢性喉炎 ……………… 154
慢性睾丸炎　165, 265, 269
慢性骨髄炎 ……………… 91
慢性水腫 ……………… 304
慢性頭痛 ………………… 33
慢性脊髄炎 …………… 277
慢性泄瀉 …… 118, 143, 156
慢性腸炎 ……… 118, 143,
　　　　　156, 158, 257, 263
慢性肺性心 …………… 251
慢性腹瀉 ………………… 95
慢性痢疾 ……… 118, 143,
　　　　　153, 156, 158, 257
慢脾風 ………………… 345
満悶して食べられない　50

み

水疱瘡 ………………… 373
水を飲みたがらず
　飲むとすぐ吐く …… 70
耳がよく聞こえない…137,
　　　　　　　　210, 367
耳鳴り ………… 107, 119,
　　　　　　　137, 140, 350
耳の腫れ ……………… 210

む

無汗 ………… 28, 34, 234
夢精 …………………… 210
無名腫毒 …………218, 384
無名腫物 ……………… 148

め

目が赤く腫れて痛む … 211
目がかすんでくらむ
　……………………… 31, 107

目が乾いて渋り痙攣する
　…………………… 203
眼に輝きがない ……… 28
目に熱をもつ ………… 211
目の痛み … 33, 54, 352, 370
目の痛みや痒み ……… 26
目のかすみ …… 109, 130,
　　　　　137, 202, 348, 367
目のくらみ …… 33, 35, 43,
　　　　　54, 99, 104, 145,
　　　　　203, 204, 205, 237,
　　　　　239, 244, 305, 355
目の充血 … 21, 31, 33, 35,
　　　　　42, 54, 200, 205, 207,
　　　　　239, 244, 305, 348, 370
目の充血や痛み ……… 208
目の充血や腫痛 …… 30, 31,
　　　　　203, 204, 211, 216,
　　　　　237, 352
目の充血や腫れ ……… 204
目の腫痛 ……………… 305
目の内障 ………… 352, 355
目の腫れ ……………… 54
目やにが多い　205, 211, 348

も

網膜炎 ………………… 203
目翳 ………… 204, 211, 352
目翳胬肉 ……………… 381
目眩 ………… 348, 350, 351
目珠夜痛 ……………… 202
木舌 …………………… 314
目痛 …………………… 348
物がはっきり見えない
　………… 99, 237, 352, 367
物がぼんやり見える … 30
悶痛 …………………… 307

や

夜間多尿 ……………… 255
夜間尿 ………………… 120
やけど …… 236, 346, 357
痩せ …………………… 142
夜啼 …………………… 35
夜盲 ……………… 352, 355

ゆ

夕方に熱が上がり
　朝には下がる … 231, 238
疣贅〔イボ〕…………… 229
遊走性の疼痛 ………… 32

よ

陽痿 … 113, 115, 116, 117,
　　　　118, 119, 121, 126, 127,
　　　　130, 254, 256, 266, 276
陽痿滑精 ……………… 169
陽痿精寒 ……………… 255
陽黄 … 40, 57, 67, 201, 206
陽気が脱しようとする　254
陽虚自汗 ……………… 255
腰膝間の死血 ………… 303
腰膝軟弱 ……………… 329
腰膝のだるい痛み…65, 125
腰膝の冷痛 ……… 169, 255
癰腫 ………… 98, 199, 214,
　　　　　216, 218, 235, 283,
　　　　　302, 357, 364, 368
癰腫瘡毒 …… 72, 199, 310
癰腫瘡瘍　23, 236, 357, 362
癰腫疼痛 ……………… 291
癰腫毒瘡 ………… 296, 300
癰腫不散 ……………… 217
痒疹 …… 27, 213, 337, 343

腰脊部の疼痛 ………… 124	痢疾後重 ……………… 185	類風湿性関節炎 … 21, 301
腰仙部のだるい痛み … 115	利小腸・膀胱湿熱 …… 57	癧癧 ……………28, 98,
癧疽 ……………………… 275	利水消腫 ……………… 326	139, 321, 346, 375
癧瘡 ………………………… 92	利水道 …………………… 25	癧癧結核 ……… 262, 384
癧瘡疥癬 ……………… 215	流行性肝炎 …… 206, 210,	癧癧痰核 ……………… 202
癧疽潰爛後傷口が	244, 275, 295	流注 ……………………… 91
塞がらない ………… 257	流行性感冒 …………… 36	流注結塊 ……………… 14
癧疽瘡毒 ……………… 291	流行性耳下腺炎 … 224, 226	
腰痛 ……… 114, 119, 121,	流行性脳脊髄膜炎 194, 250	**れ**
123, 129, 330, 360	流涙 ……………………… 26	冷汗 ……………… 254, 259
癧毒 ……………………… 296	両脚に力が入らない … 104,	冷気滞塞の疼痛 ……… 163
癧瘍 ………………… 88, 292	116, 276, 334	冷気による痛み ……… 331
癧瘍腫痛 ……………… 302	両足の紅腫 …………… 125	レイノー病 …………… 15
ヨード欠乏性甲状腺腫 375	両手が上がらない …… 334	冷痢 ……………… 188, 378
よく眠れない …… 106, 320	両脇が痛む …………… 272	
横になることができない	両脇の脹満 …………… 166	**ろ**
………………………… 319	緑内障 …………………… 352	漏 ………………………… 158
涎が多い ……………… 120	淋濁 ……………………… 52	労作性狭心症 ………… 98
	淋濁不清 ……………… 216	労熱咳嗽 ……………… 322
り	淋痛 ……………………… 240	老齢の遺尿 …………… 117
裏急後重 ……… 40, 188,	リンパ節結核 …… 28, 228	六鬱 ……………………… 171
208, 215, 227	淋病 ……………………… 58	肋痛 ……………………… 36
痢疾 ………… 154, 163,		肋の隠痛 ……………… 38
206, 208, 212	**る**	
裏湿 ……………………… 67	類風湿 ………………… 305	

用語索引

あ

安神 … 131, 133, 134, 283
安心神 …………… 140
安胎 …… 122, 123, 268
安胎和中 ………… 188

い

胃と大腸の邪熱を清瀉
　………………… 227
引火帰原 ………… 257
引経攻邪 ………… 217
陰中の陽を補う … 113
引吐 ……………… 381
引薬下行 ………… 125

う

鬱火を散じる …… 369

え

益胃生津 ………… 240
益陰 ……………… 358
益陰潤燥 ………… 105
益陰潜陽 ………… 139
益陰明目 ………… 351
益肝腎 ……… 53, 334
益志 ……………… 133
益腎 ……………… 104
益腎養陰 ………… 139
益精血 ……… 114, 121

益精髄 …………… 113
益精明目 ………… 99
益肺気 …………… 84
益脾止泄 ………… 50
益気生津 ………… 75
益気生血 ………… 82
益気調中 ………… 106
益気補血 ………… 78

お

温胃行気 ………… 156
温胃散寒 …… 262, 267
温化水飲 ………… 16
温経 ……………… 15
温経止痛 ………… 29
温散肝腎冷気 …… 175
温助腎陽 ………… 254
温腎 ……………… 266
温腎祛寒 ………… 265
温腎縮小便 ……… 176
温腎壮陽 ………… 117
温腎治疝の要薬 … 175
温腎平喘 ………… 169
温腎陽 …………… 126
温暖子宮 ………… 268
温中 ……………… 191
温中逐寒 ………… 257
温中祛寒 …… 264, 268
温中祛湿 ………… 29
温中降気 ………… 168

温中降逆 ………… 184
温中散寒 ………… 259
温通発散 ………… 14
温熱病治療の良薬 … 240
温肺化痰 ………… 323
温肺散寒 ………… 268
温脾 ……………… 188
温脾止泄 ………… 156
温脾腎 …………… 120
温補 ……………… 115
温補下元 ………… 113
温補肝腎 ………… 127
温補腎陽 …… 256, 269
温陽散結 ………… 91

か

開胃 ……………… 43
開胃健脾 ………… 371
解鬱 ………… 191, 287
開鬱調肝 ………… 281
解鬱調中 ………… 29
解鬱寧心 ………… 320
解渇 ……………… 139
解渇生津 ………… 212
開頑痰 …………… 261
開関利竅 ………… 368
開胸寛腸 ………… 168
開竅醒神 ………… 247
開竅捜風 ………… 274
解痙鎮静 ………… 350

解暑祛湿 …………… 86	活血祛瘀 …………… 58	強骨壮筋 …………… 340
開心竅 ………… 179, 368	活血祛瘀涼血 ……… 299	強腎固精 …………… 84
開声音 …………… 154	活血散瘀 … 297, 310, 311	強心薬 …………… 65
解瘡毒 …………… 216	活血止痛 ……… 339, 373	強腰膝 …… 65, 121, 124
開痰下食 …………… 29	活血消腫 …………… 385	祛瘀止痛 …………… 221
開通心竅 …………… 367	活血消癥 …………… 235	祛肝風 …………… 31
回乳 ……………… 372	活血通経 ……… 40, 313	祛骨風 …………… 305
解熱毒 …………… 207	活血通絡 ……15, 92,	祛湿 ………… 193, 213
潰膿破腫 …………… 360	93, 310, 337	祛湿解毒 …………… 200
回陽救逆 ……… 75, 254	活血養血 …………… 294	祛湿利水 …………… 63
回陽通脈 …………… 259	滑潤皮膚 …………… 55	祛痰 … 249, 274, 318, 349
下気 …… 72, 187, 264, 327	豁痰 ……………… 271	祛痰開竅 …………… 133
下気降痰 …………… 319	豁痰定驚 …………… 247	祛毒生肌 …………… 370
下気消積 …………… 373	滑腸 ………… 60, 96, 110	祛腐 ……………… 364
下気消痰 …………… 20	滑腸通便 …………… 249	祛風 ……… 27, 63, 115
下気平喘 …………… 184	滑利通竅 …………… 60	祛風解痙 ……… 35, 344
膈上の熱痰を除く …… 221	下乳汁 … 49, 230, 300, 302	祛風化痰 …………… 275
化湿 ……………… 190	眼科の常用薬 31, 204, 205	祛風寒 …………… 15
化湿和胃 …………… 188	緩急 ……………… 88	祛風気 …………… 337
化食 ……………… 378	緩急止痛 …………… 95	祛風解痙 …………… 18
化食消積 …………… 371	寛胸 ……………… 179	祛風解表 …………… 18
化痰 ………… 179, 181	寛胸降気 …………… 245	疏風散熱 …………… 31
化痰降気 …………… 321	肝経血分の熱を清する 355	祛風止痙 …………… 345
化痰散結 …………… 139	肝・腎2経の瀉火 …… 52	祛風湿 …… 18, 20, 27,
化痰止嘔 …………… 248	肝胆火熱・湿熱の清瀉 210	116, 329, 331, 334, 335,
化痰消積 ……… 182, 375	肝胆気分の結熱を清散 38	336, 338, 339, 340, 341
活瘀 ………… 287, 362	肝・胆・膀胱・腎経の	祛風勝湿 ……… 20, 22
活瘀血 …282, 294, 300, 366	湿熱を清利 ……… 59	祛風除湿 ……… 65, 341
活瘀止血 …………… 306	寛暢胸膈 …………… 170	祛風痰 …………… 271
活瘀消腫 …………… 385	肝の引経薬 ………… 44	祛風通竅 …………… 26
活経絡 ………… 147, 341		祛風利湿 …………… 332
活血 ………… 92, 180,	**き**	祛腐生肌 ……… 311, 364
234, 275, 305, 338	気血双補 …………… 78	祛腐生新 …………… 23
活血化瘀 ………… 234,	肌肉の生長 ………… 23	祛腐肉 …………… 152
286, 290, 307	強筋骨 ……… 113, 115,	筋骨を助ける ……… 106
活血化瘀薬 …… 294, 362	116, 122, 125	
活血行気 …………… 284	強健脾胃 …………… 87	

く

駆蛔止痛 …………… 152
駆蛔虫 ………… 376, 377
駆虫 ………………… 379

け

経産の良薬 ………… 304
経絡中の風痰を祛う … 271
経絡中の風熱を除く … 215
外科の常用薬 ……… 292
下焦血分の湿熱を瀉す 63
下焦湿熱の清除 …… 211
下焦の血熱を清する … 357
月経の調整 ………… 95
血中の気薬 ………… 173
血熱を清する ……… 58
血崩を止める ……… 113
解毒 ……… 29, 87, 198,
219, 220, 227, 346
解毒消腫 ……… 98, 224
解毒清熱涼血 ……… 232
解毒排膿 …………… 216
解毒利咽 …………… 223
解表祛暑化湿 ……… 28
解表散寒 ……… 13, 19
解表清熱 …………… 214
解表発汗 …………… 29
解表平喘 …………… 14
健胃 ………………… 190
健胃利胆 …………… 288
健筋骨 ……………… 338
堅腎益陰 …………… 209
健脾 …………… 50, 61, 144
健脾胃 ……… 78, 269, 376
健脾益気 …………… 88
健脾燥湿 …………… 82
健脾補肺 …………… 75
健脾養胃 …………… 86

こ

行瘀血 ……………… 304
降火 ………………… 353
降火涼血 …………… 353
行気 ……… 46, 163, 189,
286, 287, 368
降気 ………………… 181
行気開胃 …………… 265
行気活瘀 ……… 289, 373
行気活血 ……… 280, 291
行気寛脹 …………… 175
降気行痰 …………… 315
行気散寒 …………… 188
行気散滞 …………… 179
降気止嘔 …………… 328
行気止痛 …………… 286
行気消積 …………… 290
降気消痰 …………… 184
行気調中 …………… 188
行気定痛 …………… 172
行気破血消積 ……… 288
降気破滞 …………… 185
降気平喘 …………… 182
降逆 ………………… 266
降逆気 ……………… 180
降逆止嘔 …………… 262
行気利水 …………… 46
行血 ………………… 303
行血活血 …………… 308
行血祛風 …………… 307
行散気滞 …………… 177
攻瀉水飲 …………… 70
降心火 ……………… 140
行水 ………………… 181
行水消腫 …………… 14
行痰下水 …………… 185
降痰清肺 …………… 66
行腸胃滞気 ………… 163
降肺気 ……………… 326
喉痺咽痛の要薬 …… 222
拘攣緩解 …………… 332
固下元 ………… 118, 121
固渋 ………………… 144
固渋止血 …………… 158
固渋収斂 …………… 138
固精 …………… 145, 146
五臓・十二経絡を宣通 331
固胎 ………………… 154
固表止汗 …………… 80

さ

殺虫 ………… 126, 174,
212, 264, 324
殺附子毒 …………… 19
散陰疽 ……………… 14
散鬱結 ……………… 202
散鬱調気 …………… 30
散瘀活血 …………… 136
散瘀血 ……… 125, 292, 355
散瘀消腫 ……… 92, 310,
355, 362, 380
散温邪 ……………… 216
散火消腫 …………… 225
散寒 ………………… 188
散寒解表 …………… 15
散寒除湿 …………… 269
散肝風 ……………… 347
散結 ……… 27, 275, 312, 321
散血行気 …………… 290
滲湿利尿 …………… 49
酸渋収斂 …………… 151

竅透開滞 …………… 25	止泄瀉 …………… 118	峻下逐水 …………… 71
散風 ……………… 23	消脹止嘔 ………… 161	順逆止痛 ………… 175
散風止痒 ………… 204	止痛 …… 22, 23, 51, 148,	潤心肺 ………… 106, 184
散風除熱 …………… 32	299, 311, 357, 368, 370	潤燥 …………… 46, 110
散風清熱 … 33, 204, 348	止吐 ……………… 41	潤燥通腸 …… 297, 316
	止白帯 …………… 155	潤燥通便 ………… 132
し	止頻尿 …………… 129	潤燥導滞 ………… 66
止呃逆 …………… 180	滋補肝腎 99, 107, 108, 109	潤腸通便 … 47, 92, 119, 245
止遺尿 …………… 374	瀉火解毒 ………… 224	潤肺 …… 89, 96, 323, 327
滋陰 ……………… 96	瀉火清熱 ………… 224	潤肺化痰 ………… 320
滋陰降火 …… 196, 233	瀉寒積 …………… 44	潤肺止咳 …… 106, 323
滋陰潤肺 ………… 102	瀉下 …… 39, 42, 43, 44, 45	潤肺清火 ………… 232
滋陰清熱 …… 103, 112	瀉下通便 ………… 43	潤肺利咽 ………… 102
滋陰潜陽 ………… 110	瀉逐水飲 …………… 69	潤便滑腸 …………… 97
滋陰補血 ………… 109	瀉中上焦実火 …… 205	舒胃気 …………… 49
滋陰補腎 ………… 231	瀉肺火 ……… 241, 326	止痒 …… 17, 27, 126, 193
滋陰養胃 ………… 103	瀉肺気 …………… 347	消瘀通経 ………… 308
滋陰涼血 ………… 111	瀉肺降火 ………… 327	消化腫塊 ………… 140
止嘔 ………… 189, 269	瀉肺降気 ………… 250	消疳化積 …………… 45
止咳 …………… 324	瀉肺熱 …………… 49	消疳積 ……… 43, 355
止咳平喘 …… 315, 323	柔肝安脾 …………… 95	消疳熱 …………… 243
止渇 …………… 193	渋固下元 ………… 159	昇挙陽気 …………… 37
止渇除煩 …… 104, 199	収渋止血 … 154, 361, 366	上肢の病の引経薬 …… 16
止汗 ………… 141, 142	渋精固腸 ………… 143	消腫 ………… 300, 364
滋肝栄筋 ………… 111	収瘡口 …………… 311	消腫解毒 ………… 236
止痙 …………… 349	渋腸 …………… 153	消腫散結 …… 70, 272
止痙熄風 ………… 346	重鎮 …………… 354	消腫止痛 … 325, 368, 370
止痙攣 ……… 345, 350	十二経・八脈の気分を	消腫定痛 ………… 292
止血 ……… 96, 227, 268,	通行する ……… 171	消腫撥毒 …………… 72
297, 299, 305, 308,	収斂 ……… 193, 363	消暑祛湿 …………… 86
342, 353, 355, 357,	収斂固渋 ………… 140	消食 …………… 267
358, 361, 363, 365	収斂固腸 ………… 157	消食開胃 …… 372, 374
四肢通達 …………… 93	収斂止血 ………… 147	消食解酒 ………… 268
止瀉 ………… 87, 357	収斂瘡口 ………… 364	消食下気 …………… 30
滋潤 …………… 300	収斂肺気 ………… 155	消食導滞 ………… 373
滋潤滑腸 …………… 46	縮小便 … 120, 145, 146, 155	消暑解渇 ………… 153
滋腎養肝 …………… 91	潤腸通便 ………… 316	消水腫 … 34, 251, 264, 329

消積 …………… 166, 380	助消化 ………… 188, 289	清少陽邪熱 ………… 206
消積化痰 …………… 372	除瘴截瘧 …………… 191	清暑止渇 …………… 55
消積殺虫 …… 185, 376	助心陽 ……………… 16	清暑避穢 ………… 239
消痰 ………………… 381	除水飲 …………… 264	生津 …………… 87, 198
消痰祛瘀 …………… 148	除痰止咳 …………… 71	清心安神 ………… 106
消痰散結 …… 222, 344	除痰消積 ………… 331	醒神鬱 …………… 250
消痰止嗽 …………… 184	除癥瘕 …………… 285	生津益胃 ………… 102
消脹 …………… 30, 186	除煩 …………… 139, 193	清心火 …………… 216
消癥瘕 ……………… 313	除煩熱 …………… 142	生津止渇 99, 105, 150, 152
消癥結 ……………… 14	除痞 ……………… 167	生津清熱 ………… 153
消脹痛 ……………… 289	除痺痛 …………… 134	生新血 …… 283, 294, 304
消癥通経 …………… 312	除風散湿 ………… 315	醒心神 …………… 368
小腸と膀胱の湿熱の清利	除風痺 …………… 302	清心醒脳 ………… 369
………………… 58	除満 ……………… 186	清心熱 ………… 57, 350
舒鬱降逆 …………… 165	除悶止痛 ………… 367	清熱 …… 134, 139, 159,
昇提 ………………… 318	辛温祛寒 ………… 383	195, 198, 212, 219, 220,
昇提清気 …………… 80	辛温解表 ……… 16, 20	238, 250, 271, 354, 357
消毒排膿 …………… 23	辛温発汗 ……… 13, 18	清熱安胎 …………… 95
消乳癰 ……………… 245	辛温発散 … 22, 23, 24	清熱益胃 ………… 231
上半身と後頭部の疼痛に	伸筋舒絡 ………… 292	清熱化痰 … 244, 320, 327
対する引経薬 ……… 21	心経血分の鬱熱の清散 38	清熱祛湿 …………… 55
消癧散結 …… 217, 384	辛通肺気 …………… 25	清熱化痰 ………… 249
消癧散腫 …………… 40	辛涼解表 …… 17, 30, 217	清熱解毒 …… 32, 88, 135,
消癧腫 ………… 300, 310	辛涼散熱 …………… 33	197, 199, 205, 214, 216,
消癧排膿 …………… 221	辛涼発汗 ……… 30, 34	218, 221, 222, 225, 226,
助衛気 ……………… 80		228, 229, 230, 235, 237,
除寒開痺 …………… 261	**せ**	325, 384, 385
助胸陽 ……………… 179	清胃火 …………… 197	清熱降火 …………… 49
諸竅を通じる ……… 369	清火 ……………… 193	清熱殺虫 …………… 43
除虚熱 ……………… 376	清肝熱 ………… 140, 352	清熱散結 ………… 216
舒筋 ………………… 62	清肝明目 … 30, 208, 211	清熱止血薬 ……… 359
舒筋活絡 …… 64, 339, 351	生肌 ……………… 364	清熱瀉火 ………… 200
舒筋止攣 …………… 51	生気補血 …………… 93	清熱止痢 ………… 215
舒筋通利関節 ……… 74	清虚熱 ………… 241, 242	清熱生津 … 101, 104, 197
食欲促進 …………… 211	精血を生ずる ……… 113	清熱除煩 …… 199, 248
除湿 ………………… 23	制酸 ……………… 148	清熱燥湿 …… 40, 205, 209
除臭 ………………… 370	清瀉心胃火熱 ……… 207	清熱熄風 ………… 346

清熱治咳 …………… 102	燥湿 …… 126, 186, 188,	大補元気 …………… 75
清熱治痢 …………… 211	191, 208, 212, 378	大補腎陽 …………… 276
清熱明目 ……… 107, 203	燥湿化痰 …………… 270	太陽経と督脈経の
清熱利湿 ………… 51, 67	燥湿化痰止嗽 ……… 161	陽気の上昇 ……… 21
清熱利水 ……… 347, 359	燥湿搜風 …………… 280	托毒排膿 …………… 81
清熱涼血 … 223, 240, 342	聡耳目 ……………… 367	暖胃 …………… 117, 266
清熱和胃 …………… 328	燥痰 ………………… 271	暖子宮 ……………… 126
醒脳清神 …………… 367	燥腸胃湿熱 ………… 206	暖腎治疝 …………… 262
清肺胃火熱 ………… 193	燥脾湿 ……………… 120	暖脾胃 ……………… 118
清肺降気 …………… 327	搜風活絡 …………… 343	**ち**
清肺止咳 …………… 326	搜風祛湿 …………… 328	
清肺泄熱 …………… 321	搜風勝湿 …………… 261	治頑瘡 ……………… 261
清肺透疹 …………… 198	壮腰膝 ……………… 121	逐瘀生新 …………… 364
清肺熱 …… 197, 225, 325	疏肝鬱 ……………… 347	逐寒湿 ……………… 275
醒脾開胃 …………… 188	疏肝解鬱 …… 36, 171, 178	逐水 …………… 70, 71
醒脾燥湿 …………… 268	疏肝開鬱 …………… 163	逐水消腫 ………… 72, 73
清利湿熱 ……… 174, 217	疏肝燥脾 …………… 262	逐痰飲 ……………… 251
清利頭目 …………… 31	疏肝理気止痛 ……… 174	逐痰癖 ……………… 44
清涼解暑 …………… 238	熄肝風 ……………… 350	治鶏眼 ……………… 152
積滞を消す ………… 289	続筋骨 ……………… 123	治諸痛 ……………… 284
摂涎唾 ……………… 120	続筋接骨 …………… 314	治疝止痛 …………… 174
潜肝陽 ……………… 140	熄風 …………… 345, 349	癥瘕を除く ………… 368
宣気除痰 …………… 367	疏達腹部逆気 ……… 175	調気 ………………… 179
疝気疼痛の要薬 …… 265	疏通経絡 …………… 338	調経 ………………… 268
疝気の要薬 ………… 174	疏風解表 …………… 317	調経順気 …………… 30
宣瀉肺鬱 …………… 348	疏風散熱 …………… 34	調月経 ……………… 93
潜鎮肝陽 …………… 352	疏利大腸 …………… 276	調脾肺 ……………… 170
宣通血脈 …………… 48	**た**	調和薬性 …………… 89
宣通肺気 ……… 14, 317		治痢截瘧 …………… 229
宣導血脈 …………… 257	退翳明目 ……… 35, 205	鎮逆 ………………… 353
宣肺透疹 …………… 32	退黄疸 … 67, 142, 239, 332	鎮驚 ………………… 134
宣肺平喘 …………… 13	截瘧 …………… 381, 383	鎮驚安神 …………… 136
宣肺利水 …………… 34	退虚熱 ……………… 244	鎮静安神 …………… 138
そ	退骨蒸労熱 ………… 332	**つ**
	退熱 …………… 193, 332	
壮筋骨 … 65, 104, 329, 337	退熱昇陽 …………… 35	通竅 …………… 23, 27
瘡家の要薬 ………… 216	大補気血 …………… 128	通経活絡 ……… 215, 347

用語索引

通経下乳 ……………… 48
通経散結 ……………… 290
通経止痛 ……………… 306
通経消癥 ……………… 112
通経絡 ………… 134, 300,
　　　　335, 336, 342, 368
通月経 ………………… 43
通結滞 ………………… 292
通血脈 …… 123, 147, 302
通行経絡 ……………… 63
通大便 ………………… 236
通腸 …………………… 46
通調水道 ……………… 321
通二便 ………………… 72
通乳 …………………… 60
通任脈 ………………… 111
通肺竅 ………………… 27
通便 ……………… 46, 333
通便瀉熱 ……………… 39
通便利水 ……………… 332
通利血脈 ……………… 297
通淋 …………………… 53
通淋滑竅 ……………… 55
通淋消石 ……………… 374

て

定驚癇 ………………… 350
提壺揭蓋法 …………… 318
定志安神 ……………… 137
停食着涼 ……………… 19
定喘 …………………… 316
定喘治嗽 ……………… 155
定搐 …………………… 345
定痛 …………………… 362

と

透疹 …………………… 17

導滞 …………………… 166
頭頂部の引経薬 ……… 24
導熱下行 ……………… 48
透発麻疹 ……………… 34
透斑疹 ………………… 235
督脈の血を通じる …… 113

な

軟堅 ……………… 152, 380
軟堅散結 ……… 112, 140,
　　　　　　148, 233, 375
軟堅潤燥 ……………… 42
軟堅消積 ……………… 290
軟堅破血 ……………… 42

に

乳汁分泌 ………… 300, 302

ね

寧心 …………………… 131
寧心安神 ………… 51, 102

の

脳への引経作用 ……… 17

は

肺胃の陰を養う ……… 100
肺経気分の熱を清する 56
肺熱 ………………… 14, 30
排膿 …… 23, 61, 198, 318
排膿消腫 ……………… 199
排膿利湿 ……………… 66
破瘀血 ………………… 314
破気 ……………… 166, 191
破気消滞 ……………… 165
破気平肝 ……………… 165
破結 …………………… 380

破血 …… 44, 286, 306, 362
破血活瘀 ……………… 312
破血行瘀 ……………… 294
破血散瘀 ……………… 296
破血逐瘀 ……………… 312
破積散結 ……………… 261
発汗解表 …………… 16, 19
発汗散寒 ……………… 13
発散風寒 ………… 13, 22,
　　　　　　　25, 29, 328
発散風熱 ………… 30, 34
発声音 ………………… 367
発痘疹 ………………… 373
発表散寒 ……………… 29
発表和裏 ………… 35, 36
半表半裏 ……………… 36

ひ

鼻病の要薬 …………… 26

ふ

風薬中の潤剤 ………… 349
婦人科の専薬 ………… 93
婦人科の要薬 ………… 173
扶正祛邪 ……………… 76

へ

平肝 ……………… 348, 353
平肝祛風 ……………… 51
平肝潜陽 112, 137, 138, 351
平肝熄風 ……………… 237
平肝陽 ………………… 202
平喘 …………………… 316
平喘止咳 ……………… 13
平補肝腎 ……………… 98

439

ほ

芳香開竅 ……………	23
芳香化湿 ……………	163
芳香化濁 ……………	239
膀胱・三焦の逐水 ……	52
膀胱湿熱を清利 ……	56, 57
芳香燥湿 ……………	383
芳香理気 ……………	19
補益肝腎 ……………	330
補肝血 ………………	147
補肝腎 …… 121, 122, 123, 124, 125, 128, 145	
補肝明目 ……………	106
補気健脾 ……………	78
補気生血 ……………	81
補血 ………… 82, 92, 96	
補血生精 ……………	90
補血養陰 ……………	94
保護脾胃 ……………	87
補腎 …… 144, 146, 150, 305	
補腎益精 ……………	106
補腎強骨 ……………	111
補腎固精 ……………	130
補腎接骨 ……………	305
補腎納気 ……………	136
補腎秘気 ……………	143
補腎陽 …… 113, 114, 115, 116, 118, 119, 127	
補中 …………………	47
補中益気 ……………	80
補肺 …………… 363, 364	
補脾 …………………	88
補脾胃 ………………	84
補脾気 ………………	105
補脾和胃 ……………	87
補養強壮 ……………	87

ま

麻酔止痛 ……………	261

め

明目 …… 53, 239, 347, 352	
明目止痛 ……………	370
明目・消翳の常用薬 …	355
明目止涙 ……………	212

も

毛髪や鬚を黒くする …	97

や

薬性の緩和 ……………	87

よ

養胃陰 ………………	106
養陰潤肺 ……………	100
養陰清心 ……………	102
養陰生津 ……………	231
養陰清熱 ……………	101
養陰潜陽 ……………	94
養肝 …………………	131
養肝明目 ……………	31
養血 …………… 113, 354	
養血栄筋 ……………	94
養血益精 ……………	97
養血潤燥 ……………	96
養血潤腸 ……………	92
癥結部分の消散 ……	32
癥腫を消す ……………	368
養心 ………… 91, 144, 150	
養心安神 ……………	132
養脾 …………………	91
養平肝陰 ……………	352

り

利咽 …………………	318
利咽喉 …………… 224, 226	
利膈解鬱 ……………	184
利関節 …… 48, 123, 214, 341	
理気 …………………	342
理気安胎 ……………	20
理気開胃 ……………	162
理気解鬱 ……………	170
理気豁痰 ……………	272
理気消脹 ……………	167
理気除脹 ……………	182
理気調経 ……………	173
利胸膈 ………………	170
理気和中 ……………	178
理血止血 ……………	17
利血脈 ………………	336
利湿 …………………	61
利湿清熱 ……………	57
利湿理脾 ……………	64
利小便 …………49, 80, 197, 264, 299	
利水 ………… 63, 303, 375	
利水祛湿 ……………	55
利水滲湿 ……………	52
利水湿 ………………	347
利水消腫 ……28, 46, 51, 65, 304	
利水除湿 ……………	50
利水清熱 ………… 48, 53	
利水通淋 …47, 56, 125, 136	
利水排石 ……………	59
利尿 … 58, 60, 66, 80, 385	
利尿祛湿 ……………	73
利尿消腫 ……………	68
利尿消水 ……………	50

利尿消水腫 …………… 68	涼血化斑 …………… 232	斂瘡 …………… 193
利尿滲湿 …………… 200	涼血解毒 …………… 233	斂肺 …………… 149, 154
利尿逐水 …………… 71	涼血止血 …………… 108, 234, 359, 366	
利尿治淋薬 …………… 47		**わ**
利尿通淋 …………… 240	涼血消腫 …………… 218	和胃健脾 …………… 163
涼肝清熱 …………… 310	涼血除蒸 …………… 234	和胃降気 …………… 327
涼肝胆 …………… 207	涼血清熱 …………… 231, 357	和胃止嘔 …………… 19, 29
涼肝明目 …………… 33, 43, 237	療傷 …………… 306	和解少陽 …………… 36
涼血 …………… 219, 220, 234, 242, 283, 287, 300, 310, 342, 355, 357, 358	涼肺降気 …………… 325	和血 …………… 93
	れ	和血調経 …………… 38
		和血絡 …………… 111
涼血安胎 …………… 206	斂汗 …………… 131, 150	和中安胎 …………… 82
涼血活血 …………… 235, 310	斂汗益陰 …………… 129	和中降逆 …………… 270

『別冊・常用生薬一覧表』のご案内

『名医が語る生薬活用の秘訣』収載の内容が一目でわかる生薬一覧表。

Ｂ５判／約60頁／定価：本体価格 1,000 円＋税
2013 年 8 月発行予定

本書の内容

本書は『名医が語る生薬活用の秘訣』第2講から第9講に収載されている内容について，各生薬の「性味・帰経」「主な効能」「主治」「配合応用」「用量・用法」「使用上の注意」を表の形にまとめたものである。

本書の特徴

『名医が語る生薬活用の秘訣』の各講の内容と対応しており，同書を読み進める際，あるいは読後の知識の整理に役立つ。

生薬の特徴が簡潔にまとめられているため，手軽に生薬活用の要点を把握するといった使い方も可能。

本書活用のポイント

この薬はこの病や証に効くといった型通りの単純な暗記にならないために

ポイント① 薬の効能・主治のみでなく，「性」「味」「帰経」もしっかり覚える

――薬物の効能・主治の多くはこれらの要素によって決定する。

中薬学習のカギは「配合応用」の技術をいかに熟知・掌握するかにある

ポイント② 薬の単独の効能・主治を理解するだけでなく，ある薬とある薬の配合が，どのような病，どのような証，どのような症状を治療できるのかをきちんと記憶する

――このような配合からは１つの中薬では得られない効能が生まれる。これこそが中薬の特徴である。

『別冊・常用生薬一覧表』内容見本

生薬	性味帰経	主な効能	主治	配合応用	用量・用法	使用上の注意
麻黄	辛温	発汗散寒解表辛温解表の峻品	外感風寒表実証で，悪寒無汗・発熱頭痛・脈浮で緊の者	①喘咳：杏仁 ②肺熱喘咳：生石膏，あるいは黄芩・知母など ③散陰疽・消癰結：熟地黄・白芥子・当帰など ④肌腠中に深入した風寒の邪の除去：乾姜	2〜9g †水腫には10〜15g	肺虚による喘・外感風熱・単膿脹・癰・瘡などの証には用いない
		宣肺平喘	風寒外束・肺気壅遏の喘咳実証			
		宣肺利尿消腫	風邪襲表・肺失宣降・水道不通の風水水腫			
		陽気発越して走表 散寒通滞破血	風寒痺証，陰疽痰核			
桂枝	辛温	発汗解肌	表実無汗あるいは表虚有汗の風寒感冒	①無汗の風寒感冒：麻黄 ②有汗の風寒感冒：白芍 ③風寒阻絡・気血不暢による肩腕痛：片姜黄・防風 ④骨節拘攣で難伸・肢体疼痛：赤芍・紅花・伸筋草など ⑤水飲凌心：茯苓・猪苓・白朮・沢瀉・紫蘇子・桑白皮・炙甘草 ⑥心陽不振による胸痺心痛：栝楼・薤白・紅花・五霊脂	3〜9g	陰血虚乏・もともと出血がある・寒邪のない者・陽気内盛の者には用いるべきではない
		温通経脈横通上肢	寒凝血滞の諸痛			
		助陽化気温化水飲	陽虚気化不利・水湿停留による痰飲・蓄水の証			
荊芥	辛微温	発表散風	風寒表証，風熱実証	①辛温解表：防風・紫蘇葉 ②辛涼解表：薄荷・金銀花・桑葉 ③血便：地楡・槐花炭 ④衄血：藕節・焦梔子・白茅根 ⑤行悪血：紅花	3〜9g †産後の血暈には芥穂炭30g	服薬期間は魚・蟹・フグ・驢馬肉の飲食不可
		透疹消瘡祛風止痒血分伏熱を清する	表邪外束による麻疹不透・風疹あるいは湿疹瘙痒			
		血中の風を祛う				
		炒炭したものは血分に入りやすく，血中風熱を疏散，理血止血に優れる	各種出血症			
防風	辛温	発表散風治風通用薬作用和緩温で不燥	一切の風邪による疾病（風寒あるいは風熱表証，風疹瘙痒など）	①解表発汗：荊芥 ②経絡筋骨中の風湿の除去：羌活・独活・当帰・薏苡仁・威霊仙・伸筋草・鶏血藤 ③祛風止痙：全蠍	6〜9g	陰虚火動頭痛には用いるべきではない
		祛風散寒勝湿止痛	風寒湿痺			
		祛風止痙	破傷風			
		炒用は昇発脾胃清気・止腹痛泄瀉 炒炭は止血	肝鬱侮脾の腹痛泄瀉，崩漏・血便・月経過多などの出血証			

【著者略歴】
焦　樹徳（しょう・じゅとく）

　1922年生まれ。河北省束鹿県（現・辛集市）出身。幼い頃より外祖父に就いて中医と古典医籍を学ぶ。また通信教育により中医学・西洋医学を系統的に学ぶ。1941年医業に就く。1951年北京市立第二医院の内科医師となり，西洋医学も研鑽するかたわら蒲輔周・黄竹斎・秦伯未ら名中医の教えを受ける。1955年より「西医学習中医研究班」に参加。1958年から北京中医学院（現・北京中医薬大学）内科教研室に配属され，教育に携わる。1984年，北京中日友好医院に赴任。内科疑難重病の治療を得意とし，特に痺証には造詣が深く，「尪痺（おうひ）」という新たな概念を創出した。一方，各国の中医学研究所の顧問となって学術交流に努めるなど，国際的にも活躍。代表著作である『従病例談弁証論治』（邦訳名『症例から学ぶ中医弁証論治』）・『用薬心得十講』（本書）・『方剤心得十講』などは海外でも翻訳出版されている。中国中医薬学会顧問，中国中医研究院研究生部客員教授，『中医雑誌』編集委員など，数々の要職を歴任。2008年6月，病のため北京にて逝去。享年86。

【訳者略歴】
国永　薫（くになが・かおる）
1965年　東京生まれ
1988年　東京薬科大学卒業
製薬会社勤務後，横浜にてサカイヤ薬局・いまい漢方薬局勤務。
2013年4月まで，横浜・東京にてくま薬局勤務。

名医が語る生薬活用の秘訣

2013年6月5日　　　第1版　第1刷発行

著　者　　焦　樹　徳
訳　者　　国　永　薫
発行者　　井ノ上　匠
発行所　　東洋学術出版社

　　　　　本　　　社　〒272-0822　千葉県市川市宮久保3-1-5
　　　　　販　売　部　〒272-0823　千葉県市川市東菅野1-19-7-102
　　　　　　　　　　　電話 047(321)4428　FAX 047(321)4429
　　　　　　　　　　　e-mail　hanbai@chuui.co.jp
　　　　　編　集　部　〒272-0021　千葉県市川市八幡2-11-5-403
　　　　　　　　　　　電話 047(335)6780　FAX 047(300)0565
　　　　　　　　　　　e-mail　henshu@chuui.co.jp
　　　　　ホームページ　http://www.chuui.co.jp/

装幀デザイン／岡本　愛子
印刷・製本／モリモト印刷株式会社

◎定価はカバーに表示してあります　◎落丁，乱丁本はお取り替えいたします

2013Printed in Japan©　　　　ISBN 978-4-904224-24-3　C3047

中医学の魅力に触れ，実践する
[季刊] 中医臨床

- 定価 1,650 円（税込・送料別 210 円）
- 年間 6,600 円（4 冊分・税込・送料共）
- 3 年予約 18,000 円（12 冊分・税込・送料共）

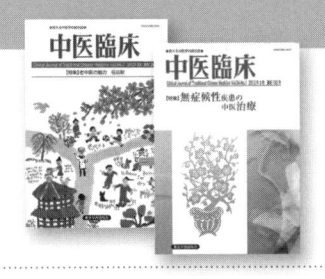

●──中国の中医に学ぶ

現代中医学を形づくった老中医の経験を土台にして，中医学はいまも進化をつづけています。本場中国の経験豊富な中医師の臨床や研究から，最新の中国中医事情に至るまで，編集部独自の視点で情報をピックアップして紹介します。翻訳文献・インタビュー・取材記事・解説記事・ニュース……など，多彩な内容です。

●──湯液とエキス製剤を両輪に

中医弁証の力を余すところなく発揮するには，湯液治療を身につけることが欠かせません。病因病機を審らかにして治法を導き，ポイントを押さえて処方を自由に構成します。一方エキス剤であっても限定付ながら，弁証能力を向上させることで臨機応変な運用が可能になります。各種入門講座や臨床報告の記事などから弁証論治を実践するコツを学べます。

●──古典の世界へ誘う

『内経』以来 2 千年にわたって連綿と続いてきた古典医学を高度に概括したものが現代中医学です。古典のなかには，再編成する過程でこぼれ落ちた智慧がたくさん残されています。しかし古典の世界は果てしなく広く，つかみどころがありません。そこで本誌では古典の世界へ誘う記事を随時企画しています。

●──薬と針灸の基礎理論は共通

中医学は薬も針も共通の生理観・病理観にもとづいている点が特徴です。針灸の記事だからといって医師や薬剤師の方にとって無関係なのではなく，逆に薬の記事のなかに鍼灸師に役立つ情報が詰まっています。好評の長期連載「弁証論治トレーニング」では，共通の症例を針と薬の双方からコメンテーターが易しく解説しています。

ご注文はフリーダイヤルＦＡＸで
0120-727-060

東洋学術出版社

〒 272-0823　千葉県市川市東菅野 1-19-7-102
電話：(047) 321-4428
E-mail：hanbai@chuui.co.jp
URL：http://www.chuui.co.jp